High-Risk & Critical Care Obstetrics

高危重症产科学

·原书第 4 版·

原著 ［美］Nan H. Troiano

　　 ［美］Patricia M. Witcher

　　 ［美］Suzanne McMurtry Baird

主译 乔　杰　赵扬玉

中国科学技术出版社

·北 京·

图书在版编目（CIP）数据

高危重症产科学：原书第 4 版 / (美) 南·H. 特罗亚诺 (Nan H. Troiano), (美) 帕特里夏·M. 威奇 (Patricia M. Witcher), (美) 苏珊·麦克默里·贝尔德 (Suzanne McMurtry Baird) 原著；乔杰，赵扬玉主译. —北京：中国科学技术出版社，2021.10

书名原文：High-Risk & Critical Care Obstetrics, 4e

ISBN 978-7-5046-9063-0

Ⅰ.①高… Ⅱ.①南… ②帕… ③苏… ④乔… ⑤赵… Ⅲ.①产科病—急性病—诊疗②产科病—险症—诊疗 Ⅳ.① R714.059.7

中国版本图书馆 CIP 数据核字 (2021) 第 098690 号

著作权合同登记号：01-2020-0998

策划编辑	丁亚红　焦健姿　王久红	
责任编辑	丁亚红	
装帧设计	佳木水轩	
责任印制	李晓霖	

出　　版	中国科学技术出版社	
发　　行	中国科学技术出版社有限公司发行部	
地　　址	北京市海淀区中关村南大街 16 号	
邮　　编	100081	
发行电话	010-62173865	
传　　真	010-62179148	
网　　址	http://www.cspbooks.com.cn	

开　　本	889mm×1194mm　1/16	
字　　数	613 千字	
印　　张	25.5	
版　　次	2021 年 10 月第 1 版	
印　　次	2021 年 10 月第 1 次印刷	
印　　刷	天津翔远印刷有限公司	
书　　号	ISBN 978-7-5046-9063-0 / R·2728	
定　　价	198.00 元	

版权声明

This is translation of *High-Risk & Critical Care Obstetrics,4e*.

ISBN：978-1-4963-7998-6

Wolters Kluwer Health did not participate in the translation of this title and therefore it does not take any responsibility for the inaccuracy or errors of this translation.

免责声明：这本书提供药物的准确标识、不良反应和剂量表，但是它们有可能改变。请读者务必查看所提及药物生产商提供的包装信息数据。此书的作者、编辑、出版商、分销商对于应用该著作中的信息而导致错误、疏漏或所产生后果不承担任何责任，并不对此出版物内容做出任何明示或暗指的担保。此书的作者、编辑、出版商、分销商对出版物所引起的人员伤害或财产毁坏不承担任何责任。

Accurate indications, adverse reactions, and dosage schedules for drugs are provided in this book, but it is possible that they may change. The reader is urged to review the package information data of the manufacturers of the medications mentioned. The authors, editors, publishers, or distributors are not responsible for errors or omissions or for any consequences from application of the information in this work, and make no warranty, expressed or implied, with respect to the contents of the publication. The authors, editors, publishers, and distributors do not assume any liability for any injury and / or damage to persons or property arising from this publication.

Published by arrangement with Wolters Kluwer Health Inc., USA.

本翻译版受世界版权公约保护。

译校者名单

主　　译　乔　杰　赵扬玉

副 主 译　陈　练　陈　扬　郭晓玥

译 校 者（以姓氏笔画为序）

于　洋　王媛媛　卢　絜　叶圣龙　史晓明　付文扬

曲启明　严　欣　李佳欣　李璐瑶　张　晗　张舒沁

孟新璐　姜　海　宫晓丽　顾珣可　徐晓楠　唐天一

盛　晴　傅　瑜　魏　瑗

内容提要

　　本书引进自世界知名的 Wolters Kluwer 出版社，是一部实用性极强的高危重症产科学专业著作，目前已更新至全新第 4 版。著者就目前产科遇到的严重并发症，针对临床诊疗方面进行了详细阐述，既描述了疾病的病理生理过程，又介绍了疾病诊治的循证医学证据。书中所述既涵盖了常见的产科并发症（如产后出血、妊娠期高血压疾病），又结合目前临床现状及孕产妇疾病谱的变化，更新纳入了胎盘植入、静脉血栓性疾病等病种。同时根据当前高危重症孕产妇的管理需求，新增了有关孕产妇发病率及死亡率相关内容，并引入了管理理念，阐述了提高产科重症护理能力及改善孕产妇结局的策略。对美国产科的分级管理也进行了详细介绍，通过规划孕产妇就诊的优先级，提高医疗资源分配的效率。书末的附录部分以简洁的条目方式呈现了临床指南中的诊疗建议，以便产科临床医务工作者参考。本书内容简洁明晰、图表丰富，是重症产科学临床医生日常实践的理想参考书，非常值得致力于重症产科学领域的专业人员阅读参考。

补充说明：本书收录图片众多，不少图片以彩色呈现效果更佳。考虑到读者随文阅图习惯并确保版面美观，所有图片均随文排录，有彩色版本者还安排在书末单独排录，特此说明。

书中参考文献条目众多，为方便读者查阅，已将本书参考文献更新至网络，读者可扫描右侧二维码，关注出版社医学官方微信"焦点医学"，后台回复"高危重症产科学"，即可获取。

主译简介

乔杰　中国工程院院士，美国人文与科学院外籍院士，北京大学医学部常务副主任，北京大学第三医院院长。国家妇产疾病临床医学研究中心主任，国家产科医疗质量管理和控制中心主任，中国女医师协会会长，健康中国行动推进委员会专家咨询委员会委员，中国医师协会生殖医学专业委员会主任委员，中华医学会妇产科学分会委员会副主任委员，《BMJ Quality & Safety（中文版）》《Human Reproduction Update（中文版）》主编等。30余年来一直从事妇产

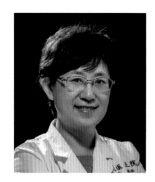

及生殖健康相关临床与基础研究工作，领导团队不断揭示常见生殖障碍疾病病因及诊疗策略、创新生育力保存综合体系并从遗传学、表观遗传学角度对人类早期胚胎发育机制进行深入了研究。同时，开发新的胚胎基因诊断技术，为改善女性生育力、防治遗传性出生缺陷做出了贡献。获国家科技进步二等奖 3 项、省部级一等奖 3 项及何梁何利科学与技术进步奖等。主编我国首套生殖医学专业高等教育国家级规划教材《生殖工程学》《妇产科学》《生殖内分泌疾病诊断与治疗》等 19 种。目前已作为第一作者或责任作者在 Lancet、Science、Cell、Nature、JAMA、Nature Medicine 等国际顶尖知名期刊发表 SCI 论文 200 余篇。

赵扬玉　北京大学第三医院产科主任，主任医师，北京大学二级教授，博士研究生导师，"十三五"国家重点研发计划重点专项首席医学家、国家产科专业医疗质量控制中心副主任。国家妇幼健康标准专业委员会委员，中华医学会妇产科学分会委员，中华医学会围产医学分会委员，中华预防医学会出生缺陷预防与控制专业委员会副主任委员，中国女医师协会母胎医学专业委员会主任委员，中国妇幼保健协会高危妊娠管理专业委员会主任委员，《中华围产医学

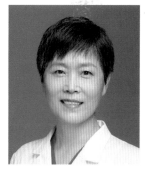

杂志》《BMJ Quality & Safety（中文版）》等期刊编委。专业方向：围产医学、产科危重重症。积极开展创新技术如探索胎盘植入预测评估体系及手术方法创新，创建胎儿疾病产前筛查、诊断、宫内治疗一体化模式，并积极探索产科出血液体管理新理念，首创胎盘植入超声评分法，专利通过国际公示。作为课题负责人主持科研课题 18 项，包括国家重点研发计划、国家自然基金、国家科技支撑计划、北京市自然科学基金、首都卫生行业发展科研专项（重点攻关）等。主编、副主编、参编著作 15 余部，申报专利 5 项。荣获中国出生缺陷干预救助基金会科学技术奖、全国妇幼健康科学技术奖科技成果奖一等奖、五洲女子科技临床医学科研创新奖等。以第一作者或通讯作者在 The New England Journal of Medicine 等国际知名期刊发表 SCI 文章 20 余篇，国内核心期刊发表论文 200 余篇。

译者前言

High-Risk & Critical Care Obstetrics 自 1992 年出版以来，目前已更新至第 4 版。全新版本结合当前孕产妇相关特点变化对部分疾病进行了更新，并引入了高危重症孕产妇管理的内容，拓宽了人们对重症产科学范畴的理解。

孕产妇死亡率是衡量一个国家经济、文化、卫生事业发展的重要指标。近 30 年来，我国的孕产妇死亡率持续下降，2019 年为 17.8/10 万，这是我国产科从业者不断努力的结果。随着国内三孩政策的全面开放，我国孕产妇特征逐渐发生变化，高龄孕产妇、双胎妊娠发生率增加，剖宫产术后再妊娠人群增加，随之而来的是妊娠合并症增加及疾病谱拓宽。这对产科从业者在全科知识储备和护理能力方面提出了更高要求。高危重症孕产妇的救治，需要多学科团队的协作。通过翻译本书，我们对高危重症产科学有了更深的认识。在书中，著者对产科严重并发症进行了系统介绍，从病理生理基础的阐述到临床诊疗证据的更新，相信对产科临床工作者会有很大的启发。

在此，我们要感谢参与本书翻译的每位译者，感谢三位副主译陈练、陈扬及郭晓玥医生带领三个翻译小组的产科医生及护士完成了翻译初稿，并对内容进行了多次审校工作，同时还要感谢魏瑷医生、卢契护士长、姜海医生再次审校全书。陈练医生在校稿的基础上与出版社编辑对接并进一步完善了书稿。最后，感谢中国科学技术出版社编辑的精心编校，以及每位译者的辛勤付出。由于中外术语规范及语言表述习惯有所不同，中文翻译版中可能存在一些失当或欠妥之处，敬请读者指正。

尽管妊娠合并症发生率有所增加，但为了进一步降低孕产妇死亡率，保障高危孕产妇的母婴安全，加深产科多学科协作团队的建设，亟须提升产科重症诊治和护理的能力。我们衷心希望本书的翻译出版，能够帮助国内同行共同加强对重症产科诊治方面的知识储备，并应用于临床工作中，以改善高危孕产妇的妊娠结局。

北京大学第三医院

原书前言

1992 年本书第 1 版面世，书中所述内容颇具临床参考意义。大部分孕产妇并没有高危因素，都能顺利度过妊娠、分娩及产褥期。因此，诊疗方案主要针对健康孕产妇。然而，无论孕产妇是否存在高危因素，任何情况下都有可能发生急性并发症。与此同时，越来越多的孕产妇存在妊娠期严重并发症的高危因素。由于某些疾病的复杂性及围产期发病率及死亡率的风险，部分高危妊娠孕产妇需要产科重症护理。对于高危重症孕产妇而言，除特殊的生理需求外，还要关注她们的心理及文化需求，并将这些纳入针对孕产妇及其家庭制订的个性化诊疗方案之中。

基于上述事实，我们目前正处于孕产妇健康发展的关键阶段。全球范围内，过去 30 年间孕产妇死亡率显著下降。相比之下，在美国，同一时期内与妊娠相关的死亡人数却在逐步上升。住院分娩期间的严重孕产妇并发症发生率也有所增加。孕产妇死亡的主要原因也随着时间推移而发生变化，并因孕周和分娩结局而异。值得特别关注的是，研究表明有 40%～50% 的孕产妇死亡是可以避免的。可预防因素包括医生、健康管理系统及患者本身等。

加强对这种趋势的关注可使相关知识储备迅速增加，这些知识主要来源于与重症孕产妇诊疗相关的研究及临床经验。对导致孕产妇死亡的主要可预防因素及风险因素进行分析，有助于提升诊疗水平，进而改善母胎结局。

全新第 4 版对这些问题及其他相关问题进行了细致描述。第一篇主要关注实践基础，其中的新增章节提供了与孕产妇发病率及死亡率相关的深层次信息，以及改善孕产妇结局的策略、提升产科重症护理能力的发展策略、模拟训练及对孕产妇不良和警示事件的有效随访。第二篇介绍了高危重症孕产妇诊疗临床实践辅助手段的最新进展，同时新增了液体容量复苏与成分输血的内容。第三篇对产科实践中有关特殊临床情况的全面循证医学信息进行了介绍，同时新增了产科分级管理工具和病理性胎盘附着（胎盘植入）等内容。附录则展示了以临床指南形式呈现的实践资料，旨在为临床医生提供参考工具，以优化对特殊产科人群的诊疗措施。

我们非常感激读者对先前版本给予的积极反馈，为我们修订改进新版本指明了方向。感谢那些出色的著者，他们给予本书充分的认可，并付出了丰富的专业经验及大量时间。我们非常荣幸与 AWHONN、Wolters Kluwer / Lippincott Williams & Wilkins 一起合作。

Nan H. Troiano

Patricia M. Witcher

Suzanne McMurtry Baird

致 谢

全新第 4 版反映了我们对高危重症产科学相关内容的高度关注。如同完成任何有价值及高质量的项目一样，没有大家的支持、指导和专业知识将无法完成。

我们有幸与尊敬的导师、同事、研究员、住院医师及学生们一起合作，共同完成全新版本。我们非常感谢他们为保障孕产妇及胎儿，特别是高危重症孕产妇的健康及安全做出的坚定承诺。我们有幸参加了在美国及其他国家的教育和咨询工作。对教育、临床实践及研究的投入体现出大家对有效、安全及协作的围产期服务的共同呼吁。这些合作机会可以不断丰富着我们的专业生涯及个人生活。

我们非常感谢 AWHONN 为满足孕产妇需求提供的相关临床实践资源及研究方面的支持。特别感谢 AWHONN 实践产品线经理 Fay Rycyna 对我们的坚定支持。感谢出版总监 Carolyn Davis Cockey、市场营销传播与出版副总裁 Tom Quash 及本书规划的首席执行官 Lynn Erdman。此外，向 AWHONN 执行董事会、2017 年度总裁 Emily Drake 和 2018 年度总裁 Jennifer L. Doyle 表示诚挚的感谢。

在此，我们特别感谢 Wolters Kluwer 集团健康学习、研究与实践的统筹人员 Jeremiah Kiely。在本书完成前，他帮助我们克服困难，为我们指引方向并不断激励我们！我们还要感谢 Wolters Kluwer 集团产品项目经理 Barton Dudlick、Aptara 高级项目经理 Indu Jawwad 及其优秀的团队。

与前几版一样，我们要感谢所有接受我们诊疗并帮助我们获取宝贵经验的孕产妇及其家庭。您的"故事"将在书中呈现并不断激发我们的热情，同时进一步影响我们对其他患者的诊疗。

Nan H. Troiano
Patricia M. Witcher
Suzanne McMurtry Baird

谨以本书献给我的家人、朋友与同事，感谢你们对我的爱、支持与鼓励；并以此纪念被人们深切怀念的 Sreedhar Gaddipati 博士。

——**Nan H. Troiano**

谨以本书献给我的丈夫与女儿，感谢他们的支持，正是他们不断提醒我什么是生命中最重要的事情；感谢老板 Melissa 不断给予我挑战与支持；感谢我的同事激励我继续学习。

——**Patricia M. Witcher**

谨以本书献给我的丈夫 Mark 与儿子 Austin、Alex 和 Luke Baird，感谢他们对我事业的不断支持与无私奉献；以此纪念我的父母 Harold 和 Evelyn McMurtry，他们教会我生命的意义在于帮助他人。

——**Suzanne McMurtry Baird**

目　录

第一篇　实践基础

第二篇　临床实践辅助手段

第三篇　临床应用

附录　实践指南

第一篇　实践基础
Foundations for Practice

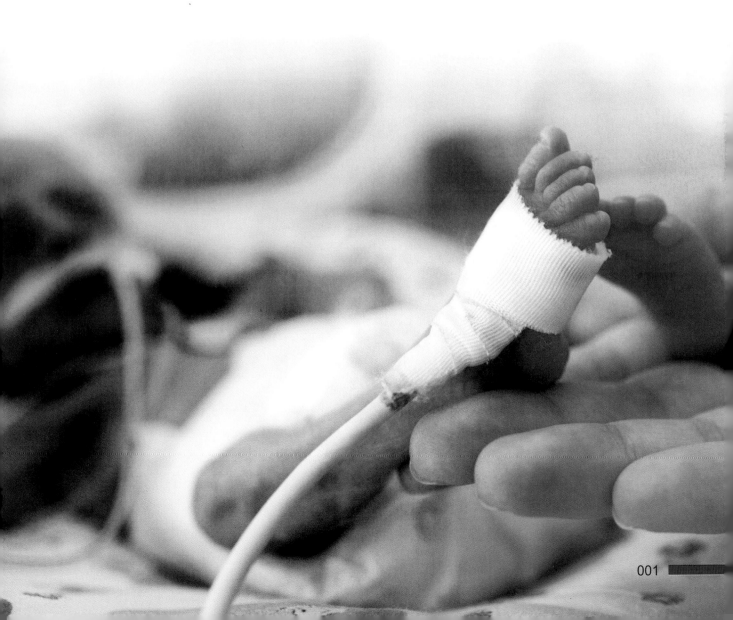

妊娠合并症及死亡率
Maternal Morbidity and Mortality

Patricia M. Witcher Michael K. Lindsay 著
郭晓玥 张 晗 译
乔 杰 校

在全球范围内，孕产妇死亡率从 1990 年到 2015 年下降了约 44%[1]。相比之下，在过去 30 年中，美国的妊娠相关死亡人数稳步上升，从 1987 年到 2013 年，每 10 万活产婴儿中孕产妇的死亡人数由 7.2 人增加至 17.3 人[2]。图 1-1 显示了美国妊娠相关死亡人数的上升情况[3]。更好的查明可能是导致与妊娠相关死亡率增加的原因，但不能完全解释这种令人不安的趋势[3-6]。住院分娩期间严重妊娠合并症的发生率同样在上升。严重妊娠合并症的发生率高于死亡率，且两者表现出相似的特征，这些数量较多的病例有助于回顾和确定可预防进展为孕产妇死亡的情况[7, 8]。本章全面回顾了妊娠相关死亡和严重妊娠合并症的原因，并介绍国家孕产妇死亡率审查委员会的作用。

一、定义

世界卫生组织（WHO）将孕产妇死亡定义为"妊娠期间或终止妊娠后 42 天内的女性死亡，不论妊娠时间和妊娠部位，即与妊娠或其处理相关或因其而加重，而并非意外或偶然原因导致的死亡"[3, 5, 9]。孕产妇死亡率是指每 10 万活产婴儿中孕产妇死亡的比率。其分子是除死产、异位妊娠和流产以外的与活产相关的孕产妇死亡。分母仅

包括活产数。因此，孕产妇死亡的比例报告为比值而不是百分比[6]。

美国疾病控制中心（Centers for Disease Control, CDC）、国家卫生统计中心（NCHS）是美国孕产妇死亡率统计数据的官方来源。NCHS 报道的死亡数据来自国家人口动态统计系统（NVSS）和国家人口动态统计办公室共同出具的死亡证明。此外，育龄期女性的死亡证明通常与出生证明和胎儿死亡证明相关联，以避免漏计孕产妇死亡[5]。WHO 通过官方统筹标准化数据收集、处理和传播，对美国的死亡报告做出了重大贡献，其允许在国际上对死亡率相关统计数据进行比较，并将国际疾病分类（international classification of diseases, ICD）纳入其中，该分类定义了死因归类标准[10]。

整个 20 世纪对孕产妇死亡率定义的变化对统计报告产生了重大影响。与孕产妇死亡率有关的定义见表 1-1[1-3, 5, 9, 11-13]。1979 年以前，妊娠期或终止妊娠后 1 年内死于任何"孕产妇原因"的死亡被归类为孕产妇死亡[13]。在 20 世纪初期到中期，报道中没有关于孕产妇死亡的定义。如果不规定妊娠时限，孕产妇死亡包括终止妊娠 1 年内有潜在死亡原因的孕产妇死亡[6]。1979 年发布的第 9 版 ICD（ICD-9）将孕产妇死亡定义为妊娠

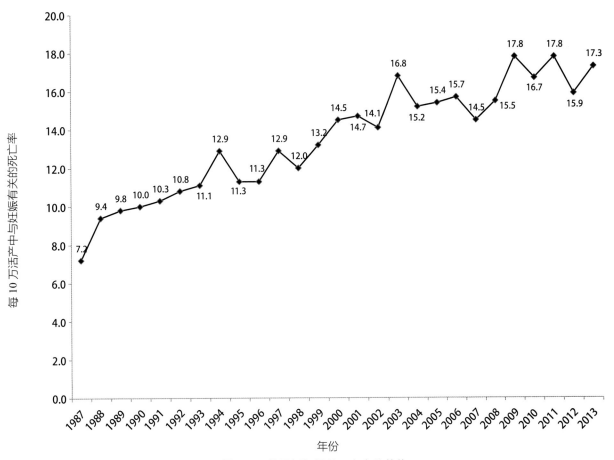

▲ 图 1-1　美国妊娠相关死亡变化趋势

引自 Centers for Disease Control and Prevention. (2017). *Reproductive health. Pregnancy mortality surveillance system*. https://www.cdc.gov/reproductivehealth/ maternalinfanthealth/pmss.html.Updated January 31, 2017. Accessed May 5, 2017

表 1-1　孕产妇死亡的定义

孕产妇死亡	妊娠期间或终止妊娠后 42 天内的孕产妇死亡，不论妊娠孕周和妊娠部位，死亡原因为与妊娠或其处理相关或因其而加重，而并非意外或偶然原因导致的死亡
妊娠相关死亡	妊娠期间或终止妊娠后 1 年内出现的死亡，其原因为妊娠并发症、妊娠相关事件或虽与妊娠无关但由于妊娠而加重的事件。排除了意外导致的妊娠相关死亡
妊娠有关的死亡	妊娠期间或终止妊娠 1 年内出现的死亡并且妊娠对该事件影响不大
直接死因	妊娠期并发症（如子痫前期、产后出血）
间接死因	既往已存在的与妊娠无关，但可能因妊娠的生理变化使病情加重（如心血管疾病）
晚期孕产妇死亡	由直接或间接原因导致在终止妊娠 43 天至 1 年内的死亡
孕产妇死亡率	每 10 万活产婴儿中孕产妇死亡的比率
孕产妇死亡比例	每 10 万活产婴儿中与活产、死产、异位妊娠和流产有关的孕产妇死亡人数

期间或终止妊娠后 42 天内的死亡。实施 ICD-9 的一个重要影响是将其他间接原因导致的孕产妇死亡（归因于与妊娠无关的基础病）包括在内，尽管其时间范围从终止妊娠后 1 年缩短至 42 天，但 20 世纪 70 年代后半期孕产妇死亡率仍增加了 10%[13]。1986 年，CDC 的生殖健康司启用了妊娠死亡率监测系统（PMSS），对妊娠进行了流行病学补充监测[2]。CDC 将妊娠相关死亡定义为妊娠期间或终止妊娠后 1 年内出现的死亡，其原因为妊娠并发症、妊娠相关事件或虽与妊娠无关但由于妊娠而加重的事件[11, 14]。排除了意外导致的妊娠相关死亡。如果在妊娠期间或终止妊娠 1 年内发生死亡并且妊娠对该事件影响不大，则称其为与妊娠有关的死亡[15]。

1999 年实施了 ICD-10，该编码系统将终止妊娠 1 年内由于间接原因导致的死亡纳入统计，因此统计的孕产妇死亡人数增加。2003 年美国标准化死亡证明的实施进一步增加了对死亡的确认。美国标准化死亡证明包括选择框，用于归类死者是在妊娠期、终止妊娠 42 天内或终止妊娠 43 天至 1 年内死亡（晚期孕产妇死亡）[5, 6]。自美国标准化死亡证明出台以来，各州并没有完全采用该证明的时间段分类，并非所有州都采集妊娠终止后 42 天内死亡的数据。因此，美国仅报告了妊娠相关的死亡率，并且自 2007 年以来没有报告孕产妇死亡率，但后者为国际通用的比较标准[5]。

目前尚不清楚美国妊娠相关死亡率的上升是否完全归因于更完善的数据采集。MacDorman 及其同事[5] 设计了一项纠正程序，将来自各州的数据与同期被修订的死亡证明结合，这些死亡证明为妊娠期或终止妊娠 1 年内的死亡。与采用美国标准化死亡证明的州相比，虽然与死亡时间有关的妊娠记录较少，但这些州在 2000—2003 年的妊娠相关死亡人数增加。

二、导致妊娠相关死亡的主要原因

目前，心血管疾病是美国妊娠相关死亡的主要原因，占所有妊娠相关死亡的 15% 以上[2, 15]。心血管疾病包括多种诊断，如急性心肌梗死、瓣膜病、先天性心脏病等[2, 14, 16]。在 2011 年至 2013 年的一次普查中，心血管疾病，其他疾病和心肌病共计占妊娠相关死亡人数的 40% 以上。

感染是妊娠相关死亡的第三大原因，其所致死亡由 1998—2005 年的 10.7% 上升至 2013 年的 12.7%[2, 15]。2009—2011 年，感染所致妊娠相关死亡率显著提高，这与 2009—2010 年 H1N1 流感的大流行时间重合，后者对孕妇造成了巨大影响。在此期间，流感所致死亡占所有妊娠相关死亡的 12%[16, 17]。

在 2009 年之前，一项综述回顾了国家住院患者样本（NIS）的数据，这是由医疗保健研究和质量机构（AHRQ）维护的大型国家行政数据库，属于医疗成本和利用项目（HCUP）的一个亚组，其显示尽管合并脓毒症的分娩率很稳定，但 1998—2008 年严重脓毒症和脓毒症相关死亡的人数增加了 10%[18]。2011—2013 年妊娠相关死亡的原因如图 1-2 所示[2]。

死亡原因因时间（终止妊娠 42 天内或 42 天后死亡）和出生结局（如活产或死产）而异。2006—2010 年间几乎所有妊娠相关死亡的原因是出血、羊水栓塞（AFE）、妊娠期高血压疾病和在终止妊娠 42 天内的麻醉并发症（按具体原因分别占死亡的 98.4%、98.2%、98% 和 98.3%）。其他妊娠相关死亡的原因包括心血管疾病、非心血管疾病和感染，其中感染在终止妊娠 42 天后发生率更高，并在妊娠相关死亡中占很大比例[16]。1998—2005 年期间亦有相似表现[14]。在 2006—2010 年，最常见的死亡原因因妊娠结局而异。分娩活产婴儿的孕产妇死亡更可能由栓塞、心肌病

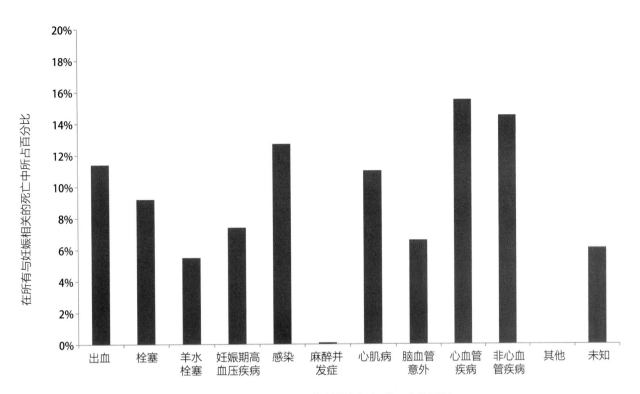

▲ 图 1-2　2011—2013 年美国妊娠相关死亡的原因

引自 Centers for Disease Control and Prevention. (2017). *Reproductive health. Pregnancy mortality surveillance system.* https://www.cdc.gov/reproductivehealth/maternalinfanthealth/pmss.html. Updated January 31, 2017. Accessed May 5, 2017.

和其他心血管疾病所致，而分娩死产婴儿的孕产妇死亡更可能源于感染、非心血管疾病和出血[16]。出血和妊娠期高血压疾病是 1987—1997 年间妊娠相关死亡的主要原因。1997 年后，尽管出血的发生率增加，其所致妊娠相关死亡比例下降。1999—2002 年和 2003—2005 年妊娠相关死亡比例的增加归因于间接原因，如感染、脑血管意外（CVA）、心血管疾病、非心血管疾病和心肌病[14]。1987—2010 年美国妊娠相关死亡原因的趋势如图 1-3 所示[14, 16, 19, 20]。

妊娠相关死亡率的上升归因于育龄期女性慢性病，特别是高血压、糖尿病和肥胖症的增加[3,4]。2005—2014 年，来自美国 50 个州和哥伦比亚特区 NVSS 的孕产妇死亡数据和 NCHS 关于出生的数据分析显示，45 岁及以上的孕产妇死亡率增加最为明显[21]。在不同种族中，35 岁或以上年龄女性的基础状况与妊娠相关死亡率密切相关，随

着年龄的增加，妊娠相关死亡率升高[2]。2006—2010 年，所有死于妊娠并发症的女性中年龄超过 35 岁者占 27.4%[16]。以后，年龄依然影响着妊娠相关死亡率，因为 30—44 岁女性的生育率将继续增加[22]。具有严重疾病的高龄产妇能够通过辅助生殖技术助孕。剖宫产率上升也进一步导致了妊娠相关死亡的增加，并且有更多具有不良个人史的女性（如吸烟和酗酒）妊娠[4]。

三、孕产妇疾病

对可能危及生命或使终末器官受损的围产期情况进行系统回顾，可以了解孕产妇的死因，从而实施阻止病情进展的关键干预措施[23-26]。死亡的女性通常从正常、健康的妊娠逐渐进展，经过患病、严重的孕产妇疾病、濒死阶段，最终发展为孕产妇死亡（图 1-4）[8, 27]。孕产妇疾病通常包括妊娠期并发症或基础病[23, 26]。严重的孕产妇疾

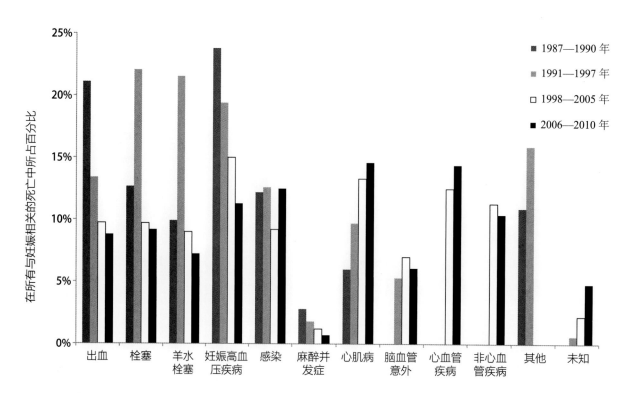

▲ 图 1-3　1987—1990 年、1991—1997 年、1998—2005 年和 2006—2010 年美国妊娠相关死亡原因

栓塞主要是血栓性栓塞，但包括空气栓塞和其他不明栓塞，分别占 1987—1990 年、1991—1997 年和 2006—2010 年妊娠相关死亡的 1.3%、1.8% 和 0.2%。1998—2005 年期间的栓塞病例仅限于血栓栓塞。1987—1990 年，CVAs、其他疾病和死因不明的患者被纳入"其他类"。1991—1997 年，其他疾病被纳入"其他类"

改编自 Berg, C.J., Atrash, H.K., Koonin, L.M., &Tucker, M.(1996).Pregnancy–related mortality in the United States, 1987–1990.*Obstetrics and Gynecology*, 88(2), 161–167;Berg,C.J.,Chang,J.,Callaghan,W.M.,&Whitehead,S.J.(2003).Pregnancy-related mortality in the United States, 1991 to 1998.*Obstetrics and Gynecology*, 101(2), 286–296;Berg,C.J.,Callaghan,W.M.,Syverson,C.,&Henderson,Z.(2010). Pregnancy–related mortality in the United States, 1998 to 2005.*Obstetrics and Gynecology*, 116(6), 1302–1309;Creanga,A.A.,Berg,C.J.,Syverson,C.,Seed,K.,Bruce,F.C.,&Callaghan,W.M.(2015). Pregnancy–related mortality in the United States, 2006–2010. *Obstetrics and Gynecology*, 125(1), 5–12; and Centers for Disease Control and Prevention. (2017). *Reproductive health. Pregnancy mortality surveillance system*.https://www. cdc.gov/reproductivehealth/maternalinfanthealth/pmss.html. Updated January 31, 2017. Accessed May 5, 2017.

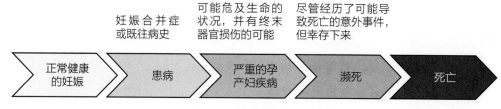

▲ 图 1-4　发病和死亡的演变

改编自 Geller, S. C., Rosenberg,D., Cox, S. M., Brown, M. L., Simonson, L., Driscoll, C. A., et al. (2004). The continuum of maternal morbidity and mortality: Factors associated with severity. *American Journal of Obstetrics and Gynecology*, 191(3), 939–944 and Kilpatrick, S. J. (2015). Next steps to reduce maternal morbidity and mortality in the USA. *Women's Health*, 11(2), 193–199.

病是指那些可能危及生命或可能造成终末器官受损的疾病[8]。濒死（near miss）是指经历了可能造成伤害或导致死亡的意外事件但并未造成死亡[12]。

　　严重的孕产妇发病率使 0.5%～1.3%[8] 的妊娠发生并发症。严重的孕产妇疾病的增加与妊娠相关死亡的增加相关，并表现出相似的趋势。约 100 例严重的孕产妇疾病中可发生 1 例孕产妇死亡[28]。因此，回顾严重的发病和（或）濒死发病，可为临床干预提供依据[8, 12]。对伊利诺伊州 1992—2001 年妊娠相关死亡、濒死发病、严重发病进行的分析显示，孕产妇死亡原因前三位的是心脏病、CVA 和肺栓塞[27]。在出血和感染者中，濒死的发病率最高。子痫前期是最常见的严重孕产妇疾病。研究者定义严重的孕产妇疾病为以下情况之一，如非择期手术、气管插管超过 12h、输注红细胞 3 单位以上、输注血小板、转入重症监护室（ICU）或单器官系统衰竭 [如心搏骤停、成人呼吸窘迫综合征（ARDS）、弥散性血管内凝血（DIC）或产后肌酐大于 2.0mg/dl]。对美国 25 家医院的 Eunice Kennedy Shriver 国家儿童健康与人类发展研究所（NICHD）母胎医学（MFMU）母婴网络队列的二次分析显示，2008—2011 年产后出血是最常见的严重孕产妇疾病（47.6%），之后依次为高血压并发症（20.5%）、急性复杂心肺并发症 [包括心搏呼吸骤停、ARDS 和肺水肿（19%）]、感染（6.0%）、基础病（2.4%）、静脉血栓栓塞（VTE，1.2%）、创伤（1.2%）[29]。产后出血和高血压并发症占严重孕产妇疾病的 2/3。

为识别严重孕产妇疾病，近期所做的工作之一是确定与增高的孕产妇死亡风险相关的严重并发症的医院官方出院数据与 ICD 诊断代码（ICD-9-CM）[7, 24-26]。一项针对分娩和产后住院治疗患者的分析显示，若患者诊断存在 ICD-9-CM 编码 25 个中的 1 个，则分娩和产后住院期间严重并发症的增加有显著差异，在 1998—2009 年的增幅分别为 75% 和 114%[7]。严重的孕产妇疾病在以每 2 年为周期时额外增加了 26.1%（2008—2009 年和 2010—2011 年）。随着美国逐渐更新至 ICD-10，疾病预防控制中心以及临床和公共卫生专业人员更新了严重孕产妇疾病的清单，反映 21 项指标和相应的 ICD-9 和 ICD-10 诊断和治疗编码，确定 2015 年及以后有严重合并症的孕产妇分娩期住院情况，并使用 NIS 数据库报告了趋势[24]。总

体而言，对 1993—1994 年和 2013—2014 年进行的比较显示，在每 10 000 次住院分娩中，严重孕产妇疾病发生次数从 47.6 增加到 141.6，增加了 200%。严重孕产妇疾病最常见的治疗是输血。除外输血，同期每 10 000 次住院分娩中，严重孕产妇疾病的发生次数从 25.1 次增加到 34.2 次。除外输血，最常见的严重情况是子宫切除术，其次是机械通气、DIC、ARDS 和急性肾衰竭。疾病预防控制中心确定的严重妊娠合并症指标见表 1-2[24]。

由于各组织编码的差异，行政编码可能无法正确识别所有死亡原因[23]。Clark 及其同事[30] 对美国医院联合会（HCA Healthcare）医院出院患者的医疗记录进行了回顾，并对其关于死因的结果与一篇采用行政编码盲法分析死因的文章进行了比较，发现行政编码仅能准确判定 52% 的死亡原因。这一发现支持临床专家对医疗记录进行回顾，认为这是得出关于死亡原因和预防产妇死亡的最佳方法。

四、影响妊娠合并症发生率及死亡率中种族差异的社会人口学变量

与西班牙裔、非西班牙裔白种人和亚洲女性相比，非西班牙裔黑种人女性在妊娠期或终止妊娠后 1 年内死亡的风险高出 3～4 倍[14, 21, 31, 32]。2005—2014 年美国 NVSS 报告的死亡分析和 NCHS 的分娩分析表明，非西班牙裔黑种人、美洲原住民、非西班牙裔白种人、西班牙裔和亚洲人群的妊娠相关死亡率分别为 40.2、25.1、14.1、11.3 和 10.7（每 10 万活婴）[21]。1993—2002 年，Creanga 及其同事[31] 报道了美国出生和非美国出生的黑种人女性均有最高的妊娠相关死亡率。与其他所有种族相比，非美国出生的白种人女性和美国出生的亚洲和太平洋群岛女性妊娠相关死亡率最低。美国出生的女性心血管疾病、心肌病和

表 1–2 严重的孕产妇疾病

指 标	严重孕产妇疾病的趋势		
	严重孕产妇疾病（SMM）	每 10 000 次住院分娩的发生次数	
		1993—1994 年	2013—2014 年
诊断 • 急性心肌梗死 • 急性肾衰竭 • 成人呼吸窘迫综合征（ARDS） • 羊水栓塞 • 颅内动脉瘤 • 心搏骤停 / 室颤 • 弥散性血管内凝血（DIC） • 子痫 • 心力衰竭 / 术中心搏骤停 • 产后脑血管疾病 • 肺水肿 / 急性心力衰竭 • 严重的麻醉并发症 • 感染 • 休克 • 镰状细胞病伴危象 • 空气和血栓栓塞 治疗 • 输血 • 电复律 • 子宫切除 • 气管插管 • 机械通气	• 总体 SMM • 输血 • 除输血以外的 SMM • 子宫切除 • 机械通气 • DIC • ARDS • 急性肾衰竭	47.6 47.6 25.1 6.8 4.1 4.5 2.0 1.1	141.1 141.6 34.3 10.7 7.2 7.4 5.7 5.1

改编自 Centers for Disease Control and Prevention. Severe maternal morbidity in the United States. (2013). https://www.cdc.gov/reproductivehealth/maternalinfanthealth/severematernalmorbidity.html#anchor_SMM. Updated May 22, 2017. Accessed May 25, 2017.

其他疾病的发生率（40.8%）高于外国出生的女性（24.7%）。黑种人女性因心脏病或高血压、哮喘、肥胖等并发症导致的死亡风险高达 10 倍[33, 34]。造成这种差异的原因尚不清楚，产前护理缺乏或延迟获取以及黑种人女性基础病较多等可能是导致差异的原因[32]。

Bryant 及其同事[35] 根据五个领域调整了评估人口健康状况的框架，以进一步阐述孕产妇死亡率和发病率方面的种族和民族差异。这五个领域，无论是单独还是相互结合，都会导致个体发病率或死亡率的风险增加。这些领域包括行为模式（估计占早期死亡的 40%），遗传因素（30%），社会环境（15%），环境暴露（5%）和缺乏医疗保健（10%）。多个变量与发病率和死亡率的复杂相互作用见图 1–5[33, 35, 36]。

不管是黑种人还是白种人，贫困均可增加其孕产妇死亡的风险。然而，与白种人女性相比，同一贫困水平的黑种人女性死亡风险高出 3 倍[36]。有趣的是，与其他近期移民人群相比，西班牙裔女性的发病风险较低；与同一贫困水平的黑种人、白种人和美洲原住民女性相比，西班牙裔女性妊娠相关死亡率亦较低。约 58% 的西班牙

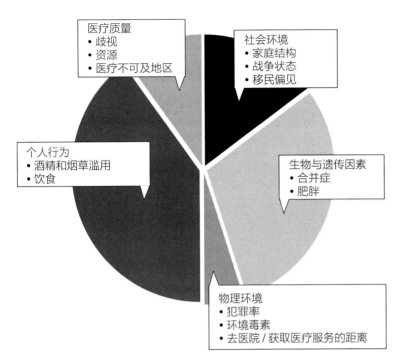

◀ 图 1-5 孕产妇发病率和死亡率相关的社会和种族因素

改编自 Bryant, A. S.,Worjoloh, A., Caughey, A. B., & Washington, A. E. (2010). Racial/ethnic disparities in obstetrical outcomes and care: Prevalence and determinants.*American Journal of Obstetrics andGynecology*, 202(4), 335–343; Louis, J. M.,Menard, M. K., & Gee, R. E. (2015). Racial and ethnic disparities in maternal morbidity and mortality. *Obstetrics and Gynecology*, 125(3), 690–694; and Singh,G. K. (2010). Maternal mortality in theUnited States, 1935—2007: Substantial racial/ethnic, socioeconomic, and geographic disparities persist. A 75th Anniversary Publication. Health Resources and Services Administration, Maternal and Child Health Bureau. Rockville, Maryland:U.S. Department of Health and Human Services. Available at http://www.mchb.hrsa.gov. Retrieved on May 16, 2017.

裔女性以及黑种人女性能在妊娠早期获得产前护理，而白种人女性达 76%[35]。西班牙裔女性发病率和死亡率较低的原因尚不清楚，目前猜想为强大的家庭结构导致，或者源于其他国家只有最健康的人才能迁移到美国（健康移民偏倚）[21, 35]。

Platner 及其同事 [37] 回顾了佐治亚州 2010—2012 年的妊娠相关死亡事件，结果发现，对居住在农村（人口少于 35 000 人）、城镇（人口超过 35 000 人）和大都会亚特兰大地区的女性，黑种人女性更可能死于高血压疾病、出血、VTE、心肌病和凶杀案，而白种人女性更有可能死于自杀和毒品过量。死亡人数最多的是亚特兰大地区，在这里黑种人和白种人女性的妊娠相关死亡率（以每 10 万活产婴儿计）分别为 40.1 和 8.7。农村的黑种人和白种人女性间差距减小，妊娠相关死亡率（以每 10 万活产婴儿计）分别为 22.5 和 17.4。

Frolich 及其同事 [38] 研究发现，在 1990—2010 年的阿拉巴马大学伯明翰分校，居住地与医院的距离远近是影响孕产妇死亡的最重要因素。

黑种人女性距医院更近（黑种人和白种人分别为平均 14 英里和 34.2 英里），这可能是他们研究中孕产妇死亡率不存在种族差异的原因。死亡的患者距医院 90 英里，而未死亡者距医院 24 英里。虽然没有统计学差异，但与白种人女性相比，黑种人产妇死亡率总体上更高。

医院间存在医疗质量的差异 [28]。少数群体更有可能使用公立和安全联网的、资源不足的医院，与发病率升高相关 [39]。Howell 及其同事 [28] 计算了不良结局的风险标准化率，使用医疗补助和医疗保险中心（CMS）医院比较推荐的方法，使用虚拟模型来评估纽约黑种人女性和白种人女性主要入住的医院。他们的模拟模型预测，严重的孕产妇发病率将下降 47%，从实际的 4.2% 降至虚拟模型中的 2.9%，从理论上将严重的孕产妇发病率降低到接近实际发病率的水平（在白种人女性中观察到的 1.5%）。

五、可预防的孕产妇死亡

据估计，40%～50% 的孕产妇死亡是可预防

的 [16, 34, 40, 41]。如果干预措施能阻止死亡进程或在进展至不良结局前使病情减轻，那么死亡被认为是可以预防的 [27, 40]。可预防的相关因素包括医务人员，医疗保健系统和患者三部分。具体见表 1–3 [27, 30, 42, 43]。

Geller 及其同事 [27] 在芝加哥伊利诺伊大学医学中心对孕产妇的严重疾病和濒死发病率进行了多学科综述，认为虽然实际情况或并发症可能无法预防，但 17% 的严重孕产妇疾病，45% 的濒死发病和 41% 的孕产妇死亡是可以预防的。在本次回顾中，医务人员因素，特别是不全面或不恰当的管理，占可预防因素的 90%。医学专家委员会对 1995—1999 年北卡罗来纳州孕产妇的死亡进行了回顾，发现 105 例有明确死亡原因的病例，如果护理符合公认标准，可预防约 21% 的死亡。解决患者因素可以预防 13% 的孕产妇死亡，而解决医疗系统问题可以预防 4% 的孕产妇死亡。孕前咨询可以预防 8% 的妊娠相关死亡。可预防性的死因包括出血（93%）、慢性病（89%）、子痫前期（60%）、感染（43%）、心血管疾病（40%）、心肌病（22%）和肺栓塞（17%）。本次回顾性研究认为，AFE，微血管病性溶血和 CVA 导致的死亡无法预防。

对 2002—2005 年加利福尼亚州孕产妇死亡的回顾性研究得出结论：孕产妇死亡是否可预防因其死因而异 [34]。出血和子痫前期导致的死亡比心血管疾病和 AFE 所致死亡更容易预防。这项回顾提出了许多导致死亡的因素。死亡女性多为肥胖 [体重指数（BMI） ≥ 30kg/m²]，甚至极度肥胖（BMI ≥ 40kg/m²）。89% 的死亡女性为剖宫产分娩。威斯康星州孕产妇死亡评估小组同样指出，在威斯康星州妊娠相关死亡患者中，肥胖症比率显著升高 [44]。在他们的回顾中，基础病和肥胖占所有妊娠相关死亡原因的 80%。

Clark 及其同事 [45] 发现，通过更适当的医疗护理，在全国最大的医疗保健服务系统中有 18% 的孕产妇死亡是可以预防的。尤其是产后出血、子痫前期、错误用药和感染导致的死亡。随后的一份报告详细介绍了最大限度预防孕产妇死亡的最佳措施，其中包括剖宫产后压力泵装置的普遍应用，和以流程为基础，指导对急性高血压危象、子痫前期相关的肺水肿和产后出血的迅速识别和治疗 [12]。继发于剖宫产和子痫前期的肺栓塞致死率显著下降。没有继发于未经治疗的院内肺水肿或高血压危象导致的死亡。

评估可预防性有助于制度改善措施 [23]。确定

表 1–3　影响预防孕产妇死亡的因素

临床处理	医疗保健系统	患 者
• 识别并发症的高危因素 • 识别病情恶化的早期征象（如床旁护理人员未注意到的患者客观生理指标和早期预警系统变化） • 治疗的时间 • 医务人员之间的沟通 • 知识和技能 • 按照标准的指南操作 • 责任感 • 人品 • 沟通方式（如果断、冒失、被动）	• 资源（如血制品或药物） • 设备(如产后出血抢救车，床旁检测) • 是否有处理相关并发症的专家（如母胎医学专家或重症医学专家） • 标准的临床指南（如基于检查表的产后出血治疗方案） • 相关医疗文书（如电子医嘱系统发生障碍时） • 质量改进监督和控制体系 • 护理团队 • 教育和模拟训练 • 医院文化	• 遵守护理计划 • 接受产前护理 • 已患疾病（如糖尿病、高血压、肥胖） • 妊娠间隔时间 • 孕前健康 • 生理压力 • 社会经济因素（教育或贫困程度） • 行为风险因素（如吸烟、酗酒或吸毒）

最常见的孕产妇可预防死因及最可能影响结局的因素，为大多数国家级和州域级提出的改善产妇结局的针对性举措提供了基础。孕产妇最常见的可预防死因是产科出血、严重高血压和 VTE[46]。影响结局的潜在因素包括：诊断延误，治疗延误，未识别高危指标，不全面或不恰当的治疗，系统问题，沟通和文书问题，设备，流程和药物[8]。第 2 章讨论了改善孕产妇结局和可能降低孕产妇发病率和死亡率的具体策略。

六、州域对孕产妇死亡的回顾

数据系统，如 NCHS，是通过 ICD-10 编码来统计死亡原因[11]，它可能无法显示其他导致死亡的原因，而这些原因可能阻碍我们识别有助于预防未来死亡的措施[47]。对州一级孕产妇死亡的回顾，可以对死亡原因，风险因素以及遗漏的可能预防孕产妇死亡的机会进行有力分析[11, 23]。此外，各州都有对调查结果采取行动和通过教育、发展、资源配置以及立法来改善护理系统的权力。现在，美国州立孕产妇死亡审查委员会（MMRC）在美国和哥伦比亚特区一半以上区域中正处于各种成立阶段，这些委员会与国家医学协会和州卫生部等专业组织合作，评审与妊娠有关的死亡事件和妊娠相关的死亡事件[47]。第五批妇幼卫生保健津贴（MCH）批量拨款为州孕产妇死亡审查提供部分资金。CDC 和母胎健康计划协会（AMCHP）[48]对 MMRC 的以下内容进行了在线评估，包括资金、人员配备、病例识别、数据提取归纳、立法，以及将评审转化为降低孕产妇死亡率的可行措施的能力。他们认为，由于立法支持率低、对专业组织或商业实体资金支持的依赖，MMRC 的可持续性很脆弱。AMCHP 与 CDC 基金会和 CDC 生殖健康部合作，开展了"变审查为行动"，这是一项商业资助资源，可协助各州发展 MMRC，并为各州提供共享 MMRC 评审结果，进一步将评审转化为行动的纽带[11, 47]。

七、总结

美国严重的孕产妇发病率随着妊娠相关死亡率的增加而增加，并表现出与孕产妇死亡相似的特征。此外，严重的孕产妇发病率比妊娠相关死亡率更高，这便于更好地了解女性在妊娠、分娩和产后死亡的原因。严重的孕产妇发病率的系统回顾有助于识别可干预的孕产妇死因。在州一级和每个医院中对孕产妇发病和死亡事件进行多学科审查，为改善产科护理提出了有意义的建议。与妊娠和分娩并发症相比，孕产妇死亡和严重孕产妇发病率相对较低，这可能导致医疗工作者的自满情绪。持续提高护理质量需要持续的责任心和警惕性，此利于避免错过干预时机并遵循可避免不良结局的循证实践。

第 2 章

改善孕产妇结局
Improving Maternal Outcomes

Patricia M. Witcher　Cynthia Chazotte　Bonnie Flood Chez　著

郭晓玥　张　晗　译

乔　杰　校

来自州级和各医院内关于孕产妇死亡事件的系统、多学科评审，均对改善医疗保健系统和流程、医疗工作者的教育以及患者、家属、员工的教育和支持提出了建设性建议。对可预防的主要死亡原因及相关危险因素进行定量和定性分析，旨在通过提高护理来改善孕产妇结局[1, 2]。州级和国家级组织引入了标准化产妇安全流程，并按照由国家孕产妇死亡率审查委员会提出的可预防的死因予以排序[3-6]。第 1 章探讨了孕产妇死亡数据及其在美国采取的质量举措和循证实践，本章现对其进行进一步补充。

一、确定孕产妇保健循证举措的背景

2000 年联合国大会通过了千年发展目标，即将孕产妇死亡率降低 75%[7, 8]。为支持这一目标，2013 年 1 月，产科临床专家与美国妇产科协会（ACOG）Ⅱ区决定共同努力解决纽约孕产妇死亡率高的问题[3, 5]。商业支持和合作有助于制定安全孕产倡议（SMI），这项志愿项目回顾了 2001—2009 年的孕产妇死亡病例，并组织多学科对死亡病例进行现场评审。对于医院，此能协助其执行旨在提高患者安全性的方案，并促进对导致严重孕产妇疾病危险因素的认识[5, 9]。针对出血、严重高血压和静脉血栓栓塞（VTE）制订了

标准化流程和教育方案。为了能够持续改进，也不断地与医院通过病例汇报和开放式讨论了解这些流程如何发挥作用。

有许多公众和私立组织以改善孕产妇结局为己任。卫生资源和服务管理局（HRSA）、母婴健康教育局（MCHB）与各州合作管理第五批妇幼卫生健康津贴（MCH）的区域拨款，其在 59 个州和辖区支持公共卫生计划和孕产妇儿童系统[7, 10]。妇女健康护理中心的患者安全委员会，由产科、麻醉、家庭实践组织和患者倡导者组成的多学科联合，提出了孕产妇健康倡议（MHI），旨在通过保证产科护理的质量和安全，终生促进女性健康[9]。2014 年 9 月，孕产妇保健创新联盟计划（AIM）在 MCHB 的合作协议下启动，目的是 4年内使 10 万名妇女免于可预防的死亡和严重疾病。为提供健康保健，其提出了下述可改进的方面，如促进孕前和孕期健康、降低低风险产妇的初次剖宫产、按照疾病可预防性（产科出血、高血压疾病和预防 VTE）优先实施患者安全标准化流程提高质量和安全[7, 10, 11]。

为了应对不断增加的孕产妇发病率和死亡率，加利福尼亚州和斯坦福大学医学院于 2006 年成立了加州孕产妇质量保健合作组织（CMQCC）[6]。一项对 2002—2007 年加州妊娠相关死亡的深入

回顾分析提出改进孕产妇保健的质量。在此基础上，CMQCC 针对加州可预防性死亡（产科出血和子痫前期）和围产期并发症（早期择期分娩，剖宫产后阴道分娩和初次剖宫产率）的主因，设计了质量改进流程。目前，CMQCC 通过其在线产妇数据中心（MDC）为加州医院提供基准数据，该数据中心将出生证明数据与每家医院的患者出院数据和围产期及质量改进数据相关联。结果显示，2006—2013 年加州的孕产妇死亡率下降了 55% 以上。此外，Main 及其同事 [12] 报道，CMQCC 合作医院由出血导致的严重孕产妇发病率的基线水平（2011 年 1 月至 2014 年 12 月）在干预后（2015 年 10 月至 2016 年 3 月）降低了 20.8%，而同期非合作医院降低了 1.2%。

以医疗系统和医务工作者因素为重点，结合跨学科方法系统地回顾这些病例从而对医疗服务进行有意义的评估，旨在确定是否有提高护理质量的改进措施。孕产妇死亡率和发病率审查委员会成功的关键因素是在安全文化中由专家进行多学科审查的标准化方法，重点是确定和改进系统和程序，而不是在惩罚性文化下运作。评审员的保密性和法律对同行评审的保护对保持结果的客观和透明至关重要 [13]。2015 年 1 月美国评鉴联合会（TJC）对与自然病程无关，导致永久性或严重的、暂时性损伤的严重孕产妇疾病的根本原因进行了分析。TJC 定义的严重孕产妇疾病是指分娩期和产后即刻需要输入 4 个单位或更多单位的红细胞和（或）需要入住重症监护病房（ICU）[14]。

随着肥胖、代谢综合征和高血压患病率的增高，建议根据医院对产妇的护理水平进行护理区域化 [15, 16]。国家级新生儿护理水平显著降低了新生儿的发病率和死亡率 [15]。ACOG 和母胎医学会（SMFM）制订了产前、产时和产后护理标准化的定义。其分类包括分娩中心——初产、足月、单胎及头先露（NTSV）；Ⅰ级——基本护理：无

妊娠合并症；Ⅱ级——专科护理：一定程度的高危母儿；Ⅲ级——亚专科护理：复杂的合并症和并发症；Ⅳ级——区域围产中心护理：对最复杂的合并症和重症母儿的现场内外科护理 [17]。第 3 章将进一步讨论孕产妇护理的水平。此外，在许多情况下，严重的孕产妇疾病和死亡是可以预防的，这一认识促使人们呼吁把"产妇"（maternal）重新放回母胎医学 [7, 18]。

二、特殊改善措施

全国孕产妇安全联盟和妇女健康患者安全委员会在国家层面制定和发布了安全标准化流程 [7, 9, 19]。CMQCC 还在线发布了孕产妇安全标准化流程和资源 [6]。安全标准化流程包括现有指南和工具，旨在促进持续贯彻落实。根据严重孕产妇发病率和死亡率的可预防病因，优先推广其安全标准化流程。全国孕产妇安全联盟制定的核心安全标准化流程中，前三位疾病分别是产科出血、严重妊娠期高血压和 VTE 的预防。未来的计划将制定针对心血管并发症、脓毒症的诊断和治疗、妊娠期肥胖管理这三方面的安全标准化流程。提高产妇安全的关键实施策略见表 2-1 [6, 10, 20-24]。临床指南标准化是关键，且必须通过数据报告和持续监测渗透至医院管理中。

大力建议增加特殊重点患者的安全标准化流程，包括升级床旁护理（如孕产妇早期预警标准和失血量评估）；回顾严重的孕产妇疾病和死亡；以及家庭和医务人员对经历严重孕产妇事件者的支持。用于模拟、汇报以及患者教育的其他专业教育资源（包括可视教具）可在医院层面推行 [6, 9, 10, 19, 25]。

三、产科出血

出血是导致妊娠相关死亡的第四大病因，超过 90% 的出血所致孕产妇死亡是可以避免的，因此在制定安全标准化流程的疾病中优先考虑产后

表 2-1　改善产妇结局的目标领域

严重的孕产妇疾病	关键策略
产科出血	• 采用标准化的产科出血流程和核查表 • 含所需器械、用品和药物的出血工具包或抢救车 • 确保快速获取和分配血制品的流程 • 大量输血方案 • 识别胎盘植入的危险因素并寻求适宜的设备和外科协助 • 评估失血量（QBL）和生命体征，确保床旁护理升级和转运手术室
妊娠期高血压疾病	• 识别严重的急性高血压（收缩压≥ 160mmHg 或舒张压≥ 110mmHg，持续 15min） • 对严重急性高血压立即给予降压治疗（1h 内） • 气短、咳嗽、血氧饱和度或呼吸频率的显著变化需除外肺水肿时，及时请母胎医学（MFM）医师、重症医师或内科医师会诊
静脉血栓栓塞	• 间歇性气体泵装置 • 使用风险分层评估是否需药物预防性抗凝
脓毒症	• 对所有孕期未接种流感疫苗的孕妇和产褥期妇女接种流感疫苗 • 早期识别脓毒症 • 脓毒症 1h 内开始适当的抗生素治疗 • 积极维持血流动力学和最优化给氧
患者、家庭和员工支持	• 交代病情 • 心理辅导 • 为患者和家庭提供资源 • 推荐员工援助计划 • 社会服务 • 医院牧师

出血 [4, 6, 26]。常见可预防措施包括通过量化出血量（QBL）和床旁监测生命体征计算出血量。积极干预的目的是纠正出血的病因，及时给予血制品治疗 [6, 10, 19, 25, 27]。产科出血将在第 19 章详细讨论。

四、严重高血压

妊娠期高血压疾病导致的妊娠相关死亡中，大约 60% 是可避免的 [4]。预防子痫前期导致孕产妇严重疾病和死亡的关键措施在于加强院内监测，识别子痫前期进展的临床征象。主要包括适时终止妊娠，及早发现和处理高血压急症，以及对肺水肿的早期识别和适当治疗 [10, 20-22]。妊娠期高血压疾病将在第 10 章讨论。

五、静脉血栓预防

基于产科专业的 VTE 预防建议，历来局限于对 VTE 高危患者采取剖宫产术后给予气压泵装置和药物预防血栓 [21, 27-29]。2016 年，美国孕产妇安全联合会（NPMS）引入了静脉血栓流程，以应对围产期 VTE 相关住院率的增加 [30]。在更多人群中预防抗凝需权衡利弊，因此一些专家主张进一步评估 NPMS 对静脉血栓栓塞预防的建议 [31, 32]。VTE 预防将在第 13 章中进一步讨论。

六、脓毒症

脓毒症相关死亡的增加使分娩复杂化，因此

制定产科相关的指南非常必要，旨在孕妇发生感染性休克之前识别脓毒症 [败血症与器官末梢循环灌注和（或）低血压相关][33]。妊娠期脓毒症的临床表现复杂多变，且易与妊娠期生理变化混淆（包括显著的血流动力学和呼吸系统变化），故在产科患者中早期识别脓毒症较为困难。这在分娩期间或其他类似生理改变时尤为重要，如大量失血时生命体征不平稳。早期识别和积极维持血流动力学稳定有助于预防器官系统功能障碍和不良预后 [23, 24]。Bauer 及其同事 [33] 报道，在密歇根州，延迟抗生素的使用导致了 73% 的脓毒症相关的死亡，而延迟护理升级导致了 53% 的败血症相关的孕产妇死亡。大多数死亡的患者在发病时并无发热，25% 的患者完全没有发热。75% 的患者可出现至少一种以下临床表现，如心率＞ 120 次 / 分、呼吸＞ 30 次 / 分、收缩压＜ 90mmHg 或脱氧时动脉血氧饱和度（SaO_2）＜ 95%。引入孕产妇早期预警标准等，可能有助于在发展为休克和死亡之前及早识别病情进展和早期干预 [33, 34]。妊娠期脓毒症将在第 20 章详细讨论。

因为有大量患流感的年轻患者住院，研究者回顾了 2013—2014 年加利福尼亚州流感季因流感住院的妊娠和产褥期妇女 [35]。尽管建议所有孕妇接种疫苗，但在 93% 接受产检的患者中，只有一名需要重症护理或死亡的患者接种了流感疫苗。在流感季，医疗服务者有很大机会通过确认妊娠和产褥期妇女的疫苗接种史来预防她们患上流感，如果未接种流感疫苗，则可在妊娠、分娩或产后 6 周入院时提供接种服务。

七、早期预警系统

病情恶化的早期临床迹象往往不易识别，从而延误治疗，导致疾病从发病到死亡的进展 [34]。非妊娠人群的早期预警系统纳入了异常生理参数的标准，并规定了需要床旁陪护或护理升级的指标。此源自普遍的认识，即生理参数的改变往往预示危重疾病的发生 [10, 34, 36]。由于非妊娠人群的异常生命体征可能是妊娠期的正常变化，因此采用非妊娠人群的床旁监护标准可能对妊娠人群进行错误评估 [36]。产科早期急性失代偿期很难被识别，因为不良事件相对罕见，妊娠期的正常生理变化在遇到生理打击时可出现一定程度上的代偿而并不表现为生命体征的异常，通常伴随着正常妊娠和分娩，也可出现生命体征的显著变化 [34]。现已开发出几种早期预警系统 [34, 37, 38]。

单参数系统为特定的生理参数提供异常阈值；当出现单独的异常参数时则需要床边陪护和护理升级。表 2-2 重点介绍了两个实用的单参数系统，即全国孕产妇安全联盟及孕产妇预警标准和 REACT，后者即识别（recognize）、教育（educate）、启动（activate）、沟通（communicate）、治疗（treat），这是一个跨职业教育和安全项目。相比之下，多参数系统依赖多个异常参数，根据每个参数的异常程度计算总分 [34]。在英国，母婴健康保密调查（CEMACH）回顾了 673 名产科患者的入院信息，并确定其中 200 名女性（30%）的生理参数达到了产妇早期警报系统（MEOWS）的触发阈值。在升级护理级别的患者中，13%（86 名女性）符合发病标准（出血、子痫前期、感染、麻醉并发症或急性哮喘发作）[37]。MEOWS 是一个多参数系统，明确定义单一显著异常参数（红色预警）或同时两个异常参数（黄色预警）应予床边护理升级。MEOWS 的总体敏感性、特异性、阳性预测值和阴性预测值分别为 89%、79%、39% 和 98%。出血、高血压和感染是其中最常见的病因，发生率分别为 43%、31% 和 20%。健康的孕妇和产褥期妇女很少出现需要使用 MEOWS 评估的并发症，这潜在地限制了它在确定早期失代偿指标中的效用 [39]。多参数系统的复杂性常常会导致临床应用不规范。单参数系

表 2-2　早期识别孕妇临床恶化征象的单参数系统

参　数	孕产妇预警标准	REACT
体温	—	＜ 96 ℉ 或 ＞ 100.4 ℉
心率（次 / 分）	＞ 120 或 ＜ 50	持续 ＞ 120 或 ＜ 60
呼吸（次 / 分）	＞ 30 或 ＜ 10	持续 ＞ 24 或 ＜ 12
收缩压（mmHg）	＞ 160 或 ＜ 90	持续 ＞ 160 或 ＜ 90
舒张压（mmHg）	＞ 100	持续 ＞ 110 或 ＜ 60
SaO_2（%）	＜ 95	＜ 95 或氧合变化
精神状态	激动、迷糊或无反应	躁动、精神错乱、昏睡、难以唤醒、迷糊或迟钝。中枢神经系统状态的任何其他精神状态变化，如瞳孔突然变大、言语不清、单侧肢体或面部无力
少尿（ml）	连续 2h ＜ 35	连续 2h ＜ 30
护士关怀	—	担心或关心，"直觉"认为她"看起来或行为不正确"
头痛	合并子痫前期，症状持续不缓解	—
气短	合并子痫前期	呼吸困难
引用来源	Mhyre 等（2014）	Baird 和 Graves（2015 年）

孕产妇早期预警标准为单个触发因素持续超过预警标准则判定为阳性

REACT. 识别、教育、触发、沟通和治疗；SaO_2. 血红蛋白动脉血氧饱和度

改编自 Baird, S. M., & Graves, C. R. (2015).REACT: An interprofessional education and safety program to recognize and manage the compromised obstetric patient.*Journal of Perinatal and Neonatal Nursing*, 29(2), 138–148; Mhyre, J. M., D'Oria, R.,Hameed, A. B., Lappen, J. R., Holley, S. L., Hunter, S. K., et al.(2014).The maternal early warning criteria: A proposal from the national partnership for maternal safety.*Obstetrics and Gynecology*, 124(4), 782–786.

统则较为简单，可以提高特异性并减少导致护理人员不敏感、不信任和缺乏反应的误报[34]。

Shields 及其同事[40]将孕产妇早期报警器（MEWT）工具作为大型医院系统的试点项目实施，并评估了疾病预防控制中心在试点和非试点实施 MEWT 前后的严重孕产妇疾病。使用 MEWT 工具可显著降低约 30% 严重的孕产妇疾病。在美国，全国孕产妇安全联盟提供了孕产妇预警标准，即单参数预警系统（表 2-2）[34]。虽然未通过研究证实，但该工具提供了一个生理条件下的妊娠期实用系统。

八、总结

分娩过程中，合并症发生率越来越高，使得孕产妇易发生不良结局。改善孕产妇结局需要在临床中保持警惕，以识别病情进展的早期征象。使用核查表和安全标准化流程、通过跨学科协作和沟通改善医疗系统和教育、通过法律保护多学科同行评审不良结果的机密性，对于持续努力提高孕产妇保健质量至关重要。

产科重症护理能力的发展战略
Critical Care Obstetric Capabilities: Development Strategies

Suzanne McMurtry Baird   Stephanie Martin   著

郭晓玥　傅　瑜　译

卢　契　校

第 3 章

在美国，孕产妇发病率和死亡率的上升再次引起了人们对孕产妇孕期、分娩及产褥期高危和重症护理问题的关注。有许多产科服务机构为高危孕妇提供护理。然而，患有严重疾病的孕妇或产妇通常需要转到成人重症监护室（ICU）或具备产科重症护理（CCOB）能力的三级护理中心。对于产科、重症监护、麻醉和新生儿护理几大团队来说，将需要 CCOB 的孕妇安置在非 ICU 环境中存在重大的临床护理问题 [1, 2]。产科和重症监护团队通常需要重复的人员配置，才能对孕产妇进行评估和监测。这种方法既不具有成本效益，也无法促进护理人员之间的有效协作和沟通。此外，干预措施对子宫胎盘灌注及胎儿 / 新生儿的影响，需要具有高危妊娠管理和 CCOB 经验的护理专家进行判断。如果孕妇或胎儿状况持续出现不良变化，或采取了相应干预措施后，仍出现孕妇或胎儿状况急剧恶化的情况，就必须考虑终止妊娠 [1]。这就促使许多医院希望能够在分娩过程中（L&D）构建 CCOB。本章讨论了计划和实施 CCOB 的基本组成部分。包括 CCOB 计划的战略规划和发展，而非专门的技能。

一、孕产妇护理分级

自 1976 年以来，区域化围产期保健体系一直以确保新生儿护理分级为工作重点。2015 年，美国妇产科医师学会（ACOG）和母胎医学学会（SMFM）发布了一份联合护理共识文件，旨在为孕产妇的护理分级制定标准，这些标准与新生儿的护理分级相辅相成，但又截然不同 [3, 4]。他们提出了孕产妇护理分级的基本框架，即分娩中心、基础护理（Ⅰ级）、专科护理（Ⅱ级）、亚专科护理（Ⅲ级）和区域围产期护理中心（Ⅳ级）。这些分级的主要特征见表 3-1。美国为降低产妇发病率、死亡率和濒临死亡风险，对孕妇实施区域化护理和特定产妇护理分级的举措。第 1 章介绍了相关术语的定义。针对这一提议，美国疾病控制与预防中心（CDC）引入了护理分级评估工具（LOCATe）。该工具的目的是"帮助各州和其他司法管辖区监测新生儿和孕产妇风险及适当护理"，以不断努力降低婴儿死亡率，改善孕产妇健康状况 [5]。其他机构也有不同护理分级所需服务种类的补充资料 [3, 4]。

二、产科重症护理（CCOB）的发展

（一）明确组织需求

CCOB 项目的开发是由临床需求决定的。护士和医生需要经过较大的分娩量和足量的高危妊娠患者的管理，才能掌握足够的管理危重孕妇的临床知识和技能。可以通过统计过去一年内从医院

表 3-1 孕产妇护理分级

	分娩中心	Ⅰ级 基础护理	Ⅱ级 特殊护理	Ⅲ级 亚专科护理	Ⅳ级 区域围产期保健中心
定 义	• 低风险孕产妇产褥期护理 • 无合并症的单胎妊娠 • 枕先露 • 无合并症的足月产	• 无合并症妊娠 • 对母胎非预期的致命合并症能够识别，进行基础治疗并尽快转诊	在Ⅰ级的基础上增加以下： • 具备对高危孕产妇产前、产时或产后一定的护理能力	在Ⅱ级的基础上增加以下： • 能够处理更复杂的产科合并症和胎儿异常情况	在Ⅲ级的基础上增加以下： • 具备相关的内外科医疗水平，能够处理复杂的母胎危急重症
要 求	• 对低风险孕产妇的保健能力 • 急救程序 • 对口的转诊医院 • 数据收集、存储和检索功能 • 质量改进项目 • 全天候医疗	分娩中心要求： • 具备紧急剖宫产手术的能力 • 可随时获得产科超声、实验室检测以及血库的支持 • 能够大量输血 • 能够与上级部门建立正式的移交计划	在Ⅰ级护理的基础上增加以下： • CT 和 MRI 的应用及诊断 • 孕妇和胎儿超声检查 • 对肥胖孕产妇提供相关服务	在Ⅱ级护理的基础上增加以下： • 24h 的影像学检查 • 能够协助Ⅰ级和Ⅱ级护理进行质量改善和安全计划 • 具有围产期保健系统管理能力 • 具有能够接收孕产妇的内外科 ICU • 具备与母胎医学者合作的重症护理人员 • 能够对转移到 ICU 前分娩的孕妇进行气道管理和监护	在Ⅲ级护理的基础上增加以下： • 对产科病人进行 ICU 护理 • 应对复杂产科情况的内外科护理 • 可用的 ICU 床位 • 具有围产期保健系统管理能力 • 具备产妇转诊和运输的设施 • 相关教育培训 • 分析区域数据，进行质量改进

转到成人重症监护室或转诊到上级医院的孕产妇数来确定急危重症孕产妇的数量。若放宽孕产妇早期预警指征和 ICU 入院标准，并消除入住产科 ICU 的障碍，入住专用产科 ICU 的人数会超出预期。而从下级医院转诊的孕产妇进一步增加了产科 ICU 护理的潜在需求。此外，由于伴随妊娠合并症的孕产妇增加，分娩后新生儿入院人数也会增加，因此医院新生儿科的护理水平进一步决定了 CCOB 计划发展的需要。新生儿重症监护病房（NICU）的能力对于 CCOB 是必要的。在三级或四级医院，如能够处理凶险性前置胎盘或进行胎儿手术，也可能增加术后 CCOB 病房的住院人数。

护理、医疗和行政领导层的配合是 CCOB 计划发展成功的关键。母胎医学专科医生和护士具备为这一弱势群体提供护理的能力，对于支持这种护理水平所带来的压力责任至关重要。领导层的支持，包括为优化成果提供资金、人员配备和流程改进，对于成功和可持续的发展至关重要。计划所建议的支持服务团队见表 3-2。

（二）逻辑模型

概念化 CCOB 计划的一个实用工具是逻辑模

表 3-2 产科重症护理（CCOB）支持服务

• 产科麻醉	• 静脉注射治疗
• 呼吸治疗	• 新生儿学
• 药房	• 营养服务
• 实验室	• 精神支持
• 血库	• 透析
• 放射科	• 伤口和造口护理
• 感染控制	• 设备和供应部门
• 社会工作	

型。逻辑模型描绘了社区需求、问题或假设、策略和影响因素，以及计划的预期结果、产出和影响。列出每个相关的部分，相当于为计划的实施提供了"路线图"。图 3-1 显示了 CCOB 程序的逻辑模型示例。

（三）CCOB 的任务、蓝图和价值观

任务、蓝图和价值观的发展为 CCOB 团队的项目开发和指导提供了一个重点框架。CCOB 计划的蓝图反映了该计划中要实现的高级目标，这将指导未来有关该计划及其方向的决策（如"我们的 CCOB 计划将成为该地区至 2020 年的卓越计划"）。任务声明指导团队实现愿望（如"CCOB 计划致力于为重症妇女及其家庭提供以患者为中心，高质量和具有成本效益的护理"）。核心价值观提供了 CCOB 团队行为和动态的结构和期望（如协作、沟通、连续性、基于证据的护理、患者/家庭关注和社区外服务）。理想情况下，

CCOB 计划的利益相关者应参与任务、蓝图和价值观的发展。

（四）护理范围

CCOB 的范围概述了该计划中护理提供者的责任和提供的服务。基于患者人群和硬件条件，各个机构的护理范围不尽相同。所有团队成员应知晓并理解具体的 ICU 转入和转出标准，以便提供更高级别或低级别护理。这些标准还减少了不必要的 ICU 入住，同时防止了 ICU 过早转出。护理范围包含的其他信息可能包括护士人员配备要求和实践指导原则。

（五）转入标准

CCOB 计划接受在产前、产时和（或）产后期间各种与妊娠有关和（或）预先存在合并症的孕产妇（转入标准见表 3-3）。此外，医院接收的孕妇可能是非产科并发症，但是需要具有危重护理专业知识和技能的医生和护士利用危重症护理技术

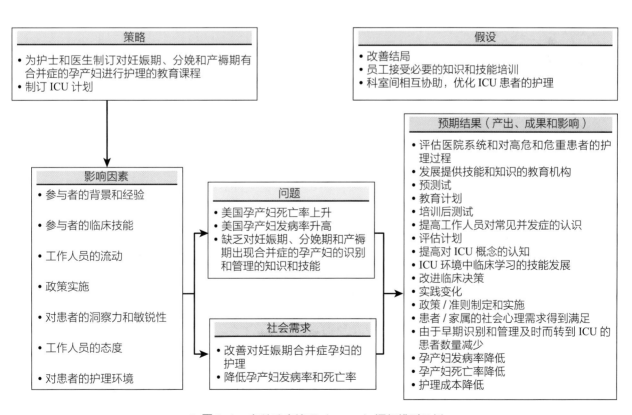

▲ 图 3-1　产科重症护理（CCOB）逻辑模型示例

表 3-3　产科重症护理（CCOB）转入标准模板

CCOB 转入标准
<ul><li>重度子痫前期，可能包括但不限于难治性少尿、肺水肿或子痫发作</li><li>需要使用快速血管活性药物治疗的高血压危象或难治性高血压</li><li>NYHA 分级 III 级或 IV 级的心脏病或在分娩和（或）分娩过程中具有高风险</li><li>因出血需要大量输血或成分输血治疗</li><li>病因不明或难以治愈的肺水肿</li><li>急性呼吸窘迫综合征</li><li>呼吸衰竭</li><li>急性肾损伤</li><li>脓毒症或感染性休克</li><li>糖尿病酮症酸中毒</li><li>血流动力学和（或）呼吸不稳定需要有创血流动力学监测或机械辅助通气</li><li>具有其他危急情况的女性可在 CCOB 主治医师的批准下进行转入评估</li></ul>

NYAH. 纽约心脏协会

提供护理，根据孕产妇的特定需求提供相关护理。

（六）转出标准

大多数需要接受 CCOB 的孕产妇在分娩后临床状况快速改善，并且与非妊娠人群相比，通常平均住院日（≤ 3d）缩短。转出准备由产儿科医师和（或）重症监护医师与 ICU 护理团队合作确定。根据护理需求和护理能力，转出后可能回到家庭，或转到其他的产前或产后保健单位。有时，女性的专业需求（如住院康复或本级别医院无法提供服务）将需要转诊到其他机构。应该由产儿科医师、重症监护医师、ICU 护理团队、患者、家属和责任护士共同决定孕产妇适合的转诊医院或护理机构。需要在规定的计划范围之外进行重症监护和高级技能的 CCOB 患者应转移到传统的成人 ICU。例如，危重的产科患者可以被转至成人重症监护病房，其中 CCOB 护士 / 医师团队担任护理和管理决策的顾问。

（七）护理模式

清晰的护理模式对于优化沟通、改善患者结局和降低风险至关重要。护理模型将任务、蓝图和价值观陈述纳入临床实践。CCOB 的护理模型

示例见图 3-2。医生应在 CCOB 建立后确定重症监护医师和产儿科医师之间的角色分配，并在每天专业查房时对团队明确各自分工和责任。无论护理模式如何设计，产科和 ICU 医师团队与护理人员之间的协作至关重要。证据表明在重症监护环境中，健康的工作环境、团队合作、协作和沟通，有利于改善患者的结局[6]。真正的合作需要致力于建立医护之间及所有人之间的健康关系[7]。

（八）CCOB 环境

CCOB 的护理可以在 ICU 专门的产科单元中进行，也可以使用"弹性床"方法在产房或产前病房中进行。灵活的系统设计允许在同一环境中

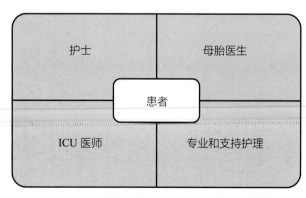

▲ 图 3-2　产科重症护理（CCOB）的护理模型示例

提供不同级别的护理。在这个模型中，关键的概念是将护理带给患者，而不是患者接受护理。例如，一名孕妇可能因为高血压，孕32周被收入CCOB床位，接受有创监测和静脉注射降压药物治疗，并在本院分娩。产后，如果她出现呼吸衰竭，她可能会在同一个房间继续接受产后重症监护，而无须重新安置到单独的ICU。"弹性床"也改善了床位和工作人员的使用情况，特别是当孕妇产前需要ICU治疗，而又需要经常或连续进行评估胎儿状况时。

有几种类型的ICU护理模式，通常根据医生的入院诊断和护理责任进行区分。开放式ICU模式允许任何有资格的主治医生进入和管理，可以选择咨询重症医学专家。共同管理模式要求必须与ICU重症监护医师进行合作，而主要负责管理的医师仍然是记录病历的人。封闭的ICU模式是由指定的重症监护医师管理ICU所有的患者。除开放式ICU模式之外，共同管理模式和封闭模式结合了上述所描述模型的几个概念，其中定义了危重医学专家的角色，可能包括与另一位没有重症监护专业技能的主治医师共同管理[2, 8]。尽管有关ICU医生管理的具体模型的研究数据存在挑战和局限性，但来自非产科ICU患者群体的现有数据支持重症监护人员参与从而改善沟通，有效利用资源并改善患者预后，包括死亡率[2, 8-14]。如果ICU存在于妇女医院并且处理妇科患者，那么除了开放式ICU模式之外，所有模式中的重症监护医生都会成为非孕患者入院时的医生。而所有其他医生都被视为顾问。

（九）技术和设备

通常，产科人员关注的焦点是他们缺乏使用ICU设备和技术的相关知识、能力。技能培训以及继续教育、临床实践可以解决这些问题。虽然可以传授相关设备技能，但值得强调的是，收集和解释监测设备的数据才应该是学习的重点，因为这些决定了护理决策。

三、CCOB 的护理

CCOB注册护士（RN）的职责包括支持CCOB任务、蓝图和价值观；与母胎医师和重症医师合作，实施和监督护理计划；并根据既定政策和协议遵循明确的沟通和实践操作。为危急重症孕产妇提供护理需要护士具备过硬的专业知识技能。通常，进入CCOB专业的护士需要具有产科或ICU经验，尤其是产科。产科护理经验与重症监护经验能让护士胜任CCOB中对妊娠常见疾病、产程管理和胎儿评估（如电子胎心监测）的工作。至关重要的是，确定从事CCOB专业的护士要愿意为危重孕产妇及其家人提供护理，并致力于坚持该技能的相关教育和培训。CCOB的护理要求见表3-4。

教育和培训计划

教育的目标是确保团队成员拥有所需的知识和技能，以便有能力和信心护理危重孕产妇。明确CCOB工作所必需的护理知识和技能至关重要。对非产科ICU护士的教育计划应包括产科护士所有实践领域，包括产前合并症、分娩和分娩管理、产后、新生儿护理、手术分娩术后护理。向产科护士提供的教育通常侧重于危急重症产科患者相关的重症监护概念，例如血流动力学、氧气输送原则和机械通气。

重要的是，教育和培训不只是关注技术技能的获得。无论护士以前的培训或经验（ICU或产科）如何，对CCOB中遇到的产妇生理学和疾病病理生理学的透彻理解非常重要。这种提高实践水平的理论基础应进行统一组织学习。除了教学之外，所有学习者都应该有机会在指导和监督下获得临床实践，以验证能力并提高信心。

表 3-4　CCOB 的护理要求示例

- 有注册护士许可证
- 完成 BLS 和 ACLS 认证
- 注册护士获得助产资质
- 至少有 1 年在产科三级护理机构工作的经验
- 全职员工
- 愿意照顾患者
- 通过评估有良好的临床技能
- 完成 CCOB 入门课程
- 完成 CCOB 技能核对表
- 年度考核技能

BLS. 基本生命支持；ACLS. 高级的心脏生命支持；CCOB. 重症产科护理

在规划 CCOB 教育计划时，有几种方法需要考虑。教学指导、模拟教学和技能实验室的结合允许学习者以各种方式获取知识并应用。将教授理论内容、示范模拟教学和在技能实验室操作结合在一起的模式为学习者提供临床情境中模拟应用的机会。案例研究也有助于应用有关血流动力学和优化组织灌注的知识。教学内容一旦提出，就应该安排临床学习以获得 ICU 技能。如果可能的话，护理 CCOB 孕妇的经验是最佳的。在成人 ICU 中获得的临床经验旨在建立技能信心。

如情况允许，应该进行跨专业的学习和培训，以提高团队和沟通技巧。正在进行的 CCOB 教育可能包括案例研究、病例报告、模拟紧急情况、重症监护的新概念以及当前护理计划的更新。有关模拟教学的其他信息，请参阅第 4 章。临床护理技能教学计划示例见表 3-5。

四、其他相关问题

（一）探视和母乳喂养

鼓励 CCOB 患者进行开放式探访，可以促进孕产妇恢复。考虑到感染风险、管理流程和（或）患者和家庭要求，可能需要限制探访时间。但是应最大限度地维持母婴联系和接触。即使在母亲患有严重疾病的时候，患者也能够与新生儿互动、进行母乳喂养。如果由于母亲或新生儿原因无法进行母乳喂养，应该协助产妇手动吸乳，并根据患者所需药物治疗情况储存或丢弃母乳。

（二）社会心理支持

幸运的是，危重疾病的母亲通常能生下健康活泼的宝宝。然而，围产期的胎儿或新生儿死亡在 CCOB 情况中更为常见。帮助患者及其家人认识到这一点，承认他们的遭遇，并支持悲伤过程是护理的重要部分。应考虑社会服务、牧师关怀和精神专家的共同参与。

（三）临床护理指南

最佳实践和循证指南提出了促进改善实践、提供安全护理、降低可预防不良结局的临床实践构架[8]。如果可行，CCOB 临床护理指南应与其他内外科指南和流程规定相一致。例如对需要中心静脉置管和（或）使用呼吸机的患者的感染控制以及相关营养需求都应符合内外科指南。然而，指南中存在一些差异，例如早期预警信号、药物使用或程序建议在妊娠、产后或哺乳期患者中是不同的。指南应根据分娩阶段、分娩情况和疾病过程列出相关护理，并鼓励护士对孕产妇血流动力学和氧气输送的床边管理进行批判性思考。

（四）护士主导的床旁查房

护士主导的、每日床旁跨专业查房在特定的时间允许所有相关的核心团队成员，包括患者及其家属来审查和制订护理计划。此外，数据显示在 ICU 中进行这样的每日跨专业查房能够降低患者的死亡率[10]。查房应首先了解孕产妇的相关病史和现状信息，然后进行护理。并鼓励患者和在场的家人进行互动。除了照顾该患者的护士外，其他参与者可能包括但不限于产科医师、重症监护医师、麻醉师、呼吸治疗师、临床药剂师、临床护理专家、社会工作者、营养师（在 CCOB 工作 24h 后）以及

表 3-5　危重症教育计划示例

目标：确保团队成员（注册护士和医生）具备所需的知识和技能，以便为重症患者提供高质量的护理

- 重症监护核心课程（基于 AWHONN 和 AACN 建议）
  - 》教学内容的目标
    - − 描述孕妇的正常生理解剖结构
    - − 讨论危重症患者常见健康问题的病理生理学和治疗方法
    - − 为重症产妇规划安全有效的护理
  - 》教学和实验室模拟时间：40h
- 临床学习和技能认证（成人重症监护设置）
  - 》临床学习的目标
    - − 对危重患者进行全面的体格检查
    - − 提高体格检查评估技能
    - − 区分哪些临床情况需要立即护理干预和与医生沟通
    - − 识别心电图模式的正常和异常变化
    - − 为需要特殊医疗 / 外科手术 / 治疗的患者提供支持和护理（如胸管、伤口护理及营养支持）
    - − 说明使用有创血流动力学监测（如动脉导管、中心静脉和肺动脉导管）的合理性
    - − 演示动脉导管的管理，包括置入、波形分析、故障排除和取出
    - − 演示中央导管的管理，包括置入、故障排除和取出
    - − 演示中心血流动力学压力监测，包括波形分析和测量精度
    - − 演示对左、右心血流动力学测量的理解，以确定心输出量和优化值
    - − 对氧运输成分和优化组织灌注的理解
    - − 列出危重症孕产妇常用的机械通气模式
    - − 对需要从插管到脱机和拔管的机械通气的孕产妇进行护理
    - − 进行血管活性药物的滴定
- 持续教育（有机会发展和保持知识和技能）
  - 》临床学习技能：约 200h 在 ICU 场景中和（或）模拟场景中进行临床学习
    - − 案例研究回顾（包括病理生理学、护理方法、结局和合作实践评估）
    - − 年度技能和能力验证
    - − 在 ICU 提升技能，维持评估和监测技能，与 ICU 的协商沟通和合作
    - − 模拟代码练习
    - − 模拟演习

AWHONN. 妇女健康、产科、新生儿护士协会；AACN. 美国重症监护护士协会

物理治疗师（如上所述），新生儿科（如上所述）以及参与患者护理的住院医师或高级执业护士。参与者根据患者的临床情况实施措施有所不同。为了保证信息的连续性和信息交流，管理孕产妇的产科医师应参加，如果无法参加，则应指定该团队其他成员与护士联系，以每日更新患者的状态。护士主导的床旁查房示例见表 3-6。

（五）质量计划

应制订并实施持续的质量改进计划。所有获得许可的 ICU 病床应按照监管要求进行维护。鼓励建立 CCOB 的机构进一步发展，并参与研究，以进一步了解这个未被充分研究的患者群体的护理。

五、总结

根据 ACOG，SMFM 和 CDC 的概述，美国孕产妇发病率和死亡率的上升应成为建立孕产妇医疗服务设施的推动力。根据这些指南，只有指定为 III 级或 IV 级的机构可提供持续的产科 ICU 服务。那些选择建立或计划建立 CCOB 的机构应该考虑到本章提到的问题，同时考虑到患者、机构和社区的具体需求。

表 3-6　护士主导的床旁查房示例

房间号： LOS：	日期： 孕周：	7AM 至 7PM	7PM 至 7AM * 注意日间的变化
胎儿 / 宫缩监测			
分娩计划			
安全	跌倒风险：□是 □否		
	□活动限制：日期 / 医嘱		
疼痛	疼痛管理	疼痛目标：_____ /10	疼痛目标：_____ /10
心血管系统	检查心电图 / 心律失常治疗	心率目标： 血压范围：	心率目标： 血压范围：
	症状 / 体征、高 / 低血容量		
	静脉血栓栓塞的预防		
呼吸系统	□氧气		
	□气管插管		□拔管计划
	排气管组件		
胃肠道系统	营养		
	应激性溃疡预防		
	肠道准备 / 流程		
泌尿生殖系统	□尿管 可以拔除尿管吗？□是 □否	□ I&O_____	□ I&O_____
神经系统	□ AOO × _____ □ DTRs		
	镇静 □根据医嘱使用镇静药物		
皮肤	□ Braden 得分		
	□伤口		
感染	感染 / 脓毒症评估 □体温 > 100.4 ℉ 或 < 96.8 ℉ □心率 > 100 次 / 分 □呼吸 > 24 或 $PaCO_2$ < 32 □白细胞 > 12×10^9/L 或 < 4×10^9/L 或杆状核细胞 > 10% □乳酸		

（续表）

心理	• 家属是否已了解患者的最新情况？ • 是否有社会问题需要解决？		

计划清单

□放射学检查

□实验室检查

□会诊

□药物审查

□静脉通路	□日期：		
□ PICC 置管	□日期：		□可以移除 PICC 吗？
□动脉置管	□日期：		□可以移除动脉管路吗？
□中心静脉置管	□日期：		□可以移除中心静脉管吗？

AOO. 清醒、警觉、定向；DTRs. 深部肌腱反射；LOS. 住院天数；PICC. 外周置入中心静脉导管

第4章

模拟演练
Simulation-Based Training

Julie M. R. Arafeh　Gillian Abir　著
陈　扬　李佳欣　译
魏　瑗　校

模拟演练（simulation-based training，SBT）是将个人或团队置于一个近似真实的环境中，模拟实际工作时的压力因素，以完成特定的任务或事件[1]。SBT 是一种功能强大，经过验证的改进提升性能的方法，已成功用于其他对人类安全有重大影响的行业之中，包括在罕见情况下（如航空领域）实现高度可靠的性能[2-5]。事实证明，医疗保健领域的能力和高度可靠的性能是难以捉摸的。这在一定程度上是由于传统的培训方法侧重于针对单个医疗工作者的技术技能训练，例如完成能力验证或单独培训一个学科的医疗团队（所有医生一起训练或所有护士一起训练）。实际上，一个医生或一个学科很少单独工作，而是作为跨学科团队的一部分。因此，团队的效率和能力是基于循证医学和可靠的医疗保健中更为实际的目标[6]。当结合人为因素和可靠性时，SBT 能通过多维度的培训经验来指导团队，包括团队里的个人成员、独立完成任务和单独完成任务、成功完成任务需要的必要因素（技术和行为或团队技能），并且团队将在真实的系统/环境（或相似的模拟环境）中执行任务，以确定对患者和医务人员安全的实现循证医学的最佳方式[2,7,8]。由于医疗保健团队是处于动态变化之中且流动的，学习团队技能以及如何有效地成为团队成员、有效

地工作对所有医疗工作者都至关重要[6]。以高度可靠的方式向危重患者提供医疗服务是一项挑战。导致其复杂性的因素包括高敏感度，快速变化的状况、基于有限的时间和信息来决策，以及需要努力协调多个团队一起工作[9,10]。患者的临床状态越复杂和多样化，越需要团队有更高的工作效率[11]。团队需要培训和训练，特别是在高危重症产科的复杂环境中[9,11]。SBT 非常适合产科医务人员的培训需要，他们需要具备熟练和胜任照顾重症孕产妇的工作能力，尽管对许多产科医务人员来说，重症孕妇在他们所在的单位中相对罕见。包括 SBT 在内的综合培训项目已经证明提高了团队技能，特别是行为或床旁医疗的团队技能[4,11,12]。成功的 SBT 项目需要给模拟演练教师安排接受模拟演练方法学的培训时间，包括建设性的反馈、开发具有可衡量的学习目标（如认知、行为和技术团队技能）场景的时间、一组循证的指南或草案为患者服务提供依据，以及单位所有员工参加培训的时间[6,12]。

一、模拟演练概述

（一）准备的注意事项

一个成功 SBT 项目的基础是计划和实施教师培训。为了确保成功，教师需要在模拟演练教师

项目中对 SBT 的概念获得正式培训，并获得足够的时间和资源来规划和实施培训[13]。可以从重症医学和（或）具有产科专业知识的临床医生中选择教师，最好是两者兼而有之。所有参与培训的学科都在模拟演练中得到了理想的体现[2]。当模拟演练教师也是临床环境中的医疗工作者时，由于反复接触培训，教师成为患者医疗和团队培训方面训练有素的专家。对 SBT 的质疑之一是所需模拟演练的教师数量可能接近参与者的数量。从另一个角度来看，当教师是单位的工作人员时，他们通过反复接触内容来培训所涵盖主题的技能和专业知识，因此他们可以在紧急或罕见的临床事件中为同行提供支持[13]。确定进行该项目参与者的数量和规定取决于患者所在医院的团队组成，以及可以安排进行培训的人员数量[2, 9]。保持培训的团队尽可能接近实际的团队，并且对真实事件做出反应是至关重要的。在培训期间，团队可以开展的工作包括划分需要完成的任务、委派团队成员执行任务的最佳方式、标准化角色、为特定类型的患者病情建立常规流程、医疗所需的必要设备，此外，还需要定期发布信息以促进对病情的及时管理[10]。尽管为 SBT 做了精心准备，但医务人员仍可能对参加培训犹豫不决，如果强制参加而不是自愿参加，可能不会全身心投入培训。主要原因是，与传统培训相比 SBT 采用了不同的方法。对传统培训的评估通常需要以高分结果完成测试或检查表。相比之下，SBT 期望在活动中找到与预期效果的差距，以期在实际的患者治疗之前发现问题和（或）发现潜在错误。在对错误惩罚性管理的组织中，SBT 可能被参与者视为非常具有威胁性。模拟演练教师需要严格加强并遵守对所有参与 SBT 的人员的隐私，以确保在 SBT 之外不讨论特定的个人或团队的表现。在模拟演练期间和提供患者医疗服务时，错误是不可避免的。模拟培训的一个目标是帮助参与者

识别可能导致错误的系统、流程或行为，并解决这些错误[4]。团队和（或）行为技能（如沟通和角色授权）有助于促进团队的有效合作和减少错误。在培训期间，通过教师的训练找到与现实的差距并解决问题，此改善的医疗思维方式可以鼓励参与者上报错误以指导之后的培训和实际对患者的治疗[4]。

由于 SBT 的目标之一是检测潜在的错误，因此对模拟功能的简单理解是通过适当的操作或反应来纠正个别错误。虽然这很重要，但了解错误发生的原因更为重要，并确定可以采取哪些措施来确保未参加培训的其他成员 / 参与者不会犯同样的错误。

SBT 的成果之一是确定如何尽可能无差错地进行练习，或使医疗过程容易执行正确的操作并且尽量避免出错[7]。这对于培训医生处理紧急和罕见情况尤其重要。对医生做出正确处理的有利培训步骤包括开发完成任务的标准化方法、开发反映医院协议关键点的清单或其他认知辅助工具，此利于在需要时获取重要信息。在训练期间使用认知辅助工具使参与者能够将其融入临床实践中。我们欢迎使用者就帮助医生如何在紧张的临床工作中更容易使用辅助工具提供修改意见[2, 7, 14]。在开发认知辅助工具和培训期间，使用人为因素研究的原则可以帮助员工减少错误。例如，短期记忆只能保留 5～7 条信息[7]。压力、任务超负荷和个人问题会影响绩效，特别是多任务的能力受损。提供检测任务超负荷的选项并开发保留和提供关键信息的常规简便方法有助于提高工作表现[7]。例如，使用易于记忆的沟通策略，如"单线"方式或情况、背景、评估、建议（situation/background/assessment/recommendation，SBAR），可以优化患者信息的组织和传递[7]。事实证明，使用一致的计划日程有助于团队掌握技能和提高效率。以简报开始，SBT 会议为培训

奠定了基调。简报包括培训的机密性、向参与者介绍模拟的领域、回顾模拟中的关键概念以及将在场景中使用的技能实践（特别是团队或行为技能）。在实际环境中，练习后立即使用这些技能，并支持在将来的实践中也使用这些技能。情境之后是建设性的反馈[15]。项目议程样本见表 4-1。

（二）情境发展和学习目标

情境主题是诊断或能作为培训主题的患者状况。情境主题的示例包括怀孕期间的二尖瓣狭窄、严重的产后出血、脓毒症和孕妇心搏骤停。可以使用各种资源为 SBT 选择主题。主题与参加培训的人员越相关，他们就越有可能投入培训[5, 8]。来源包括从工作人员完成的必要评估中获得的信息，医院即将收治的复杂患者、科室发生的事件和部门得到的信息都作为单位数据进行收集，如风险管理或感染控制[2]。来自医院的工作人员、科室管理部门和其他部门的个人意见将有助于选择最相关的情景主题。此外，让关键利益相关方尽早参与 SBT，有助于解决培训期间发现的问题[11, 13]。

选择主题后，应注意确定要解决的具体问题。清楚了解所选主题相关的原因有助于制定学习目标和解决已确定问题的衡量标准。例如，如果存在及时获得紧急药物安全方面的问题，确定导致延迟的因素非常重要，什么药物是需要的、难以在配药器上固定某一种药物、缺乏合适的药物储存装置或可能储存了错误浓度的药物。了解更多有关员工经验的问题，将有助于制定可衡量的学习目标，并协助进行场景设计，以更好地解决问题。场景的内容（患者的病史和行动过程）可以从实际的病例（以前的患者或预期的患者）中获取以用于模拟。教师可能会试图创建一个复杂性的综合案例，以涵盖 SBT 期间更多的培训主题。然而，长期和（或）复杂的情况更难以运行和反馈，且可能导致参与者感到不知所措并干扰学习。在训练过程中，参与者经常抱怨说"这种情况永远不会发生"。告诉他们这是来自该单位或将在该单位诊疗的一名女性患者的情况，会增加相关性和主动性，以确定可以采取什么措施来纠正所发生的任何错误或医疗方面的空白。

制定可衡量的学习目标并在最佳地点进行指导（现场或模拟中心），什么类型的人体模型或任务培训师，该场景是否需要演员，以及在模拟期间收集哪些指标[11]。学习目标包括三个方面，

表 4-1 项目议程

- **简报目标** 期望设定、项目描述、规定审查，可能包括审查学习目标、人体模型或患者的审查、建议如何用药 / 输液及演示如何在场景中安全使用设备（30min）
- **回顾** 讲座中的信息、场景中技术或团队技能练习的技能站（45min）
- **模拟** 如果有多个场景，从简单的场景开始，然后是更复杂的场景（每个场景 15～20min）
- **建设性的反馈** 在每个场景之后，对学习目标进行讨论，分享指标或核对表的结果，记录系统问题以及在情境或反馈期间发现的潜在安全错误（每次汇报 30～45min）

改编自 Nguyen, N., Watson, W. D., & Dominguez, E. (2016).An event-based approach to design a teamwork training sce-nario and assessment tool in surgery. *Journal of Surgical Education*, 73(2), 197-207;Joyce, M. F., Darg, O., & Dittman, E. A. (2017).Practical strategies for increasing efficiency and effectiveness in critical care education. World Journal of Critical Care Medicine, 6(1), 1-12;Brunette, V., & Thibodeau-Jarry, N. (2017). Simulation as a tool to ensure competency and quality of care in the cardiac critical care unit. *The Canadian Journal of Cardiology*, 33(1), 119-127;Siriratsivawong, K., Kang, J., Riffenburgh, R., & Hoang, T. N. (2016). Immersion team training in a realistic environment improves team performance in trauma resuscitation. *Surgery*, 160(3), 586-590;Hoang, T. N., Kang, J., Siriratsivawong, K., LaPorta, A., Heck, A., Ferraro, J., et al.(2016).Hyper-Realistic, team-centered fleet surgical training provides sustained improvements in performance. *Journal of Surgical Education*, 73(4), 668-674.

即认知技能或参与者需要了解的内容、行为或团队技能，以及他们需要具备的技能[3]。可衡量的学习目标是在场景中可以很容易地被识别为已完成或未完成的目标。使用与可观察到的行为相关联的动词而不是诸如"理解"或"知道"之类的动词[6]。例如，一个可测量的认知学习目标是"描述肺水肿的体征表现"。一个可衡量的行为学习目标的示例见表 4-2。一个可衡量的技术学习目标是"以 30∶2 的比例进行胸部按压和通气"。将每个领域（认知、行为和技术）的学习目标限制在 1~2 个，重点在于学习及情景之后的反馈。

情景的真实性对于提升参与感是非常重要的。一个高仿真度的场景可完全模仿患者的实际情况，但它耗时且昂贵，并且可能不是参与者放

下怀疑、投入到这个情景中所必需的[9]。学习目标和对情景主题具体问题的清晰理解有助于确定模拟实际患者医疗设置所需的仿真度类型（如低仿真度 vs. 高仿真度）。如果模仿患者医疗的确切环境至关重要，那么 SBT 需要在患者的就医地点上进行（原地点）。然而，如果可以复制原地点的设备和经常在该地点中听到的声音（如胎儿心率），对参与者来说也可能足够逼真（场外模拟）。如果与患者或家人的互动是至关重要的话，那么需要演员在场景中扮演一个角色。如果需要预先完成一些任务，例如气管插管，则需要一个具有真实气道的人体模型。如果需要完成一个特定的动作，则需要配备支持该动作的装备和人体模型或任务训练器[11, 16]。

表 4-2 行为或团队技能和可衡量学习目标的示例

了解你的环境	• 在医院手术后组装用于放置动脉导管的设备
预期和计划	• 发布大量输血的指令时正确组装快速输液 • 使用的检查表或认知辅助工具
承担领导角色	• 领导者用语言表达的作用 • 描述医疗计划和患者管理的后续步骤 • 口头确认分配给其他团队成员的任务是否正确完成，如果任务未正确完成，则口头给出反馈
交流	• 向医生报告时使用 SBAR 格式（情境、背景、评估、推荐） • 团队成员发出命令，重复命令，并在任务完成时口头确认
工作量分配	• 当任务需要床边执行时，口头分配给第二个人员 • 分配给有能力完成任务的团队成员 • 患者病情和（或）病情变化的口头总结
请求帮助	• 说明需要何种类型的工作人员和需要的紧急性
保持专业行为	• 用清晰、冷静的声音口头解决团队的问题

SBAR. 情况、背景、评估、建议

改编自 Halamek, L. P. (2013). Simulation as a methodology for assessing the performance of healthcare professionals working in the delivery room. *Seminars in Fetal & Neonatal Medicine*, 18(6), 369–372;Helmreich, R. L., Merritt, A. C., & Wilhelm, J. A. (1999). The evolution of Crew Resource Management training in commercial aviation. *International Journal of Aviation Psychology*, 9(1), 19–32;Nguyen, N., Watson, W. D., & Dominguez, E. (2016). An event–based approach to design a teamwork training scenario and assessment tool in surgery. *Journal of Surgical Education*, 73(2), 197–207;Gardner, A. K., & Scott, D. J. (2015). Concepts for developing expert surgical teams using simulation. *The Surgical Clinics of North America*, 95(4), 717–728;Weaver, S. J., Salas, E., & King, H. B. (2011). Twelve best practices for team training evaluation in health care. *Joint Commission Journal Quality and Patient Safety*, 37(8), 341–349.

（三）指标和视频

将指标和视频与学习目标结合使用来评估效果。指标是测量标准。如 SBT 中所使用的测量时间、团队效率与具体参数的比较、确定是否已完成某个操作[2]。时间测量是从请求操作的时间到操作完成的时间。时间测量的例子是从要求用药到使用的时间，或者从下达医嘱到床旁的时间。时间测量有助于确定最佳实践计划。工作效率可以通过比较完成时间和错误数量来确定[16]。如果一个团队或参与者能够在更短的时间内完成一项任务而没有错误，那么就需要分析这些具体的步骤／行动，因为它们可能是完成任务最有效的方法，因此可以推广给单位的其他人，从而提高效率。一个非常具体的性能标准度量示例是，由技能任务训练器或具有反馈特征的除颤仪给出关于胸部按压的准确性数据[5]。在一些情况下，例如复苏时，在汇报过程中与团队分享这些指标有助于突出研究结果对临床实践的重要性[3, 13]。必须向参与者强调，测量不会用于工作绩效评估，或者如果报告，也不会与某个人相联系[13]。

如果在场景期间使用了多个测量标准，或者在场景发生时标准难以测量，则需要对场景进行视频记录，以便测量和分析。在 SBT 期间使用视频之前，至少需要采取两项措施。首先，需要通知医院律师或风控经理，以确保视频在法庭上不会泄露。此外，还需确定如何安全地存储视频，是否或何时将其销毁，以及合适的视频销毁方法[9]。

其次，需要得到所有参与者的同意。如果这个视频已被授权使用，则不需要知情同意。允许参与者选择退出视频录制可能会给培训带来阻碍，如当团队成员拒绝录制时如何将所有参与者包括在场景中。相反，那些对录制视频犹豫不决的人有权利选择视频在模拟演练后的使用方式。

视频使用选项包括工作质量参照和在医院系统内外的教育项目中使用短片。参与者有权选择视频仅用于指标测量，之后被销毁。视频最有益的用途是在反馈期间，通常认为这是 SBT 中最难的部分[17]。

（四）反馈

SBT 的项目反馈，是在场景结束之后立即进行的相互讨论。在反馈过程中，由一个训练有素的导师引导所有参与者讨论场景中的事件和团队对这些事件的反应。讨论侧重于情景学习，并将团队表现与该情景的表现标准进行比较（国家标准，如高级心脏生命支持步骤或医院标准、核查表／基于协议的认知辅助）[9, 11, 17]。

通过问题来促进参与者讨论，是一个鼓励参与者讨论并指导其行为的思维过程，同时允许其他人在反馈中更好地理解他们的行动基础。在一个跨学科小组中，如为重症孕妇提供医疗的小组，这一级别的讨论促进了团队成员间的更好理解及团队凝聚力[18]。此外，思维中的误解可以得到解决。在这种情况下，引导反馈者可以通过询问患者的状态而展开讨论。这个问题引发了一系列被称为"向下深挖"的问题。例如，患者目前需要什么？为患者做了什么？什么情况阻止了团队去做患者需要的事情？这种向下深挖方式可识别患者病情，确定需要执行的操作以及未执行操作的原因。然后，团队可以讨论如何完成需要为患者执行的操作。当团队表现良好时，也可以使用同一系列问题。对于团队来说非常重要的是，了解什么环境支持了良好的表现，以便能够在实际患者的治疗过程中使用这些操作。在这种类型的讨论中，汇报者需要谨慎地谈论团队成员，指的是"团队"或"护士"，而不是针对某个特定的人提出问题。这种类型的直接讨论已成功地应用于其他行业，并适用于医疗保健领域的反馈[17]。

在反馈过程中使用视频对参与者的团队技能进行评估特别有益。例如，观看视频使参与者有机会观察在紧急情况下如何分配角色以及该策略对患者医疗的影响。团队可以确定该策略是否成功，如果是，如何将其再次应用于实际的患者医疗中。或者，如果角色委派不是最佳，团队可以制定不同的策略来委派任务，更好地为患者治疗。理想情况下，团队可以返回模拟器并实施新策略。

反馈是 SBT 学习和团队建设过程中的重要组成部分，因此需要仔细挑选和培训导师[19]。选择导师的标准包括：能够提出问题而不是说教，保持专业、客观的态度，并且具有临床经验或反馈经验和（或）团队技能方面的专业知识[9, 17, 19]。如果导师不是这方面的专家，那么让熟悉内容的专家参加反馈非常重要。如果不可能有熟悉内容的专家，那么有必要为表现的评估提供明确的参数，例如协议或核对表以及可量化的学习目标。这些参数是在反馈过程中澄清操作问题的基础[2, 9, 17, 19]。

在场景结束之后留出足够的时间进行反馈，拥有能回放的视频资料和安全舒适的位置有助于反馈进行[19]。表 4-3 给出了一个简单的汇报格式和技巧。

在反馈期间，参与者可以深入了解他们在医院提供医疗服务时所面临的潜在安全威胁（latent safety threats，LST）和系统问题[8]。系统问题是

表 4-3　汇报格式和提示

汇报格式
- 汇报的公认的规定
  - 一次只谈一个话题
  - 所有参与者在汇报期间都要做出贡献
  - 具有建设性
- 参与者简要描述了该场景的主题
- 绩效评估标准（认知辅助，核对表）
- 回顾应该发生的情况
- 与实际发生的情况相比
- 如果评估标准与实际发生的情况存在差异，请确定下原因
  - 什么情况导致了差异
  - 什么情况团队应该遵循标准
- 请参与者总结所学内容

提示
- 在 SBT 之后立即开始汇报，更有利于学习
- 至少分配与情景长度相同的时间进行汇报，更可能是情景长度的 2～3 倍
- 使用第三人称"团队"或"护士"代替"你"
- 大多数问题是开放式的，但要具体到患者的状况、任务或团队技能
- 保持专业的、客观的、非判断性的态度
- 确保所有参与者都参与任务汇报讨论
- 视频是对事件的客观描述，查看相关部分以供讨论
- 使用开放式但针对特定任务或行为的问题
- 提出问题后，停顿一段时间，使参与者有时间思考问题

改编自 Sawyer, T. L., & Deering, S. (2013). Adaption of the US Army's after-action review for simulation debriefing in healthcare. *Simulation in Healthcare*, 8(6), 388–397;Lyons,R., Lazzara, E. H., Benishek, L. E., Zajac, S., Gregory, M.,Sonesh, S. C., et al. (2015). Enhancing the effectiveness of team debriefings in medical simulation: More best practices.Joint Commission *Journal on Quality and Patient Safety*, 41(3),115–125.

医院系统中固有的问题，可妨碍行动或增加行动或任务的难度 [8]。患者医疗中的 LST 是在执行任务或患者医疗期间发现的潜在错误，这可能对患者或工作人员造成伤害 [8, 20]。在实际的患者医疗期间，可能难以发现所有这些影响医疗的问题。通过 SBT 使用视频回放，参与者有时间观察医疗过程并反思如何更改系统以避免错误，更好地支持所需医疗标准 [11]。此外，在 SBT 期间获得的指标可以为那些负责处理 LST 和系统问题的人提供更详细的信息来支持单位中的变革 [5, 13, 19]。

二、模拟演练在危重产科中的应用

SBT 的使用有多种原因，包括获得技术和（或）团队技能、提高效率和能力及发现系统问题和研究。不同形式的 SBT 对特定类型的培训更有效。以下是不同类型 SBT 的示例及如何将它们纳入危重产科中的方法。有关 SBT 在重症产科的应用形式，请参阅表 4-4。

（一）现场训练

现场 SBT 是在患者的医疗单位中进行培训 [2, 8]。在单位中的训练增加了真实性，因为它发生在使用设备和提供医疗服务的同一地点中，并用于真实患者的医疗中，相比之下，模拟室很可能无法复制患者精确的医疗环境 [9]。虽然 SBT 的地点在患者的医疗区域，但培训的计划和实施没有改变。对现场培训的一种常见误解是参与者仅限于当时在该单位工作的医务人员。其实，下班或在值班的医务人员都可以安排为现场 SBT 的参与者，这会更好地避免医疗服务中的潜在干扰。如前所述，现场培训的一个明显优势是可以发现系统问题和 LST。

患者、家属和访客可能会察觉到现场 SBT。在训练之前通知其他患者、家庭成员和访客，具体方法包括向每个未进行 SBT 的患者的房间分发

传单或者是标明正在进行 SBT 位置的海报。所有信息都应该使用常规语言 [8, 11]。如果该单位人流量大，提前规划替代的培训地点将确保培训顺利进行。替补房间可能是与原计划不同的医疗区域，例如使用手术室替代分娩室、会议室或候诊室 [8]。

现场 SBT 对于培训员工处理罕见病例价值很大。例如，模拟教师负责培训员工处理患有嗜铬细胞瘤孕妇的分娩，可以使用以下方法。模拟教师队伍包括提供医疗服务的每个专业的代表。当确定分娩场所时，计划在该位置进行就地模拟演练。在培训之前，有关嗜铬细胞瘤的信息会分发给工作人员。理想情况下，如果哪个团队知道谁将负责照顾孕妇，该团队将成为培训对象。如果团队未提前确定，可以培训具有代表性的领导团队，并将在培训期间获得的意见纳入医疗计划中，并分发给单位员工。在培训当天，简报将用来回答参与者的问题、审查将要使用的认知辅助工具以及练习所需的技术技能。场景视频的录制将允许参与者观察角色是否被恰当地分配，任务是否正确执行，以及是否清楚了解患者病情和医疗计划的沟通。然后可以重复该场景，将参与者从前面场景中收集到的改进意见合并到一起。随后的情景可能是孕妇最常见的合并症。情景反馈的重点是了解孕妇的情况，对产科、重症监护科和新生儿科所需的环境进行更改，这对于提高医疗团队的技能以及发现和需要解决的系统问题至关重要 [21]。

现场培训的另一个优点是对治疗危重或病情恶化患者的医务人员提供了真实的医疗环境。模拟演练环境可以改善团队的表现 [3]。设备和耗材的位置以及空间的人体工程学都会影响效果。需要考虑以下因素，包括如何在实际空间中更容易地工作、如何更改或调整以更好地适应患者的医疗服务，以及确定空间是否支持医院规定的医疗

表 4-4　基于仿真的训练格式在重症监护产科中的应用

SBT 格式	学习目标	测量	总结问题
就地：培训 CCOB 员工，准备中心导管	• 认知：描述放置中心导管的设备和用品 • 技术：按照程序准备导管 • 行为：在中心导管准备好并要放置时，向医生说明	• 从开始准备导管到准备插管的时间长度	• 准备放置中心导管的步骤 • 护士采取了哪些步骤？ • 什么情况导致导管任务完成/未完成？ • 准备导管有什么障碍？ • 什么促进的准备导管？
基于事件：在产科紧急情况中进行沟通	• 用 SBAR 向医生/团队报告 • 使用闭环沟通给药 • 重述回顾患者的状态 • 后续治疗、团队输入	• 采用 SBAR 报告 • 所有医嘱的闭环通信 • 数量的重述	• 患者是什么情况？ • 需要传达给团队或医生什么信息？ • 传达给团队或医生什么信息？ • 什么阻碍或促进了沟通？ • 它对患者有什么影响？
及时培训 协助二尖瓣狭窄的孕妇分娩	• 认知：描述如何指导女性开口发声用力 • 技术：将真空抽吸帽放置在胎儿头部的俯屈点上进行阴道助产，宫缩时拉动 • 行为：描述孕妇的心律，报告医生出血量		• 事件反馈后： 一有什么问题吗？ 药物？ 设备？ 人员配备？ 一还有其他问题吗？
有效的练习：胸部按压	• 认知：识别和表达心电图心律 • 技术：进行胸部按压，速度为 110 次/分，深度为 2 英寸，手离开胸部时间不超过 15s • 行为：团队成员到达时分配角色	• 胸部按压位置、速度、深度、反冲	• 该团队有哪些替代方案 • 若他们不能识别心电图节律？ • 什么阻止/允许了正确的胸部按压？ • 对患者需要进行什么治疗？ • 应该对患者做什么？ • 什么情况阻止或允许了任务的完成？

SBT. 模拟演练；CCOB. 产科重症护理；SBAR. 情况、背景、评估、建议

服务[3]。

现场模拟可能发生的障碍或问题包括将模拟项目与患者实际使用项目混合的可能性。虽然重复使用物品可降低成本，但需要建立明确的规定以防止模拟药物和非药物或使用过的物品用于患者身上。在进行现场模拟时如何将模拟物品和实际患者的医疗物品分开，现举例说明，如使用空注射器和空的静脉注射输液（IV）袋，供应品标记为"仅模拟"，并具有明显清晰的标签；以及将注射器和 IV 输液袋标号，以确保在场景结束时收回所有物品。该情景的参与者应佩戴腰带或背心，以标明谁在治疗患者，谁正在接受培训[8, 11]。

（二）基于病例的培训

基于病例的培训方法侧重于特定的主题或技能，通常是团队技能，可应用于多种患者的病情。在这种方法中，选择团队技能组合如领导力、角色委派或沟通，并在不同的 SBT 情景如出血、子痫、脓毒症或产妇心搏骤停中持续应用。[6]

要使用这种方法，就需要为团队或操作技能编写可量化的学习目标。这些学习目标包含在所有培训方案中，为参与者提供持续练习的机会，从而获得团队技能。领导者这个角色是患者发生紧急情况治疗时的关键，但在产科方面，有几位医生认为领导角色可能需要两位医生分担。为明确 SBT 期间的领导角色，可量化的学习目标包括：①说出领导者是谁；②在回顾或患者总结时告知团队领导者是谁以及将向团队报告哪些患者信息。对一个大出血孕妇的病例总结为："让所有人安静。目前失血量为 2000ml。A 医生将负责大量输血和药物医嘱，B 医生将负责手术团队，C 护士至少每 15min 或一旦病情变化时测量失血和生命体征、同时进行沟通。有任何问题吗？"有关团队沟通的量化学习目标，请参阅

表 4-4。

（三）实时培训

实时培训发生在治疗患者之前，或者是一个计划过程，可以用来描述可能发生的治疗[2, 9]。如在高出血风险的孕妇分娩时和分娩之前进行培训，使用宫腔填纱的器械进行练习，这是发生出血时要使用的方法。同样对一个高出血风险的孕妇，医疗团队可以提前开会讨论角色分配、关键信息，如生命体征和失血量、要求团队内经常沟通、可能需要的其他设备（如需要大量输血的快速输液器）、可能需要哪些额外资源（如能够使用快速输液器的人员）。

（四）有意识的练习

有意识的训练可以让团队重复执行任务，直到任务可以一直正确有效地被完成。有意识的练习是其他行业中经过验证的方法，可以完善和保持技能，并且统计学上显示其能有效地实现技能获取[1]。例如，有意识地进行复苏训练。由于许多单位的产科属于儿童医院的一部分，而现场没有成人治疗团队，有意识的练习是为产科工作人员进行培训以应对罕见的产妇心搏骤停事件的理想方法。有意识的练习集中在技术、操作或团队技能表现上，每位参与者在培训之前最好学习内容材料[9]。复苏培训、在线模块和测试可以在有意识的练习之前完成，这样参与者能专注于技能和场景的训练中。

有意识的练习可从对技能的回顾和练习开始。每次回顾和练习中使用清晰的步骤和一致的沟通用语。对于复苏训练，使用具有胸部按压反馈的除颤器或技能记录任务训练器将帮助参与者保持高水平的表现。在有意识的练习时，场景的运行方式是不同的。模拟人员使用对应的任务检查表观察模拟情况。如果未按要求执行任务，则停止模拟，更正操作，进一步调整为正确的操

作，然后再次开始训练。重复这一过程，直到正确完成任务 [1]。例如，在复苏期间如果胸部没有裸露而不能确定手部是否放置在胸部正确的位置时，则停止训练，进行校正，然后重新启动训练。

三、总结

SBT 是一种有效的培训团队管理高危重症孕妇的方法，具有高度可靠性和有效性 [10]。已经证明，SBT 如果执行得当，可以提高团队效率、发现系统问题和 LST、改善团队技能。正确使用 SBT 的因素：培养一支跨学科的模拟团队；有明确的循证基础的草案和程序来指导实践；分配资源以支持培训；与医院其他部门合作，如质量改进和重症监护室，来制订方案；以跨学科小组的形式培训本单位的全体医务人员；最后，使用 SBT 改善系统对患者医疗的支持。根据每个患者情况选择正确的 SBT 形式并提供适当的培训，是成为高度可靠的医院的关键。

第5章

不良与警讯孕产妇事件的有效随访

Adverse and Sentinel Maternal Events: Effective Follow-Up

Treasa Chidester　Nan Hess-Eggleston　**著**

陈　练　张舒沁　**译**

乔　杰　**校**

大多数医疗工作者在职业生涯的某个阶段都会经历不良事件。从 1999 年开始，随着医学研究所（IOM）具有里程碑意义的报告《人孰能无过》的发表，医疗界和整个社会开始逐渐意识到不良事件的严重性以及这些事件在医疗领域发生的频繁程度[1]。IOM 最初报告估计每年有多达 98 000 名患者死于可预防的医疗伤害。自那时起，据估计每年有 440 000 的患者在美国医院治疗时受到可避免的伤害[2]。自从这些数据问世以来，很多国家现在要求调查和报告不良事件。

治疗没有按照计划进行或者出现不良事件、不良结局时，患者、患者家属以及医疗团队都会很沮丧。因此，迅速发现不良事件并且及时开始有效的随访是很有必要的，这样可能有助于减少有害影响。所以，跨学科合作、医院领导的支持以及让患者及家属参与进来，制订后续计划，有助于将"否认和争辩"的现状改变为一种真正透明的情况。这种环境可以为患者和家属提供必要支持，并且为提高医疗质量奠定基础。

目前现有的产妇发病率和死亡率的数据表明，我们有必要对不良事件或不良的母婴结局做好准备。第 1 章详细讨论了产妇的发病率和死亡率。本章提供不良事件的确定标准以及相关机构的监管要求。同时提出了有效的后续处理。

一、不良事件

不良事件被定义为"在医疗服务中对患者造成伤害的可避免或不可避免的事件"[3]。不良事件包括从医院获得性感染到需要挽救生命的干预措施或者导致永久性伤害或死亡的事件[3]。这个定义囊括很多不良事件，因此人们一直试图限制定义不良事件的范围[4]。国家质量论坛（NQF）制订了一份"需要报告的严重事件"列表，许多国家已经将其作为必要上报的不良事件的标准[5]。表 5-1 列出了 NQF"严重可报告事件"列表。

二、警讯事件

监管和认证机构如联合委员会（TJC）对什么可能符合不良事件有自己的定义。因为期望能警醒人们对此类事件做出及时反应，TJC 将这些事件称为"警讯事件"[6]。TJC 警讯事件是指"最终导致患者死亡、永久性的伤害或者需要干预才能维持生命的严重非永久性伤害的患者安全事件"[6]。除此以外，TJC 明确界定了作为"警讯事件"处理的事件，并保证无论对患者有无任何伤害，都应该进行调查。TJC 警讯事件见表 5-2。

有一些针对孕产妇和新生儿护理的不良事件。其中最重要的是导致母婴严重损伤或者死亡

表 5-1　国家质量论坛的严重上报事件

手术或侵入性操作事件
- 在错误的部位进行手术或其他侵入性操作
- 对不该完成手术的患者进行手术或其他侵入性操作
- 对患者进行错误的外科手术或其他侵入性操作
- 在手术或其他侵入性操作后意外将异物留在患者体内
- 术前或术后即刻 / 术后死亡的 ASA 1 级患者

产品或设备事件
- 使用由医疗机构提供的受污染药物、设备或生物制剂相关的患者死亡或严重伤害
- 使用设备的方式及设备功能与预期不符而导致患者死亡或严重伤害
- 在医疗环境中治疗时发生的与血管内空气栓塞相关的患者死亡或严重伤害

患者保护事件
- 将没能力做决定的任何年龄的患者 / 居民放出院或转交给未授权人员
- 与患者潜逃（失踪）相关的患者死亡或严重伤害
- 在医疗保健环境中受照顾的患者自杀、企图自杀或自我伤害导致的严重伤害

护理活动
- 与药物错误相关的患者死亡或严重伤害（如涉及错误药物、错误剂量、错误患者、错误时间、错误率、错误准备或给药途径的错误）
- 与使用不安全的血液制品相关的患者死亡或严重伤害
- 在医疗环境中受到照顾时，与分娩或接生相关的孕期低风险孕妇死亡或严重伤害
- 在低风险妊娠中与分娩或分娩相关的新生儿死亡或严重伤害
- 在医疗机构接受护理时，患者因跌倒而死亡或重伤
- 入院后 / 住院期间出现任何 3 期、4 期和不明确分期的应激性溃疡
- 用错误的供体精子或卵子进行人工授精
- 损失不可替代的生物标本从而导致不可挽回的患者死亡或严重伤害
- 因未能及时跟进实验室、病理或放射性检查结果而导致的患者死亡或严重伤害

环境相关事件
- 对医院的患者进行护理过程中，患者或工作人员与电击相关的死亡或严重伤害
- 给患者输送氧气或其他气体的管路中无气体或气体错误或被有毒物质污染的任何不良事件
- 患者或工作人员在治疗过程中因任何原因烧伤而死亡或重伤
- 在医院治疗时，与身体束缚或床栏相关的患者死亡或严重伤害

放射性事件
- 将金属物体引入 MRI 区域导致的患者或工作人员死亡或严重伤害

潜在犯罪活动
- 由冒充医生、护士、药剂师或其他有执照的医疗保健人员所提供的任何治疗措施
- 绑架任何年龄的患者或家属
- 在医院内对患者或工作人员进行虐待或攻击
- 由于在医院内发生人身攻击导致的患者或工作人员死亡或严重伤害

ASA. 美国麻醉医师学会 [引自 National Quality Forum. (2011). Serious Reportable Events. 获取网址：http://www.qualityforum.org/topics/sres/serious_reportable_events.aspx]

表 5-2　联合委员会定义警讯事件

- 在配备 24h 全天候护理设备或在出院 72h 内（包括从医院急诊科）接受护理、治疗和服务的患者自杀
- 足月婴儿意外死亡
- 将婴儿抱给错误的家庭
- 绑架任意接受照顾、治疗的患者
- 患者从全天候护理（包括急诊科）人员的看护下潜逃（如未经授权离开），导致患者死亡、永久伤害或严重暂时伤害
- 溶血性输血反应，涉及给血或血液制品有重大血型不合（ABO, Rh，其他血型）
- 强奸、攻击（导致死亡、永久伤害或严重暂时性伤害）或杀害在医院接受护理、治疗和服务的患者
- 工作人员、有执照的独立医生、访客在医院现场被强奸、殴打（导致死亡、永久伤害或严重暂时性伤害）或被杀害
- 在错误的地点，或对错误的患者，或错误的过程进行有创性操作例如手术
- 包括在手术中在侵入性操作后有异物留在患者体内
- 重症新生儿高胆红素血症（胆红素 30mg/dl）
- 单场累积剂量为 1500rad 的长时间透视，或在错误的身体部位进行放射治疗，或超过计划放射治疗剂量的 25%
- 在患者护理过程中发生的火、火焰或意外的烟、热或闪光
- 任何产时（与生产过程有关的）产妇死亡
- 严重的产妇发病率（主要与患者疾病的自然病程或潜在情况无关），并导致永久性伤害或严重暂时伤害中的任何一种情况

引自 The Joint Commission. (2016). Sentinel Event Policy. 获取网址：https://www.jointcommission.org/assets/1/6/CAMH_24_SE_all_CURRENT.pdf

的事件。在明确原因之前，低危妊娠中出现非预期的孕产妇或新生儿意外死亡事件应被认为是不良事件[4, 6]。除了死亡以外，还有一些日常可追溯的结局需要评估作为不良事件的证据。如产妇入住 ICU 病房、剖宫产术后重返手术室、子宫破裂、三度或四度裂伤，新生儿 Apagr 评分 5 分钟小于等于 7 分，新生儿非预期入住意外特殊护理所或新生儿重症监护病房（NICU）[7]。

由于美国孕产妇发病率和死亡率的持续上升，监管机构相关学术研究建议积极采取措施，并鼓励医疗机构提供孕产妇发病的病例来推测可能导致孕产妇死亡的趋势[8]。2015 年，TJC 将孕产妇发病率增加为一个警戒事件[6]。TJC 鼓励回顾与孕产妇发病率相关的事件，尤其建议回顾 24h 内接受 4 个单位以上悬浮红细胞输注或者产妇因突发原因入住 ICU 的事件[6]。

当然，任何之前定义的"严重上报事件"或者"警讯事件"也适用于产妇和新生儿人群。例如，"任何年龄患者失窃事件"也同样包括新生儿失窃；一般会在很多医院有明确的安保代号例如"粉色代号"。在围产期临床处理中也会发生药物

治疗错误和异物残留。因此，发生这些事情时，医生需要参照其他需要干预和调查的不良事件处理这些事情。

三、监管要求

考虑到某些州监管要求报告的时间相对较短，对不良事件或警讯事件的调查应当尽快开始。确切来说，需要上报哪些事件以及必须用多快的速度上报，各州各不相同，所以了解每个地区的上报要求非常重要。一些州，如加利福尼亚洲，使用 NQF 的"严重需上报事件"来决定哪些事件需要上报。而其他州如马里兰州，一般根据 TJC 定义的包括死亡或永久性伤害在内来界定需要上报的事件[10]。有些州的报告时限短至 5d，而另一些州则允许长达 60d[9-11]。

四、不良事件的后续

（一）迅速回应

在实际事件发生之前，最好制订一份书面计划，规定医生和医院代表如何应对不良事件。应对不良事件最佳的机构是那些已经通过制订和实

施有效的相关制度和流程来规划不良事件的机构[12]。进行跨学科的教育来确保医疗团队和行政领导了解这个过程很有必要。因此，当这些组织中发生不良事件时，通过启动相关制度或流程并遵循规定的过程来启动响应。

不良事件发生后应立即关注患者和其家人[12]。应当立即满足患者的医疗需求，包括因不良事件可能需要的额外治疗。应当处理患者和家属可能提出的问题，确认所有沟通过程中可能存在的语言或沟通障碍的问题[12]。在不良事件发生后的医患双方早期沟通接触过程中，采用促进双方信任的沟通方式进行交流尤为重要；患者仍处于医护人员的照料之下，处于相对弱势的位置。应当以同理心与患者沟通，并且了解患者及其家人在那一刻所经历的事情[12]。

在不良事件发生后的初始过程，一个重要步骤是通知医疗团队和行政领导的相关成员。具体来说，在医院制度或流程中应当指明需要通知谁及常规遵循的指挥链。一般最初通知的人员包括但不限于责任护士、主治医师、护士长、服务主管、科主任或行政主任。有时，在一周中的特定日子或一天中的特定时间可能会指定其他人来承担或负责其中某些角色。医生需要知悉该事件以便对患者进行评估、做出治疗计划的调整、下达必要的医嘱，并在合适的时候参与揭露过程[13]。护士长或主管护士随后会采取下一步行动，并且通知机构内的其他人，如医疗机构的风险管理者[13]。护士长或责任护士立即决定是否需要额外的资源来支持员工、患者和家属。管理人员往往对不良事件的回应有更多经验，并确保既定流程中的每一环节执行/落实到位。重要的是要通知相关不良事件政策中指定的合适医生和护士[13]。

在对患者和其家属进行紧急处理后，应当注意与事件有关的工作人员。研究明确表明，遭遇

不良事件可能对医疗工作者产生负面甚至严重影响[14]。传统意义上，组织依靠人力资源部门提供的员工援助项目来解决员工在事件后的情感需求。这些项目通常是在员工的要求下才启动，并且只有在症状（如噩梦或焦虑）出现后才会启动。更好的方式是在适当的地方设置主动性系统，当事件发生时自动触发该系统。这种模式包括教育同行让其作为职员的支持。这种主动性的方法是通过创建一个只关注医疗团队成员的"情感急救快速反应"机制减少对医疗工作者的情感伤害[14]。

（二）保留证据

一旦解决了患者、家属和医疗工作者的需求，并做出了所有适当的通知，就应将注意力转向手头的不良事件，保存相关证据为今后的调查做好准备。一个重要并且经常被忽略的步骤是移除并存留任何在发生不良事件时用于治疗患者的设备或装置[15]。这种证据的"封存"之所以重要，有以下几个原因。首先，这可以确保稍后能够检查它是否有故障或缺陷的迹象。其次，鉴于医疗技术的进步，机器和设备可能保存了在调查期间能够用于下载和检查的数据。例如，静脉泵可能确定在药物不良事件发生期间机器是如何被操作的。另一个例子是将呼吸机移除并停用，直到检查明确它是否因为发生故障而导致了不良事件。通常有制度规定如何在发生不良事件后将设备移除以及需要通知谁。有些机构设置有内部部门如生物医学工程部门，负责检查产品或设备，而另一些机构则可能会为此聘请外部公司。在将任何设备移交给销售代表或供应商之前，应当保持谨慎，因为可能会失去再次查看设备的机会，并且可能无法回溯供应商所做的任何测试结果。

（三）文件记录

保存不良事件期间发生情况的另一个重要方

面是记录在案，包括医疗记录和事件报告。医疗记录中的文件为调查所涉及的事件提供了重要参考，然而这对于患者的护理是最重要的。不良事件背后的事实往往和患者的治疗相关。例如，在发生药物错误的情况下，对患者使用的特定药物和剂量对于未来是否要继续用药或停止用药非常重要。曾经有一段时间，医务人员被要求要将不良事件的细节从医疗记录中删除[16]。现在则非如此，根据现行规定，患者有权披露此类事件。证明披露的主要方法是医疗记录中的文件。病历中对事件的描述应当真实、客观。

（四）信息告知

向患者和（或）其家人告知已经发生的不良事件通常是事件发生后最复杂的步骤之一。对于谁应该告知以及如何告知，人们往往会犹豫不决[17]。当对患者没有伤害时，通常会遇到拒绝告知的情况[16]。一个强有力的论点是，不管伤害如何，患者有权知道她发生了什么，而不告知不良事件从根本上破坏了医疗工作者和患者之间存在的信任关系[16]。考虑到目前以患者为中心的医疗服务模式，不向患者告知不良事件不再是合适的选择。

告知最好是进行持续的沟通，而不是一次简单的对话[13]。在事件或不良结果发生后，很少人会知道具体事实或事件的起因。因此，最初的对话或"告知"应该集中于向患者及其家人承认发生了一些意料之外的事情，应通知他们即将会进行调查，并提供一名联络人，由他进行追踪，向他们提供最新或额外的资料，并随时回答他们提出的问题[12, 13]。患者及其家属在调查过程中是有价值的，所以应该在第一次谈话中询问他们是否愿意参与。

在事件调查结束时，应与患者和（或）其家人开更正式的告知会议[13]。在这次会议中，与患者和（或）其家属分享发生了什么、道歉、告知调查结论。还包括如果调查确定治疗没有按计划进行将会发生什么，这些告知都是很重要的[13]。沟通应该是带着真诚和同理心的。卫生保健研究质量局（AHRQ）沟通和最佳解决方案流程为这一过程以及信息告知过程中使用的沟通技巧提供了指导（表 5-3）。

卫生保健研究质量局（AHRQ）的"坦白"项目

近年来，有报道称，一些项目认识到向患者及其家属坦白错误的重要性，并鼓励他们参与事件调查。AHRQ 的坦白项目就是这样[15]。本项目为希望改进调查和坦白事件的机构提供了一个工具。"坦白"还强调了对参与不良事件的医疗团队护理人员的支持和需求的重要性[15]。"坦白"和其他类似的项目提供了帮助起草制度和流程的清单和工具，以确保有良好的不良事件响应过程[12, 15]。

（五）调查

为了使正式的坦白会议和对话有效，对时间的调查必须客观、彻底和及时[13]。调查需要对所有有关部门和知情人进行面谈。使用公平和公正的原则，调查应该着眼于医疗系统的设计和其他可能造成不良事件的过程因素，而不是仅仅关注事件过程的个人[18]。在调查过程中，合作的重要性怎么强调也不过分。每个参与事件的人对所发生的事情都有独特的看法，包括患者和她的家人，他们往往是治疗过程中唯一不变的因素。医护人员和医疗机构人员 / 护理人员之间的合作同等重要，因此调查不会变成"我们对他们"的情况。相反，这是一个过程，在这个过程中，照顾患者的整个团队可以从一个事件中学习，并相互依赖以获得情感支持。除了面谈外，调查还应当包括对可能促成该事件的任何其他因素的评价，

表 5-3 沟通技巧

表示同情
- 让患者表达自己的情绪
- 认同患者的情绪
- 确认患者的情绪，表明他们的情绪是可以被理解的

实事求是
- 在不需要患者做大量调查情况下解释不良事件事实
- 直接回答患者的问题
- 如果不知道患者问题的答案，直接说明并解释后期计划，了解信息后及时更新

采用有效的沟通策略
- 真诚关注患者的问题和疑惑
- 使用良好的肢体表达（例如目光接触）
- 避免医学术语
- 在整个对话过程中随时关注患者对信息是否理解
- 做你自己！

转载自 CANDOR Toolkit with permission of the Agency for Healthcare Research and Quality. Communication and Optimal Resolution (CANDOR) Toolkit. Rockville, MD: Agency for Healthcare Research and Quality. April 2016. Accessible at: http://www.ahrq.gov/professionals/quality-patient-safety/patient-safetyresources/resources/candor/index.html

包括设备、用品、环境因素、人员配备以及该事件前后发生在该单位或该机构内的其他重大事件[13]。还应审查有关文件和所有适用的政策、规程和方案[6,13]。

一旦完成初步调查，应当收集所有信息，并召集多学科小组对调查进行审核，确定不良事件的根本原因。这个会议通常被称为"根本原因分析（root cause analysis，RCA）"会议，或者简称为 RCA[6,13]。应当评估材料的准确性和完整性。如果调查的资料或可靠性存在差距，应当花时间重新调查，直到所有问题都得到解决[13]。RCA会议的目的不在于批评指责，相反，其目的是更深入地了解事件发生的所有潜在原因，以便做出准确的披露，并采取行动防止此类事件再次发生[12,13]。在调查和 RCA 完成后，应分享结果、继续与家庭沟通。

并不是所有组织都能迅速查明和调查事件。同样，并不是所有的组织在他们的患者安全或风险管理项目上都足够成熟到能使透明度和沟通达到本章所描述程度。对这些组织的建议见表 5-4[12]。

五、后续行动计划

不良事件的最终亦即最具影响力的部分是随后发生的学习和组织变革。重要的是，从所有不良事件中吸取的经验教训应加以利用，以防止在机构中再次发生。同样重要的是，通过调查和RCA 获得的教训应当和没有直接参与事件的其他工作人员分享。

事后的经验教训可以用来激励组织变革，并采取策略来提高患者的整体安全。有几个广为接受的行动，可以立刻采取措施，以减少医疗机构的不良事件[19]。这些行动示例见表 5-5 和表 5-6[20]。采用以医院为基础的劳工计划是产科战略之一，已证明可减少产科的不良事件[20]。

表 5-4　组织响应

- 通知执行领导和董事会
- 建立紧迫感
- 组建由 CEO 或其他高管成员领导的临时危机管理团队
- 利用可用于指导的资源（例如，IHI 严重不良事件检查表的监测管理）
- 考虑外部危机管理援助
- 联系其他行政领导寻求建议
- 永远不要忘记患者和家人，员工和组织

引自 Conway, J., Federico F., Stewart, K., & Campbell, M. J. (2011). *Respectful management of serious clinical adverse events* (2nd ed.). IHI Innovation Series white paper. Cambridge, Massachusetts: Institute for Healthcare Improvement.

表 5-5　患者安全策略

- 团队训练
- 设计团队沟通工具
- 多学科合作
- 行政巡视
- 基于医疗机构的安全计划（如基于医疗机构的综合安全计划 "CUSP"）

CUSP. 基于医疗机构的综合安全计划

引自 Grunebaum, A., Chervenak, F., & Skupski, D. (2011). Effect of a comprehensive obstetrical patient safety program on compensation payments and sentinel events. *American Journal of Obstetrics and Gynecology*, 204(2), 97–105.

表 5-6　产科患者安全策略

- 分娩团队培训
- 明确的指挥政策和培训链
- 标准化的分娩引产（如催产素）方案
- 肩难产和手术分娩的清单或模板
- 专业助产士
- 电子胎心监护认证
- 所有剖宫产常规静脉血栓栓塞（VTE）预防
- 成员分工明确
- 产后出血方案
- 定期进行产科和新生儿窒息复苏演练

引自 Grunebaum, A., Chervenak, F., & Skupski, D. (2011). Effect of a comprehensive obstetrical patient safety program on compensation payments and sentinel events. *American Journal of Obstetrics and Gynecology*, 204(2), 97–105.

同行评审

不良事件可能会被选定提交给同行评审。在医疗机构中，医疗同行评审委员会的角色通常很明确，并且为大多数医务人员所熟知。然而，护士同行评审（NPR）的概念不太为人所知，而且常常没有得到充分利用。

美国护士协会（ANA）从 1972 年以来一直支持 NPR，并在 1988 年发布了该过程的指导方针 [21]。NPR 是一个结构化的过程，护理人员在公正的文化背景下评估和审查护理，以确保最高质量的患者护理。为了避免在绩效评估中与护理同行评估混淆，NPR 确定了安全问题，并提供了基于证据的解决方案，旨在提高护理的质量 [22]。

NPR 流程从以下几个途径之一的质量病例转诊开始，包括质量部门、员工护士、医生同行评审或护理实践存在问题的情况（如不良事件）[23]。在每个病例陈述后，回顾过程包括讨论护理措施与既定标准的比较。目标是确定改进的机会。一旦彻底讨论了病例和结局，通常就会起草一份文件，总结从病例中吸取的教训。该文件包括一份简要的病例概要，并含有委员会关于如何防止这种情况再次发生的建议。推荐由涉及的其他委员会如教育委员会，解决具体的护理知识缺口。

NPR 在机构中的运作方式各不相同。需要处理的问题包括组成结构、委员会成员、预期目标、流程和规则。NPR 成功的关键是护理和医疗社区、医院领导和相关委员会的教育。成功实施 NPR 的关键在于提前准备和教育，并需要护士领导支持和团队参与的坚实基础。在这样的制度下，护士能够提高护理能力，并最终将患者的安全和质量结果提升到最高标准。

六、总结

总的来说，对产科和医疗机构整体进行改进是减少当今医疗服务中不良事件发生的策略。通过让更多患者和家庭参与的过程，医疗机构的患者安全项目将不断成熟[24]。我们将持续从不良事件中学习，并且可能永久地将一种"否认和捍卫"的文化转变为一种"适当调查共享结果和经验"的文化。"经验教训"被用于改善医疗服务的质量，并且我们也会对遭遇不良事件的人给予相应的关怀[13]。

第二篇　临床实践辅助手段
Clinical Practice Adjuncts

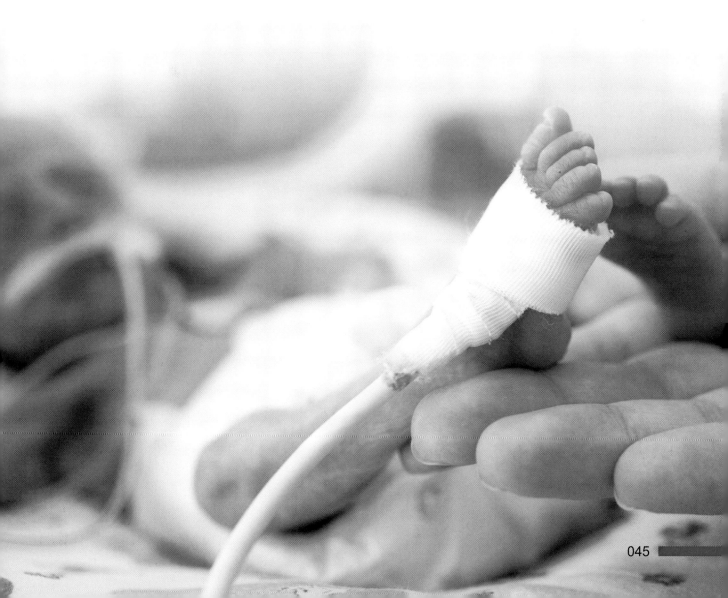

第 6 章

妊娠期血流动力学和氧气输送的评估

Hemodynamic and Oxygen Transport Assessment During Pregnancy

Nan H. Troiano   Suzanne McMurtry Baird   著

郭晓玥   叶圣龙   译

姜 海   校

有严重妊娠期合并症或者病情危重的孕妇可能会发生组织灌注和氧合不足。对此类孕妇，护理过程中应注意监测其早期生理变化，评估血流动力学和氧气输送情况。

对于危重孕产妇，临床治疗的主要目标是评估和监测循环系统，以确保向组织输送充分氧气和必要的代谢物质 [1-3]。通常，根据评估结果给予临床干预治疗，以确保氧气需求和氧气输送之间的平衡。在特殊疾病的早期阶段，因处于代偿期而增加了其临床表现的复杂性，利用传统的方式可能无法充分评估血流动力学和氧合状态。随着对血流动力学、氧转运和危重症疾病了解的不断深入，先进的循环监测技术得到发展和应用。

本章回顾了血流动力学和氧转运生理学的基本原理。通过无创和有创的评估方式进行妊娠期相关数据的解读。在本文临床应用部分的后续章节中，我们将详细讨论与特定疾病、并发症和确定的患者问题相关的干预措施。

一、生理学机制

（一）心脏解剖学和生理学

向组织输送足够的氧气、营养素和血液中的其他重要物质对于维持生命的细胞功能是必需的。心血管系统通过心脏收缩将这些物质泵入血管系统。正常心脏解剖如图 6-1 所示。

心房的压力较低，是心室的血液贮存器。右心房通过上下腔静脉和冠状窦接收全身的静脉血。左心房通过四个肺静脉血管接收从肺血管床返回心脏的含氧血液。70%～80% 的血液在心室舒张早期（称为舒张前期）被动地从心房流向心室。舒张后期，心房收缩，将另外 20%～30% 的血液泵入心室。在正常心脏中，心房收缩功能的丧失（也被称为心房搏动）通常只有很小的影响。然而，在左心室充盈受损的患者中，左心房收缩可能占左心室充盈的 50% 以上，这对于维持足够的心输出量是必要的。

心室为血液在肺部和身体其他部位循环提供必要的动力。右心室通过肺动脉将缺氧血泵入肺循环。左心室比右心室厚得多，通过主动脉将含氧血泵入全身循环。心脏的左侧比右侧有更高的压力系统。在正常情况下，右心室每收缩一次，排出其舒张末期容积（EDV）的 50%～60%，而左心室排出 60%～70%。

房室瓣由右侧的三尖瓣和左侧的二尖瓣组成。在舒张期，瓣膜小叶打开，使血流单向流入各自心室。随着心室压力的增加，瓣膜小叶关闭，防止反流。半月瓣由右侧肺动脉瓣和左侧主动脉瓣组成。在心室收缩期，这些瓣膜打开，从

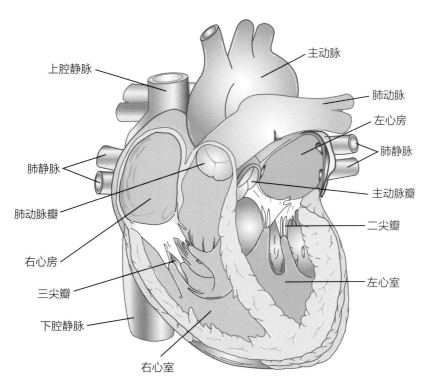

▲ 图 6-1 正常的心脏解剖学

而允许单向的血液流向各自的动脉流出道。收缩期后，随着动脉压的升高，瓣膜关闭以防止舒张期的逆向血流。

（二）心输出量

心输出量是每分钟从心脏排出的血量。它由四个变量决定，即前负荷、后负荷、收缩力和心率。

1. 前负荷

前负荷是指肌肉开始收缩时的张力或负荷。在心血管系统中，前负荷是舒张末期心室肌纤维的长度。决定肌肉纤维长度的主要因素是心室在最大充盈点的血容量。因此，心室 EDV 可完整反映心脏前负荷的情况。图 6-2 中的压力 - 容积曲线描述了前负荷对左心室舒张期（下曲线）和收缩期（上曲线）力学性能的影响。实线代表舒张期和收缩期正常的压力 - 容积关系。注意图中最上面的曲线有一个快速上升，这表明 EDV 的微小变化与收缩压的显著变化有关。因此，维持

足够心输出量的最有效措施是维持足够的 EDV。

心脏对回流到其中血容量变化的内在适应能力通常被称为 Frank–Starling 现象。最常用于描述这种关系的图表称为心室功能曲线（图 6-3）。在一定的生理限度内，心室在舒张期心室充血越多，收缩期排出的血量就越大。相反，当返回心室的血液量减少时，心输出量可能会减少。例如，由于严重失血或低血压患者的循环血容量和回心血量减少，这种情况可能表现的更明显。

心肌的弹性不仅取决于心室内的血容量，还取决于心室壁在心室内一定体积的扩张和拉伸能力。这种特性被描述为心室顺应性。顺应性由舒张末期压力（EDP）变化和 EDV 之间的关系决定。图 6-3 中下面的曲线说明了这一概念。随着心室顺应性降低（如心室肥大），相对于舒张压的变化，舒张容积的变化较小。在此过程早期，EDV 保持正常，但 EDP 高于正常值。随着心室顺应性的进一步降低，EDP 的增加最终会减少回心血

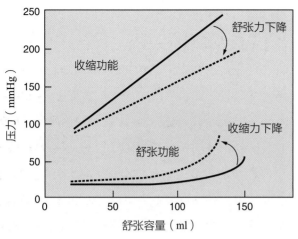

▲ 图 6-2　完整心室的压力 – 容积曲线
实线表示正常的压力 – 容积关系；虚线表示异常的压力 – 容积关系

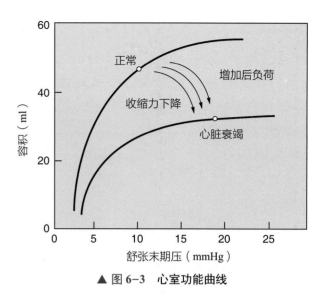

▲ 图 6-3　心室功能曲线

量，从而导致 EDV 的减少[4]。

2. 后负荷

后负荷是心脏收缩过程中遇到的抵抗心室射血的阻力或负荷。肺动脉压和主动脉压分别是右心室和左心室的后负荷。与前负荷相比，后负荷与心输出量成反比关系。在一定的生理限度内，收缩过程中对心室施加的后负荷或阻力越低，心输出量越大。相反，患有肺动脉高血压或全身性高血压等临床疾病的患者，肺动脉或全身血管压力增加，则有心输出量减少的风险。影响心室壁张力或后负荷的因素如框 6-1 所示。

框 6-1　影响心室壁张力或后负荷的因素

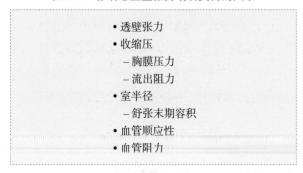

- 透壁张力
- 收缩压
  - 胸膜压力
  - 流出阻力
- 室半径
  - 舒张末期容积
- 血管顺应性
- 血管阻力

因为后负荷是一种透壁压力，它受心脏外表面的胸膜压力的影响。负性胸膜压力增加跨膜压力，增加心室后负荷，而正性胸膜压力则相反。心脏周围的负压可能通过抑制收缩时心室壁向内移位而阻止心室排空[5]。这种作用是导致自发性呼吸吸气阶段收缩压降低的原因。正性胸膜压力可通过促进收缩期心室壁向内移位而促进心室排空。

3. 收缩力

心肌收缩能力又称心肌变力状态，是一种不依赖于负荷而改变心肌力学活动的内在特性。尽管在临床情况下不易测量，但当后负荷和前负荷保持不变时，可通过心输出量的变化来判断心肌收缩力。在儿茶酚胺产生改变的情况下，或在服用改变肌力反应的药物后，在给定的充盈压力下，Frank-Starling 曲线向上移动，心输出量增加。相反，随着收缩力的降低，心脏在给定的充盈压力下泵出的血量减少。因此，在正常情况下，在较高压力下心脏功能受损的患者储备较少，并且在这种情况下更容易发生心力衰竭。

4. 心率

心率影响心肌收缩强度，从而影响心输出量。在一定范围内，心率越快，收缩力越强，心率越慢，收缩力越弱。心率增快引起心肌收缩能力增强的现象称为阶梯现象，与细胞内 Ca^{2+} 浓度升高有关。应该注意的是，心率的增加也会导致舒张充盈时间缩短，从而降低前负荷。如果持续一段时间，可能会导致心输出量下降。此外，心脏收缩之间的停顿会增加下一次收缩的力量，也被称为休息增强，这可能会增加心输出量。基于这些原因，收缩力、前负荷和心输出量以复杂的方式相互作用。

（三）氧气输送

维持细胞正常功能需要充足的氧气和营养的持续供应。当输氧功能受损时，患者终末器官功能障碍或衰竭的风险增加。因此，对于有严重并发症或危重症的产科患者来说，氧气转运能力的评估至关重要。与氧气输送相关的关键概念包括氧含量、亲和力、输送和消耗。

1.氧含量

氧以两种方式输送到组织：在血浆中加压溶解，在红细胞中与血红蛋白发生化学结合。溶解在血浆中的氧占总氧含量的 1%～2%，而与血红蛋白结合的氧占总氧含量的 98%～99%。

血红蛋白在氧气运输过程中发挥重要作用。

血红蛋白由四个亚基组成，每个亚基由血红素与组氨酸残基相连的蛋白质链组成。一个氧分子与每个亚铁血红素离子的六个配价中的每一个都松散地结合在一起。因此，每一个血红蛋白分子与四个氧分子有关。这种结合的动力学使所有氧分子以相同的速率结合。当血红蛋白分子与氧结合时，称为氧合血红蛋白（HbO_2），而没有氧的血红蛋白分子称为脱氧血红蛋白。血红蛋白与氧的饱和度是氧合血红蛋白与能够输送氧的血红蛋白总量的比值（图 6-4）。

虽然溶解在血浆中的氧只占总氧含量的一小部分，但发挥重要作用。氧在肺中与血红蛋白结合，根据血浆中氧的含量，在组织中释放。在氧的运输过程中氧与血红蛋白能够可逆结合，允许氧气在肺内与血红蛋白结合、在组织中与血红蛋白解离。

2.氧的亲和力

氧的亲和力是指氧与血红蛋白结合的能力。图 6-5 所示的氧合解离曲线直观地表示了血红蛋白分子对氧的吸收和释放。

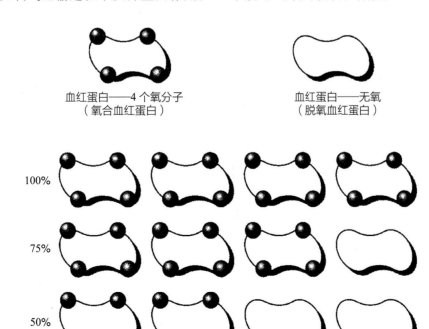

血红蛋白——4 个氧分子
（氧合血红蛋白）

血红蛋白——无氧
（脱氧血红蛋白）

100%

75%

50%

▲ 图 6-4 血红蛋白饱和度百分比

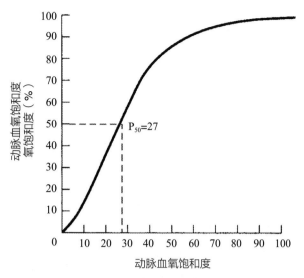

▲ 图 6-5　氧合血红蛋白解离曲线

表 6-1　改变血红蛋白氧亲和力的情况

增加亲和力（曲线左移）	降低亲和力（曲线右移）

• 高 pH（碱血症）
• 低体温
• PaCO2 降低
• 2,3-DPG 降低
  －输注库存血
  －甲状腺功能减退症
  －低磷血症
  －慢性酸血症
	• 低 pH（酸血症）
	• 发热
	• PaCO2 升高
	• 2,3-DPG 升高
	  －贫血
	  －慢性低氧血症
	  －甲状腺功能亢进症
	  －慢性碱血症
	  －一些激素

2,3-DPG. 2, 3- 二磷酸甘油酸；PaCO2. 动脉血二氧化碳分压

该曲线描述了动脉血氧分压（PaO_2）与动脉血氧饱和度（SaO_2）之间的关系。呈 S 形的正态曲线显示：

- 曲线平坦的上半部分提示尽管肺泡 PaO_2 变化很大，随着更多的氧分子与血红蛋白结合，血红蛋白对氧的亲和力增加。

- 曲线陡峭的下半部分提示 PaO_2 稍有下降，血红蛋白中的氧即快速释放。

血红蛋白氧饱和度为 50% 时的氧分压称为 P_{50}，反映了氧释放功能、血红蛋白与 O_2 亲和力。非孕期正常值为 26.3mmHg（图 6-5）。

危重患者 P_{50} 并非固定不变的。当亲和力和 P_{50} 改变时，氧合血红蛋白解离曲线会向右或向左移动。表 6-1 描述了已知的改变氧亲和力的情况。不管 PaO_2 多少，降低氧的亲和力，氧合血红蛋白曲线右移，氧气很快释放到组织中。相反，不管 PaO_2 多少，增加氧的亲和力，曲线左移，氧与血红蛋白结合更紧密。

应该注意的是，妊娠也会影响氧合血红蛋白解离曲线的位置。母体曲线通常向右移动，这样血红蛋白释放氧气的速度更快。胎儿曲线通常向左移动，使氧对血红蛋白的亲和力增加，如图 6-6 所示。

3. 氧气输出量

氧气输出量（DO_2）是指每分钟输送到组织的氧气量。肺向组织输送氧气取决于心输出量以及动脉血氧含量（CaO_2）。心输出量取决于前负荷、后负荷、收缩力和心率。动脉血氧含量由动脉血红蛋白浓度、动脉血氧饱和度（SaO_2）和动脉血中压力下溶解的氧含量（PaO_2）决定。

增加心输出量的因素（如子宫收缩、新陈代谢增加和某些药物）也会增加 DO_2。此外，增加总 CaO_2 的因素（例如输注袋装红细胞）也使 DO_2 增加。当氧气供应受到威胁时，机体首先通过增加心输出量来代偿，以维持组织氧供。这些情况可能包括低血容量、低氧血症、低血压和贫血。值得注意的是，在压力大的环境下，正常人的心输出量也显著增加。

4. 耗氧量

耗氧量（VO_2）是指组织每分钟消耗的氧气量。静息时，VO_2 约占总氧量的 25%。许多情况以及干预措施、治疗和各种其他应激状况都会增加耗氧量。值得注意的是，妊娠期 VO_2 也显著增加。

DO_2 和 VO_2 之间的正常关系是存在足够的储备，以在很大的输送能力范围内保持 VO_2 独立于

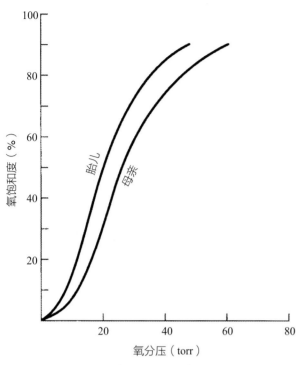

▲ 图 6-6　母胎氧合血红蛋白解离曲线的移位

DO$_2$。然而，可能会出现 DO$_2$ 持续下降至低于临界阈值，并最终导致 VO$_2$ 线性下降的情况。耗氧量受到氧气输送量的限制，这被称为传递依赖的 VO$_2$。在这种情况下，除非氧气输送量非常高（如果有的话），否则 VO$_2$ 也会变化。

二、无创评估

妊娠是一个动态过程，伴随着心血管系统、肺循环系统和血液系统的显著生理改变[6-8]。这些生理变化影响血流动力学和氧转运状态的临床评估。重要的是，无论采用何种方式，护理人员都应在评估和解释任何妊娠期妇女的调查结果时应用这方面的知识。这些生理变化将在本书的临床应用部分进行详细介绍，非本章的重点内容。

临床评估

基础的临床评估侧重于决定氧运输的因素。DO$_2$ 的第一个决定因素是心输出量。而前负荷、后负荷、收缩力和心率这四个因素决定了心输出量。DO$_2$ 的第二个决定因素是 CaO$_2$，其主要由动

脉氧血红蛋白决定。

临床医生对孕妇进行多种无创评估。这些评估包括心率、血压、呼吸频率、血氧饱和度和体温等生命体征。心输出量减少时儿茶酚胺释放，从而导致母体心率、收缩力和血管收缩增加。这种情况下的评估结果可能包括母体心动过速、血压升高和脉搏跳动。血浆中的氧在压力下溶解而不能满足氧的需求时，可能会导致氧含量降低。评估结果解释起来比较复杂，如血压升高可能是问题的原因或代偿反应。进一步的评估有助于查明心输出量下降的原因。随后实施干预措施以纠正根本原因。左心排血量持续下降可能导致终末器官功能障碍。此时的评估结果可能包括意识状态或水平的改变、排尿量的减少和实验室结果的异常。

表 6-2 概述了无创评估、反映血流动力学和氧合状态的评估结果以及相关干预措施[9]。

重要的是要从整体而不是孤立的角度来解释体格检查评估的结果。例如，异常的评估结果需要考虑以下因素：①既往的评估结果；②自上次评估以来发生的事件；③如有必要立即通知护理人员；④如果有必要在患者床旁提供服务；⑤适当的重新评估时间[10]。

大量的不良孕产期事件在早期可能都有迹可循。然而，护士和护理人员可能忽视、忽略或否认早期无创警告信号，从而导致沟通和临床治疗的延迟。一些早期预警工具已经开发出来，包括孕妇的异常评估参数。这些工具提供了关于何时应通知护理人员并到患者床旁进行进一步评估和确定护理计划的指导[11,12]。第 2 章已进行详细介绍。

三、有创评估

有创血流动力学监测常用于危重患者的护理。从这些模式中获得的数据增强了临床医师更全面地评估血流动力学功能、制订护理和医学诊

表 6-2　无创评估参数

参　数	评估参数	意　义
心率	• 异常心率 　- 心动过速：心率＞ 100 次 / 分或上升趋势 　- 心动过缓：心率＜ 60 次 / 分	可能表明： • 心输出量下降 　- 异常前负荷或后负荷 　　◇血容量不足或血容量过多 　　◇低血压或高血压 • 通过儿茶酚胺释放代偿性反应以维持心输出量
呼吸	• 异常频率 　- 呼吸急促：呼吸频率＞ 24 次 / 分或上升趋势 • 呼吸深大	可能表明： • 心输出量和（或）氧输送下降 • 对低氧血症的代偿性反应，或组织灌注减少 • 需氧量增加
血压	• 异常范围 　- 增加 　- 减低	可能表明： • 高 SVR 　- 问题的根源 　- 代偿期 • 低 SRV 　- 问题的根源（比如低血容量） 　- 失代偿期（休克的晚期表现）
脉压	缩小 ＜ 30mmHg	可能表明： • 前负荷减少（血容量） • 休克
脉压	增宽 ＞ 65mmHg	可能表明： • 前负荷增加（血容量）
SaO₂	减少 ＜ 96%	可能表明： • O₂ 不足（心输出量不足或动脉氧含量不足） • 增加氧需求，消耗和缺氧供应
呼吸音	• 存在偶然的声音 • 湿啰音	• 前负荷增加 　- 肺水肿（静水压、心源性） • 肺血管渗出（非心源性）
毛细血管	持续的 • 毛细血管充盈＞ 4s	可能表明： • 外周灌注减少 • 由于血管内容量减少，动脉宽度减少
外周血管搏动	弱，细至消失	可能表明： • 前负荷减少（血容量）
外周血管搏动	强，有力	可能表明： • 前负荷增加（血容量） • 增加收缩 • 通过儿茶酚胺反应的代偿性反应
尿量	少尿 • 连续 2h 尿量＜ 30ml	可能表明： • 肾灌注减少

（续表）

参　数	评估参数	意　义
尿色	深黄	可能表明： • 血管内容量减少和（或）肾脏灌注减少
皮肤温度	厥冷	可能表明： • 外周血管收缩
皮肤颜色	苍白	可能表明： • 外周血管收缩
黏膜	干燥、苍白；口渴	可能表明： • 血容量下降
意识水平	烦躁进展到无意识状态	脑灌注减少导致的脑缺氧和酸中毒晚期症状
心脏骤停	无脉冲电活动	由血液 / 液体流失、缺氧、严重器官衰竭引起心律失常，灌注减少

SaO_2. 动脉血氧饱和度；SVR. 体循环阻力

Kennedy, B. B., & Baird, S. M. (2017). Collaborative strategies for management of obstetric hemorrhage. In O'Malley, P. & Foster, J. (Eds.), *Critical Care Nursing Clinics of North America, 29*(3), 315–330.

断、确定适当的护理计划以及评估患者对护理反应的能力。所选有创评估方式的描述、评估能力、适应证和潜在并发症如下。

（一）动脉压监测

动脉压监测系统由一根与外部压力传感器相连的留置动脉导管和充液管组成。管道连接到冲洗溶液的压力袋上，传感器连接到监视器上。压力传感器将压力转换为电信号，在监视器屏幕上以连续波形显示。

有创的或直接的动脉压监测允许连续测量收缩压、舒张压和平均压，并为动脉血样采集提供通道。由于直接测量血压反映了血流量和体循环阻力（SVR），因此它通常比基于血流的间接测量方法（如对 Korotkoff 音的触诊和听诊）更准确。血压计在血压极值时可能不准确，因此，对于血流动力学不稳定的患者，常采用有创动脉血压监测[1]。

动脉导管可用于持续测量血压、维持血管活性药物的输注或为危重妇女的频繁动脉血气（ABG）分析或收集其他实验室标本提供通路。置管部位首选桡动脉。其他可选择的部位包括尺动脉或肱动脉，相比于股动脉，可以降低感染风险。本书的临床实践部分详细介绍了与妊娠期直接动脉压监测相关的临床护理指南。

与其他血管内装置相似，动脉导管可能成为细菌或其他病原体的感染源。采用封闭式压力系统可以降低采集实验室样本期间感染和血液浪费的风险。图 6-7 为一个封闭式压力系统的示例。

直接动脉压监测的另一个重要组成部分是动脉波形的评估，为妇女血流动力学状态的评估提供定性证据[13]。例如，当心肌收缩力较低时，动脉波形的上斜率降低。如果心搏量较低，则波形的振幅较低。随着心搏量的增加，动脉波形振幅增大。动脉脉搏轮廓也评估了压力监测系统的完整性。如果动脉波形被抑制，则应评估压力监测

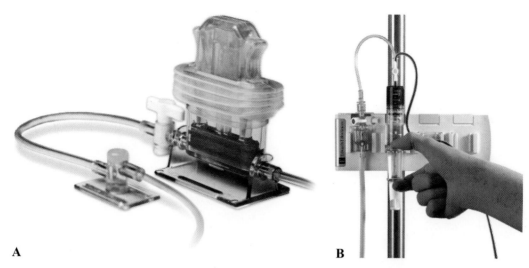

▲ 图 6-7　A. 用于动脉血压监测的封闭管道系统；B. VAMP 封闭系统
经许可转载自 Edwards Lifesciences LLC (Irvine, CA)

系统是否存在气泡。外周血管通路增加可能导致波形减弱和压力读数不准确。如果动脉波形被抑制，则手动评估血压，评估导管插入位置，确保压力袋在 300mmHg 下适当充气，并尝试抽吸和冲洗导管。如果吸气时感觉到阻力，则调整手臂的位置，并重复尝试。如果仍然存在阻力，需告知护理人员。

（二）中心血流动力学的评估

几个关键的护理问题与中心静脉通路的建立有关。由于与妊娠有关的肺生理变化和锁骨下放置气胸的风险增加，妊娠期中心静脉通路最有利的部位是颈内静脉。这与非妊娠期女性不同。另外，在出血时可以很容易地压迫血管，且当右颈内静脉插管时，可以避免使用胸导管。

1. 预防感染

在任何临床环境中，潜在的中心静脉相关的血行感染（CLABSI）都值得关注。2004 年，卫生保健改善研究所（IHI）发起了 10 万人生命活动，并将 CLABSI 作为其主要改善目标之一。在 IHI 进行全面的文献回顾之后，采用了一套被称为"集束干预策略"的预防中心管道感染的预防性干预措施[14]，如表 6-3 所示。与导管相关感染率增加有关的四个主要危险因素包括插入部位的皮肤定植、敷料下的水分、导管留置的时间及护理技术、中心管道的放置[15]。

所有参与留置、维护和换药的医护人员都需

表 6-3　医疗保健改善研究所的集束干预策略

- 操作前后的手卫生
- 操作中的最大屏障预防措施
  - 术者和助手——无菌的帽子、口罩和手套
  - 患者无菌盖布从头到脚覆盖，只暴露操作部位
- 氯己定皮肤消毒——70% 异丙醇溶液稀释为 2% 浓度，使用来回摩擦擦洗至少 30s，并使其完全干燥，无需擦拭或吸干
- 最佳部位
- 每日审查通路是否必需，及时去除不必要的通路

引自 *How-to Guide: Prevent central line-associated bloodstream infections.* Cambridge, MA: Institute for Healthcare Improvement; 2012. (Available at www.ihi.org)

要定期接受教育，以降低 CLABSI 和其他潜在并发症的风险。使用插入检查表有助于完善上述预防措施[16]。显示正确操作方法的图片有助于实践操作。

放置通路之前需获得患者的知情同意，紧急情况下除外。整个操作过程使用连续心电图（ECG）和 SaO$_2$ 监测。对于呼吸急促或对置管感到焦虑的妇女，可考虑给予吸氧。此外，如果患者在手术过程中焦虑不安，不能保持静止，可考虑使用镇静剂。护士帮助患者正确定位并安抚患者。头低位可能有助于静脉充盈，降低颈内静脉置管时静脉空气栓塞的风险；但是，如果怀疑颅内压升高，应考虑避免对子痫前期妇女使用头低位。另外，肥胖或呼吸困难的妇女可能无法耐受头低位。重要的是，在建立中心静脉通路和放置导管期间，子宫应向一侧移位，以防止静脉回流减少、心输出量减少、仰卧位低血压和子宫灌注减少。可用手搬动子宫，使其移位，或于患者臀部放置垫子使子宫移位。

中心静脉通路和有创压力导管的日常维护非常重要。表 6-4 给出了关于维护的最佳实践建议[15, 16]。此外，应按规定使用氯己定浸泡相关设施、浸渍敷料和抗菌导管，以进一步降低 CLABSI 的风险[17]。

2. 肝素冲洗

妊娠期需要特别考虑的另一个问题是，在连续的血流动力学压力监测系统中向冲洗溶液中添加肝素。根据美国危重症护理协会（AACN）Thunder 项目，那些没有接受其他抗凝剂或溶栓剂，且有非肝素化冲洗溶液、短的非股动脉的静脉置管通路的患者，压力监测管道不通畅的风险最大。需要注意的是，妊娠是一种高凝状态[18]。

表 6-4 中心静脉通路维护说明

类 型	建 议
教育、培训	• 继续使用的指示 • 正确的维护程序和更换敷料 • 感染控制措施 • 实践操作
人员培训	• 只有训练有素的人才有能力护理 • ICU 适当的人员配置水平
放置	• 确定插入点的风险和好处 • 避免股静脉 • 使用超声引导下放置（如有条件） • 使用最少数量的端口或通路进行管理 • 不再需要时拔除中心导管 • 在紧急情况下，如果没有无菌技术，则保证更换放置的导管（48h 内） • 使用氯己定 / 磺胺嘧啶银或米诺环素 / 利福平浸泡导管 如果预期使用时间 > 5 天和（或）成功后实施降低 ClABSI 率的策略，CLABSI 率没有降低
手卫生与无菌技术	• 前后进行手部卫生： 　– 访问 　– 修理 　– 换装 • 护理期间保持无菌技术 • 使用新的无菌手套和导丝更换导管

（续表）

类　型	建　议
导管部位敷料	• 使用无菌、透明、半渗透性敷料覆盖穿刺部位；每 7 天更换一次 • 如果患者出汗或出血 / 渗出，需及时更换纱布敷料；每 2 天更换一次 • 如果敷料浸湿、松动或弄脏，则更换敷料 • 请勿在穿刺部位使用抗菌外用软膏 • 不要将留置导管部位浸入水中 • 如果遵循建议后 CLABSI 率没有下降，则使用浸过氯己定的海绵敷料 • 定期评估导管部位的感染症状和体征
患者清洁	• 每天用 2% 氯己定清洗女性皮肤
导管固定	• 使用固定装置；不要缝合装置
替换	• 不建议常规更换 • 不要仅因患者发烧而拔除导管
压力系统	• 每 7 天更改一次 • 开始输液后 24h 内更换血液制品、脂肪乳给药管 • 更换小瓶时，每 6～12h 更换一次异丙酚管
无针血管内导管系统	• 使用管理集更改组件 • 接入端口时擦洗接入端口（氯己定，70% 酒精） • 仅使用无菌设备访问端口 • 使用无针系统进入静脉导管

CLABSI. 中心静脉相关的血行感染

引自 O'Grady, N. P., Alexander, M., Burns, L. A., Dellinger, E. P., Garland, J., Heard, S. O., et al; Healthcare Infection Control Practices Advisory Committee (HICPAC). (2011).Guidelines for the prevention of intravascular catheter–related infections. *Clinical Infectious Diseases*, *52*(9), 1087–1099;The Joint Commission. (2013). Preventing central line–associated bloodstream infections: useful tools, an international perspective. Retrieved November, 2016, from http://www.jointcommission.org/CLABSIToolkit; and Institute of Healthcare Improvement. (2012). How–to guide: prevent central line–associated bloodstream infections (CLABSI). Retrieved January 10, 2014, from www.ihi.org.

大多数促凝血因子包括 V、VII、VIII、IX、X、XII 因子和凝血酶原在妊娠期间增加。由于抗凝血酶（AT）和纤溶酶原激活物水平降低，妊娠期纤维蛋白溶解时间延长。总的来说，这些为护理危重孕妇时血流动力学压力监测管道的肝素化提供了证据。如果使用肝素，则需要维持通畅所需的最小剂量[19]。这种患者每毫升冲洗液中含有 3～5 单位的肝素。所有压力监测管上都有一个充气至 300mmHg 的压力袋，以确保冲洗液持续流动，防止血栓形成和导管阻塞。

(1) 中心静脉压力导管：中心静脉压力（CVP）导管是一根单腔或多腔导管，通过中心静脉或外周静脉，将尖端置于上腔静脉近端（图 6-8）。

使用该导管可以评估右心前负荷（以 mmHg

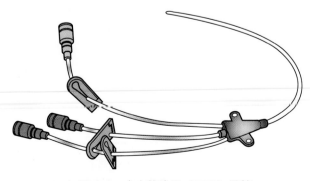

▲ 图 6-8　中心静脉压（CVP）导管

框 6-2　使用中心静脉压力导管的可能适应证

- 快速管理大量液体
- 使用可能刺激或损伤外周静脉的药物
- 全胃肠外营养
- 血液透析
- 无法进行外周静脉插管时获得静脉通路

表示 CVP）及使用液体或药物。中心血流动力学评估的主要局限性在于右心室功能往往不能准确反映左心室功能。因此，在某些临床情况下，CVP 的临床应用可能有误导性，也可能有害。此外，CVP 导管不能评估其他决定心输出量或氧输运参数的数据。基于这些原因，在产科危重患者中使用 CVP 导管评估血流动力学功能的情况很少。然而，除了评估血流动力学功能外，CVP 导管也可用于其他目的。框 6-2 列出了使用 CVP 导管的可能适应证。

中心静脉通路在置管和使用过程中可能发生的并发症包括气胸、静脉空气栓塞、意外动脉穿刺和感染。

(2) 肺动脉导管：肺动脉（PA）导管也被称

为 Swan Ganz 导管，自 40 多年前被引入临床以来，已被证明在包括产科在内的多个专科危重患者的管理中发挥重要作用[20-27]。观察性研究发现，PA 导管增加了发病率和死亡率，美国国家心肺血液研究所（NHLBI）和美国食品药品管理局（FDA）在 1997 年举办了肺动脉导管置入术和临床结果讲习班，以制定改进 PA 导管效用和安全性的建议[28]。他们得出结论需要医生和护士进行协作教育，从 PA 导管的使用中获取和解释信息。

自该会议以来，为了更好地定义 PA 导管置入术的益处和风险，进行了大量的研究。目前，PA 导管既不是所有重症患者的灵丹妙药，也不是对任何患者都缺乏诊断价值的技术。Fujitani 和 Baldisseri 在一篇综述文章中重点介绍了这种技术在妊娠患者中的应用，他们总结道："当危重症产科患者的病理生理学不能用无创监测来解释，且患者对保守治疗没有反应时，有创监测可以获益。"[20, 29]

PA 导管是一种球囊性的导向、多腔导管（图 6-9）。基本的、标准的 PA 导管是一个灵活、

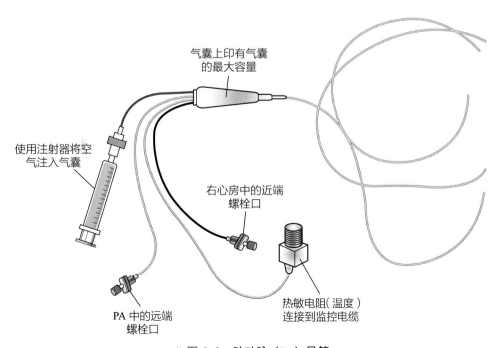

气囊上印有气囊的最大容量

使用注射器将空气注入气囊

右心房中的近端螺栓口

热敏电阻（温度）连接到监控电缆

PA 中的远端螺栓口

▲ 图 6-9　肺动脉（PA）导管

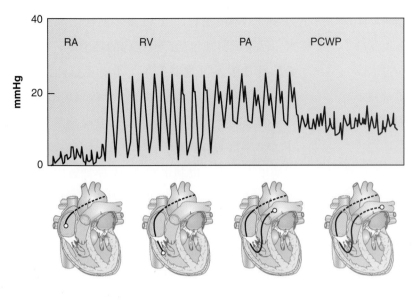

◀ 图 6-10 肺动脉（PA）导管置入期间的特征性波形

RA. 右心房；RV. 右心室；PA. 肺动脉；PCWP. 肺毛细血管楔压

流动导向的聚四氯乙烯、硅弹性体、聚氨酯或专用聚合物混合导管，其中至少包含三个管腔和一个热敏电阻珠。导管还可配备额外的管腔，以允许接入额外的中心静脉输液口，评估右心室功能，连续评估混合静脉血氧饱和度（SvO_2）和连续测量心输出量。根据数量和类型的要求，这些导管的尺寸有所不同（7~8 英寸）。应该注意的是，测量导管的管内径时使用了法国单位。每个法国单位等于 1/3 毫米。

PA 导管通过放置在中心静脉的经皮导管插入肺动脉。当导管尖端穿过各种心脏结构时，可以观察到特征性波形（图 6-10）。PA 导管插入后，停留在肺动脉内，球囊尖端放气。

使用导管可以持续评估中心静脉（CVP）和肺动脉（PA）内的压力。球囊间歇性充气可评估肺毛细血管楔压（PCWP）。这通过模拟肺动脉瓣关闭提供了有关左心前负荷的信息。也可利用热成像技术对心输出量进行间歇性评估。其他血流动力学数据是根据上述基本参数计算得出的。

表 6 5 给出了妊娠期（未分娩、无急性或危重症）孕妇正常的血流动力学参考值[30]。这些值的显著变化发生在分娩以及其他应激条件下。有趣的是，心脏输出量显著增加，至少比妊娠基线

高出 50%。将心输出量增加的因素转化为数学公式，用于计算其他衍生的血流动力学参数，包括体循环阻力（SVR）、肺血管阻力（PVR）和左心室每搏功指数（LVSWI）。用于计算衍生血流动力学评估参数的公式如表 6-6 所示。在护理危重产科患者的临床工作中，调整这些正常值非常重要。

评估孕妇的心输出量最常用热稀释法。大量研究表明，在没有低或高心输出量状态下，室温和冰冻注射溶液对热稀释法评估心输出量具有良好的相关性。4.0L/min ＜心输出量＜ 8.0L/min，被定义于理想的正常范围。然而，低或高心输出

表 6-5　静息状态下妊娠期正常血流动力学参考值

参　数	参考值和标准差
心输出量（L/min）	6.2±1.0
全身血管阻力（dyn·s/cm⁵）	1210±266
肺血管阻力（dyn·s/cm⁵）	78±22
平均肺动脉压（mmHg）	13±2
中心静脉压（mmHg）	3.6±2.5
左心室每搏功指数（g·m/m²）	48±6

表 6-6　各血流动力学参数和计算公式

参　数	计算公式
体循环血管阻力（SVR）	[(MAP–CVP)÷CO]×80
肺血管阻力（PVR）	[(MPAP–PCWP)÷CO]×80
左心室每搏功指数（LVSWI）	LVSW÷BSA
• 平均动脉压（MAP）	[收缩期血压+(2×舒张期血压)]÷3
• 射血量（SV）	(CO÷心率)×1000
• 左心室搏出功（LVSW）	MAP×SV×0.0136

BSA. 体表面积；CO. 心输出量；MPAP. 平均肺动脉压；PCWP. 肺毛细血管楔压

量状态的患者相关性较差[31]。

评估孕妇中心血流动力学功能的另一个关键问题与获得数据的时间有关。孕妇的心输出量在妊娠 10 周开始增加，到妊娠中期结束时达到峰值，比孕前水平高 50%。有几个因素与心输出量的特殊变化有关。例如，Clark 等[30]描述了孕妇体位对孕晚期心输出量的影响。分娩也会改变心输出量。根据分娩的不同阶段，心输出量可增加到 40%。此外，随着每次子宫收缩，有 300～500ml 的血液被挤入母体循环，使前负荷增加，从而进一步增加心输出量。在分娩后的第一个小时内，心输出量再次增加约 22%。分娩期间疼痛和服用各种药物也可能显著影响心输出量。一般来说，健康妇女在分娩后 2～4 周，心输出量恢复到孕前水平。因此，应避免在子宫收缩期评估心输出量和其他血流动力学参数。评估时应注意患者的体位，避免仰卧位。此外，如果要使用具有连续心输出量（CCO）评估能力的 PA 导管，则必须考虑这些问题。这将会收集子宫收缩期的数据，而数据的质量可能会受到影响，也会对护理工作的指导产生影响。需要数据来评估妊娠期间使用具有 CCO 功能的 PA 导管进行测量的可靠性。

肺动脉置管术并非没有风险，但很少有生命危险。大多数并发症都是非特异性的，可以在所有类型的血管导管置管中见到。然而，有些是特发于 PA 导管的。室性心律失常是 PA 导管最常见的并发症。据报道，大约 50% 的非产科患者在导管通过右侧心脏时会发生这种情况。这些心律失常几乎都是良性的，当导管进入肺动脉或拔出时就会消失。右束分支阻滞也可能发生，但通常在置管后 24h 内消失。肺动脉破裂是一种罕见的并发症，在使用 PA 导管的前 10 年中有 10 例报道[32]。

（三）氧气输送评估

提高评估危重患者氧转运状态能力的辅助设备包括脉搏血氧仪、连续 SvO_2-PA 导管和中心静脉血氧仪（$ScvO_2$）导管。

1. 脉搏血氧测定法

血氧测定法是一种测量血液中含氧血红蛋白的光学方法。它是基于不同形式的血红蛋白吸收不同波长光的能力。氧合血红蛋白（HBO_2）吸收红光光谱中的光，脱氧或还原血红蛋白（RHB）吸收近红外光谱中的光。如果一束由红色和红外波长组成的光束通过血管，那么每一波长的透射将与血液中 HBO₂ 和 RHB 的浓度成反比。这一概念被称为反射分光光度法，如图 6-11 所示。然后将血氧饱和度计算为样品中 HBO₂ 与总血红蛋白的比值。

这种氧饱和度的计算只使用两种形式的血红蛋白，因此忽略了高铁血红蛋白和羧基血红蛋白。用于体外实验的血氧仪有多个波长的光，可以检测所有形式的血红蛋白。因此，联合血氧仪可以评估自然饱和度，而大多数患者临床上使用的脉搏血氧仪可以测量功能饱和度。

最初的血氧仪有两个局限性。第一个是与色素和其他组织元素对光吸收的干扰有关。其次是无法区分动脉和静脉中的血红蛋白。仅仅通过脉搏的跳动使用血氧仪测量光的传输，将这两个局限性弱化了。目前临床上广泛使用这种脉搏血氧仪。脉冲血氧仪中的光电探测器可以感应动脉搏动的交替光输入和来自静脉和其他非脉冲元素的稳定光输入。仅选择交替光输入进行分析。这是脉搏血氧仪不受组织厚度或色素影响的原因。

2. PA 导管的混合静脉血氧饱和度

SvO₂ 或静脉血红蛋白的饱和度百分比，反映了组织灌注供氧和耗氧量之间的总体平衡。

这个变量取决于氧气输送和消耗的相互作用。SvO₂ 的测量值由肺动脉中血红蛋白的饱和度决定，肺动脉是心血管系统中含氧量最少的部位。肺动脉的血液来源于上腔静脉、下腔静脉和冠状窦，反映了来自不同器官系统静脉饱和的混合物。由于其代表的是整体的氧饱和度，而不是一个器官或区域，因此，被称为混合静脉血。

SvO₂ 值可间歇性或连续获得。对标准 PA 导管远端管腔的血样可进行 SvO₂ 间歇性分析。缓慢地抽取样本，以防止氧合的血液被吸入样本。1981 年首次引入的一种特殊的 PA 导管，实现了对 SvO₂ 的连续测量。该导管配有一个光纤光源和接收器，用于测量肺动脉血红蛋白饱和度。该系统由一个微处理器组成，该微处理器能够进行体外校准和记忆存储，以便对参考校准进行追溯校正。利用微处理器对反射光强度进行分析，并对氧血红蛋白进行计算。测量饱和血红蛋白和不饱和血红蛋白的比值，并由监测仪显示数值。此外，在监视器的数字显示屏上可显示 SvO₂ 的连续记录。图 6-12 给出了一个连续 SvO₂ 跟踪的示例。SvO₂ 的正常范围在 60%～80%。该数值在妊娠期随心输出量升高而升高。

光纤导管血氧测定法（体内）

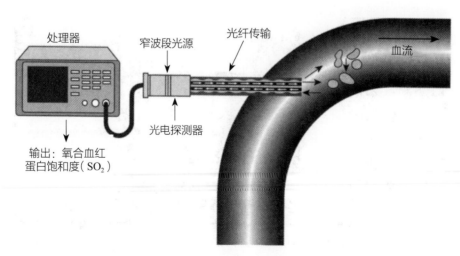

▲ 图 6-11　反射分光光度法

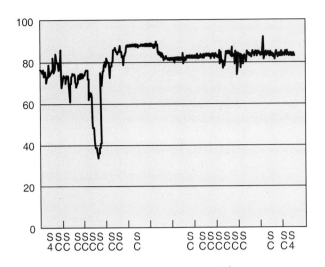

▲ 图 6-12　连续 SvO_2 追踪

追踪开始时母体 SvO_2 基线急剧下降和恢复与子宫收缩相关

SvO_2. 静脉血氧饱和度

SvO_2 监测可以更彻底地评估危重患者的氧气输送状况。利用该技术可获得的具体数据和计算每个参数的公式如表 6-7 所示。

SvO_2 为临床医师提供了关于患者供氧、满足伴随严重并发症和压力源供氧需求的宝贵信息。如果患者对氧的生理需求增加，而供氧系统不能满足，那么通过临床护理增加对氧的需求可能超出了患者的生理调节能力。当 SvO_2 降低时，应注意考虑可能进一步影响氧气输送的情况。

3. 中心静脉血氧测定导管

中心静脉血氧饱和度（$ScvO_2$）监测需要放置一个带有额外光纤的 CVP 导管和一个专门的监护仪来持续监测静脉血氧饱和度。该技术 2003 年首次用于成人。

如前所述，连续的 SvO_2 监测是一个敏感的实时指标，可以显示床旁氧气输送和消耗之间的平衡。由于 SvO_2 是在肺动脉中测量的，所以能够真实反映供氧量和消耗量之间的整体平衡。相比之下，$ScvO_2$ 是该平衡的区域反射（头部和上部身体）。正常情况下，$ScvO_2$ 略低于 SvO_2，部分原因在于静脉血的混合和回流量。在血流动力学不稳定的患者中，$ScvO_2$ 与 SvO_2 的关系发生变化，约比 SvO_2 高 7%。休克状态下差异可能会扩大，高达 18%，但 90% 以上情况下两者的关系不变[1, 33-35]。应当指出的是，没有关于产科人群使用这种模式的数据。

（四）中央评估数据的分析

解释血流动力学和氧气输送数据需要了解妊娠期间的正常值和变化趋势，并通过使用系统的方法合成复杂的信息。有创监测获得的信息应始终与患者的病史、潜在疾病过程、临床体格检查

表 6-7　氧气输送参数及各参数的计算公式

参　数		计算公式
动脉血氧含量（CaO_2）	ml/dl	（1.34×血红蛋白×SaO_2）+（PaO_2×0.0031）
氧气输送（DO_2）	ml/min	（CaO_2×心输出量）×10
静脉氧含量（CvO_2）	ml/dl	（1.34×血红蛋白×SvO_2）+（PvO_2×0.0031）
动静脉氧差（$avDO_2$）	ml/dl	CaO_2－CvO_2
耗氧量（VO_2）	ml/min	（$avDO_2$×心输出量）×10
氧气提取率（O_2ER）	%	VO_2÷DO_2

PaO_2. 血浆中动脉氧分压；PvO_2. 血浆中的静脉氧分压；SaO_2. 动脉血氧饱和度；SvO_2. 静脉血氧饱和度

评估结果和实验室数据获得的信息相结合。值得注意的是，中心监测获得的血流动力学和氧气输送数据的异常可能先于临床表现。因此，可以在这种情况下使用数据来预防并发症。本书的实践资源部分展示了无创和有创血流动力学和氧气输送数据解释的临床案例。

1. 血流动力学特征

对患者血流动力学特征的解释始于对心输出量的评估。这样做是为了确定每分钟从心脏排出的血液总量是否足以满足患者当前的需求。应该指出，心输出量是确定氧气输出量公式的重要组成部分。如果心输出量不足，患者可能出现终末器官功能障碍或衰竭的临床表现。在分娩过程中，胎儿心率（FHR）的不良变化可能反映了母体的氧气运输受损。

在对心输出量进行评估后，评估其四个决定因素。前负荷是反映舒张末期容积（EDV）的首要决定因素。如果左右前负荷（分别为 CVP 和 PCWP）之间存在差异，特别需要注意的是，在评估危重孕妇血流动力学功能时，左心室功能是评估的重点。因此，在急性情况下，PCWP 更有助于提供有关中心容量状态的信息。此时，临床医生应该能够确定患者是否处于"湿润""干燥"或"正常"状态。当与患者潜在疾病过程相结合时，这些信息通常是有价值的。

第二个评估的决定因素是后负荷。特别需要注意的是，后负荷是心室在收缩过程中排出血液所必须克服的阻力。右后负荷值或左后负荷值（分别为 PVR 和 SVR）的变化可能代表血流动力学异常或对其他异常的代偿反应。例如，高血压女性的左后负荷 SVR 可能升高，导致左前负荷（PCWP）增加，从而使患者面临肺水肿的风险。该患者治疗的基础是给药以减少左后负荷。与此相反，一个处于"干燥"状态（可能继发于子痫前期）的女性，可能出现血管收缩来代偿低血容

量和心输出量减少。该患者的治疗基础是输液以扩大血容量。而给药降低后负荷则不利于其整体状况。

接下来评估收缩力和心率。用于反应左心室功能的左心室容积指数（LVSWI）在危重患者中通常升高。这代表了健康心脏对前后负荷改变的一定程度的代偿反应。收缩力增加是为了维持足够的心输出量和氧气输送。心率增快也是如此。当收缩力降低时，患者被称为左心室功能衰竭。大多数情况下，这表明患者失去了代偿功能，使患者面临血流动力学衰竭和心肺循环停搏的重大风险。通过干预措施增加正性肌力。可通过静脉给药如盐酸多巴酚丁胺，或通过输液改善前负荷，从而使心室扩张和心输出量增加。

2. 氧气输送曲线

在评估血流动力学特征后，对女性的氧气输送（DO_2）进行评估。应确定整体 DO_2 是否满足患者的需求。应当指出的是，在妊娠、分娩和其他应激情况下，氧气需求会增加。要牢记在心，计算 CaO_2 需要使用当前血红蛋白，以便最准确地反映患者的氧合状态。由于在压力下溶解在血浆中的氧气量占总氧气的比例很小，在没有当前动脉血气（ABG）值的情况下，PaO_2 通常从计算公式中删除。如果 DO_2 较低，应查明原因并采取干预措施纠正潜在问题。例如，如果心输出量正常，但血红蛋白较低，则 CaO_2 也会较低，从而产生较低的 DO_2。针对这种情况，可输血补充红细胞（PRBCs）以纠正贫血或改善携氧能力。

接下来评估耗氧量（VO_2）。妊娠期 VO_2 增加。分娩和其他应激使 VO_2 进一步增加。VO_2 增加时，找出可能的原因很重要。干预措施可能包括服用药物减轻疼痛或退热。VO_2 降低时，应评估患者是否有器官功能不全或衰竭的情况。在器官衰竭的情况下，受累器官组织对氧的消耗减少甚至消失。

除了评估供氧量和耗氧量外，还要注意患者持续的氧气储备量。应根据患者实际情况计划常规干预和特殊程序，以满足对供氧需求的增加。

四、微创评估和成像

已开发许多影像学方法和微创监测，可能用于替代有创监测。例如，超声心动图已被确立为评估危重患者的基本工具。它可以快速、准确、无创地诊断多种急性心血管疾病。超声心动图用于危及生命的疾病的诊断，减少了有创操作。经胸超声心动图（TTE）有局限性，可能需要进行经食管超声心动图（TEE）。一些血流动力学参数可以通过不同的超声心动图来评估，包括二维（2D）超声、彩色和频谱多普勒[1]。

目前超声心动图已广泛应用于产科人群。本章不再深入介绍超声心动图的原理、适用人群、技术和结果的解释。

五、胎儿问题

（一）氧气输送

由于妊娠期氧扩散梯度升高，氧从母体肺泡以更快的速度扩散到红细胞。含氧红细胞通过母体动脉，将氧气释放到胎盘的绒毛间隙。然后氧气从胎盘扩散到胎儿组织。每一个步骤都会使氧分压逐步降低。

根据静脉平衡理论，子宫静脉氧气输送（PO_2）是脐静脉 PO_2 的主要决定因素。子宫静脉血氧饱和度受母体动脉血氧饱和度（SaO_2）、母体血液携氧能力（CaO_2）和子宫血流这三个变量的影响。因此，母体 DO_2 的降低可导致子宫静脉 PO_2 和脐静脉 PO_2 降低。

子宫收缩时子宫血管阻力显著增加，引起子宫血流减少。除子宫活动的影响外，母亲的某些情况也会影响胎儿的供氧。本质上，任何减少母

体子宫静脉 PO_2 的情况都会减少对胎儿的氧气输送。

（二）低氧血症的适应性反应

在健康胎儿中，对缺氧的最初反应是胎心率基线升高。胎儿心动过速可能随着胎儿心输出量的增加而进展，以达到代偿的目的。但在正常情况下，胎儿的心输出量已接近最大值，因此，该代偿机制时间有限。

如果胎儿持续低氧血症，可能会出现晚期胎心减速。在早期阶段，在其他健康胎儿中，晚期胎心减速可能具有代偿成分。然而，如果氧气运输持续受阻，就会发展为一种多因素的减速基础，包括直接的胎儿心肌抑制，这种抑制会干扰脉冲传导。这可能与从主动脉弓、髓质或两者的化学受体刺激所致一系列事件有关。

随着低氧血症的持续，胎儿代偿机制可能会逐渐消失，导致酸血症的发生。随着酸血症的发展，胎心率变异缺失。频发晚期胎心减速或胎儿心动过缓伴胎心率变异消失被认为是一种III类电子胎心监护，可预测代谢性酸中毒[36]。应考虑是否终止妊娠。

六、结论

评估孕妇围产期血流动力学和氧气输送状况是临床诊疗的依据。可使用各种方式协助临床医生进行评估。除无创手段外，在特定情况下可以使用有创监测。将数据用于计划和实施护理中，并评估患者对各种干预措施的反应。然而，单靠监测设备还不足以改善患者的预后。管理危重孕妇的临床医生必须彻底了解如何在妊娠期间正确解释数据，并将信息与完整的临床情况结合起来。

第 7 章

妊娠机械通气

Mechanical Ventilation During Pregnancy

Nan H. Troiano　Venkata D. P. Bandi　著

陈　练　李璐瑶　译

魏　瑗　校

机械通气支持是重症监护室（ICU）和 ICU 病房外危重患者经常使用的一种呼吸支持方式。在各种急慢性疾病中，当呼吸受到抑制，患者缺乏自主的神经肌肉呼吸功能或者无法维持足够的氧气供应时，机械通气支持治疗是一种必需的辅助手段。此外，肺往往是多器官系统功能障碍或衰竭中累及的重要器官之一。因此，提供适当的通气支持具有挑战性。由于妊娠期存在各种病理生理改变，机械通气支持面临的挑战变得更加复杂。

本章回顾了妊娠期间插管和机械通气支持的适应证，介绍了呼吸机的类型和模式、妊娠期间使用呼吸机的相关问题以及具体的护理措施、可能导致妊娠期间呼吸或通气衰竭的疾病。

一、适应证

机械通气支持与气管插管一般同时进行，但部分患者，也可以选择无创通气支持。

妊娠期机械通气指征与普通 ICU 患者相同，分为低氧性呼吸衰竭和高碳酸血症性呼吸衰竭两类 [1]。难治性低氧血症或组织缺氧的患者，补充氧气治疗后仍不能充分通气时，需要机械通气支持。在没有通气调控的模式下，吸入氧气浓度（FiO_2）无法达到充分的氧合，或者心血管系统

受损无法提供呼吸肌通气活动需要的血供，而通气不足无法调节 pH 时，需要进行机械支持。表 7-1 给出了诊断呼吸衰竭的一般标准 [2]，其中一些标准的确定基于肺功能测试结果，肺功能测试通过测量正常和最大通气时的肺容积来量化呼吸功能。

二、机械通气类型

通气支持主要有两种类型：正压通气和负压通气。正压通气是危重患者使用的主要通气支持方式。

无创正压通气（NIPPV）通过使用一个紧密贴合的面罩进行，是一个很便捷的维持通气和氧合的模式。只适用于有足够的呼吸动力并能够忍受贴合面罩的患者，分娩期也有病例报告 [3-6]。然而，气道状况不良、易于出现上呼吸道水肿和误吸等限制了其在产科患者中的应用 [1, 7]。对诊断急性呼吸窘迫综合征（ARDS）的孕妇，如气道良好情况，可以考虑在严密监测下短期使用。呼吸衰竭者需要通过气管插管进行正压通气。

三、通气动力系统

因为呼吸机把气体输送给患者，所以它们必须有气动元件。第一代呼吸机通常是由气动驱动

表 7-1　急性呼吸衰竭患者气管插管和机械辅助通气的适应证

参　数		辅助通气适应证
机　械	呼吸频率（呼吸次数 /min）	＞ 35
	肺活量（ml/kg[a]）	＜ 15
	吸气力量（cmH$_2$O）	＜ –25
	肺顺应性（ml/cmH$_2$O）	＜ 25
	FEV$_1$（ml/kg[a]）	＜ 10
氧　含	PaO$_2$	＜ 70
	P$_{(A-a)}$O$_2$（torr）	＞ 450
	Qs/Qt（%）	＞ 20
通　气	PaCO$_2$	55
	V$_D$/V$_t$	0.60

a. 使用理想的体重；FEV$_1$.1min 用力呼气量；PaO$_2$. 动脉氧分压；P$_{(A-a)}$O$_2$（torr）. 肺泡 – 动脉氧分压梯度（陶尔）；Qs/Qt. 分流分数；PaCO$_2$. 动脉二氧化碳分压；V$_D$/V$_t$. 无效腔与潮气量比

的，使用气体压力为呼吸机提供动力，同时为患者通气。目前的呼吸机是在微处理器辅助下由电流控制。

（一）气动系统

气动系统负责将气体混合后输送给患者。室内空气和 100% 的氧气以每平方英寸 50 磅(lb/in^2) 的速度输送到呼吸机[8]。呼吸机降低压力并混合这些气体，以提供规定的 FiO$_2$，并进入通气回路。呼吸机回路不仅向患者输送气体，还可以过滤、加热和加湿吸入的气体。在呼气过程中，气体通过回路的呼气支、过滤器、呼气阀流入空气中。呼气阀在吸气时关闭，使肺部膨胀，并且控制呼气末正压（PEEP）。过去，在吸气阶段，呼气阀是完全关闭的。新一代呼吸机在压力控制通气过程中使用一个主动的呼气阀，也就是说，如果吸气时压力超过设定的压力，它就会打开。

（二）电子系统

目前的呼吸机由微处理器控制。微处理器控制吸气和呼气阀。它还控制通气设备监测系统的信息（如压力、流量、体积），并且显示这些信息。呼吸机警报也由微处理器控制。

四、传统的机械通气模式

通气方式一般是指患者的通气与机械辅助之间的相互作用。常规模式包括控制通气、辅助控制（AC）通气、间歇性指令通气（IMV）、同步间歇性指令通气（SIMV）和持续正压通气（CPAP）。图 7-1 为每种通气模式的示意图[9, 10]。

（一）控制

通过控制性机械通气（CMV），呼吸机以每分钟预设的次数提供预设的潮气量（V$_t$）。患者不能自主呼吸或"触发"呼吸；因此，机器控制通气。

模式	示意图

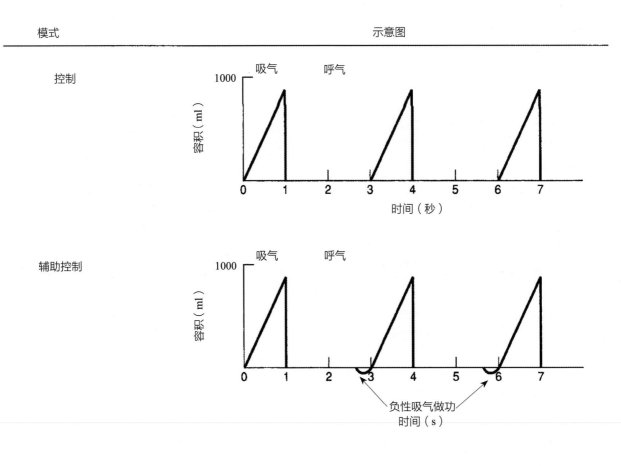

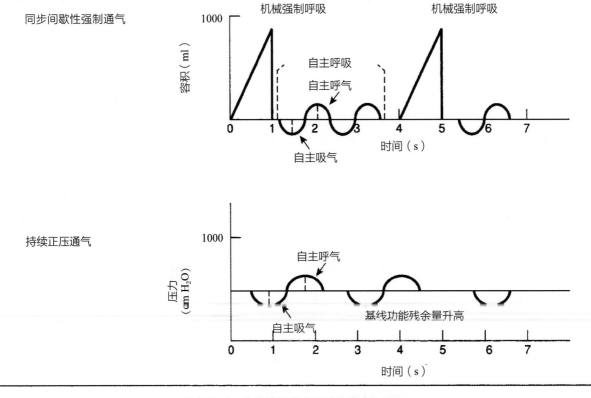

▲ 图 7-1　传统通气模式及辅助模式的对比

这种模式通常只适用于因脑损伤、镇静或肌肉麻痹而导致呼吸暂停的患者。如果患者有意识或没有药物麻醉，这种模式会引起高度焦虑和不适。

（二）辅助控制

在 AC 模式下，如果在预先设定的时间内没有呼吸，呼吸机可以在患者吸气时或者独立地启动呼吸。所有的呼吸都是由机器在正压下进行的，但与 CMV 不同的是，患者可以通过触发额外的呼吸来增加预先设定的速率。这个触发通过设置一个灵敏度检测器实现，它通过患者吸气时负压来识别呼吸动作。在这种通气方式下，必须特别注意适当调整触发装置的灵敏度水平。如果呼吸机太敏感，它可能会自动循环，而当患者没有尝试开始吸气时，它会提供通气。如果不够敏感，可能需要患者产生较大的负压，才能获得额外的通气。

与这种通气方式相关的主要并发症是呼吸性碱中毒。因为每一次呼吸，无论是由患者触发的还是由呼吸机独立输送的，都处于预先设定的潮气量（V_t）状态，可能发生过度通气。这种影响在产科患者中可能会加重，因为妊娠常伴随代偿性呼吸性碱中毒。值得注意的是，碱血症导致血红蛋白氧解离曲线左移，因此血红蛋白中的氧气更难释放入组织。第 6 章介绍了与氧转运生理学有关的概念。

（三）间歇性指令通气（IMV）

IMV 允许患者在机械呼吸之间进行间歇的自主呼吸。自主呼吸是患者自主的潮气量，机械通气是预设的潮气量。IMV 于 1971 年首次被用于患有呼吸窘迫综合征（RDS）的新生儿，因为传统的呼吸机无法提供此情况下快速的呼吸速率。不久之后，Downs 和同事们[11] 提出将它作为一种可以让成年人脱离机械通气的替代方法。

IMV 电路的示意图如图 7-2 所示[12]。患者通过两个并行管路连接到一个共同的氧气源。第一个包含一个容量循环的通气装置。另一个包含一个充满混合吸入气体的储气袋。在呼吸机没有通气的情况下，管路中的单向阀允许患者在没有呼吸机的情况下从储气袋中自主呼吸。机械通气可以在患者自发呼吸的同时进行，这个概念被称为"呼吸堆积"，对患者来说是不舒服的，会增加呼吸道的体积和压力。目前的 IMV 系统通过同步患者和机械呼吸来消除这个问题。

（四）同步间歇性指令通气（SIMV）

SIMV 允许在机械通气之间进行自主呼吸。此外，当呼吸机启动通气时，它会等到患者开始吸气，以便同步输送的气体。由于担心机械呼吸可能与自然呼吸重叠，所以引入了这项技术。它可以防止呼吸堆积，并同时增加峰值吸气压力（PIP）、平均气道压力和平均胸腔内压力。它仍然是产科危重护理中最常用的模式之一。

（五）持续正压通气（CPAP）

CPAP 模式下，在自主呼吸的整个呼吸周期中，气道开放压力保持在高于大气水平。如本章

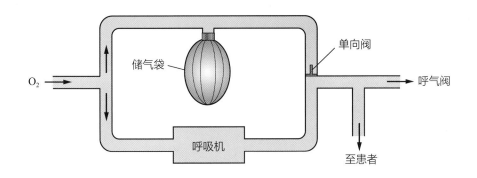

◀ 图 7-2　间歇性指令通气
（IMV）循环路线示意图

前面所述，它是一种无创的正压通气（NIPPV）支持方法。没有气管插管或气管切开的患者通过使用特殊面罩进行。然而，面罩必须完全贴合以防止漏气。这种通气方式最初被用作正压氧呼吸，以帮助挤压性胸部损伤患者保持肺部扩张，并用于治疗 RDS 患儿。

功能残余量（FRC）的增加可促进肺泡毛细血管膜间的气体交换。然而，这种模式下患者需要独立完成通气动作，保持高水平的呼吸频率。

五、辅助机械通气

（一）压力支持通气

压力支持通气（PSV）增强了患者在机械通气过程中的自主呼吸。在每次自主呼吸开始时，患者可以产生的负压打开一个阀门，以所需的压力（通常为 $5\sim15cmH_2O$）输送吸入气体。这是为了增加潮气量和减少呼吸做功。从本质上讲，升压是为了克服气管内和呼吸机管路中的阻力。

较新的微处理器驱动的机械通气设备包括压力支持模式，与它们的需求流量阀门系统联合共同工作。PSV 的主要优点是减少了患者的呼吸做功，提高了患者与呼吸机的同步性，提高了患者的舒适度。

（二）呼气末正压

机械通气中 PEEP 用于存在广泛肺泡塌陷的情况。呼气管路中的限压阀防止在呼气结束时气道中的压力返回到大气压力。呼气末肺泡内正压有助于防止肺泡塌陷，促进肺泡-毛细血管界面的气体交换。这种辅助通气增加了 FRC，即呼气末肺容积。在特定的患者中此能增加参与气体交换的肺泡，并能够降低 FiO_2。

六、机械通气及氧合新方法

机械通气的主要目的是实现足够的肺泡通气和改善氧交换。传统上，容量限制的通气单独使用或与自主呼吸联合已成为成人中常用的唯一的机械辅助形式。此外，FiO_2 的富集和加入 PEEP 的设置是改善氧合的主要手段。随着时间的推移，新的技术被引入临床实践。由于大多数新模式都是压力循环的，因此非常需要独立的容量监测。

（一）压力控制与倒置的呼吸 I∶E 比

在机械通气的患者中，允许呼气时间与吸气时间相同是一种常见做法。这个概念的基本原理是为了防止气体在气道中滞留。然而，当吸气与呼气的比例（I∶E）被动大于 1∶1 时，气体交换可能会显著改善。这一原理被称为反向通气（IRV）或倒置 I∶E 通气比。它已被临床应用于新生儿以及患有难治性 ARDS 和其他形式低氧血症的成人中。

这种通气方法至少可以通过两种方式来实现。首先，在传统的容积通气中，流速可能会降低，通常采用压力控制通气。这包括在一段固定的时间内将压力保持在一个可控的水平。

虽然可能与平均气道压力和肺容积增加有关，但用这种方法改善氧合的机制仍不确定。持续的固定压可能会避免肺泡的持续塌陷，肺泡缓慢塌陷可能会有足够的时间进行通气[13]。

IRV 的优点包括改善氧合和降低峰值循环压力。IRV 的缺点是较高的平均气道压力，这可能阻碍静脉回流、降低心输出量（CO），并导致气压伤。还应指出，患者配合是必不可少的；因此，适当镇静是重要的。

（二）高频通气

高频通气（HFV）是一个统称，指的是潮气量小于解剖无效腔，震动频率为每分钟 $60\sim3000$ 次。高频正压通气（HFPPV）与常规通气在概念上一致，但潮气量非常小，循环频率非常快。高频喷射通气（HFJV）的工作方式有些不同。这种方法，在中心气道内放置一根小直径注射导管。然后，该导管在高压下沿纵轴以快速循环的速度脉冲气体，通常每分钟 60～240 次。HFJV 是成人中最常见的喷射通气（JFV）类型。

HFV 的另一种类型是高频振荡（HFO）。这种方法的原理是以极高的频率（每分钟 500～3000 次循环）来回移动很小量的气体（1～3ml/kg）。氧合作用在 HFO 通气中得到改善，其代价是较高的平均气道压力。

所有形式的 HFV 都具有比常规通气更低的气道峰值压力的特点。外周气道压力一般高于测量的中心气道压力，平均肺泡压力可能与常规通气时相差不大。除极少数情况外，HFV 不会产生与常规通气相关的心血管不良反应。HFV 一般用于特殊的临床情况，有关妊娠期间使用的数据尚未报道。

（三）液体通气

液体通气是向肺部灌注无菌的全氟化碳。该物质具有较低的表面张力和很高的氧气和二氧化碳溶解度。氧气在全氟化碳中的溶解性约是水的 20 倍，而二氧化碳的溶解性约是水的 3 倍[14]。1990 年报道了第一个关于液体通气的人体试验，证明了全氟化碳增加濒死婴儿充分气体交换的能力[15]。此后的研究致力于其在成人、儿童和新生儿人群中的应用。

液体通气的生理基础主要是肺泡表面张力的改变。肺泡表面张力是肺泡周围空气 - 液体界面的作用[16]。这种张力可以用液体消除气液界面而不是气体填充肺泡达到降低张力的目的。灌注全氟化碳液体对损伤的肺有益，由于全氟化碳重于水，它往往会慢慢流到肺的相关区域，通常为膨胀不全的区域[17]。

一般来说，液体通气有两种类型。全液体通气（TLV）是指通过灌注全氟化碳来替代肺 FRC。

气体交换通过液体 V_t 的吸气和呼气完成[18]。需要一种特殊的装置注入和除去液体，并从液体中提取氧气和二氧化碳。部分液体通气（PLV）是在常规机械通气过程中，气管内灌注相当于肺 FRC 的全氟化碳液体。

七、机械通气高级模式

随着每一代呼吸机的出现，存在新模式替换旧模式的可能。不同制造商现在有许多不同的通气模式。其中许多模式的临床作用仍有待证实。这些模式的使用通常基于它们的可操作性和临床医生的偏好，而不是它们优于传统模式的证据[19]。

所有呼吸机模式的主要目标是保持足够的氧合和通气，减少呼吸做功，提高患者在呼吸受损期间的舒适度。通气模式的最新进展集中在三个关键领域。首先，开发新的模式，合并压力和容积设定控制，来获得两种设定下各自的优势。这种双控制模式的一个例子是压力调节的容量控制（PRVC）。第二，压力模式的开发使得在高压力和低压力的情况下均可以触发自主呼吸。这有助于在急性肺损伤早期和脱机期间辅助自发呼吸。这些模式包括双相正压通气（BiPAP）和气道压力释放通气（APRV）[19]。第三，微型计算机技术的进步使先进的闭环系统的开发成为可能，使呼吸机而非临床医生能够基于反馈的患者数据来改变呼吸机变量。这些模式的详细描述非本章范围。

越来越多的重症监护医生必须对机械通气和相关的呼吸生理学有深入的了解，以确保患者使用这些先进模式的安全性和管理有效性。虽然生理上的益处已经被确定，但很少有大型临床研究报告评估这些模式的疗效，因此，还需要进一步的研究。

八、机械通气的生理影响

成人重症监护使用的呼吸机通过将正压应用

于气道开口使肺部膨胀。虽然正压是机械通气产生益处的原因，但它也有许多潜在的不良反应。应用机械通气需要了解其有利和不利的影响。患者个体化护理中，需要特定策略达到利益最大化和危害最小化。由于肺和其他身体系统之间的平衡相互作用，机械通气几乎可以影响身体的每一个器官系统。机械通气的潜在生理影响概述于框7-1。下面讨论某些生理影响。

（一）心血管

机械通气导致心肺生理的重大改变。正常的跨肺压力梯度，通常由胸腔内低压力产生，在功能上相反，因吸气时气道压力升高使肺膨胀。因此，机械通气支持不仅能有效地排出肺内二氧化碳，使肺毛细血管血得到充分的氧合，还能干扰中心血流动力学和外周血流[20]。

机械通气最显著的影响之一是减少心输出量。首先，正压通气可降低静脉回流，导致前负荷降低。使用 PEEP，尤其是在高水平时，可能会加剧这种效应。第二个可能导致心输出量降低的因素与右心室后负荷有关。肺血管阻力（PVR）

框 7-1 机械通气的生理影响及并发症

心脏
- 心排血量减少
- 心律失常
- 血压下降

肺
- 气管损伤
- 声带损伤
- 气压性创伤
- 氧中毒
- 通气不足
- 过度通气
- 肺不张

体液失衡

感染

胃肠道
- 应激性溃疡
- 肠梗阻

是右心室在收缩期必须克服的后负荷，随潮气量及入肺部压力的增加而增加。这种容量和压力的增加会拉伸肺泡内的血管，减小肺泡腔大小，从而增加对血液流动的阻力。最后，这两个重要因素影响左心室顺应性，可能降低心输出量。随着时间的推移，右心室后负荷的增加可能导致右心室前负荷的增加。右心室血容量的增加可能导致室间隔向左移位，从而降低左心室顺应性。因此，左心室所需的工作负荷显著增加。总的来说，基于心血管的角度，血容量正常或略多的患者对机械通气的耐受性最好。

（二）肺

1. 分流

分流是指不通气的灌注（血流），如图 7-3 所示[21]。当血液从右心室流向左心房而不参与气体交换时，就会发生肺分流。分流的结果是低氧血症。分流可以是毛细血管分流，也可以是解剖分流。当血液流经不通气的肺泡时，就会产生毛细血管分流。例如肺不张、肺炎、肺水肿以及 ARDS。解剖分流发生在血液从右心室流向左心室并完全绕过肺部的时候。正常的解剖分流见于心最小静脉和支气管循环[21]。异常的解剖分流发生于先天性心脏病。

正压通气通常减少分流，改善动脉氧合。吸气压力超过肺泡打开压力会使塌陷的肺泡膨胀，呼气压力大于肺泡关闭压力可以防止塌陷。通过保持肺泡的充盈和足够的呼气末压，动脉氧合可以得到改善。然而，如果正压通气导致肺泡过度膨胀，则可能导致肺血流重新分布到不通气的区域。在这种情况下，正压通气反而导致低氧血症，如图 7-4 所示[21]。

2. 无效腔

通气是气体进出肺部的运动。它可以是无效腔通气（V_D）或肺泡通气（V_A）。V_A 参与气体交

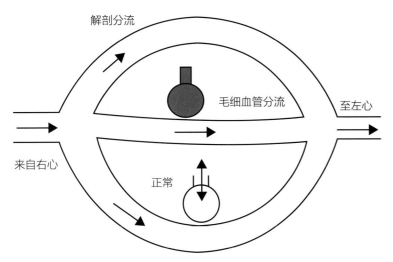

◀ 图 7-3　解剖分流与毛细血管分流示意图
引自 Hess, D. R., & Kacmarek, R. M. (2014). Ventilator mode classification. In: D. R. Hess & R. M. Kacmarek (Eds.), *Essentials of mechanical ventilation* (3rd ed., pp. 40–49). McGraw–Hill Education

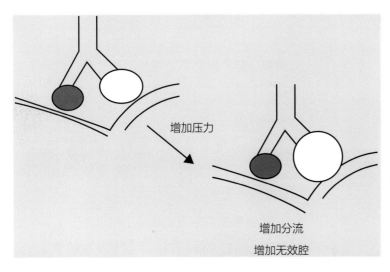

◀ 图 7-4　肺泡过度膨胀导致肺血流量重新分配到不通气的单位并增加分流
引自 Hess, D. R., & Kacmarek, R. M. (2014). Ventilator mode classification. In: D. R. Hess & R. M. Kacmarek (Eds.), *Essentials of mechanical ventilation* (3rd ed., pp. 40–49). McGraw–Hill Education.)

换，而 V_D 不参与。换言之，V_D 为无灌注通气（图 7-5[21]）。解剖性 V_D 是肺气道的容积，在正常成年人中约为 150ml。肺泡无效腔是有通气但无灌注的肺泡，所有肺血流量降低的情况都会增加肺泡无效腔。总的生理无效腔占比（V_D/V_t）通常约为每分通气量的 1/3。机械无效腔是指呼吸机回路中的再呼吸体积，是解剖无效腔的延伸。机械通气可以使正常肺泡过度膨胀，导致形成肺泡无效腔。机械通气也可以扩张气道，增加解剖无效腔。

3. 气压伤

气压伤是个广泛的概念，是指肺泡过度膨胀导致的后果。不同形式的气压伤包括间质性肺气肿、纵隔气肿、气腹、皮下气肿、囊肿形成和气胸。一般来说，空气可以通过两种方式进入胸腔。首先，肺胸膜由于气道阻塞、实质炎症以及坏死，可能发生破坏。此外，个别肺泡的过度膨胀和破裂可能使间质内的空气沿支气管和血管进入纵隔。而后进入软组织，造成薄的纵隔胸膜穿孔，并导致气胸。如果胸腔内空气继续聚集在封闭的胸腔内，可能会导致张力性气胸。

气压伤的高危患者通常为存在潜在肺部疾病的患者，如 ARDS 或慢性阻塞性肺疾病（COPD）。此外，气压伤的风险在高水平 PIP 和 PEEP 患者中增加。

气胸临床症状见表 7-2。护理管理包括通知

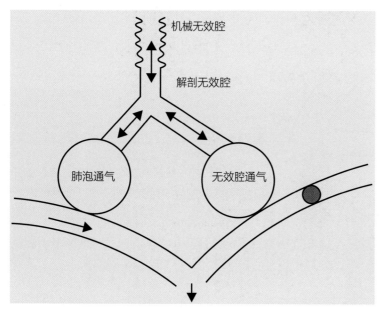

◄ 图 7-5 机械无效腔、解剖无效腔、肺泡无效腔示意图

经许可转载，引自 Hess, D. R., & Kacmarek, R. M. (2014). Ventilator mode classification. In: D. R. Hess & R. M. Kacmarek (Eds.), *Essentials of mechanical ventilation* (3rd ed., pp. 40–49). McGraw–Hill Education.

表 7-2 气胸临床表现及体征

轻微	• 胸膜炎疼痛 • 呼吸短促 • 静脉扩张 • 呼吸加快 • 平均吸气压力逐渐增加 • 单侧呼吸音或胸部运动减少 • 低血压
急性或严重	• 心动过缓或心动过速 • 休克样表现 • 发绀 • 意识丧失 • 气管和（或）纵隔移位 • 平均吸气压突然升高 • 低血压

患者家属、准备立即插入胸腔导管。紧急减压可以用一个大口径导管–针头连接到一个大注射器。如怀疑有气胸，亦应做胸部 X 线检查。

4. 肺炎

ICU 中发生院内感染（HAI）的主要部位是呼吸系统、泌尿系统和血液管路。危重患者插管有发生呼吸机相关性肺炎（VAP）的危险。国家医疗服务安全网络报告了不同类型的医院病房的VAP 发病率为 0.0/1000～4.4/1000 呼吸机日[22, 23]。

虽然报告显示发病率呈稳步下降趋势，但尚不清楚这种下降是否与加强预防、报告定义的变化或两者均有关[22]。

与 VAP 相关的死亡率高，从 0%～70% 不等，这取决于研究的人群、临床条件、VAP 识别时机和抗生素使用。最近的 Meta 分析报告显示，VAP 导致的死亡率为 4.4%～13%[24-28]。许多预防措施可以降低 VAP 的风险。表 7-3 总结了目前的建议[22, 24]。

（三）肾脏

接受机械通气的患者存在液体潴留或处于正平衡比较常见。出现这种情况有几个原因。随着胸腔内压力的增加，静脉回流受到限制，心房释放抗利尿激素（ADH），有助于补充血容量。过度膨胀的肺压迫心房可能会降低心房利钠因子（ANF）浓度，从而进一步增加 ADH。此外，正压通气引起的低血压可降低肾灌注、重新分配肾血流量、降低肾小球滤过以及促进钠潴留。

这种液体潴留本身的好处可能是在高胸腔内压的情况下提高心输出量。然而，中心性高血容量会存在负面影响，包括肺血管充血和气体交换

表 7–3　呼吸机相关性肺炎 (VAP) 的预防策略实例

成人呼吸机相关性肺炎防治策略		
	常规措施（所有患者）	使用频次 / 注意事项
使用经口气管插管		
根据患者年龄和大小使用合适尺寸的气管插管（ETT）		
使用带套囊气管导管	• 套囊膨胀时，使用容易调整压力或最小的闭塞装置 • 预期插管 > 48h，患者情况允许时，使用具有声门下吸引能力的 ETT[a] • 根据患者的临床情况，决定将标准 ETT 改变为具有经声门下吸引能力的 ETT	应定期评估和记录套囊压力（根据机构规定）
抬高 HOB 30°～45°		持续保证该体位，除非血流动力学不稳定或存在其他禁忌证
口腔护理	机械通气患者中，呼吸道病原体定植牙菌斑	12% 的氯己定口腔护理每 4 小时一次
预防消化性溃疡	吸引胃内容物以降低 VAP 发生率	推荐使用 H_2 受体抑制药
预防静脉血栓栓塞	与 VAP 发病率降低有关	使用下肢间歇加压装置
镇静"间歇期"和评估准备拔管	减少机械通气时间	每日评估
更换急救袋	使用期间请放在塑料袋内	污染时
更换杨克吸引管	使用期间请放在塑料袋内	污染时或每日
改变通气管路		污染时或每 7 天
口咽吸引		• ETT 吸引前 • ETT 重置前 • ETT 套囊放气前 • 患者调整体位前
保持通气回路无积水		排出患者体内的积水
特殊措施（某些患者）		
呼吸道 / 肺治疗	倾向于上升气流雾化治疗	
更换喷雾器设备		每次治疗后
封闭式吸引系统（线性吸引导管）	所有通气患者常规放置	自动放置
生理盐水	为了减少 VAP 的发生率，不应在吸痰前常规使用生理盐水	常规
线性吸引装置	更换线性吸入装置	每周一、三、五及污染时
确认鼻饲管位置经过食管		每日上午 X 线检查

a. ETT 有更大的外径——预计使用较小型号；HOB. 床头

受损，这一点不应被忽视。一旦正压通气停止，这些液体转移通常可以逆转，并可能导致血流动力学功能差的患者心脏失代偿。

（四）营养性

胃胀是机械通气的不良反应。接受机械通气的患者也可能发生应激性溃疡和消化道出血；因此，考虑预防应激性溃疡。

（五）睡眠影响

机械通气患者可能没有正常的睡眠模式。睡眠不足可导致谵妄、人机不同步以及镇静诱导的呼吸机依赖。

（六）机械性故障

机械通气过程中可发生多种机械性的并发症。这些包括意外断开、通气回路泄漏、电力缺失和气体压力损失。应经常监测机械通气系统，防止机械故障。

九、一般的照护问题

护理需要机械通气的产科女性面临挑战。有文献报道了产科人群中与机械通气相关的患者特征和分娩率相关的数据[25]。然而，仍无法获取关于孕期机械通气最佳实践的客观数据，管理原则是基于 ICU 常规使用的一般机械通气原则，同时要注意与妊娠相关的重要生理变化[1]。需要机械通气的产科患者的照护指南载于本文的实践资源部分。以下是对部分临床照护问题的描述。

（一）初始设定及目标

气管插管成功后，患者连接呼吸机。初始通气设置是依赖于女性的疾病进程和整体照护计划。然而，产科患者最常用的模式是正压容积循环呼吸机 SIMV 模式。应该注意的是由于存在与妊娠相关的正常代偿性呼吸性碱血症，辅助控制模式（AC）可能会比非孕妇使用时更快地导致孕妇呼吸性碱血症的发生。初始设置和目标的通用指南见表 7-4。

通常在开始通气支持后 15～30min 内采集动脉血气。初始设置根据氧合和通气有关的评估数据进行调整。呼吸机设置的改变由主管医生来决策，呼吸治疗人员实施。但是，个别机构的政策可能提出这样的问题，即在紧急情况下由专业人员来改变呼吸机设置。

（二）评估通气和氧合

在危重孕产妇中，充分的氧合对康复至关重要。通气好坏直接影响到其氧合状况。因此，评估所有接受通气支持治疗患者的通气和氧合状况非常重要。用于评估这些功能的常用参数见表 7-5。下面讨论部分参数。

需要指出的是，氧的输送（DO₂），即使每分钟组织所能获得的氧气总量，依赖于心输出量、动脉血氧含量（CaO₂）、动脉中结合氧气的血红蛋白的饱和程度（SaO₂）及在某种程度上大气压

表 7-4　妊娠患者的初始呼吸机设置和目标的通用指南

	模式	SIMV 伴随 PS
初始设置	呼吸次数	呼吸每分钟 14～16 次（设定）
	潮气量（Vₜ）	6～10ml/kg
	PEEP	5cmH₂O
	FiO₂	1.0（根据插管原因）
目标	PaO₂	> 60mmHg
	SaO₂	> 95%mmHg
	PaCO₂	27～32mmHg
	FiO₂	< 0.50mmHg

FiO₂. 吸入氧浓度；PaCO₂. 动脉二氧化碳分压；PaO₂. 动脉血氧分压；PEEP. 呼气末正压；PS. 压力支持；SaO₂. 动脉血氧饱和度；SIMV. 同步间歇指令通气

表 7-5　评估通气和氧合状态的常用参数

参　数		公　式
动脉氧含量 (CaO$_2$)	ml/dl	（1.34 × 血红蛋白 × SaO$_2$）+（PaO$_2$ × 0.0031）
静脉氧含量 (CvO$_2$)	ml/dl	（1.34 × 血红蛋白 × SvO$_2$）+（PvO$_2$ × 0.0031）
动静脉氧分压差（avDO$_2$）	ml/dl	CaO$_2$ – CvO$_2$
氧输送（DO$_2$）	ml/min	CaO$_2$ × CO × 10
氧消耗（VO$_2$）	ml/min	avDO$_2$ × CO × 10
氧摄取率 (O$_2$ER)	%	VO$_2$ ÷ DO$_2$
分流率 (Qs/Qt)	%	100 ×（1.34 × 血红蛋白 ÷ 0.0031）×（PAO$_2$–CaO$_2$）/（1.34 × 血红蛋白 ÷ 0.0031）×（PAO$_2$–CvO$_2$）
肺泡 – 动脉血氧差 (AaDO$_2$)	mmHg	PAO$_2$–PaO$_2$

CO. 心输出量；PaO$_2$. 动脉氧分压；PAO$_2$. 肺泡氧张力；PvO$_2$. 静脉血氧张力；SaO$_2$. 动脉血氧饱和度；SvO$_2$. 混合静脉血氧饱和度

下血浆中溶解的氧气量（PaO$_2$）。这些概念将在第 6 章中详细讨论。

耗氧量（VO$_2$）是指组织每分钟消耗的氧气总量，与心输出量、静脉血氧含量（CvO$_2$）、静脉系统血红蛋白氧饱和度（SvO$_2$）、静脉血压力下溶解氧量（PvO$_2$）有关。VO$_2$ 和 DO$_2$ 之间的关系用氧摄取率（O$_2$ER）表示。这有助于评估危重孕产妇的氧气储备。另外三个重要的血流动力学评估参数，包括分流率（Qs/Qt）、肺泡 – 动脉血氧差（AaDO$_2$）、动脉血氧压与吸入氧浓度的比值（PaO$_2$/FiO$_2$）。

1. 分流率

动静脉分流率，是指动脉血在离开心脏时未达到最大氧合的比例。即使是健康人，也有一定比例的静脉血绕过肺毛细血管。一些静脉从支气管动脉和冠状动脉循环回到左心室，而没有被氧合。健康人的 Qs/Qt 值通常在 3%～5%。Qs/Qt 升高与许多临床情况相伴，包括肺泡参与气体交换不足的情况。

2. 肺泡 – 动脉血氧差

肺泡 – 动脉氧差（AaDO$_2$）测量肺泡与动脉的氧分压差。它反映的是肺泡和肺毛细血管之间的氧气交换效率。AaDO$_2$ 正常值在呼吸室内空气的女性中是 10～15mmHg，吸入 100% 氧气（FiO$_2$=1.0）女性是 10～65mmHg。每增加 10% 的 FiO$_2$，AaDO$_2$ 梯度增加 5～7mmHg。肺泡到动脉的氧分压出现异常大的下降可能预示着即将发生呼吸衰竭。

3. 动脉 PO$_2$ 与吸入氧气浓度比值

动脉血氧压与吸入氧浓度（PaO$_2$：FiO$_2$）比值是一种简单的方法，已被证明与 Qs/Qt 的变化相关。当这一比值小于 200 时，Qs/Qt 估计大于 20%。相反，当这个比值大于 200 时，Qs/Qt 估计小于 20%[26]。

在控制通气稳定的状态下，当潮气量可以明确确定时，通气计算是最有意义的。这些公式的静态性质使在 SIMV 通气模式条件下准确地测定通气参数是不准确的。因此，在 SIMV 中使用这些参数解读临床意义时，应考虑调整。

4. 顺应性

顺应性可以分为动态或静态两种。动态顺应性定义为肺泡内每单位压力增加对应的体积增加。计算方法为呼吸时的容积变化除以吸气末经肺压力的变化。这种压力的变化在 PIP 和 PEEP 存在差异。动态顺应性的正常压力范围通常为 $25 \sim 35 ml/cmH_2O$。顺应性越强，产生一定潮气量所需的压力也更小。顺应性突然下降可能表明气道阻塞。

（三）气道护理

对机械通气女性气道的护理包括提供足够的湿化、协助排出分泌物、改变体位、吸引和实施预防 VAP 的策略（表 7-3）[22, 24]。

（四）吸痰

吸痰可能增加感染、低氧血症、肺不张以及误吸的风险，因此只有在必要时才进行吸痰。一般来说，吸痰适用于听诊闻及啰音，或在呼吸过程中听到痰音。呼吸机 PIP 的增加可能表明黏液堵塞的存在或分泌物继发引起气道狭窄。

有多种降低吸痰诱发低氧血症风险的措施。据报道，在非产科人群中，在气管内吸痰的过程中，氧饱和度下降 25%～30%，随后的 3min 内缓慢回升至基线水平。基于这一发现，建议采用间断吸痰，每次少于 15s。长时间连续吸痰会引起微小肺不张并降低气管支气管树内氧浓度。减少低氧血症发生的其他方法包括预氧合、高度氧合、高度肺充气和高度通气。上述措施介绍见表 7-6。使用线性吸入导管也可以减少抽吸过程中的低氧血症。

十、心理支持

使用机械通气会让女性承受身体和情感上的压力。对于女性的家庭和支持体系来说，这也是一个充满压力的时期。可能导致情绪压力的因素见框 7-2。最常见的压力来自于不能说话、气管内插管的不适感和疼痛。应尽一切努力准确评估并减轻其身体不适，尽量减少气管内导管的操作，积极沟通，并同时请家庭成员介入心理支持。充分的镇静和镇痛对机械通气支持非常重要 [27]。

十一、与胎儿分娩有关的考虑

对需要机械通气而尚未分娩的孕妇，照护的一个组成部分是对胎儿监护。所选择的监测方法和评估频率因估计的胎龄而异。

表 7-6 减少吸痰诱发低氧血症的方法

方　法	描　述
预氧合	吸痰前给予氧气
高度氧合	比预先设定的通气量更大的 FiO_2 给氧
高度通气	在不改变潮气量或氧气浓度的情况下增加呼吸 / 呼吸机的频率

框 7-2 机械通气过程中产生压力的因素

- 不能说话
- 来自气管内导管的疼痛和不适
- 吸痰
- 无法确定时间、日期或周围环境
- 噪声
  - 来自其他患者
  - 警报
  - 通气管路水流动
  - 医护人员谈论
  - 电话
- 对附近患者担忧
- 缺乏睡眠
- 亮光
- 脱机
- 休位及无法经常改变体位
- 插管拔出
- 无法看到门或窗户
- 无法活动同时保持警惕
- 看到不熟悉的设备

关于这类患者分娩方式和时机的决策数据非常有限。一项小规模的回顾性研究表明，在机械通气的孕产妇中，分娩可能改善产妇状态，一些作者建议，分娩适于妊娠晚期有 ARDS 且病情稳定的孕妇[28, 29]。其他研究并没有支持胎儿出生后母体状况的改善[30, 31]。

考虑到引产或剖宫产的风险，分娩的指征基于产科指征，除非有更多的证据。尽管由于氧气的消耗量增加，ARDS 患者的阴道分娩或许不能很好地耐受，但剖宫产比阴道分娩会出现更快的液体转移和更大的血液丢失，因此可能造成更大的生理压力[25]。

十二、总结

需要机械通气的产科患者在治疗上与非产科患者不同，临床医生都应加强知识基础，了解孕妇发生急性呼吸衰竭的原因，以及气管插管和通气支持的标准。此外，临床照护应充分考虑妊娠相关的重大生理变化，多学科合作对于改善孕产妇和胎儿结局至关重要。

第
8
章

重要的妊娠期用药
Critical Pharmacologic Agents

Suzanne McMurtry Baird   Michael A. Belfort   著

陈　练　唐天一　译
魏　瑗　校

　　为稳定病情改善预后，妊娠期或分娩期出现严重疾病的女性通常需要药物治疗。依据个体情况，药物使用的预期目标有所不同，但应尽可能减少对胎儿和（或）新生儿的不良反应。妊娠期女性药物应用的随机临床对照研究很少。多数药物应用及剂量的推荐都是基于回顾性研究、个案报道和专家意见。本章讨论了围产期用药安全性的总体原则，并详述了治疗病情严重的产妇时常用的药物特点。同时也叙述了妊娠期建议应用的药物剂量及其对母胎和（或）新生儿的潜在影响。

一、用药安全

　　在医疗保健机构中，用药错误是最常见的危及患者安全的医疗行为，同时也最容易避免。在美国，每年共会出现约 130 万例用药错误，平均每日会导致一名患者死亡[1]。为降低用药错误的风险，需要在临床的各个环节制订合适的策略预防其发生，尤其是高风险药物。安全用药机构报告（ISMP）中建议，高风险药物的定义包括：①与其他种类的药物相比出现严重不良反应的可能性更高；②报告的错误应用率更高（表 8-1）[2]。ISMP 高风险药物列表中的药物经常用于高危且病情严重的孕妇。因此，拟使用这些药物的医师

应当严格执行临床规则，以降低这些药物使用的相关风险。这些规则的制定需要充分了解药物的作用机制、所应用的合适剂量及药物的相互作用。应当制定合适的处方开具、药物分发及药物应用安全操作流程。

（一）妊娠期药物治疗的注意事项

　　妊娠期及产后的生理变化可能会导致药代动力学和药效学的改变，继而导致药物应用剂量 [绝对剂量和（或）应用间隔] 需要进行改变，以保证合适的血药浓度和（或）应用安全。在晚孕期肾血流量增加，肾小球滤过率上升，药物的清除率也会加速，为达到治疗需要的血药浓度，所需药物的剂量可能需要增加。妊娠期肝脏的代谢也会增加，因此包括抗惊厥药在内多种药物的使用剂量都要增加。同时，肠蠕动减少也是妊娠期特有的生理变化，会导致药物在肠道中停留时间延长，吸收率增加，这可能需要减少用药量[3]。

（二）胎儿及新生儿影响

　　在危重症产妇中，胎儿和新生儿的预后与母体的血流动力学的稳定有关。除了某些大分子药物如肝素或胰岛素之外，多数药物都能够通过胎盘屏障，部分药物可以直接影响子宫血供和（或）宫缩。药物对胎儿的影响是多样的，通常取决于

表 8-1　高风险药物

药物分类	
• 肾上腺素受体激动药，静脉输注（如肾上腺素、去氧肾上腺素、去甲肾上腺素） • 肾上腺素受体拮抗药，静脉输注（如普萘洛尔、美托洛尔、拉贝洛尔） • 麻醉药物，普通、吸入及静脉输注（如丙泊酚、氯胺酮） • 抗心律失常药物，静脉输注（如利多卡因、胺碘酮） • 抗血栓、抗凝药，包括华法林、低分子肝素、普通肝素、Xa 因子抑制药（磺达肝癸钠）、直接凝血酶抑制药（阿加曲班、重组水蛭素、比伐卢定）、溶栓剂（阿替普酶、瑞替普酶、替奈普酶），以及糖蛋白 Ⅱb/Ⅲa 抑制剂（依替巴肽） • 心脏停搏液 • 化疗药物，注射或口服 • 高渗葡萄糖，浓度＞ 20% • 透析液（腹膜或血透） • 硬膜外或鞘内药物 • 降糖药，口服	• 正性肌力药物，静脉输注（地高辛、米力农） • 胰岛素，皮下注射及静脉输注 • 脂质体形式的药物（脂质体两性霉素 B）及常规类似药（两性霉素 B 去氧胆酸盐） • 中度镇静药物，静脉输注（如咪达唑仑） • 中度镇静药物，口服，儿童用药（如水合氯醛） • 麻醉剂 / 阿片类，静脉输注、皮下注射及口服（包括溶液及速效和缓释剂） • 神经肌肉阻滞药（如琥珀酰胆碱、罗库溴铵、维库溴铵） • 肠外营养 • 放射性造影剂 • 灭菌水，用以注射、雾化吸入或灌洗，≥ 100ml 的规格 • 氯化钠溶液，浓度＞ 0.9%，注射用，高渗
特殊药品	
• 肾上腺素，皮下 • 依前列醇（前列环素），静脉 • 胰岛素 U-500（特别强调）[a] • 硫酸镁，推注 • 甲氨蝶呤，口服，非肿瘤用药 • 阿片酊	• 催产素，静脉 • 硝普钠，注射用 • 氯化钾，注射浓度 • 磷酸钾，注射用 • 异丙嗪，静脉用 • 血管加压素，静脉或骨髓腔内

a. 所有形式的胰岛素（皮下注射和静脉注射），都被认为是一类高度警惕的药物。胰岛素 U-500 已被特别强调，以提请注意需要不同的策略，以防止这种浓度的胰岛素发生用药类型错误

安全用药实践研究所（ISMP）©2014 版权所有。访问 www.ismp.org 有关更多药物安全信息或向 ISMP 药物错误报告计划（MERP）报告药物错误或未遂事件

胎儿孕周[4, 5]。这些影响包括胎心率（FHR）及胎心监测变化（减速情况、加速的频率和幅度及基线变异程度）[6, 7]。因此，对于医师来说，可能会很难判断胎儿的情况改变是由使用的某种药物导致，或是胎儿生理本身的变化，或两者皆有。尽管目前尚不能用电子胎心率图形来预测或诊断胎儿低氧血症，但是有许多参数都和胎儿窘迫相关，包括胎儿心动过速或心动过缓、FHR 基线变异缺失，以及反复出现的胎心减速。子宫胎盘血流灌注减少可能会导致胎儿氧供减少，无氧代谢增加造成乳酸的堆积和代谢性酸中毒[6, 7]。

（三）哺乳

许多进入血液循环的药物也会通过乳汁分泌。母乳中药物的浓度取决于多种因素，如母血中的药物浓度、药物经胎盘屏障的转移、药物的脂溶性、离子化程度、分子量及药物分泌比例。新生儿经哺乳而出现的药物累积由多种因素决定。乳房形成的母乳量可能会因乳腺组织的血流量减少而有所不同。母亲的基础疾病，尤其是累及肾脏和肝脏功能的疾病，可能会导致乳汁分泌减少和（或）药物代谢减慢，使母乳中药物浓度上升[4]。

当母亲使用药物后立即喂奶或吸奶时，母乳喂养的婴儿暴露最多[4]。降低母乳中药物浓度的一个有效方法是在母体血清药物浓度开始下降的时候哺乳，若该药物需在半衰期时加用，则还要在加用药物之前，进行哺乳或吸奶[4]。应鼓励母乳喂养，而不应因其合并有严重的疾病和（或）需要药物治疗而放弃哺乳。护士可以协助乳母吸奶来促进乳汁的分泌，减轻乳房肿胀。若药物的毒性、分泌（和）或不良反应尚不清楚，吸出并弃用乳汁以保证乳汁的持续分泌。可以使用人乳库中的母乳进行喂养，直至母亲的状态稳定，无须再使用不宜哺乳的药物为止。

（四）对严重疾病的神经内分泌反应

周围神经系统的神经递质（肾上腺素和去甲肾上腺素）是在神经末梢中合成并储存的，在出现神经冲动后释放。模仿肾上腺素和去甲肾上腺素作用的药物被称为拟肾上腺素药物。肾上腺素和去甲肾上腺素的受体（肾上腺素受体）的选择性与其激动药和拮抗药相互作用[3]。

自主神经系统的受体包括乙酰胆碱的受体（胆碱能）和儿茶酚胺的受体（肾上腺素能）。儿茶酚胺类的作用取决于其与三类受体结合的能力：α、β 和多巴胺能受体（Δ）（表 8-2）[3]。α受体和 β 受体介导的作用相反[3]。女性的神经内分泌系统对其药效动力学有很大的影响。妊娠期心率、心肌收缩力、外周血管张力及代谢改变都与这些内源性变化有关。

二、稳定母体血流动力学的药物

与血流动力学和氧输送相关的生理机制在第 6 章已经详述，可以复习一下以理解在女性病理生理背景下特定药物的作用机制。

（一）前负荷

使用可以导致血管收缩或舒张的药物前，需

表 8-2　受体活性的生理效应

受 体	效 应
α₁	• 血管收缩 • 增加心肌收缩力 • 降低心率
β₁	• 增加心率 • 增加心肌收缩力 • 增加房室传导速度 • 肾脏中肾素释放
β₂	• 心、肺及骨骼肌中的小动脉扩张 • 子宫、支气管和消化道平滑肌松弛 • 糖原分解 • 骨骼肌收缩增加
Δ	肾血管扩张

Δ. 多巴胺能

引自 Burchum, J., & Rosenthal, L. (2016). *Lehne's pharmacology for Nursing Care* (9th ed.). St. Louis, MO: Elsevier

要及时评估妊娠期女性的血容量。大多数情况下，非侵入性评估手段就可以完成评估。总的来说，部分生命体征极不稳定的患者需要通过肺动脉导管进行侵入性中心血流动力学监测。除此之外，在多数病例中，非侵入性的检查即可提供关于前负荷、后负荷及左心收缩力的详细、可靠的数据[8]。

应用血管活性药物前，若没有足够的前负荷，可导致循环容量不足、有效供氧不足、分布性休克，以及循环系统衰竭。若低血容量是由非出血性疾病（如脓毒症、ARDS）引起的，则等渗性晶体液可用于初步的容量复苏。若已知或可疑出血导致容量不足，则应选用血制品来增加容量，血制品还能够帮助增加血压、补充红细胞与凝血因子，并增加携氧能力。此外，无血液及血液制品而需要紧急快速扩容时，可选用胶体液[9]。

若出现液体负荷过重、前向血流受限的心脏病变，或心肌收缩力受损而导致的心源性肺水肿时，通常可使用利尿药来减轻前负荷[10, 11]。前负荷过重较为少见。因此，需要谨慎使用这些药物，尤其血流动力学状态不明确时。对肺水肿类型和病因的详细分析见第 12 章。

体循环后负荷的过度升高可降低心输出量，并导致肺循环容量增加。对"肺血容量超负荷"的治疗应将重点是使用降低后负荷的药物降低体循环的阻力，以减少肺内压力和容量[10]。区域麻醉有一定降低后负荷的作用。只有在纠正容量负荷后仍存在体循环容量过多时，才考虑选用利尿剂进行治疗[10]。若患病女性体循环血管内容量及后负荷正常而肺内容量或压力过高，出现肺水肿，则不可应用利尿药。在这种情况下，肺动脉压力的升高很可能源于某些尚未发现的肺动脉高压，它可能是一种危及生命的心血管并发症。

（二）后负荷——体循环血管阻力

体循环的血压受心输出量和体循环血管阻力共同影响。其中任何一种参数的显著增加都会升高血压。反之，若其中某种因素出现明显下降，而另一种无法代偿，则会令体循环的血压下降。对危重症孕产妇，目前已有多种血管活性药物安全使用且可以联合使用。在选择药物时，需要首先对该患者所患疾病的病理生理以及药物的作用机制有充分了解。根据其激动肾上腺素受体的能力及导致的药理反应不同，将血管活性药物和正性肌力药物进行了分类（表 8-3）[12]。

病情稳定时，由于妊娠期女性可能需要进行紧急分娩，为使药物对胎儿 / 新生儿的影响降至最低，建议使用半衰期短的血管活性药物。无论单独使用或联合使用，都需要严密监测母胎情况，观察药物效果及不良反应情况。若快速起效的血管活性药物是静脉持续滴入的，且药物剂量由滴速决定，则建议用持续有创动脉血压监测来进行血压测量[10, 12]。有创动脉血压监测能够实时测量血压，根据所选生产商及机型的差别，读数每 1～3s 可更新一次。在静滴的血管活性药物半衰期只有数秒而不是数分钟的时候，这种快速的血压监测非常必要。使用这些快速起效的药物时

表 8-3 肾上腺素能受体的血管加压和变力性效应

药 物	激活的肾上腺素能受体	变力性	变时性	血管收缩
米力农	α	+++	0	扩张血管
多巴酚丁胺	α, β₁, β₂	+++	+	剂量依赖
多巴胺	α, β₁, Δ	+++	++	剂量依赖
肾上腺素	α, β₁, β₂	+++	+++	++
异丙肾上腺素	β₁, β₂	++++	++++	扩张血管
甲氧明	α	0	0	++++
去甲肾上腺素	α, β₁	+++	+++	++++
去氧肾上腺素	α, β₁	+	0	++++
血管加压素	0	+ 或 −	+ 或 −	+～+++

引自 Marini, J. J., & Wheeler, A. P. (2010). *Critical care medicine: The essentials* (4th ed.). Philadelphia, PA: Lippincott Williams & Wilkins.

不适合使用自动充气放气的无创血压袖带监测血压。通过测量收缩压、舒张压、平均动脉压和心率，医生能够适时调整药物的使用速度和剂量，以获得预期的最佳效果。在使用这些药物之前，需要保证恰当的前负荷量，以避免降低母体的心输出量[12]。

1. 低血压

通常来说，若不进行治疗，低血压会逐渐加重，并可导致广泛地组织灌注不足和休克。低血压后首先出现的代偿反应就是儿茶酚胺类物质的释放，这使心肌收缩率及收缩力上升。外周血管也开始初步收缩，心输出量减少，非重要器官的血液灌注减少[12]。子宫的血流量与母体的血压直接相关。需要尽快开始干预，提高血压可善胎儿的氧供。低血压也会导致其他代偿机制的出现，包括醛固酮和抗利尿激素分泌增多，这些机制也能够促进维持循环血量。皮质醇释放以给代谢提供更多的葡萄糖，使组织供能增加[12]。

血管加压药是导致血管收缩的药物（表 8-4）[3, 12]。血管加压药对血流动力学的影响多种多样，是由心血管系统中的肾上腺素受体所决定的。血管的收缩通过激动 α 受体调节。然而，有些血管加压药也会激动 β 受体，导致正性肌力、变时性作用及血管舒张[3]。血管加压药治疗的目标是保证重要器官的有效灌注，而不是维持一个特定的血压值。为了使妊娠期女性的心脏、大脑和肾脏得到充分灌注，通常至少需要平均动脉压达到 65mmHg 左右。为使血管收缩药的药效达到最佳，通常需要调整容量，保证恰当的前负荷，纠正严重的电解质紊乱及母体可能存在的酸中毒[12]。

在应用血管收缩药的患者中，需要经常监测氧合及组织灌注的情况。需要注意的是，使用血管收缩药后，由于周围组织灌注下降，脉搏氧合的数值可能不可靠[12]。因此，需要对其他能够充分反映组织灌注的参数，如尿量、毛细血管再充盈时间、周围脉搏的情况、脉压，以及皮肤颜色和皮温等，进行严密的监测。由于血管活性药通常会使心率增快，并有潜在的导致心律失常的可能，因此需要进行持续的心电监护。还需要留置尿管，监测尿量以反映肾脏的灌注及氧的输送。在使用血管加压药时，需要避免突发的高血压现象发生，因为有报道显示这种情况会导致急性肺水肿、脑出血或缺血，以及心搏骤停[12]。

血管加压药在细胞外液中渗透很快，但在脂肪中则不然。在确定初始剂量时，需要计算患病女性的体重，以得出能够起效的最小药量。然而，在肥胖女性中，需要使用理想体重进行计算。最好经中心静脉滴入药物，并配合可控制入量的"智能泵"，这能够令药物更快到达心脏并起效。在开放中心静脉之前，可以暂时用外周静脉给药。但是周围组织的药物外渗可导致皮肤坏死和溃疡。若出现周围组织药物外渗，需要将 5～10mg 酚妥拉明溶于 10～15ml 生理盐水，在局部直接注射[3]。停药时，所有的血管加压药物都需要逐渐减量[12]。

2. 高血压

严重的高血压需要迅速控制，以预防严重的心肌、脑血管、肾脏和（或）肾上腺损害。若体循环收缩压持续 ≥ 160mmHg 或舒张压 ≥ 110mmHg，则推荐开始进行降压治疗。降压药物应当根据特定的血压参数情况进行选择（收缩压、舒张压或平均动脉压），同时也应考虑导致血压升高的病因，以便达到预期的治疗效果（表 8-5）[10, 13, 15]。例如，许多抗高血压药物会导致心动过速，因此，若患者的心率较快（这也是导致高血压的一个原因），则需要选择没有此类作用的降压药。心动过速还可以是严重低血容量的代偿反应，而在这种情况下，低血容量也会导致血压的升高，此时若补足液体，则能够有效

表 8-4 血管加压药物

药 物	剂 量	可能的母婴不良反应	注 释
去甲肾上腺素（左旋）	• 低血压/休克剂量:8~12μg/min，滴定至所需效果 • 高级循环生命支持剂量：0.1~0.5μg/(kg·min) • 脓毒症及脓毒性休克剂量：0.01~3μg/(kg·min)	• 母体：血管收缩导致组织缺氧，出现缺血性损伤、反射性心动过缓、焦虑、一过性头痛、呼吸困难、心悸、心绞痛 • 胎儿/新生儿：因血管收缩可能导致子宫血流减少，导致胎儿低氧血症、胎心减速、心动过缓；未知是否经母乳分泌	• 由于激动 α 受体，使外周血管收缩 • 正性肌力作用 • 扩张冠状动脉（β 肾上腺素能作用） • 适用于前负荷增加，体循环阻力降低导致的低血压 **低剂量及效应** ↑心肌收缩力 ↑传导速度 ↑心率 **更高剂量及效应** ↑心肌收缩力（进一步） ↑射血分数 ↑心脏负荷 ↑体循环阻力 **护理** • 推荐动脉置管，持续监测血压和平均动脉压 • 推荐经中心静脉用药，外周静脉输注可导致局部组织坏死。反复多次评估外周灌注情况 • 若持续用药，而不进行血容量复苏，可出现外周和内脏血管收缩，导致肾灌注、尿量减少，组织缺氧和酸中毒 • 反复多次评估血流动力学 • 每小时记录出入量
去氧肾上腺素（新辛弗林）	• 初始剂量：0.1μg/(kg·min) • 根据临床表现，滴定至 0.7μg/(kg·min)	• 母体：反射性心动过缓，头痛，恶心，手脚麻木 • 胎儿/新生儿：潜在降低子宫血流，导致胎儿低氧血症；经乳汁分泌	• 纯粹 α 受体激动药作用，无正性肌力作用 • 升高体循环阻力，可能降低 SV **护理** • 反复多次进行无创血流动力学监测 • 在注入剂量较大时，可能需要持续血流动力学监测 • 在应用前首先纠正前负荷
血管加压素	• 初始剂量：0.01~0.04 单位/分钟静脉入（模拟生理剂量） • 无脉室速/室颤剂量：40 单位静脉或气管内应用	• 母体：大剂量时降低外周循环血量；＞ 0.04 单位/分钟可导致血小板聚集；低钠血症；肾脏、肠系膜、肺及冠状动脉血管收缩；心输出量降低，心搏停止；停药后反跳性低血压 • 胎儿/新生儿：潜在降低子宫血流，并导致胎儿低氧血症	• 直接收缩血管——升高平均动脉压和体循环阻力 • 可与其他血管加压药物联用 • ↑脑、冠状动脉、肺部的灌注增加 • 恢复肾血流量，增加尿量和肌酐清除率 • 适用于休克初期血管扩张时（如脓毒症休克），也可在心搏呼吸骤停的复苏中应用 • 用于治疗尿崩症 **护理** • 建议动脉置管 • 在使用前首先纠正前负荷，以维持冠状动脉和脑部的灌注 • 注意观察组织灌注减少的体征（尤其是合并 DIC 的女性） • 逐渐减量，每 30min 降低 0.01 单位，避免反跳性低血压

SV. 心搏量；DIC. 弥散性血管内凝血

表 8-5 血管扩张药和降压药

药 物	剂 量	可能的母婴不良反应	注 释
一线药物			
肼屈嗪（阿普雷索林）	• 初始：静脉注射 2.5~5mg，持续 1~2min • 每 20~40min 重复静脉注射 5~10mg • 最大累积剂量为 20mg	• 母体：低血压、反射性心动过速、头晕、头痛、心悸 • 胎儿 / 新生儿：如果母亲在妊娠晚期接受治疗，新生儿会出现心动过速、血小板减少和"狼疮样"综合征	• 通过直接扩张小动脉降低 SVR **护理** • 避免母亲出现心动过速和持续性头痛
拉贝洛尔（正丁烯）	• 初始：2min 内静脉注射 10~20mg • 每 20min 重复给药一倍，最多 80mg • 最大累积剂量 300mg 或者静脉滴注 1~2mg/min；每 10min 增加 1mg/min 滴定	• 母体：可能减少反射性心动过速，引起心动过缓，并增加颅内压；可能增加转氨酶和尿素水平 • 胎儿 / 新生儿：新生儿低血压、低血糖、体温过低和心动过缓	• 阻断 α 肾上腺素能、β₁ 肾上腺素能和 β₂ 肾上腺素能受体位点 • 降低 SVR、心率和心肌耗氧量 • 不降低心输出量 **护理** • 避免母体反应性气道疾病、充血性心力衰竭、心动过缓、肺水肿、低血糖、房室传导阻滞或肝衰竭 • 给药前评估孕妇心率 • 间断给药不需要连续心电图监测；考虑输液给药的连续心电图监测
硝苯地平（心痛定，拜新同）	• 初始：10mg 口服 • 根据需要，重复剂量可增加至 20mg/30min • 累积剂量 50mg	• 母体：暂时性低血压、头痛、头晕、面部潮红、心悸、水肿；可能增加肝转氨酶 • 胎儿 / 新生儿：无已知不良反应	• 作用于小动脉平滑肌，通过阻断钙进入细胞诱导血管舒张；最小的静脉效应 **护理** • 经常评估血压
二线药物			
盐酸尼卡地平（卡地尼 4 代）	• 初始输注：2.5~5mg/h • 每 15min 滴定 2.5mg/h，最大剂量为 15mg/h	• 母体：头痛、反射性心动过速、潮红；子宫张力降低和产后出血的可能性 • 胎儿 / 新生儿：心动过速	• 抑制钙离子跨膜流入心肌和平滑肌，降低 SVR • 应逐渐减少输液 **护理** • 经常监测血压 • 经常进行无创血流动力学评估
硝普钠（硝基苯，尼普拉斯）	• 初始剂量 0.25μg/(kg·min) • 根据需要，每 5min 滴定增加 0.25μg/(kg·min)，最高至 10μg/(kg·min)	• 母体：肾功能和（或）肝功能不全，或长期使用（> 48h）可能导致硫氰酸盐中毒 • 胎儿 / 新生儿：避免因胎儿氰化物毒性而延长使用时间；短暂心动过缓	• 直接作用于静脉和动脉平滑肌，降低 SVR • 短效 **护理** • 建议进行血流动力学监测 • 使用前纠正前负荷 • 监测代谢性酸中毒的症状和体征
硝酸甘油	• 初始剂量为 5 μg/min • 每 5min 增加 5~10μg/min，至最大剂量 100μg/min	• 母体：心动过速、头痛、高铁血红蛋白血症 • 胎儿 / 新生儿：心动过速	• 扩张静脉 • 降低前负荷 **护理** • 建议监测血流动力学 • 使用前纠正前负荷 • 监测心输出量和氧交换降低的症状体征

SVR. 全身血管阻力

恢复前负荷，并降低血压，而无须应用强效降压药。若出现体循环阻力升高，则可能需要使用有血管扩张效果的降压药（如硝苯地平或肼屈嗪）。

在妊娠期严重高血压的紧急治疗中，静脉肼屈嗪、拉贝洛尔以及口服硝苯地平是最常用的一线治疗药物。Magee 及其同事[14] 通过 Meta 分析评估了 21 个临床试验，对比了肼屈嗪和其他药物的作用效果。研究结果表明，口服硝苯地平和静脉应用拉贝洛尔治疗与静脉应用肼屈嗪治疗相比疗效相同，而不良反应更少[13, 15]。若已经使用了其中一种药物，而高血压仍旧持续出现，则需要开始考虑换用其他一线药物，或快速起效的二线药物[10]。静脉应用尼卡地平、硝酸甘油或硝普钠也被证明能够有效降低系统后负荷。在使用这些强效的血管舒张药物时，需考虑进行持续的动脉压监测，以期在可能出现的快速血压变化时做出最佳应对[10, 15]。

硝普钠是一种快速起效的动静脉扩张剂，半衰期大约为 2min。因此，在一线药物治疗无效的高血压危象中，经常会选择硝普钠治疗。这种药物应用的顾虑是，每个硝普盐分子都包含 5 个氰化物分子，它能够穿过胎盘，并在胎儿体内聚集。氰化物通常与高铁血红蛋白相结合后清除，或被代谢为硫氰酸盐，从尿中排出。个案报道和动物实验的结果表明，使用推荐剂量的情况下，硫氰酸盐对母亲和胎儿的毒性风险很低[10]。若输注的滴速超过 2mg/（kg·min) 或长时间应用（超过 48h），或母体肾功能不全，或母体肝脏代谢降低，则可能会导致氰化物的水平升高（或者若肾功能不全，则硫氰酸盐的水平升高），并可抑制组织对氧的利用[3, 10]。药物毒性的表现包括厌食、精神状态改变（躁动、定向力丧失、谵妄）、头痛、乏力、幻觉、恶心、呕吐，以及代谢性酸中毒。若怀疑药物产生毒性，需要立即停止硝普钠静注，并以 5ml/min 速度注入 3% 硝酸钠，总量

不超过 15ml，之后再将硫代硫酸钠溶于 50ml 的 5% 葡萄糖溶液，10min 内注入[10]。

对妊娠期女性不管使用何种降压药，都需要严密监测、慎重使用。为了维持母体的心脏、肾脏以及子宫胎盘灌注，不应过快地降低舒张压，也不能使其低于 90mmHg[13, 16]。在长期慢性高血压的女性中，由于脑血管系统的中度肥大，脑部的自动调节曲线会右移，因此需要注意不要使其血压下降过快。在这种情况下血压快速下降可能会导致脑部血流减少、缺血、中风或昏厥[10]。

在高血压患者中使用任何强效血管扩张药之前，都需要评估其血管内容量的情况。这是因为，若前负荷已经很低，则静脉血管平滑肌的舒张会导致其进一步下降，最终会出现心输出量的下降[3]。因此，应用血管扩张剂的时候，推荐首先或同时进行适当扩容，补充前负荷，以维持心输出量。由于毛细血管通透性的增加，大多数重度子痫前期的患者都存在低血容量，在这部分患者中，体循环阻力和血压的升高可代偿前负荷和心输出量的降低[12]。对这些患者未进行容量复苏前就开始使用血管舒张药，可导致体循环阻力和血压急剧下降，引起心输出量、器官和胎盘灌注的严重降低。

（三）心率

心率的变化（心动过缓或心动过速）有降低心输出量的潜在风险。心动过速常见于严重疾病，也是妊娠期应用药物的常见不良反应。通常来说，如果患者的心率持续高于最大心率（220-年龄)/ 分，则会出现心输出量和心肌灌注不足的风险[12]。β 受体拮抗药能够有效降低母体快速性心律失常导致的心动过速，改善心肌收缩力和氧耗，并提高舒张末期充盈时间及心输出量[17]。尽管研究已经表明应用口服 β 受体拮抗药控制血压

和心率相对安全，但也有临床医生担忧此类药物可能会导致小于胎龄儿（SGA）的发生。

通过其对受体的选择性不同，可将 β- 受体拮抗药进行分类，不同类药物的作用机制也有所不同。需要依照所需药效的不同选择药物。非选择性 β 受体拮抗药能够阻断 β_1 和 β_2 两种受体。选择性 β_1 受体拮抗药对 β_1 受体的亲和性高于 β_2 受体[19]。在存在心肌缺血、甲状腺危象，或有症状的快速性心律失常（如室上性心动过速）的女性中，需要避免使用 β 肾上腺素受体拮抗药。此类药物也不是左心功能不全或心力衰竭的一线药物[12]。若患病女性合并有气道高反应性疾病，例如哮喘，则不应使用 β 受体拮抗药，除非此拮抗药仅有 β_1 受体选择性。β_2 受体拮抗药可能会抑制儿茶酚胺的内源性和外源性分泌，阻止气管的扩张，从而导致支气管哮喘发作。β 受体拮抗药在糖尿病女性中也应当谨慎使用，因为这类药物能够抵消低血糖所致心率增快，掩盖这一重要的临床表现。在机体处于生理应激状态时（如感染、脓毒症、心输出量降低），β 受体拮抗药可能会抑制机体的代偿机制[12]。

抗心律失常药

在窦性心律下，心肌泵血的效率最高。大多数心律失常都是良性的，因此，只有在危及生命（有心输出量降低的证据）或不进行干预会有严重后果的情况下，才需使用抗心律失常药物。在使用药物干预之前，需要对心律失常的类型和病因进行明确的判断。β 受体拮抗药经常可用于快速性心律失常的治疗（表 8-6）[18]。药物治疗无效或伴有血流动力学不稳定的室上性心动过速可能需要进行低能量的同步电复律。保守的干预措施，如迷走神经刺激或 Valsalva 动作，是一线的治疗方法。若非侵入性的干预措施未能扭转心律失常，腺苷通常作为一线的治疗药物，也可选择美托洛尔或维拉帕米治疗[17]。

（四）心肌收缩力

前负荷与后负荷的变化极大地影响了心肌的收缩力。其他能够导致心肌功能减弱的原因有急性缺血、广泛的心肌坏死、在炎症反应中抑制心肌功能的调节因子的释放（如肿瘤坏死因子），以及创伤。β 受体拮抗药、钙通道阻滞药，以及抗心律失常药物也可抑制心肌收缩力。因为心肌收缩力在低血容量的状态下也会下降，所以提高心肌力量的第一步治疗应是容量复苏。若收缩力仍旧较低，则应考虑使用正性肌力药物来增加心肌收缩力（表 8-7）[3, 12]。

三、抗血栓及溶栓药物

妊娠期血液呈高凝状态，在此期间女性可能因多种原因需要使用治疗剂量的抗凝药物。有静脉血栓形成病史、因心瓣膜病或抗心磷脂综合征应用抗凝药，或有其他静脉血栓形成危险因素的女性，都可能需要在妊娠期及产褥期应用抗血栓药物治疗。华法林通常用于非妊娠期女性，以治疗各种导致高凝状态的疾病，这种药物能够穿透胎盘，对胎儿造成不利影响[20]。在 13 章中有对抗血栓药物及静脉血栓栓塞（VTE）治疗的详述。

溶栓药物在妊娠期的应用非常少见，仅在出现危及生命的情况时可选择，如脑梗死、心肌梗死、肺栓塞，以及血栓性心瓣膜假体（表 8-8）[3, 5, 12]。然而，若妊娠期女性出现了潜在威胁生命的高致死性血栓疾病，必要时需要使用[21]。有个案报道提示若在产前 8h 内应用，胎儿死亡、母体出血、产后出血的风险都会增加。

四、镇静药

苯二氮䓬类是一大类有镇静、遗忘、抗焦虑、肌松，以及抗惊厥作用的药物（表 8-9）[3, 5, 10, 22]。苯二氮䓬类药物能够降低脑血流、耗氧量及颅内压。尽管苯二氮䓬类药物能够产生

表 8-6　β 受体拮抗药和心率控制药物

药　物	剂　量	可能的母婴不良反应	注　释
阿替洛尔（秦诺明）	• 心肌梗死后：100mg/d，或50mg/d，应用 6～9d • 室上性心动过速：25～50mg/d	• 母体：低血压、心动过缓、心力衰竭、四肢厥冷、心脏传导阻滞、肝酶升高、通过胎盘并可在脐血中测出 • 胎儿 / 新生儿：心动过缓、胎儿宫内生长迟缓、新生儿持续性 β 受体阻滞和低血糖；可在母乳中分泌并可在某些新生儿中发现心动过缓；新生儿有低血糖风险	• 人工合成的选择性 β_1 受体拮抗药 • 用于治疗血流动力学稳定的急性心肌梗死 护理 • 监测心电图与血压 • 产时通知新生儿团队 • 心肌收缩力受损的女性慎用 • 使用洋地黄类药物的女性慎用，这两类药物均可减慢房室传导 • 不可贸然停药，逐渐减量，以防心动过速、高血压与缺血 • 长期使用的患者在术前不应停用
地高辛（兰毒素）	• 心房颤动：8～12 μg/kg，静脉用，5min 内推注每日用量的一半，剩下一半分成四份，每 4～8h 一次或每次 0.25mg，重复应用至 24h 最大剂量 1.5mg，随之开始口服 • 室上性心动过速（控制心率）：初始剂量 0.25～0.5mg，可 0.25mg 重复，每 6～8h 一次，24h 上限 1mg • 剂量根据以下内容： • 体重 • 肾功能（肌酐清除率）	• 母体：心律失常、恶心呕吐、腹泻、头痛、视物模糊、头晕、精神异常、喉头水肿 • 胎儿 / 新生儿：有报告胎儿毒性和新生儿死亡。可经母乳分泌	• 用于治疗轻中度心力衰竭的正性肌力药物 • 增加心肌收缩力和耗氧量 • 减慢窦房结房室结传导速度 护理 • 监测心电图，预防潜在的 PR 间期延长、传导阻滞、加速性交界区节律、心搏停止、房速、ST 段压低、室速或室颤 • 监测血清药物浓度（正常范围 0.8～2.0ng/ml） • 地高辛中毒的危险因素包括低体重、肾功能不全、低钾血症、高钙血症或低镁血症 • 注意地高辛中毒的表现，包括消化道症状、视力改变及心律失常
艾司洛尔（布雷维布洛克）	• 术中或术后心动过速和（或）高血压：1mg/kg 30s 内推入室上性心动过速或 • 心房颤动：1min 内推注 0.5mg/kg，并 50μg/(kg·min) 维持静滴速度为 150～200 μg/(kg·min)，滴定至目标心率 • 注意：为控制心动过速，剂量大于 200mg 可使不良反应最小	• 母体：低血压、心律失常、周围组织缺血、头晕、头痛、易激惹、乏力、恶心、穿刺处炎症、肾功能不全者可出现血钾升高 • 胎儿 / 新生儿：动物实验表明流产率和新生儿死亡率升高；胎儿心律失常；潜在有降低子宫血流风险，胎儿低氧血症、减速风险；未知是否经母乳分泌	• 快速起效，选择性 β_1 受体拮抗药 • 可用于某些窦性心动过速，有潜在的降低心输出量的风险 护理 • 持续心电监护，警惕心律失常 • 严密监测血压、平均动脉压、呼吸，若出现持续低血压，减量或停用 • 在应用前首先纠正容量不足 • 监测血钾（尤其合并肾功能不全时） • 首次口服替代药物后 30min 减量 50%
酒石酸美托洛尔	• 心房颤动、房扑（控制心室率剂量）：每 2～5min 静脉滴注 2.0～5.0mg。若可耐受，予 25～100mg 药物口服，每日 2 次	• 母体：低血压、心动过缓、I 度房室传导阻滞、头晕、乏力、头痛、肢端冷冷、呼吸急促、心悸、周围水肿、失眠 • 胎儿 / 新生儿：快速进入胎儿循环；胎儿血清药物浓度与母体相同；胎心过缓；可能导致新生儿持续 β 受体阻滞；少量经过乳汁分泌	• 选择性 β_1 受体拮抗药 护理 • 静滴时心电监护 • 密切监测心率、血压 • 在肝功能受损的女性中谨慎应用

（续表）

药　物	剂　量	可能的母婴不良反应	注　释
普萘洛尔（英德拉尔）	• 室上性心动过速：1mg 静脉应用，1min 用完。可每 2min 重复应用，最多 3 剂 • 心动过速：1～3mg，缓慢静脉推注；每 2～5min 重复，总量不超过 5mg	• 母体：心动过缓、充血性心力衰竭、低血压、手部感觉异常、血小板减少性紫癜、轻度头痛、抑郁、失眠、头晕、恶心、腹泻、便秘、支气管痉挛、粒细胞缺乏、系统性红斑狼疮及史 – 约（Stevens-Johnson）综合征、表皮坏死 • 胎儿 / 新生儿：潜在的 IUGR、胎盘体积小、先天畸形风险；出现胎儿心动过缓、新生儿低血糖和（或）呼吸抑制；经母乳分泌	• 合成的 β 受体拮抗药 • 用于控制房颤患者的心室率 • 若在心肌梗死的急性期应用能够降低心血管事件死亡率 • 在患有肥厚性主动脉下狭窄的患者中可改善 NYHA 心功能分级 • 可与 α– 受体拮抗药联用，控制由分泌儿茶酚胺的肿瘤导致的高血压（如嗜铬细胞瘤） • 与高血压患者血钾升高，及转氨酶、碱性磷酸酶水平升高有关 **护理** • 静脉应用时监测心电图 • 密切监测心率、血压 • 密切监测呼吸音 • 逐渐降低剂量；突然停药可能导致心肌缺血

IUGR. 宫内生长受限；NYHA. 纽约心脏协会

镇静作用，并可导致意识丧失，但某些女性应用后会产生精神症状。在使用机械通气治疗的女性中，苯二氮䓬类可以联合丙泊酚或神经肌肉拮抗药物应用，很少出现心血管症状（如轻度心动过速、血压下降）[12]。

苯二氮䓬类能够穿过胎盘屏障，并对胎儿产生相似的影响。为了使这种药物对母亲、胎儿或新生儿的风险最低，建议在应用苯二氮䓬类药物时建立安全记录，并尽可能小剂量、短时间应用。此外，也应尽量避免多种药物联合应用。若患病女性肝功能异常，或心输出量降低需要正性肌力药物支持时，则此类药物的清除也会减慢[22]。暴露于此类药物的胎儿胎心率基线会降低，变异也会减少，因此难以使用胎心监护图形来判断胎儿酸碱平衡的情况。此外其他生理数据也可能会受到影响[6]。

持续静脉镇静药物应用后的护理要点包括对呼吸系统和心功能的持续监测。动态监测生命体征和脉氧分压非常重要。若苯二氮䓬类药物和阿片类镇痛药物同时应用，则可能会出现深度镇静、呼吸抑制、昏迷甚至死亡。此外，我们推荐使用标准化评分表来评估镇静情况，并有益于医生之间的交流[22]。表 8-10 列出了临床常用的评分标准。也可选用其他监测手段，以确定镇静深度，减少过度镇静、延长机械通气的情况。

五、总结

在病情危重的孕产妇中，维持孕妇生命体征的药物对妊娠期及胎儿、新生儿都有一系列的影响，因此需要谨慎选择药物种类，令其不良反应最小化。然而，能够指导孕期用药的数据非常有限。通常需要同时评估药物对女性和胎儿 / 新生儿的利弊，也要意识到只有母体的血流动力学稳定，才能维持子宫胎盘的灌注，保证胎儿的氧合与酸碱平衡。只有对妊娠期生理变化、潜在疾病的发展、药物的药效药代动力学有足够的了解，才能最有效地分析所用药物的风险与获益。

表 8-7　正性肌力药物

药　物	剂　量	可能的母婴不良反应	注　释
多巴酚丁胺（多布特雷克斯）	• 初始剂量：0.5～1μg/(kg·min) 静脉滴注；初始剂量可更大 [如 2.5μg/(kg·min)] • 根据病情，每隔数分钟调整剂量，逐渐滴定至 20μg/(kg·min)	• 母体：室性逸搏、心绞痛、心悸、心动过速、低血压、高血压、呼吸困难、发热 • 胎儿 / 新生儿：未知是否经母乳分泌	• 快速起效的合成儿茶酚胺类药物 • 激动心脏中的 $β_1$ 受体以及血管中的部分 $α_1$ 受体 • 增加房室结的传导 • 减少左心室充盈压力 • 可能导致 SVR 降低 • 增加心肌需氧量 **适应证**：正性肌力；可增强心肌收缩力和心输出量的正性肌力药物；短期应用 **护理** • 持续监测心电图及血氧 • 放置动脉导管，持续监测血压及平均动脉压
盐酸多巴胺	输注速率：1.0～2.0μg/(kg·min) • 激动受体：肾、肠系膜、脑以及冠状动脉的多巴胺受体 1 • 药物作用：增加肾血流量及肾小球滤过率，不改变心率及血压 输注速率：2.0～5.0 μg/(kg·min) • 激动受体：$α$、$β_1$ • 药物作用：多重作用；增加心肌收缩力和心输出量 • 心率、血压、外周血管阻力改变较小 输注速率：5.0～10 μg/(kg·min) • 激动受体：$α$、$β_1$ • 临床作用：增加每搏输出量，进而增加心输出量 • 轻度增加心率、血压 输注速度：10 μg/(kg·min) • 激动受体：$α$ • 药物作用：增加 SVR、MAP、前负荷	• 母体：可能与催产素及麦角碱类药物相互作用，导致严重的母体高血压、心动过速、心悸、血压改变（低血压或高血压）、呼吸困难、恶心、高氮血症、头痛、焦虑，大剂量下有肢端坏疽风险	• 天然儿茶酚胺类药物 • 对血流动力学的作用与药物剂量有关 • 增加心肌作用及需氧量，但不增加冠状动脉血流灌注 • 降低醛固酮分泌 • 抑制胰岛细胞分泌胰岛素 **适应证** • 伴发低血压的休克，液体复苏无效 • 充血性心力衰竭 **护理** • 在应用前需纠正血容量异常，避免低血容量 • 监测血流动力学可帮助确定前负荷量 • 持续心电图监护，监测有无逸搏心率及室性心率
肾上腺素	• 超敏反应或解除支气管痉挛：0.01mg/kg 分 3 剂肌内或皮下注射，每 20min 应用 1 次，最大剂量 0.3～0.5mg。推荐使用 1mg/ml 制剂。或 0.1mg，溶于 0.1mg/ml 溶液，5～10min 内静脉应用 • 心搏骤停： 初始剂量：1mg 静脉推注或骨内输液 重复给药：1mg 静脉或骨内输液，每 3～5min 应用 1 次，至恢复自主循环 维持：2～15μg/(kg·min) 输注	• 母体：短暂焦虑、头痛、心悸、心动过速、高血压、脑出血或蛛网膜下腔出血、偏瘫、心绞痛、震颤、头晕、呼吸困难 • 胎儿 / 新生儿：能够通过胎盘，并有引起子宫收缩、减少子宫血供、胎儿缺氧的潜在风险；胎心过速；未知是否经乳汁分泌	• 激动交感神经效应器细胞中的 $α$ 与 $β$ 受体 • 增加血压、心肌收缩力、血压、心输出量 • 收缩皮肤、黏膜及内脏动脉血管 • 舒张支气管平滑肌 • 在过敏反应中拮抗肥大细胞释放组胺 **适应证** • 过敏性超敏反应 • 急性哮喘发作时缓解支气管痉挛 • 预防和治疗心搏骤停 **护理** • 持续心电监护 • 推荐监测中心静脉压 • 大腿前外侧肌内注射较皮下注射吸收好 • 推荐经中心静脉给药 • 监测尿量—可能导致肾血管收缩并使尿量减少

SVR. 体循环阻力；MAP. 平均动脉压

表 8-8　凝血因子及溶栓药

药　物	剂　量	潜在的母婴不良反应	注　释
重组Ⅶ a 活性因子（Novo-Seven RT）	• 每 2 小时 90μg/kg 静脉注射，至止血成功，或证实治疗无效	• 母体：血栓事件、发热、高血压、心动过缓、低血压、出血、注射点反应、关节痛、头痛、恶心、呕吐、疼痛、水肿、皮疹 • 胎儿 / 新生儿：新生儿出血风险升高；推荐完善凝血检查；未知是否经乳汁分泌	• 依赖维生素 K 的糖蛋白，与人类血浆中的Ⅶ a 因子相类似 • 有报告应用后出现严重的动脉或静脉血栓事件 **适应证** • 通过激活外源性凝血途径控制出血并达到止血目的 • 预防和治疗以下患者的出血疾病：存在Ⅷ因子或Ⅸ因子抑制的血友病 A/B 患者、获得性血友病、先天性Ⅶ因子功能障碍患者 **护理** • 密切监测有无血栓及栓塞表现 • 监测凝血功能 • 若Ⅶ因子水平小于 10～20U/dl，或根据产程情况，可在分娩时预防性应用
重组人纤溶酶原激活物 [alteplase（激活酶）]	• 急性心肌梗死（STEMI）：15mg 静脉推注；其后 0.75mg/kg，30min 内输注；其后 0.5mg/kg，60min 内输注（此为体重 > 67kg 女性剂量） • 缺血性脑卒中：0.9mg/kg（最大总剂量不超过 90mg），输注 60min；起始的 10% 剂量可在 1min 内静脉推注（此为体重≤ 100kg 女性的剂量） • 肺栓塞：100mg 静脉应用，输注 2h。在输注完毕后立即开始肝素抗凝治疗	• 母体：出血、心律失常、肺栓塞、肺水肿、脑水肿、癫痫、低血压 • 胎儿 / 新生儿：未知是否经乳汁分泌	• 溶栓药物 **适应证** • 急性心肌梗死：改善心肌功能，降低死亡率 • 急性缺血性脑卒中：促进神经系统恢复，降低潜在致残风险：在症状出现后 3～4.5h 内应用 • 血流动力学不稳定的肺栓塞：用于溶栓 **护理** • 持续监测心电图 • 监测凝血功能及出血的症状体征 • 若同时应用其他抗凝药物，则谨慎应用此药 • 开始 1h 内每 15min 评估 1 次神经系统症状，此后 6h 内每 30min 评估 1 次，后 24h 内每 1h 评估 1 次 • 开始 2h 内每 15min 监测一次生命体征，此后每 30min 监测一次 • 监测血清心肌损伤标志物 • 出现严重高血压时需停药
链激酶（链球菌酶）	• 心肌梗死：150 万单位，60min 内输注 • 肺栓塞：25 万单位，30min 内静脉输注，其后 10 万 U/h，维持 24～72h	• 母体：出血、呼吸抑制、血清转氨酶一过性升高、再灌注性心律失常、低血压、肺栓塞复发；可能导致早产 • 胎儿 / 新生儿：少量透过胎盘，胎儿对其产生抗体	• 溶栓作用：溶解纤维性栓子 • 延长血栓级联反应的时间 • 含有白蛋白 **适应证** • 急性心肌梗死（溶解冠状动脉内血栓） • 肺栓塞 • 深静脉血栓 • 动脉血栓或栓塞 **护理** • 密切监测血压 • 监测凝血功能，观察有无出血的症状体征

STEMI.ST 段抬高型心肌梗死

表 8-9　镇静药物

药　物	剂　量	可能的母婴不良反应	注　释
劳拉西泮	• 1～2mg 静脉应用，每隔数分钟重复一次，直至达到满意效果	• 母体：镇静、头晕、虚弱、乏力、眩晕、低血压 • 胎儿／新生儿：降低胎心率基线变异，有呼吸抑制、降低肌张力作用，因此降低 APGAR 评分；若在母体中应用时间过长，新生儿会有戒断效应；在乳汁中分泌	• 子痫的二线治疗药物 护理 • 监测有无中枢神经系统抑制 • 若存在肝肾功能不全，需调整剂量 • 观察新生儿有无低体温、呼吸暂停、喂养障碍、对冷刺激无代偿作用等表现 • 预防跌倒
咪达唑仑	• 机械通气：负荷剂量 0.01～0.05mg/kg，数分钟内静脉输入（0.5～4mg） • 维持剂量 0.02～0.1mg/(kg·h) 静脉输入，滴定至所需镇静状态	• 母体：低血压、呼吸抑制（表现为呼吸频率降低、潮气量减少），心动过缓，健忘；可能出现戒断反应 • 胎儿／新生儿：可透过胎盘，并通过乳汁分泌；增加先天畸形风险；降低胎心率基线变异；新生儿窘迫	• 短效、快速起效（2～3min）的苯二氮䓬类药物，可导致中枢神经系统抑制 • 脂溶性强；由于在脂肪组织中的积累，在应用数天后仍可有延长效应 护理 • 持续监测经皮血氧饱和度 • 密切监测呼吸频率 • 在睡眠呼吸暂停的患者中谨慎应用 • 随时准备气道管理的器械和设备
丙泊酚	• 开始镇静时：5 μg/(kg·min)，5min 内静脉输入；重复 5～10 g/(kg·min) 至镇静满意 • 维持剂量：5～50 μg/(kg·min)，静脉应用	• 母体：心动过缓、心律失常、心输出量降低、低血压、高脂血症、肺功能降低、尿色变绿、颅内压升高；可能导致肝酶、尿素氮、肌酐、血糖和渗透压升高 • 胎儿／新生儿：可通过胎盘并经乳汁分泌。导致新生儿窘迫	• 提供持续镇静 护理 • 在较大静脉或中心静脉输入 • 在使用时需严格无菌操作，若污染可导致发热、感染、脓毒症及死亡 • 每 12h 更换 1 次，并丢弃输液管及所有未完全输入的药物 • 监测有无心功能抑制及低血压 • 监测有无丙泊酚输入综合征；此综合征与持续剂量大于 5mg/（kg·h），维持超过 48h 相关；临床表现为严重的代谢性酸中毒、高钾血症、高脂血症、横纹肌溶解、肝大以及心衰和肾衰
瑞芬太尼	• 0.05～0.1 μg/(kg·min) 静脉输入 • 在输入后 3～6min 血药浓度降低 50%	• 母体：呼吸抑制、心动过缓、低血压、骨骼肌僵硬、恶心、瘙痒、头痛、出汗、头晕、输入部位疼痛 • 胎儿／新生儿：出生前应用会通过胎盘并导致新生儿窘迫，可经乳汁分泌	• 阿片类受体激动药 • 也可用作止痛药 护理 • 选择最近端的输液部位 • 随时准备复苏及气管插管用具 • 密切监测生命体征 • 持续监测血氧饱和度 • 在停药后效果迅速消失（通常 5～10min） • 在药物应用后冲管

表 8-10 Richmond 激动镇静评分（RASS）

流程

- 观察患者，患者是否清醒并冷静？（0 分）
- 患者是否存在持续的躁动或易激惹情况（根据下表评分 +1 至 +4）
- 若患者意识不清，大声呼喊患者的姓名，并引导患者睁开眼睛注视医生。若必要，重复一遍。若患者能够持续注视医生：
  - 患者睁开眼睛，有眼神交流，持续超过 10s（评分 -1）
  - 患者睁开眼睛，有眼神交流，但未维持 10s（评分 -2）
- 若患者未回应呼叫，则通过晃动肩膀刺激患者，若患者仍无反应，则摩擦胸骨
  - 患者对躯体刺激有反应：评分 -4
  - 患者对躯体刺激无反应：评分 -5

分　数	内　容	描　述
4	有攻击性	极具攻击性或暴力倾向，对工作人员产生威胁
3	极易激惹	扯下或拿走插管及导管，或攻击性强
2	易激惹	频繁无意义活动，或与辅助通气不同步
1	焦躁不安	焦躁、焦虑，但动作不具攻击性，不激烈
0	清醒、冷静	清醒、冷静
-1		昏昏欲睡，但经过语音指令可维持超过 10s 的眼神交流
-2	轻度镇静	经语音指令可短暂清醒并眼神交流，不超过 10s
-3	中度镇静	对声音有反应，但无眼神交流
-4	深度镇静	对声音无反应，但对身体刺激有反应
-5	昏迷	无反应

引自 Sokol, S., Patel, B. K., Lat, I., & Kress, J. P. (2015). Pain control, sedation, and use of muscle relaxants. In J. B. Hall, G. A. Schmidt, & J. P. Kress (Eds.), *Principles of critical care* (4th ed.). McGraw Hill.

容量复苏和血液成分治疗

Volume Resuscitation and Blood Component Therapy

Donna Ruth　Cornelia R. Graves　著

郭晓玥　徐晓楠　译

姜　海　校

第 9 章

与容量复苏和血液成分治疗相关的概念一直在变化且不断修正。为了改善产妇预后，重要干预措施的实施者，了解并实施与容量复苏和输血治疗相关的抢救措施是十分重要的。容量复苏的目标是恢复循环血量并改善组织灌注，同时避免并发症的发生。通过使用合适的液体和血制品进行适当、及时的复苏有助于减少凝血功能障碍、酸中毒、低体温以及常常伴随低血容量和液体复苏后的液体超负荷的发生。一个协作的、遵从循证医学的医疗团队对于实现这些目标、改善孕产妇结局和降低孕产妇死亡率至关重要。

美国的孕产妇死亡率有所增加，但在其他工业化国家，孕产妇死亡率却有所下降[1, 2]。缺乏医疗保险的黑种人妇女和 35 岁以上的妇女妊娠相关的死亡率较高[3, 4]。据估计，在美国与妊娠相关的死亡有一半是可以预防的，由出血导致的死亡在很大程度上也是可以预防的[5]。第 1 章对产妇死亡率和显著的发病率进行了详细的讨论。很明显，大多数孕产妇没有得到挽救生命的液体复苏和输血治疗，在需要这些干预措施时，及早识别并实施最佳治疗措施可能会改善孕产妇的预后。

一、妊娠生理

妊娠期血流动力学和血液系统的变化可以预防分娩期失血。母体血容量比非妊娠期增加1000～2000ml[6]。血浆容量也随之增加。红细胞的增加少于血浆的增加，但在妊娠后期也增加30%[7]。凝血因子和纤维蛋白溶解级联的变化导致高凝状态[8]。这些生理性改变使孕妇在发生低血容量、心动过速和低血压之前，机体能够代偿。医疗工作者必须监测孕产妇心率和血压变化趋势，并能意识到心动过速和低血压代表失血显著以及循环血容量减少。

二、低血容量

血容量减少会刺激肾上腺素和去甲肾上腺素的释放，从而导致外周和中心血管收缩。这种儿茶酚胺反应可以使心率增快、血管张力和心肌收缩力增强。血容量不足使血液重新分布，主要是血液从皮肤、肠道、子宫和肾脏分流，优先供应心脏、肺和脑。如果血容量没有恢复，可能会发生组织缺氧、代谢性酸中毒、终末器官功能障碍，最终导致死亡。

（一）临床症状和体征

怀疑低血容量时，对母体状况的临床评估和评估结果的解释至关重要。如果认为出血是血容量不足的主要原因，则需要进一步评估以确定失血的来源、类型和失血量。临床上对失血量的估计往往不足。有证据表明，对失血量进行量化既准确又客观。为了量化，收集血液并在容器中进行测量，并对血液浸湿的材料（如洞巾、海绵、大腿和臀部下面垫的绵垫）进行称重。这些措施能获得最准确和客观的失血量[9]。第19章对产科出血进行了全面讨论。

低血容量的早期临床症状是孕产妇心率的轻度增加。孕产妇心动过速常常在代偿期后出现。血压降低也可以继发于低血容量。因此，必须仔细评估孕产妇心率和血压的变化趋势，特别是在持续出血的情况下[10]。呼吸急促代表对代谢性酸中毒的代偿性生理反应，旨在排出二氧化碳以恢复酸碱平衡。存在持续性酸碱失衡的情况下，可能会出现浅快呼吸，表明缺氧并导致或加剧酸中毒。不安、焦虑、迷糊和意识水平改变表明脑灌注减少应引起医务人员关注。冰冷、苍白、湿冷的皮肤表明周围血管紧张和血液重新分布。黏膜干燥表明血管内容量减少。少尿或无尿表示肾脏灌注减少。这些临床症状和体征被认为是异常的，并提示需要干预以增加循环血容量。如果需要有关血流动力学或携氧状态的其他信息，可能需要进行有创血流动力学监测。第6章介绍了妊娠期血流动力学和携氧状态的评估。

低血容量导致微循环灌注不足，组织的氧供不足，有氧代谢变为无氧代谢，且乳酸水平和酸中毒的发生风险增加。静脉注射液体的复苏可增加微循环血流量，并增加组织灌注。增加静脉输液可降低血液黏度，从而促进血液流动和终末器官灌注。进行增加循环血容量的治疗时，应警惕容量超负荷的发生[11]。

（二）容量复苏

容量复苏的目标是血容量的恢复、血流动力学稳定、改善组织氧供、纠正液体缺乏和避免容量超负荷。容量复苏包括输液方案、液体选择和适当的血制品输注。

1. 输液方案

静脉输液是纠正血容量不足的重要干预措施。对于静脉输液的药物、速度和剂量都很重要。在容量复苏期间正确和谨慎地给予静脉输液可以减少并发症的发生从而改善预后[12]。

泊肃叶定律描述了影响静脉输液流速的四个变量，分别是管道及导管半径、管道和导管的长度、通过管道的流体黏度和管道的远端和近端之间的压力梯度[13]。导管和管道的半径或直径是决定流量最重要的变量[14]。应早期开放两个大口径（14～18号）静脉通路，以用于快速输液。静脉通路的建立应注意使用最短和最宽直径的管道。应避免使用输液管的延伸装置，因为额外的长度增加了液体进入患者的时间和距离。加压输液装置也可通过增加管道从远端到近端的压力梯度来增加流速[15]。预计需要大容量输液和输血时，可使用中心静脉导管（CVC）。CVC通路为快速输液提供了途径，可与快速输液装置配合使用。快速输液系统设计能以高达1500ml/min的速率输送大量温热液体[16]。快速输液系统提供了快速恢复循环血容量的方法，为避免容量超负荷，应预先设定治疗终点。

2. 液体选择

用于容量复苏的理想液体已经争论了数十年。通过对78个关于危重患者晶体与胶体的容量复苏的试验荟萃分析得出结论，对于烧伤、创伤等外科患者，没有证据表明与晶体液复苏相比，含胶体的复苏方案能降低死亡的风险[17]。该研究是在之前的研究基础上进行的，根据胶体类型进行了分层分析（表9-1）。

(1) 晶体液：虽然许多类型的静脉注射液可用于容量复苏，但等渗晶体溶液仍然是首选液体[17]。晶体液容易获得，易于储存，成本相对较

表 9-1 晶体和胶体的对比

液体种类	优 点	缺 点
晶体		
• 乳酸钠林格液	• 便宜	• 不能在血管内贮存
• 0.9%NaCl	• 可快速获得 • 室温储存 • 可快速扩张血容量	• 容量负荷过重风险（组织和肺水肿）
胶体		
• 白蛋白 • 右旋糖酐 • 明胶 • 羟乙基淀粉（HES）	• 可在血管内贮存一段时间	• 昂贵 • 需冷藏 • 无法快速获得 • 保质期短 • 蛋白可通过破碎内皮渗漏从而造成组织和肺水肿

低，并且可以迅速扩大血管容量。为了使血容量明显增加可能需要输注大量的晶体液。晶体液不会长时间留在血管内，而是转移到组织间隙，这会导致组织水肿、肺水肿以及细胞代谢紊乱[18]。大量晶体液的使用会使血浆蛋白被稀释，导致胶体渗透压下降，红细胞稀释，继而血细胞比容降低。这些不良反应使得大规模输血方案（MTP）应运而生，包括早期输注血浆和限制性晶体液输注。这些较新的策略包括低容量大规模输血方案或损伤限制性液体复苏（DCR），本章稍后将对此进行讨论。

(2) 胶体液：在容量复苏中，胶体被作为晶体溶液的替代或辅助液体。胶体是含有大分子量蛋白质的溶液。由于这些蛋白质的净电荷在生理pH 下是负的，因此带正电的离子（主要是钠阳离子）会被蛋白质分子捕获，以保持整个毛细血管膜的电荷中性。随后，血管内容量扩张。胶体比晶体留在血管内时间更长。胶体溶液包括白蛋白、右旋糖酐、明胶和羟乙基淀粉（HES）。每种类型的胶体在血管内容量扩张的幅度和持续时间不同[19]。尽管胶体持续扩张血容量的能力具有理论上的益处，但研究未能证明其能改善预后。此外，据报道 HES 可导致并发症的发生[17]。由于胶体更昂贵、保质期更短、可能需要冷藏，且无法改善预后，因此等渗晶体溶液仍然是推荐用于容量复苏的首选液体。

三、全血及成分输血治疗

输血治疗的目标是恢复血管内容量、改善氧合和纠正凝血功能障碍。选择合适的输血成分和输血比例对于改善孕产妇结局具有重要意义（表9-2）。

（一）新鲜全血

从创伤医学中吸取的教训促进了容量复苏方案的发展，最近在伊拉克和阿富汗的军事行动已经证明输注新鲜全血（FWB）能够改善预后[20]。虽然军队外的 FWB 可用性有限，但是其确实对患者有益。优点包括减少献血者数量，及减少由于储存时间和与血液运输相关问题而导致的血液成分损失。输注 1 单位 FWB 与分别输注多个成

表 9-2 基于实验室检查结果推荐的成分输血

血制品种类	成分	量	实验室指标的预期变化	适应证/扳机点	输注目标
温暖新鲜全血	成分比例与流失血液相同	400~500ml	1 单位全血可以替代相同比例的失血量，而不会因贮存丢失血液成分	持续出血患者血红蛋白<8.0g/dl；病情稳定且不出血的患者，血红蛋白<6.0g/dl，或血红蛋白<8.0g/dl 但有症状	血红蛋白升至 10g/dl 或血细胞比容达 30%
浓缩红细胞（PRBC）	红细胞，使用防腐剂和抗凝剂；血细胞比容 50%~65%；血红蛋白 42.5~80g；铁含量 147~278mg	128~240ml 红细胞；加平均 50ml 血浆（20~150ml）；加抗凝剂和防腐剂	1 单位浓缩红细胞使血红蛋白增加 1g/dl，或使血细胞比容增加 3%（假设没有出血或溶血）	持续出血患者血红蛋白<8.0g/dl；病情稳定且不出血的患者，血红蛋白<6.0g/dl，或血红蛋白<8.0g/dl 但有症状	血红蛋白升至 10g/dl 或血细胞比容达 30%
血小板	50ml 血浆中随机供者血小板含量≥5.5×10^{10}。4~10 个 RDPs 一起输注；单采血小板（SDP）在 250ml 血浆中单一供体血小板≥3×10^{11}（平均 3.5×10^{11}~4×10^{11} 每包装）；SDP 可直接输注，不需解冻	血小板：50ml 血浆×血小板数量。SDP：250ml 血浆	对于输注血小板者，血小板计数增加 7000~10000/μl；对于输注 SDP 者，血小板计数增加 30000~60000/μl	活动性出血患者血小板<50000~70000/μl；不稳定的不出血患者血小板<20000/μl；稳定的不出血患者血小板<10000/μl	活动性出血患者血小板>100000/μl
新鲜冰冻血浆（FFP）	是全血中分离并冷冻的全部非细胞成分。包含所有凝血因子	1 单位 FFP 为 200~250ml。单采分离血浆的单位为 400~600ml	剂量是根据出血患者体重；或者，对于难以控制的出血患者，按照浓缩红细胞与新鲜冰冻血浆为 1：1 的比例输注	PT>1.5 倍正常值中位数。aPTT>1.5 倍正常值中位数或因子试验低于 25%	PT≤1.5 倍正常值，aPTT≤1.5 倍正常值，纤维蛋白原>100mg/dl
抗纤溶沉淀物因子（AHF）	在 5~20ml 血浆中每单位冷沉淀包含至少 80U 的Ⅷ因子和 150mg 纤维蛋白原；冷沉淀也包含Ⅷ因子、vWF 因子、ⅩⅢ因子和纤连蛋白	每单位含 5~20ml；通过查标签来知道含有多少单位冷沉淀	对于稳定的低纤维蛋白原血症，典型剂量是每 7~10kg 体重输注 1 单位冷沉淀；能够提高不出血患者纤维蛋白原水平 50mg/dl；对于出血患者，应增加冷沉淀的剂量为每 5kg 体重 1 单位或每 10kg 体重 2 单位，并必要时重复给予直到纤维蛋白原水平>100mg/dl	纤维蛋白原<100mg/dl	纤维蛋白原>100mg/dl

SDP. 单一供体血小板；aPTT. 活化部分凝血活酶时间；PT. 凝血酶原时间

分血相比可减少因管理者失误而造成的伤害。增加 FWB 使用需要对当前血库进行重大变革。通常全血被分成不同的成分，因此在军队之外不能广泛使用[21]。

（二）袋装红细胞

输注浓缩红细胞（PRBC）可增加携氧能力和向组织输送氧气。美国麻醉师协会血液制品替代专家组发布的指南指出，如果血红蛋白水平高于 10g/dl，很少需要 PRBC，但是当血红蛋白水平低于 6g/dl 时，通常需要 PRBC[22]。是否需要输注 PRBC 要根据失血量、实验室检查结果以及血容量不足的临床症状和体征来判断。在急性出血期间，实验室检查结果可能落后于血流动力学不稳定的临床表现。携氧能力丧失和向组织输送氧气减少将导致组织从有氧代谢转化为无氧代谢，导致乳酸生成并最终导致代谢性酸中毒。间断动脉血气分析和血清乳酸水平测定有助于判断酸中毒和灌注是否恢复。

（三）新鲜冰冻血浆和液体血浆

早期输注足够的血浆已成为容量复苏的重要组成部分。这表示从单纯晶体和 PRBC 传统复苏到血浆早期输注进行容量复苏的转变，可减轻输液相关的稀释性凝血功能障碍和出血患者的消耗性凝血功能障碍[23]。

血浆含有凝血因子、纤维蛋白原以及维持正常血流动力学和渗透压所必需的蛋白质。对于容量复苏过程中应注入的新鲜冰冻血浆（FFP）的时机和数量，尚未达成共识。Holcomb 及其同事[24] 研究发现，与 PRBC 相比，早期使用较高比例的血浆和血小板，可降低院内死亡率。

FFP 需要 30~45min 才能解冻。因此，它可能不容易获得，从而延迟救治血流动力学不稳定患者的时间。解决这个问题的方法包括储存已解冻的血浆和液体血浆。一旦解冻，凝血因子 V 和

Ⅷ在其 5d 保质期结束时保有 65% 的活性[25]。液体血浆不需冷冻，其含有的防腐剂能够保持大多数凝血因子的稳定性达到 26d，活性为 86%。从未冷冻的液体血浆具有比先前冷冻解冻的储存血浆更好的凝血特性[26]。液体血浆的潜在缺点包括在未冷冻的血浆中存在完整的淋巴细胞、存在巨细胞病毒的风险及输血相关的移植物抗宿主病的风险。因此，液体血浆必须经过辐射才能使用。液体血浆也可能含有完整的 PRBC，因此育龄期妇女在接受从 Rh 阳性供体获得的液体血浆时，需注射 Rh 免疫球蛋白[23]。

既往 FFP 的输注需要根据实验室凝血化验结果来决定，包括凝血酶原时间（PT）、活化部分凝血活酶时间（aPTT）和纤维蛋白原水平。这种方法的局限性在于实验室检查结果不能反映当前的状况。在一些较新的复苏方案中，对接受大量输血的患者使用即时血栓弹力图（TEG）。TEG 优于传统实验室检查的一个优点是它可以评估血液凝结时的特性。TEG 提供的信息不仅与血凝块形成有关，还与血凝块强度、血凝块降解和血小板功能有关。作为即时检验，TEG 结果可在 20min 内获得[27, 28]。最近的一项研究显示，TEG 在出血治疗过程中可以用于指导输血的比例[29]。TEG 可以快速、多方面评估凝血过程，因此可能比单独的标准实验室检查更具优势[30]。

（四）血小板

当血清血小板水平降至 50 000 至 100 000/μL 时，应输注血小板。一些方案建议血小板的输注应作为大规模输血时平衡输血比例的一部分，以模拟全血的组成。美国外科医师学会创伤委员会的最新指南建议，每输注 6 个单位的 PRBC 应输入 1 个单位血小板（通常称为 6 包）。还应注意血小板易碎且在输血过程中容易被损坏[31]。因此，在输注血小板期间不应使用加压装置[16]。

（五）冷沉淀

冷沉淀能提供比 FFP 更浓缩的纤维蛋白原，也必须解冻。然而，冷沉淀不包括凝血所需的凝血因子或血浆蛋白，因此通常不包括在 MTP 中。

（六）输血治疗的风险

人血和血液制品管理相关的风险大小不一，从轻微到危及生命。治疗取决于患者所发生的特定反应。输血反应见表 9-3。

输血治疗应遵守与血液制品管理相关的制度，包括在输血前核对患者信息、输血前和输血

期间的持续评估。在紧急情况下，需要遵循标准化程序并提高警惕，以确保患者安全。如果怀疑有输血反应，必须通知血库人员和医务工作者。

四、血容量不足和大量输血治疗的并发症

在血容量不足和休克的患者中，同时出现低体温、凝血功能障碍和酸中毒的患者死亡风险最高[32]。这组并发症有时被称为死亡三联征，并且与出血患者的发病率和死亡率显著相关[33]。

表 9-3　输血反应及说明

分　类	反　应	临床表现
速效免疫反应（可能在血制品输注过程中或输注后的数分钟至数小时发生）	溶血反应	• 体温上升、心率加快 • 寒战 • 呼吸困难 • 胸背痛 • 异常出血 • 休克 • 低血压 • DIC • 血红蛋白血症 • 血红蛋白尿 • 血胆红素升高 • 受体的抗体与输注的红细胞结合
	免疫介导的血小板破坏	• 输注血小板的存活时间降低
	非溶血性发热	• 输血当时或输血后，体温升高≥1℃或≥2℉ • 突发寒战 • 头痛 • 焦虑 • 由于对供体白细胞、血小板或血浆的高敏感性
	过敏反应	• 风团 • 哮鸣音 • 血管源性水肿 • 严重过敏 • 对血浆蛋白或供体抗体敏感性引起的抗原抗体反应表现
	严重过敏反应	• 自主神经紊乱 • 严重的呼吸困难 • 肺水肿或喉头水肿

（续表）

分　类	反　应	临床表现
迟发性过敏反应	输血相关肺损伤，迟发性过敏反应	• 输血后 6h 内的大面积肺水肿 • 输血后 2～14 天 • 发热 • 直接抗球蛋白试验阳性 • 原因不明的血红蛋白 / 血细胞比容下降 • LDH 和胆红素升高
	同种免疫	• 输血后几天或几周后 • 通常无症状及生理改变
	输血后紫癜	• 罕见 • 暴发性，突发，自限性血小板减少 • 输血后 7～10 天 • 患者有妊娠或输血的致敏史
	移植物抗宿主病	• 罕见 • 极其危险 • 血制品中的 T 淋巴细胞识别抗原，攻击受体抗原组织 • 严重的免疫抑制患者是高危人群 • 皮肤红斑 • 肝功能异常 • 大量水样泻
非免疫性	传染病的传播	• 突发寒战 • 高热 • 恶心、呕吐、腹泻 • 低血压 • 血制品被细菌和病毒污染 • 其他感染源 • 海绵脑病
	细菌污染	• 罕见 • 高热（体温升高≥2℃） • 严重的寒战 • 低血压 • 循环衰竭
	循环超负荷	• 肺水肿 • 颈静脉怒张 • 呼吸困难、咳嗽 • 在慢性重度贫血患者中风险更高 • 孕妇高危（胶体渗透压降低，血容量增加）
	低体温	• 心律失常 • 心搏骤停

（续表）

分　类	反　应	临床表现
非免疫性	代谢并发症	• 枸橼酸"毒性" • 钙离子水平下降 • 室性心律失常 • 酸中毒 / 碱中毒 • 低钾 / 高钾
	铁超载（铁沉积）	• 由于长期输血的缘故（地中海贫血的患者再障），铁沉积在心脏、内分泌器官、肝脏、脾脏、皮肤及其他器官 • 甲状腺功能下降 • 心律失常 • 心力衰竭
致死性输血反应	当输血相关死亡发生时，应 1 个工作日内上报 FDA	• 告知血库

DIC. 弥散性血管内凝血；FDA. 美国食品药品管理局；LDH. 乳酸脱氢酶

（一）低体温

低体温的定义为体温低于 35℃（95 ℉），是液体复苏的严重并发症。当体温降至 35℃以下时，凝血级联反应减慢，血凝块形成和血小板功能受抑。低体温引起氧合血红蛋白解离曲线左移。这增加了血红蛋白对氧的结合力，导致组织水平释放的氧气减少，进一步损害组织灌注。低体温也可能抑制心脏的传导，使这些患者易患心律失常。低体温还会降低代谢活动，从而导致代谢紊乱，包括影响药物代谢[34]。

可采取相应的措施预防或减少低体温的发生。被动外部加温措施包括增加患者被褥、调节室内环境温度、及时清除湿衣物和使用温暖的毯子。主动外部加温措施包括使用加热空气对流滤网和加温床。积极的内部加温措施包括加温输液和输血[30]。

（二）凝血功能障碍

出血和血容量不足的患者出现凝血功能障碍时，往往提示预后不良[35, 36]。低灌注、组织损伤、凝血因子的消耗以及纤溶亢进等多种因素可导致凝血功能障碍[37-40]。第 20 章详细介绍了妊娠期间弥散性血管内凝血的概念。仅仅给予晶体液和 PRBC 输注而无任何血浆成分治疗时将会出现血液系统凝血因子的稀释。酸中毒和体温过低都会加剧凝血功能障碍。对于凝血功能障碍的关注，强调凝血因子和血小板，而不仅仅依赖于晶体和 PRBC 输注的 MTP 不断变化。Holcomb 及其同事[24] 进行的前瞻性、多中心、观察性主要输血（PROMMTT）的研究表明，除了 PRBC 之外，早期给予血浆和血小板，可降低院内死亡率。此外，针对就诊于 12 个 1 级创伤中心之一的 680 名预计需要大量输血的严重受伤患者，研究其实际、随机的最佳血小板和血浆输注比例（PROPPR）试验，是第一个研究血液制品最佳比例的随机对照试验。一组以血浆、血小板和 PRBC 为 1∶1∶1 的比例进行复苏；另一组以 1∶1∶2 的比例进行复苏。24h 或 30d 的死亡率没有显著差异。但值得注意的是，相比于 1：1：2 比例组，1：1：1 比例组的患者止血率显著提高（86%vs.78%），出血死亡率降低（9%vs.15%）。这些结果促进了对出血患者应用 MTP 时血小板和血浆输注的时间，以及早期以 1：1：1 的比例输入血小板、血浆和 PRBC 的重新评估 [21, 24, 31, 41]。

（三）酸中毒

酸中毒是导致出血相关发病率和死亡率增加的重要因素。循环不足和改变导致向组织输送氧气减少。随着组织灌注和氧输送减少，出现从需氧代谢到无氧代谢的变化，并导致乳酸产生和乳酸代谢减少。血液和组织中乳酸堆积增加患者出现代谢性酸中毒的风险。持续的出血进一步减少组织灌注并加剧酸中毒和凝血功能障碍。通过恢复血容量和输注 PRBC 可改善这种恶性循环和酸中毒。这些措施旨在恢复足够的血容量、改善组织氧供，从而恢复酸碱平衡。除了恢复循环血容量，确定出血原因和控制出血至关重要。

（四）电解质平衡紊乱

需要大量液体复苏的患者可能会出现电解质平衡紊乱。输注大量氯化钠可导致高氯性酸中毒。储存的血液中含有与钙和镁结合的枸橼酸盐等防腐剂，可导致低血糖和低镁血症。这些电解质紊乱的表现包括心律失常、肌肉无力、低血压、易怒、手足抽搐和精神异常。治疗措施包括补充相应的电解质和评估实验室检验结果。血液储存过程中，会发生一些红细胞破坏。钾离子通常在细胞内，当转移到细胞外时可导致高钾血症。过量的钾一般通过主动转运到细胞内液中，或通过肾脏排出并排泄到尿液中。危重患者该过程可能会受损，特别是有肾功能损伤的患者。当出现高钾血症时，应进行心电图检查以评估和治疗心律失常。

五、大量输血的方案

MTP 的目的是建立一个可重复使用的容量复苏系统，将血液制品从血库运送到患者。没有 MTP 的概念，晶体液和血液成分的比例输注将会延迟，且每个人使用方案不一样，这将增加患者的风险。MTP 减少了临床实施过程的可变性，根据预先设定的血液成分比例进行输注 [42, 44]。近期，使用评分系统指导 MTP 的启动，从而明确哪些患者可以通过使用该方案获益。PROMMT 研究表明，预测患者是否需要启动 MTP，评分系统优于医务人员的主观判断 [24, 45]。

启动 MTP 的过程可能因机构而异，但一旦启动，它就会以预定的比例进行血液制品的使用。根据这些比例血库制备和递送血液制品。根据临床实际情况决定是否继续输注。多项研究显示，在过去十年中，使用 MTP 降低了死亡率、血液制品使用量和并发症发生 [43, 46, 47]。

六、容量复苏的新趋势

使用晶体液对于管理血流动力学不稳定的患者至关重要。在控制出血前，晶体液是低血容量的标志性治疗方法。然而，越来越多的研究表明，晶体液的输注确实存在风险。过度使用晶体液进行复苏会导致出血增加、凝血功能障碍、酸中毒和炎症反应增加 [48-54]。这将促使晶体液在复苏过程中的使用模式向限制性低容量转变 [55]。

低容量复苏是称为 DCR 的一系列干预措施的一部分。广泛用于治疗重症患者，包括早期使用血液制品以恢复血容量、控制出血和恢复生理稳定性 [30]。DCR 的治疗原则包括尽量减少晶体液输注、允许性低血压、平衡血制品输注比例和纠正凝血功能障碍 [21]。

在应用 DCR 等渗晶体输注与 PRBC 之前，输血为出血的容量复苏提供了基础。这种做法是基于 Shoemaker 的研究，该研究表明，心输出量和氧气输送的增加提高了重症患者的存活率[56, 57]。这有助于推动输注大量晶体液以维持心输出量和输注 PRBC 增加氧的输送。近来，由于大量输注晶体液导致容量超负荷而引起的并发症增加，研究人员开始重新评估这种做法。液体超负荷的并发症包括组织水肿、急性呼吸窘迫综合征、稀释性凝血功能障碍和代谢异常。

容量复苏中关于理想的晶体液使用量目前仍存在争议。2014 年，一项 Mate 分析研究发现，对于正在出血的患者给予的治疗与液体输注的时间和量有关。该研究未发现支持或反对使用大量静脉注射给药的证据。作者进一步建议，应该进行大规模的随机试验，以确定出血患者（包括特殊类型的损伤）的最佳液体复苏方案[58]。虽然目前没有关于最佳晶体液使用量的建议，低容量复苏的治疗已在文献中报道。美国外科医师协会将晶体液复苏的起点标准从 2L 修改为 1L，并在最新的"高级创伤生命支持"手册中删除了"积极复苏"一词。目前的既定目标是平衡复苏，以保证器官灌注，同时避免循环超负荷[59]。

DCR 的另一个特征是允许低血压。允许低血压的目标是仅维持重要器官灌注所需的最低血压。该方案基于以下原则，即降低灌注压使机体的生理止血机制最大化。这些生理过程包括血管收缩、血液黏度增加和血凝块形成。在达到止血之前血压升高可能会破坏脆弱的血凝块从而加剧出血。与此过程相关的大部分数据来源于动物模型。尚未确定这种方案的理想血压，也没有任何重要的创伤组织提出有关这种方案的建议。其他问题包括血压最低达到多少仍然可以维持组织灌注，以及在风险超过收益之前允许这种低血压持续的时间[21]。人们一致认为需要对 DCR 的这一方面进行进一步的研究。值得注意的是，在产科人群中尚未研究过允许的低血压。由于妊娠期低

血压可引起严重的孕产妇和胎儿并发症，因此这种做法可能不适合孕妇。

平衡血液制品的输注比例是 DCR 的另一个组成部分。以 1 : 1 : 1 的比例输注血小板、血浆和 PRBC，可以模仿全血的组成[60]。Borgman 和同事[60]的研究发现，血浆与 PRBC 输注比例每增加 1 个单位，存活率就会提高，因此平衡复苏输注比例和早期输注血浆和血小板使用增加。最近的研究还发现平衡输注比例可改善预后[24, 41]。

DCR 的最后一个组成部分是纠正凝血功能障碍。对需要大量输血的患者使用血栓弹力图（TEG）检查，再次引起人们的关注。TEG 反应凝血的整个过程，并能实时反应患者在复苏过程中血凝块的形成和持续能力[42]。TEG 可通过一次检测评估整个凝血级联的功能，从而简化诊断和指导治疗[30]。另外，通过一次检测评估凝血多个方面的能力非常重要。这些检查允许医务人员在整个复苏期间评估止血是否有效，并使用该结果来决定输血需求及治疗方案。并不是所有机构都能进行该项检测，因而限制了其广泛使用。

七、质量和安全

越来越多的文献描述了患者安全措施的重要作用。安全措施可能包括诸如护理的同行评审、输血反应的数量和类型、对协议的依从性和进行大量输血方案的情景模拟训练等。应以实施方案为基础，确定大量输血过程中的角色和责任。这些方案应明确规定患者人群和启动标准以及谁负责启动。应对方案进行适当的监测，并对工作人员进行有关方案各个方面的培训，包括何时启动方案和进行特定的实验室评估以及以何种频率进行评估。其他问题包括将要使用哪种静脉注射溶液、使用剂量、使用何种血液制品、以何种比例进行复苏及什么时候终止复苏。需重点考虑质量

改进过程，回顾需要大量输血患者的病例为整个医疗团队提供了学习机会。

八、总结

有效的液体复苏是既能使血容量得到及时恢复，又能避免容量超负荷。液体复苏的问题持续存在并不断发展。随着对容量复苏方案的深入研究，复苏过程中还应考虑液体的类型，液体量和复苏时间。MTP方案的评估应包括评估临床结果，包括存活率、住院时间和并发症的发生。了解使用DCR原则和MTP改善生存的机制对于理解大出血的病理生理和改善预后非常重要。

第三篇　临床应用
Clinical Application

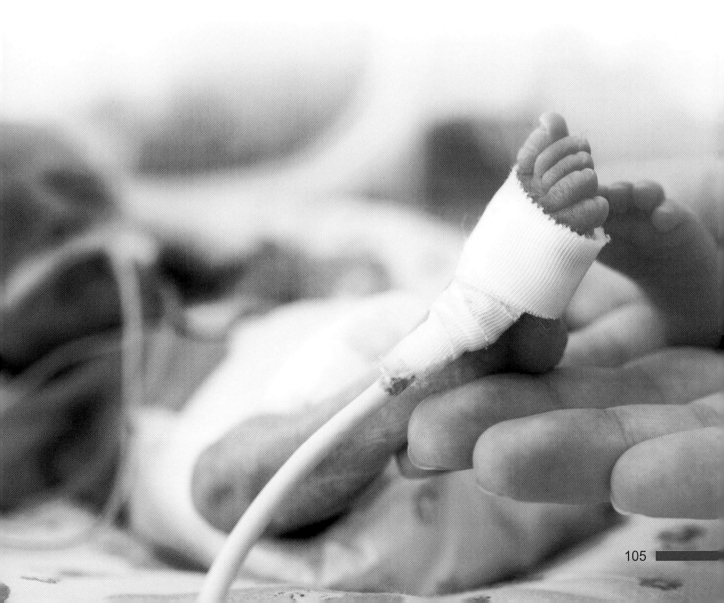

第10章

妊娠期高血压疾病
Hypertension in Pregnancy

Patricia M. Witcher　Shailen S. Shah　著
陈　扬　顾珣可　译
魏　瑗　校

根据美国疾病预防和控制中心（CDC）的数据，美国 20 岁及以上的成年人中有 33.5% 患有高血压[1]。随着年龄的增长，高血压变得更加普遍。在育龄女性中，18～39 岁的成年人中有 7.3% 患有高血压，而 40～59 岁的成年人中有 32.2% 患有高血压[2-4]。在美国，多达 10% 的孕妇合并高血压[5]。高血压以及其他慢性疾病如糖尿病、慢性肾病和肥胖，会增加子痫前期的风险。子痫前期是一种妊娠特发的高血压疾病，容易使孕妇和胎儿产生不良结局[3]。子痫前期，在美国妊娠期发病率 3%～8%，在全球范围内造成了 15% 的早产和高达 26% 的孕产妇死亡[6-10]。子痫前期并发症导致了 30% 的美国住院分娩期间产妇死亡[7]。

近年来由于对病因和病理生理的深入研究，对妊娠高血压疾病的理解不断加深。在妊娠期间，根据疾病的原因和发病孕周将高血压疾病进行分类。随着妊娠的发展，疾病通常会进展（如妊娠期高血压或子痫前期），直到分娩后才缓解。因此，需要慎重考虑继续妊娠对孕妇和胎儿的风险，以及如果必须早产（尤其是接近有生存能力）时如何最佳地改善新生儿结局。由于子痫前期有时需与慢性高血压并发子痫前期或妊娠期高血压进行鉴别，并且疾病本身存在动态进展的特点，使分娩时机的决策变得复杂[3]。

一、妊娠期高血压疾病的分类

妊娠期高血压疾病的研究由于缺乏对疾病亚群定义的共识而受到阻碍。当研究人员使用不同的标准来识别子痫前期和其他高血压疾病时，难以解释研究结果。为了使术语标准化，专业组织开发并发布了妊娠期高血压疾病的独立分类系统，如世界卫生组织（WHO）、英国皇家妇产科学院（RCOG）、加拿大妇产科医师学会（SOGC）以及美国国家高血压 / 妊娠高血压教育计划工作组（National High Blood Pressure Education Program Work Group on High Blood Pressure in Pregnancy，NHBP 工作组）等[3, 11, 12]。但是，专业组织之间在术语方面尚未达成共识，这可能会进一步导致有意义的可比数据缺乏。

美国妇产科学院（ACOG）使用自己于 1972 年首次提出并由 NHBP 工作组修改的分类方案。高血压定义为收缩压 ≥ 140mmHg 或舒张压 ≥ 90mmHg，至少 2 次间隔至少 4h 的测量。收缩压或舒张压其一升高即可满足高血压的定义。当前公认的分类系统根据与妊娠有关的高血压发生时间来分类，包括慢性高血压、妊娠期高血压、子痫前期、子痫和慢性高血压并发子痫前期这些诊

表 10–1　妊娠期高血压疾病的分类

妊娠期高血压疾病	诊断标准
子痫前期	• 妊娠 20 周后出现的新发高血压 [a]，以及蛋白尿 [b]，或 • 如果没有蛋白尿： 　– 血小板减少症（血小板＜ 100 000/μl） 　– 肝功能受损（血清转氨酶升高至正常值的两倍） 　– 新发肾功能不全（血清肌酐＞ 1.1mg/dl 或血清肌酐加倍） 　– 肺水肿 　– 新发神经系统或视觉障碍
妊娠期高血压	• 妊娠 20 周后新发高血压，且无蛋白尿 • 缺乏子痫前期的多系统障碍表现
慢性高血压	• 既往高血压（怀孕前） • 妊娠 20 周之前出现高血压 • 产后高血压持续存在
慢性高血压并发子痫前期	• 符合慢性高血压的诊断标准，并且 • 子痫前期

a. 高血压定义为至少 2 次（间隔 4h）收缩压升高至≥ 140mmHg，或舒张压升高至≥ 90mmHg

b. 蛋白尿定义为 24 小时尿液样本中尿蛋白≥ 300mg，或尿蛋白 / 肌酐比≥ 0.3mg/dl。在没有定量测量的情况下，尿液试纸的 1+（30mg/dl）蛋白尿符合标准

改编自 Task Force on Hypertension in Pregnancy. (2013). *Hypertension in pregnancy* (pp. 1–89). Washington, DC: American College of Obstetricians and Gynecologists.

断。其定义见表 10–1[3]。

（一）慢性高血压

慢性高血压定义为妊娠前的高血压（收缩压≥ 140mmHg 或舒张压≥ 90mmHg）。当怀孕前的血压未知时，妊娠 20 周之前的高血压也诊断为慢性高血压[3]。没有高血压病史、妊娠期首次发现的高血压，很难与妊娠期高血压区分，妊娠期高血压的定义是妊娠 20 周以后首次出现的高血压。为满足妊娠期代谢需求增加，心血管系统在妊娠期出现生理适应性的变化，这对孕产妇是一个重要的压力来源，它可能使得妊娠前未曾被注意到的疾病症状在孕期显现出来[13, 14]。此外，由于液体重新分布，血管张力改变或静脉输注晶体液或应用非甾体抗炎药，产后血压会短暂升高[15]。在产后，明显的高血压持续存在才可能被

诊断为慢性高血压。

根据病因，将慢性高血压分为原发性和继发性[3]。原发性高血压无明确的其他病因，占慢性高血压的 90%。继发性高血压是由另一种疾病引起的血压升高，例如肾脏疾病、内分泌失调、肾上腺肿瘤、胶原蛋白血管疾病、动脉硬化、主动脉缩窄和药物性高血压[16]。妊娠期间慢性高血压的发生率增加，部分原因是女性怀孕的年龄延迟至 30～50 岁，这也是许多普通女性首次被诊断高血压的年龄[15, 17, 18]。非裔美国妇女、2 型糖尿病或肥胖（体重指数≥ 30kg/m²）妇女高血压的发病率进一步升高[17]。

（二）子痫前期 – 子痫

子痫前期是妊娠特有的多系统疾病，通常在妊娠 20 周后发生。由新发高血压合并新发蛋白

尿诊断。蛋白尿不是诊断子痫前期的必要条件。在没有蛋白尿的情况下，新发高血压伴以下任何情况均可满足诊断标准：血小板减少症（血小板少于 100 000/μl）；肝功能损害（转氨酶水平升高达正常值的 2 倍）；新发肾功能不全（血清肌酐大于 1.1mg/dl 或血清肌酐加倍）；肺水肿或新发性神经系统或视觉障碍[3]。

1. 蛋白尿的意义

尿液中 24h 内 300mg 的蛋白质超过了正常尿液排泄的阈值，这可能表明内皮损伤引起的肾小球通透性增加。在正常妊娠期间，由于肾脏灌注增加和肾小球滤过增加，每天尿液中最多可排泄 300mg 的蛋白质[19]。24h 蛋白尿被认为是测量尿蛋白排泄的"金标准"。子痫前期孕妇尿液中的蛋白质水平全天波动，仅从一个标本中确定蛋白尿，可能导致假阴性结果，但尿液蛋白与肌酐的比率至少为 0.3mg/dl 也符合标准[3]。在没有可量化测试的情况下，尿液试纸显示为 1+ 或 30mg/dl 表示蛋白尿[20]。无论对于子痫前期还是非子痫期孕妇，尿液试纸样本都有高假阳性和假阴性结果，因此仅具有中等的可靠性[21]。

2. 被废除的诊断标准

过去，存在水肿是诊断子痫前期三联征的一个要素，包括血压升高、蛋白尿和水肿。但是，由于许多孕妇患有一定程度的妊娠相关水肿，因此不再需要此标准来进行诊断。更重要的是，水肿的存在与否或程度与母体或胎儿的预后没有直接关系[3]。孕妇基线血压相对升高（收缩压升高 30mmHg 或舒张压升高 15mmHg）被认为是孕妇的相对"高血压"，即使该妇女的收缩压低于 140mmHg，舒张压低于 90mmHg。研究表明，基线血压的这种相对升高并不会增加该妇女患子痫及发生溶血、肝酶升高和血小板减少（HELLP）综合征的风险，也不增加母婴病死率[22]。因此，不是根据收缩压或舒张压的相对升高来诊断高血压，而是根据新发生的血压升高达到先前定义的阈值来诊断[3]。

3. 子痫

子痫定义为合并子痫前期且无既往神经疾病史的孕妇新发的抽搐，发病率约为 1/1000，并且很难被预测。超过 50% 的女性有短暂性症状，例如皮质盲症和神经系统功能障碍，但单纯子痫患者的这些短暂症状不会持续存在[23, 24]。尽管罕见，其他病因也可能在妊娠期和产后引起抽搐，需要进一步评估和鉴别非典型子痫发作的原因（如妊娠 20 周前或分娩 48h 后发作）[25]。

4. 溶血、肝酶升高和血小板减少（HELLP）综合征

尽管未包括在妊娠期高血压疾病分类系统中，但 HELLP 综合征被认为是子痫前期的亚型或变异。HELLP 综合征可以在没有高血压和蛋白尿这些临床症状时出现，并且被认为是单独的病证[26, 27]。但子痫前期的诊断标准已包括 HELLP 综合征的疾病特点，且治疗的关键都是选择适宜的终止妊娠的时机和优化终末器官的灌注[28]。

5. 严重表现

具有一些临床表现的子痫前期妇女有较高的发病率和死亡率，因此这些临床表现被确定为子痫前期的严重表现。如果存在以下特征之一并且满足子痫前期的诊断标准，则被认为是具有严重表现的子痫前期：收缩压为 ≥ 160mmHg 或舒张压 ≥ 110mmHg，至少 2 次（间隔至少 4h）；血小板减少症（如前文定义）；肝功能受损（血清转氨酶升高至 2 倍于正常值或上腹痛，且无法通过其他诊断解释）；新发的肾功能不全（如前文定义）；肺水肿或新发的神经系统或视觉障碍（包括子痫）。

子痫前期不再进一步分为轻度或重度。轻度子痫前期不再用于描述没有严重表现的子痫前期，因为它无法表现疾病过程的动态和进行性发

展的特点。即使子痫前期不伴有严重表现，仍然存在产妇发病和死亡的风险。在 24h 内蛋白尿大于 5g 不再被认为是严重表现，因为它与不良结局缺乏相关性。胎儿宫内生长受限（IUGR）也不再被认为是严重表现，因为与非高血压所致的 IUGR 相比，其治疗方法无差别。表 10-2 总结了子痫前期的严重表现。

（三）妊娠期高血压

如果某些妇女不符合慢性高血压或子痫前期的诊断标准，则可能被诊断为妊娠期高血压。妊娠 20 周后无蛋白尿，可通过新发高血压来诊断妊娠期高血压。也不表现有子痫前期的多系统障碍。高血压的急性发作可能存在涉及多个器官系统的潜在病理生理学表现。因此，有必要对蛋白尿和多系统体征和症状进行监测。妊娠期高血压的诊断可随妊娠期间的多系统表现改变发展为子痫前期。妊娠期高血压的诊断是假定该妇女在怀孕前血压正常。然而，其中一些妇女可能患有高血压，在产前未得到重视，怀孕期间血压正常生理性下降，因此，随着血压恢复到孕前值，高血压可能在妊娠后半期开始出现。为了确诊是否存在慢性高血压，有必要进一步评估产后血压。产后仍存在的血压升高符合慢性高血压的标准，尽管从分

表 10-2　子痫前期的严重表现

以下之一：
- 收缩压 ≥ 160mmHg，至少 2 次，间隔 4h[a]
- 舒张压 BP ≥ 110mmHg，至少 2 次，间隔 4h[a]
- 血小板减少症（血小板 < 100 0000/µl）
- 肝功能受损（血清转氨酶升高至正常值的两倍）
- 新发肾功能不全（血清肌酐 >1.1mg/dl 或水平加倍）
- 肺水肿
- 新发神经系统或视觉障碍

a. 在达到诊断标准之前，应对急性、重度高血压患者开始降压治疗

改编自 Task Force on Hypertension in Pregnancy.(2013). *Hypertension in pregnancy* (pp.1–89). Washington, DC: American College of Obstetricians and Gynecologists.

娩到产后 6 个月甚至一年血压才可能恢复正常[3]。

（四）慢性高血压并发子痫前期

妊娠期间的高血压表现出连续的疾病过程。慢性高血压与心血管和（或）肾脏疾病密切相关，特别是当血压显著升高和（或）升高的持续时间延长时。高血压前即有的蛋白尿可能反映慢性肾脏损害的发生而非怀孕导致的疾病进展。并发子痫前期的孕妇和胎儿的预后要比单独出现高血压时差，在不良预后出现但原因尚不清楚时支持先考虑并发子痫前期的诊断。当患有慢性高血压的妇女在妊娠 20 周后突然出现新发的蛋白尿时，诊断就变得更有可能。一些患有慢性高血压的妇女由于慢性肾功能不全而出现蛋白尿。在这些妇女中，妊娠早期蛋白尿持续增加，超过先前的阈值，高血压突然加重，需要降压治疗以控制血压升高，或新发的器官系统异常与子痫前期的诊断相符（例如血小板减少症、右上腹或上腹痛、肝酶升高或严重头痛）也可能支持并发子痫前期的诊断[3]。

（五）被废弃的术语

"妊高征"（Pregnancy-induced hypertension, PIH）一词被不一致地用于涵盖妊娠期间所有新出现的高血压，无论是否伴蛋白尿或多系统损害，或与子痫前期交替使用。因此，由 ACOG 发布的当前分类系统已废弃该术语[3]。术语"短暂性高血压"描述了产后新发的高血压，并于产后恢复正常[29]。该表现用"妊娠期高血压"描述更合适。妊娠期高血压可能会在产后首次出现。血压未能在产后恢复正常即为慢性高血压[3]。

二、病理生理学和病因学

（一）子痫前期

子痫前期是人类独有的多系统疾病，因此很难在实验动物中研究，这是发现其确切病因的巨大障碍。历史上，有几种理论和潜在标志用于解释疾病

严重程度和进展。尽管没有一个假说能够明确，但生物标志物和遗传因素的鉴定可以了解疾病过程的复杂性和多面性。尽管确切的病因尚不清楚，但子痫前期被认为是由适应不良的心血管和子宫胎盘对妊娠反应的复杂相互作用所致 [13, 14, 25, 30-33]。

子宫胎盘的充分灌注依赖于胎盘滋养细胞完全侵入子宫螺旋动脉而发生的子宫胎盘血管系统向血管扩张的低阻系统的转化。这种血管生长和胎盘血管扩张的过程称为血管重铸，它由诸如血管内皮生长因子（VEGF）和胎盘样生长因子（PlGF）之类的血管生成因子诱导发生 [8, 13, 14, 25, 30, 31]。子痫前期中，滋养细胞的浅侵袭导致胎盘灌注不足，胎盘因子（如抗血管生成蛋白和促炎症细胞因子）随后释放到循环中，阻碍螺旋动脉扩张，导致功能失调的胎盘无法充分灌注和维持正常妊娠 [8, 13, 25, 30, 31]，进而导致广泛的内皮功能障碍。抗血管生成蛋白包括可溶性 fms 样酪氨酸激酶 -1（sFlt-1）和可溶性内皮糖蛋白（sEng）拮抗促血管生成蛋白、VEGF 和 PlGF [3, 25, 30, 32, 34]。

氧化应激和炎症增加是疾病过程中涉及的主要病理生理机制。当抗氧化反应减弱时，就会发生氧化应激，导致产生促进组织损伤的氧自由基。血管内皮特别脆弱。子宫胎盘灌注减少可能会在小毛孔间隙产生氧自由基，进一步加剧该疾病的全身效应 [28]。子痫前期被认为可以进一步增强免疫反应，最终导致中性粒细胞活化，从而导致血管内皮损伤 [35]。尽管可能是为促进止血的代偿性尝试，但血管内皮损伤部位的小动脉血管痉挛和血小板凝集加剧了胎盘缺血，并使全身性内皮损伤循环持续，减少了终末器官灌注 [36]。

正常妊娠期间会发生显著的心血管系统代偿，以满足新陈代谢的增加。这些生理变化包括心输出量的增加，这主要是循环血容量增加和体循环血管阻力（Systemic vascular resistance，

SVR）降低的结果 [13, 37]。妊娠前或妊娠早期心脏功能障碍的存在使一些妇女心血管代偿受阻，从而使她们易患不良的心血管疾病如心肌病。抗血管生成蛋白（如 sFlt-1 和 sEng）的过表达与心肌功能障碍和其他不良心血管预后相关，并且可能反映内皮功能障碍和适应不良的心脏变化或促进冠状动脉小血管收缩，导致心肌缺血并增加心肌壁应力 [14, 32, 33, 38]。

使用侵入性和非侵入性技术研究子痫前期妇女的血流动力学发现，子痫前期的血流动力学特征具有很大的变异性 [39-44]。平均动脉压（Meam arterial pressure，MAP）由心输出量和 SVR 决定，任何一个变量升高都将导致高血压 [28, 45]。在子痫前期中，内皮损伤会导致毛细血管通透性增加，从而促进液体从血管内腔向间质的转移，从而减少血管内容积。内皮完整性丧失、血管收缩增强（如对血管收缩剂、血管紧张素 II 的敏感性增加）和 SVR 的升高，使胶体蛋白（如白蛋白）从血管内腔泄漏到间隙，胶体渗透压（colloid osmotic pressure，COP）降低而进一步减少了血管内容量 [46, 47]。强效血管扩张剂前列环素的减少和内皮完整性的丧失使情况进一步恶化，结果导致血管收缩效应增强（如对血管收缩剂、血管紧张素 II 的敏感性增加）和 SVR 增加 [28]。血管紧张度升高可能是一种代偿性适应措施，可在血管内容量减少的情况下维持终末器官灌注。SVR 增加导致高血压。或者，高血压可能是由于心排血量增加而引起的，心排血量的增加可能在妊娠前就已存在或在疾病过程的早期发生，导致代偿性血管舒张以适应血流的增加。随着疾病的进展或心血管舒张或心脏收缩功能受损，自主神经的适应性调节可能会失代偿 [13, 32, 45]。这些患者最终可能出现液体超负荷 [13]。

子痫前期的发生率可能会改变，部分是由家族特征决定的。通过对家族中子痫前期各种表现

的观察性研究，提出了遗传因素在子痫前期发病中的作用。母亲或姐妹患有子痫前期的女性比没有家族病史的女性更容易患上这种疾病。一些数据表明子痫前期是母体对父体抗原物质不耐受的结果。长期暴露于同一个伴侣的精子可能提供预防子痫前期的保护作用[48]。和同一个伴侣的前次正常妊娠可以降低子痫前期的风险。相反，暴露于少量的男性精子受孕可能会增加新型抗原抗体反应的风险，增加了子痫前期的风险[31, 49]。与非工具避孕方法相比，使用避孕套作为避孕手段的女性子痫前期的发病率有所增加，因为这限制了父系抗原的暴露[50]。父亲对子痫前期病因的作用假设是基于这样的观察结果，即前妻患有子痫前期的丈夫，与现任妻子怀孕，现任妻子发生子痫前期的风险是普通人的 2 倍，即使现任妻子既往和另一伴侣有过正常妊娠[31, 49]。

（二）高血压

慢性高血压的病理生理学涉及多种调节血压的生理系统的复杂紊乱，其中包括肾素 – 血管紧张素 – 醛固酮系统（renin–angiotensin–aldosterone system，RAAS）、肾钠排泄（钠尿）、血管顺应性以及自主神经系统。如前所述，MAP 是心输出量和 SVR 的产物。增加血流量和血容量有助于提高心输出量，而平滑肌收缩（血管收缩）和血流自动调节决定 SVR[51, 52]。当平均动脉压波动时，脑血管将通过血管收缩或扩张的自主调节来维持脑血流[53]。肾脏和心血管系统的容量调节在病理生理学中起着重要作用。

血压调节所涉及的生理过程非常复杂，并表现出多样性，且受到遗传、种族或民族、营养和心理社会因素的影响，亦受体重和体力活动的进一步影响。在正常情况下，动脉血压被设定在肾脏所需的水平，以允许钠和水排出。肾功能决定钠的排泄。目前尚不清楚肾功能不全引起的肾钠排泄减少是否为长期高血压的病因。简单来说，就是增加肾小管对钠的再吸收（肾钠排泄减少）导致 RAAS 激活。在交感神经系统刺激下，肾素分泌增加、肾小管钠重吸收增加，导致肾血管收缩。更高的平均动脉压是维持钠排泄的必要条件[51, 52]。

（三）风险因素

子痫前期的大多数病例发生在健康、初产妇中[3]。但是，既往存在的血管疾病或代谢异常会增加子痫前期的风险。慢性高血压或糖尿病使子痫前期的风险增加 8 倍[54]。子痫前期、肥胖和胰岛素抵抗的病理机制密切相关。胰岛素抵抗是一种以肥胖、胰岛素抵抗和血脂异常为特征的代谢综合征。这些发现在子痫前期中很常见。子痫前期和心血管疾病具有相同的风险因素，例如孕妇年龄大于或等于 40 岁、孕前糖尿病、慢性高血压和肥胖症[3, 36]。系统评价和荟萃分析流行病学观察研究表明，与子痫前期相似，内皮功能障碍在冠状动脉疾病（coronary artery disease，CAD）的病理生理中起着重要作用。胎盘血管的急性粥样硬化与动脉粥样硬化相似。

女性患子痫前期的易感因素反映出该病的病因比较复杂。这些在表 10-3 中进行了描述[3, 25]。原发性高血压的危险因素包括年龄 35 岁或以上、胰岛素抵抗或糖尿病、肥胖、家族史、抽烟、压力、身体活动受限和高盐、加工食品、和（或）饱和脂肪酸食物[15, 55]。慢性高血压与急性肾损伤（acute kidney injury，AKI）和妊娠期糖尿病的风险增加相关，并增加肺水肿和胎盘早剥引起的围产期发病风险[3, 36, 56]。病史长的慢性高血压孕妇较孕期才诊断高血压的孕妇母胎结局更差[17, 55]。患有慢性高血压的妇女并发子痫前期的比例为 10%～40%，当有严重表现时，母胎的预后进一步恶化的风险增加了 3 倍[3, 17, 55]。该发现可能与该人群中先前存在的血

表 10-3　子痫前期的危险因素

人口特征	• 孕妇年龄在 35 岁或以上（40 岁或以上子痫前期风险加倍） • 非裔美国人种族 • 非吸烟者
合并症	• 血管 / 血栓 / 炎症 • 慢性高血压 • 当前妊娠的血压升高，舒张压＞ 80mmHg • 肾脏疾病 • 雄激素过多 • 肥胖、体重指数增加 • 胰岛素抵抗 / 糖尿病合并妊娠（PGDM） • 血脂异常 • 血管疾病 • 结缔组织疾病（例如红斑狼疮、类风湿关节炎、硬皮病） • 抗磷脂综合征 • 因子 V 莱顿突变
妊娠 – 胎儿	• 双胎 / 三胎妊娠（多胎） • 妊娠滋养细胞疾病 • 前次妊娠患子痫前期
家族史 / 遗传学	• 家族史——母亲 / 姐妹患病 • 父系病史——先前伴侣患子痫前期
母体免疫因素	• 工具避孕 • 供体精子受精 • 供精和供卵 • 新的性伴侣

管损伤和终末器官功能受损有关。

三、终末器官系统受累和子痫前期临床表现

内皮损伤引起的器官系统受累并不一定遵循单一的发展路径。终末器官灌注的减少带来的病理生理后果可能表现为一个或多个器官系统的损害。表 10-4 总结了子痫前期终末器官灌注受损的多系统表现[3, 15, 25, 47, 57]。血液系统、肾脏和肝脏的受损最常见[25]。

（一）肾脏受累

肾动脉血管收缩、循环血容量减少和 SVR 升高均使肾灌注降低。肾灌注不足会导致肾小球损害，从而增加尿液中蛋白的排泄量，并减少代谢产物如肌酐和尿毒症毒素（例如尿酸或血尿素氮）的清除。少尿最初反映的是水和钠的代偿性再吸收，目的是维持肾小球滤过率，从而维持血容量。由于出血或胎盘早剥或产后出血引起的血循环量严重减少，导致急性肾损伤，也可表现为少尿[58]。急性肾损伤的诊断取决于血清和尿液的实验室结果，这将在第 16 章中进一步讨论。

（二）血液系统受累

血小板减少是子痫前期最常见的血液学表现。它最可能是由于血小板的活化和聚集在多个血管内皮位点试图促进止血而导致的血小板消耗引起的。溶血是 HELLP 综合征的特征，可能表

表 10–4　子痫前期的多系统表现

器官系统	子痫前期的表现
心血管	• 高血压 • 低血容量 • 舒张功能障碍 • 高血容量 • 水肿
血液系统	• 血小板减少症（血小板计数＜1 000 000/μl） • 外周血涂片异常（破碎红细胞、毛刺细胞、棘突细胞） • LDH 升高 • 血红蛋白显著下降，与失血无关
肾脏	• 蛋白尿 　– 24h 内 300mg 　– 尿蛋白 / 肌酐＞0.3mg/dl 　– 尿液试纸 1+ 或 30mg • 血清肌酐升高 • BUN 升高 • 血清尿酸增加 • 少尿
肝脏	• AST 或 ALT 升高，是正常值的两倍或更高 • 右上腹疼痛 • 上腹痛 • 血清胆红素升高（＞1.2mg/dl）
神经系统	• 视觉障碍 　– 视野模糊 　– 暗点 　– 闪光 　– 复视 • 神经系统症状 　– 神志状态改变（烦躁或无反应） 　– 抽搐 • 持续头痛
子宫胎盘	• IUGR • 基线 FHR 异常或 FHR 变异缺失或减小 • 生物物理特征评分低 • 多普勒血流异常
肺	• 肺水肿 　– 啰音 　– 咳嗽 　– 气促 　– 端坐呼吸 　– 有或没有增加 O_2 要求的情况下 SaO_2 降低

ALT. 丙氨酸转氨酶；AST. 天冬氨酸转氨酶；BUN. 血液尿素氮；FHR. 胎儿心率；LDH. 乳酸脱氢酶；IUGR. 胎儿宫内生长受限；
SaO_2. 动脉血氧饱和度

现为乳酸脱氢酶（LDH）升高或红细胞碎片（破碎红细胞、毛刺细胞或棘突细胞）。尽管它们表明疾病过程的严重性，但除非子痫前期伴产后出血或胎盘早剥，否则血小板减少和微血管内溶血很少与弥散性血管内凝血（DIC）相关[59]。高血压是公认的胎盘早剥的高危因素，与非高血压妊娠相比，风险增加了 5 倍[60-63]。

（三）肝脏受累

对肝脏的灌注减少可能导致梗死。灌注减少通常会导致血清转氨酶 [丙氨酸氨基转移酶（ALT）或天冬氨酸氨基转移酶（AST）] 轻度升高，很少导致血清胆红素升高。伴随溶血和血小板减少的肝酶升高符合 HELLP 综合征的标准。血清转氨酶显著升高或持续性右上腹部疼痛应考虑肝梗死或肝被膜下血肿。Glisson 包膜下的门脉毛细血管破裂会产生肝被膜下血肿，这是子痫前期一种危及生命的并发症，因为有破裂的危险。肝破裂或腹腔出血常导致休克和死亡。肝破裂最常见的临床表现是严重的低血容量休克，常伴有肩痛或严重上腹部或右上腹部疼痛。包膜下血肿和肝破裂是外科急症，需要积极的外科干预和血液、血液成分治疗[25]。

（四）神经系统受累

1. 视觉障碍和头痛

小动脉血管痉挛引起的脑或眼灌注减少或毛细血管通透性增加引起的间质水肿可能会引起头痛或视力障碍，这是子痫前期的常见症状[64, 65]。在子痫前期，头痛常被描述为严重、持续、对止痛药无反应[65]。视觉障碍包括视力模糊、复视、黑蒙（暂时性视力丧失）、视物闪光和暗点（"盲点"）[64]。分别有 80% 和 45% 的子痫患者先出现头痛或视觉障碍[3, 66]。另外，严重头痛或视力障碍可能提示脑血管意外[57]。虽然大脑和视觉障碍被认为是子痫前期的严重特征，但这些症状很少

会导致不良的母体结局。此外，它们是主观的。突发严重头痛（"我一生中最严重的头痛"）；有慢性头痛病史的患者，出现止痛剂不能缓解的头痛、头痛程度加重或与既往头痛模式不同；精神状态改变；抽搐；视盘水肿；视力改变；颈部僵硬等情况需要通过神经系统或磁共振成像（MRI）进一步明确诊断和评估病情[65]。

2. 子痫

子痫是子痫前期的标志性神经系统并发症。子痫的意思是"闪电"，子痫的强直 - 阵挛性突然发作显然符合该描述[10]。子痫发作的病因仍不确定。可能的机制或原因包括进行性的脑血管痉挛及脑水肿和局部缺血、高血压脑病、内皮损伤导致血管渗漏和颅内压升高[25, 31]。子痫的发作本质上几乎总是强直 - 阵挛性发作，并且通常是自限性的。大多数子痫前期发作之前都会出现头痛或视力障碍。但是，有 20% 子痫发作的患者没有前驱症状[66]。为了避免延误治疗，当发生不典型子痫时，应该在明确病因之前或同时，在假定子痫诊断的基础上给予硫酸镁预防子痫的进一步发作。育龄女性抽搐的其他原因包括颅内出血（如动脉瘤破裂、动静脉畸形）、脑炎或脑膜炎、严重的低血糖症、严重的电解质失衡、头部受伤、药物或酒精滥用或戒断、脑瘤[67]。子痫可能发生在产前、产时或产后。没有确切的方法来前瞻性地识别将发展为子痫的患者[25]。

3. 脑血管意外

自主调节是指脑血管根据平均动脉压的波动而收缩或扩张以维持脑血流的能力。平均动脉压在高于或低于自主调节阈值的范围内的剧烈波动会产生严重后果。收缩压或舒张压的严重升高会增加大脑自主调节功能丧失的风险，这可能导致脑缺血或因压力过高脑毛细血管破裂而引发卒中，从而导致颅内出血[15, 68-70]。对子痫前期或子痫相关的卒中患者的回顾性描述性研究得出结

论，卒中多发生在收缩压≥160mmHg 或舒张压≥110mmHg 的患者[70]。96% 的患者收缩压大于160mmHg，而 31 名患者中只有 3 名（20.8%）的舒张压大于 110mmHg，这导致了向治疗严重收缩压升高（不伴有严重范围的舒张压升高）的方式转变。脑出血和脑梗死的死亡风险是妊娠期高血压疾病导致孕产妇死亡的公认因素，这促使了全国共识性指南的推广（ACOG 于 2011年首次发布），即建议对于重度、急性高血压立即进行降压治疗（在 30～60min 内）。重度、急性高血压定义为持续 15min 或以上的收缩压≥160mmHg 或舒张压≥110mmHg[68, 71, 72]。本章稍后将介绍对重度、急性高血压的治疗。

血压升高包括低于重度高血压的情况（例如收缩压 140～159mmHg 或舒张压 90～109mmHg），可能使脑血管自主调节向较高的平均动脉压阈值偏移，以维持脑灌注。血压突然下降，尤其是由于血压阈值明显升高，可能会导致脑灌注下降[73]。因此，急性降压治疗的目标是收缩压为140～150mmHg、舒张压为 90～100mmHg[68]。对未接受急性降压治疗的非高血压妇女，动脉压降低至正常值可能表示血流动力学不稳定而非血压正常化。如有必要，应进一步评估出血或败血症，并及时、适当地给予晶体液、血液制品静脉输注和手术措施。

4. 后部可逆性脑病综合征（PRES）

自动调节失调或局部缺血、血管痉挛以及细胞毒性介导的细胞内脑水肿引起的脑过度灌注和细胞外水肿导致的自动调节衰竭可能产生后部可逆性脑病综合征（PRES）[57, 74]。PRES 表现为短暂的神经系统症状，如头痛、精神状态改变、视力障碍或抽搐。该诊断得到了大脑后循环血管性水肿放射学发现的支持[74, 75]。治疗旨在通过减轻高血压来避免对大脑的不可逆性缺血性损伤[76]。

（五）肺水肿

子痫前期妇女中约有 3% 发生肺水肿，这是该病的严重表现[42]。子痫前期的血流动力学特征是间质性肺水肿的原因。血管内皮损伤引起的毛细血管通透性增加，使得液体和胶质从血管腔中逸出，进入实质间隙（非静水性、非心源性肺水肿或毛细血管"渗漏"）。另外，高 SVR 使左心室的负荷增加会损害心输出量，从而增加静水压力，使血管内液体渗入肺组织（静水性、心源性肺水肿或"液体超负荷"）[77]。第 12 章详细阐述妊娠肺水肿。临床症状和体征不能区分静水性 / 心源性和非静水性 / 非心源性肺水肿（见表 10-4）。对利尿剂和吸氧初始治疗无反应的肺水肿值得进一步诊断评估以确定病因，这将指导进一步治疗。预防措施包括正确使用静脉输液，保证血容量以应对硬膜外介导的低血压、少尿或胎儿宫内支持措施。

四、预测和预防

（一）生物标志物

子痫前期发生前数周至数月，sFlt-1 和 sEng 的循环水平升高，PlGF 和 VEGF 水平降低[3, 30]。所产生的抗血管生成蛋白过表达提高了 sFlt-1/PlGF 比率，这是一种在英国用于筛查子痫前期的生物标志物[14, 78]。B 型利钠肽（BNP）或 N 末端 B 型利尿肽（NT-proBNP）是心力衰竭的生物标志物，目前研究较少，BNP 和 NT-proBNP 是心脏产生的多肽激素，并随心脏损害释放到循环中。它们通过促进利尿和钠排泄（自然疗法）和全身血管舒张来减少心脏工作量[79]。在伦敦进行的一项前瞻性研究得出的结论是，患有妊娠期高血压疾病的妇女具有更高的 NT-proBNP 水平、平均动脉压、总外周血管阻力、sFlt-1/PlGF 的比率要高于那些正常妊娠的妇女[14]。这项研究得出结论，多种生物标志物优于单一标志物。然而将生物标志物纳入子痫前期的风险评估仍处于研究阶段，需要在临床应用前进一步研究。

（二）预防

内皮损伤促进血小板活化，从而改变血管活性的前列环素（血管扩张药和血小板聚集抑制药）和血栓素（血管收缩剂和血小板聚集剂）之间的平衡。随着血栓素的增加、前列环素的缺失，导致血管收缩和血小板聚集[25]。子痫前期的病理异常可能因前列环素 – 血栓素失衡而加剧，引起了小剂量阿司匹林对炎症反应影响的临床研究的开展。目前推荐子痫前期高风险的女性每天服用小剂量阿司匹林（60～150mg），通过阻断血栓素的生成来预防子痫前期的发生[3]。美国预防服务工作组（U.S. Preventive Services Task Force，USPSTF）在对国际研究进行全面、系统的回顾后，发布了关于小剂量阿司匹林的最新临床指南，这些研究评估了子痫前期患病风险增加的女性服用小剂量阿司匹林的风险和益处[80]。基于这些结果，妊娠早期服用小剂量阿司匹林可使子痫前期、宫内发育迟缓和早产的风险分别降低10%、20% 和14%。数据不足以证明低风险妇女服用小剂量阿司匹林后，母胎结局有任何改善。研究还没有深入检测不良事件，如胎盘早剥和长期服用阿司匹林对新生儿的影响。因此，目前的建议仅限于子痫前期高风险女性，特别是那些有子痫前期、慢性高血压、肾病、妊娠期糖尿病（1型和2型糖尿病）、自身免疫性疾病或多胎妊娠的妇女。ACOG 和 USPSTF 建议妊娠12周后开始用小剂量阿司匹林，剂量范围为60～80mg，并持续到妊娠36周[3, 80]。

五、血压测量

对患者进行准确、可重复的血压测量是诊断高血压和确定何时治疗的必要条件。血压可通过带有血压计的听诊方法或自动示波设备获得。血压计包括一个带气囊的袖带、一个用于向袖带充气的球囊、一个控制袖带中空气量的阀以及一个可以读取和记录血压的压力计。袖带膨胀会阻塞动脉血流，而临床医生则用听诊器在袖带下方的动脉上听诊，通常为肱动脉上听诊 Korotkoff 音。袖带初次放气时，随着动脉血流重新搏动而产生 Korotkoff 音。当袖带完全放气时，它们会逐渐消失。表 10-5 列出了 Korotkoff 音的五个不同阶段[81]。

使用水银血压计听诊被认为是无创血压监测的金标准[81-83]。水银血压计在玻璃圆柱体内的垂直柱中包含液态水银。当在相反的一侧施加压力时，汞会排入柱中。抵抗重力使液态汞向上移动到玻璃柱上所需的压力以"毫米汞柱"（mmHg）（国际公认的压力标准单位）来衡量[84]。汞对环境有毒，并可能导致破坏性神经疾病损害婴儿、儿童和成人。因此，为响应州和联邦机构消除汞浪费的建议，在大多数临床环境中，汞血压计已被无液的自动示波法设备取代[81-83]。

无液压力计记录血压的方式与水银压力计类似，除了替代了水银柱的数字或手动刻度盘。自动示波装置对袖带进行充气和放气，并根据动脉搏动和专有算法得到数据，并计算压力。这两种方法在需要频繁测量血压时适用，但可能会低估脉压增宽患者的平均动脉压[83, 85]。这两者都因其固有的误差而闻名，无液压力计比自动示波装置的误差范围更大[86, 87]。因此，血压测量应标准化，以优化结果的质量，并应根据制造商的指南校准和验证示波仪。表 10-6 总结了提高血压测量准确性的方法[3, 83, 88, 89]。

临床医生必须选择合适的袖带尺寸。孕妇应该坐位，双腿不交叉，双脚平放在地板上，或者放在脚凳或床上。用于测量血压的手臂应完全支

表 10–5 **Korotkoff** 的时相和声音

时 相	声 音	临床意义
I	最初放气并逐渐从气囊释放空气时听到的第一声声音。可能是"啪声""咔嚓声",或重击声	相当于收缩压
II	在收缩压和舒张压之间听到杂音	无临床意义
III	清晰的敲击声	无临床意义
IV	砰砰声或"闷声"	当袖带完全放气后仍能听到声音时,用于测定舒张压
V	声音消失	在大多数临床情况下用于测定舒张压

改编自 Ogedegbe, G., & Pickering, T. (2010). Principles and techniques of blood pressure measurement. *Cardiology Clinics*, 28(4), 571–586; Pickering, T. G., Hall, J. E., Appel, L. J., Falkner, B. E., Graves, J., Hill, M. N., et al. (2005). Recommendations for blood pressure measurement in humans and experimental animals. Part 1: Blood pressure measurement in humans: A statement for professionals from the Subcommittee of Professional and Public Education of the American Heart Association Council on High Blood Pressure Research. *Circulation*, 111, 697–716.

撑在患者右心房水平的手臂肱动脉上。这个界标被称为静脉轴,位于第四肋间隙和腋中线的交点。它接近主动脉的水平,并且是与有创血压监测导管的零参考点相同的参考点。最初要测量两只手臂的血压以评估它们之间的差异,采用两者中高的血压值进行诊断和急性干预。当患者在医院卧床时,重要的是要遵循与坐位患者相同的测量流程。将测量血压的动脉置于心脏高度至关重要。

六、治疗

治疗的重点是预防子痫发作,控制血压和改善终末器官灌注(请参阅第 6 章)。终止妊娠仍是确定的治疗方法。子痫、肺水肿、DIC、无法控制的重度高血压、胎盘早剥、胎儿监护异常、胎儿不能存活或胎死宫内,无论胎龄如何,都是终止妊娠的指征。否则,子痫前期发病孕周和(或)疾病进展的严重程度决定了选择期待治疗或终止妊娠。表 10–7 总结了期待治疗和分娩的建议 [3]。

(一)预防子痫发作

1995 年发表的一项有重大意义的试验将硫酸镁与苯妥英钠进行了比较,确定硫酸镁是预防子痫的首选药物 [90]。大型临床试验表明,硫酸镁可有效地预防反复发作,与对照组安定相比,其孕产妇死亡人数较少 [25, 57, 91, 92]。治疗子痫发作需要硫酸镁,因为大约 10% 的患者子痫反复发作 [93]。硫酸镁的优点之一是它能够预防及治疗子痫发作且不会抑制呕吐反射。因此,与其他预防癫痫药物相比,硫酸镁可降低孕产妇误吸、急性呼吸窘迫综合征、缺氧性脑损伤和死亡的风险 [92]。硫酸镁可用于有严重表现的子痫前期患者预防子痫及子痫患者避免反复发作 [3]。没有严重表现的子痫前期患者给予硫酸镁存在争议 [94, 95]。

硫酸镁通常在 15~30min 内以 4~6g 的静脉负荷剂量(单次)给药,以迅速增加孕产妇血清镁水平,然后以每小时 1~2g 的静脉输注速度维持血清水平。它通过输液泵给药 [28]。在输注硫酸镁期间进行胎儿监护的临床评估参数和建议可在本文附录中的《妊娠期高血压患者的护理指南》中找到。

尚不清楚硫酸镁如何预防和治疗子痫发作。可能的方式包括扩张外周血管和脑血管,通过预

表 10-6　提高血压测量准确性的方法

	设备
测量前	• 使用已按照制造商的规定进行过验证和校准的设备 • 选择合适尺寸的血压袖带 　– 袖口至少是手臂周长的 1.5 倍 　– 袖带内的气囊至少占手臂周长的 80%，气囊的宽度应为气囊长度的一半，或手臂周长的 40% • 获得一个高质量短管听诊器 **患者位置** • 将患者置于靠背的坐姿或半卧位。后背要放置在带有靠背支撑的椅子上，请确保其脚平放在地板上。腿不应该交叉并且不能悬吊 • 如有可能，请指示患者静坐 10min • 将血压袖带放在裸露的手臂上，没有限制的衣服，并以心脏水平支撑手臂 　– 气囊中心应在动脉上方 2～3cm 处，以防止听诊器触及袖带 　– 将手臂放在提供完全支撑并允许手臂放松的表面上
测量	• 测量期间，患者和临床医生均不应讲话 • 袖带充气时触诊肱动脉搏动。径向脉动消失后继续给袖带充气 30mmHg • 在心律缓慢的情况下，以不超过每秒 2～3mmHg 的速度或每次心跳使袖带放气 • 使用 Korotkoff Ⅰ 测量收缩压，使用 Korotkoff Ⅴ 测量舒张压。完全放空袖带 　– 记录该值至最接近的 2mmHg 　– 如果完全放气后仍能听到声音，请使用 Korotkoff Ⅳ 测量舒张压
重复测量	• 至少休息 5min，然后在同一只手臂上再次测量血压 　– 使用最高的读数 　– 避免将患者重新侧卧位以获得重复的血压测量结果 • 收缩压≥ 160mmHg 或舒张压≥ 110mmHg 后 15min 重复测血压 • 如果收缩压≥ 140mmHg 或舒张压≥ 90mmHg，则至少每小时测一次血压
常见错误	**血压虚假升高** • 袖带太小 • 手臂未处于放松位置 • 患者在说话 • 患者的手臂低于心脏水平 • 患者的背部没有支撑（舒张压增加 6mmHg） • 腿交叉（收缩压增加 2～8mmHg） **血压降低** • 袖口太大 • 患者的手臂高于心脏水平

改编自 American College of Obstetricians and Gynecologists (ACOG). (2017) Committee opinion no. 692: Emergent therapy for acute-onset, severe hypertension during pregnancy and the postpartum period. *Obstetrics and Gynecology*, 129(4), e90–e95;Gabel, K. Patient care and treatment recommendations: Accurate blood pressure measurement. (California Maternal Quality Care Collaborative Toolkit: Preeclampsia care guidelines.) Developed under contract with California Department of Public Health; Maternal Child and Adolescent Health Division; Published by the California Maternal Quality Care Collaborative (CMQCC). December 2013. Available at: https://www.cmqcc.org /resource/ accurate-blood-pressure- measurement-toolkit-pdf. Accessed June 12, 2017;Magee, L. A., Pels, A., Helewa, M., Rey, E., von Dadelszen, P., Hypertensive Guideline Committee. (2014). Diagnosis, evaluation, and management of the hypertensive disorders of pregnancy: Executive Summary. *Journal of Obstetrics and Gynaecology Canada,36*(5), 416–438; and Pickering, T. G., Hall, J. E., Appel, L. J., Falkner, B. E., Graves, J., Hill, M. N., et al. (2005). Recommendations for blood pressure measurement in humans and experimental animals. Part 1: Blood pressure measurement in humans: A statement for professionals from the Subcommittee of Professional and Public Education of the American Heart Association Council on High Blood Pressure Research. *Circulation, 111*, 697–716.

表 10–7　期待治疗和分娩的建议

门诊评估	住院治疗
• 不伴严重表现的子痫前期 • 每周或每周两次就诊 　– 实验室评估 　　○ 血常规、血小板计数 　　○ 血清肌酐和转氨酶水平 　　○ 24h 尿蛋白或蛋白肌酐比 　– 监测血压 　– 评估体征和症状 • 胎儿评估 　– 每日胎动计数 　– 每 3 周进行 1 次胎儿大小评估 　– 每周 AFI 　– NST 或 BPP 每周 1～2 次	以下任何一项： • 收缩压 ≥ 160mmHg • 舒张压 ≥ 110mmHg • 胎儿监护异常 • IUGR • 肝转氨酶水平升高 • 血小板减少 • 临产 • 胎膜早破

对院内期待治疗和分娩时机的建议

在任何妊娠孕周分娩	37 周前引产	期待治疗至 37 周
以下任何一项： • 子痫 • 肺水肿 • DIC • 难以控制的重度高血压 • 胎儿监护异常 • 胎盘早剥 • 无法生存的胎儿 • 胎死宫内	以下任何一项 （产前糖皮质激素 48 小时后分娩） • 34 周以上具有以下情况 　– 临产 　– PROM 　– 羊水过少 　– BPP 6/10 或以下 • 严重疾病的持续症状 • HELLP • 严重肾功能不全（不包括蛋白尿） • EFW ≤ 第 5 百分位的 IUGR • 脐动脉舒张末期血流反向	• 稳定 • 无严重表现 • 未临产 • 胎膜完整 • 正常胎心监护

AFI. 羊水指数；BPP. 生物物理评分；DIC. 弥散性血管内凝血；EFW. 估计胎儿体重；HELLP. 溶血，肝酶升高，血小板减少；IUGR. 胎儿宫内生长受限；PROM. 胎膜早破

改编自 Task Force on Hypertension in Pregnancy. (2013). *Hypertension in Pregnancy* (pp. 1–89). Washington, DC: American College of Obstetricians and Gynecologists.

防或减少脑水肿或中枢神经系统抑制来保护血脑屏障。镁有剂量依赖性反应，范围从亚治疗到产生抗惊厥效果的水平，再到产生抑制中枢神经系统功能、呼吸或心脏传导的毒性[28]。血清镁水平为 3～7mEq/L 时等同于 4.8～8.4mg/dl，被认为有治疗作用。血清镁水平逐渐升高至大于 7mEq/L、10mEq/L 和 25mEq/L 分别与深肌腱反射（deep tendon reflexes，DTR）消失、呼吸抑制和孕妇心搏骤停有关[46]。深肌腱反射消失早于呼吸抑制和其他系统不良反应。这警示我们需要至少每 1～2h 评估一次腱反射和呼吸频率[28]。腱反射消失、呼吸抑制或心脏功能下降需要中止输液并检验血清镁水平。葡萄糖酸钙是公认的解毒药物，1g 静脉内给药（大于 3min），根据需要可重复给药。镁通过肾脏排泄[96]。因此，少尿时镁中毒的风险增加。必须经常评估尿量。

1. 子痫的治疗

首先通过输液泵在 15~20min 内给 4~6g 硫酸镁静脉注射负荷剂量（在约 100 ml 等渗静脉注射溶液中稀释），以治疗子痫发作。对于复发性子痫发作，即应用负荷剂量镁后未能控制子痫发作或维持输注期间发作的情况，建议在 5min 内再输注 2g 硫酸镁，并监测血压、心电图、动脉血氧饱和度（SaO_2），警惕镁中毒的迹象。负荷剂量后，通过输液泵静脉内维持剂量为每小时 2g。大多数子痫发作可在 1~2min 内停止[28]。对于罕见的尽管使用硫酸镁治疗仍反复子痫发作的患者，可以考虑使用以下任何抗惊厥药，如咪达唑仑、劳拉西泮、地西泮或苯妥英。表 10-8 概述了对镁难治性子痫发作给予的抗惊厥药[46]。其他抗惊厥药在子痫发作控制后进一步增加了呼吸暂停的风险，需要熟练掌握气管插管的医生尽快床旁就位[25]。

子痫发作常伴有产妇呼吸暂停，随后可能出现过度通气以代偿呼吸性酸血症。子宫胎盘灌注减少可能会导致胎儿心动过缓或其他变异的胎儿心率（FHR）模式，这可能表明存在低氧血症和酸中毒。当务之急是在紧急剖宫产之前先进行母体稳定治疗（如确保呼吸道通畅和吸氧）。通过宫内支持措施如产妇侧卧、吸氧和静脉输液，FHR 可能会恢复正常。

2. 高血压的治疗

有些人建议按照一般人群的指南进行高血压的诊断和治疗[3, 15]。然而目前尚未达成统一。将严重血压升高经治疗降至轻至中度血压升高（收缩压为 140~159mmHg，舒张压为 90~109mmHg），其对照实验并未证明使用降压药降低血压可改善母胎结局或降低子痫前期和胎盘早剥的风险[97, 98]。明确的结论需要通过更多的研究得到数据。ACOG 建议仅对重度高血压进行治疗[68]。

重度、急性血压升高的治疗已就应立即治疗的阈值达成共识。ACOG 确定收缩压 ≥ 160mmHg 或舒张压 ≥ 110mmHg 持续 15min 为上限进行急性治疗。此起始治疗范围旨在降低颅内出血

表 10-8　用于癫痫发作的抗惊厥药物

药　物	管　理
推荐一线治疗	
硫酸镁	• 负荷剂量：15~30min 内静脉注射 4~6g • 维持输液：每小时 1~2g 静脉注射 • 第二次负荷剂量（对于反复发作）：5min 内静脉注射 2g
如果患者在第二次硫酸镁负荷量后再次发作，请考虑使用以下替代抗惊厥药	
咪达唑仑	1~2mg 静脉注射。可在 5~10min 内重复
劳拉西泮	2~5min 内静脉注射 4mg。可在 5~15min 内重复，在 12h 内最多 8mg
地西泮	5~10mg 缓慢静脉注射。可每 15min 重复一次，最多 30mg
苯妥英	20min 内静脉内注入 1000mg

改编自 Task Force on Hypertension in Pregnancy. (2013). Hypertension in Pregnancy (pp. 1–89). Washington, DC: American College of Obstetricians and Gynecologists.

和其他器官并发症（主要是胎盘早剥和肺水肿）的风险[68, 70]。与试图使血压正常化不同，降压治疗的目标是收缩压 140～150mmHg 或舒张压 90～100mmHg。在妊娠期间治疗"轻度"高血压缺乏证据，过度降低血压对子宫胎盘灌注可能存在不良影响，因此支持上述的降压阈值[3, 68, 99]。

最常用于治疗高血压急症的药物是盐酸拉贝洛尔（Trandate）、盐酸肼屈嗪（Apresoline）和硝苯地平（Procardia）。表 10-9 概述了用于急性、重度高血压的一线降压药物[68]。对于急性、重度高血压，初次给予降压药物通常采用递增剂量给药以达到目标血压 140～150/90～100mmHg 或直至达到累积最大剂量[68]。第 8 章给出了拉贝洛尔、

肼屈嗪和硝苯地平以及血管扩张药的最大累积剂量以及控制初始难治的高血压可能需要的降压药。一旦达到目标血压，重要的是要在 7h 内频繁监测血压，以确保血压保持在严重范围以下。（请参阅表 10-9）。一线降压药进行初始治疗后在严重范围内随后发生的血压升高的治疗是个体化的，特别是应重新开始初始剂量还是应从先前的有效剂量开始治疗。此外，在使用一线降压药进行紧急治疗后，应就后续维持治疗咨询医生。

（二）液体管理

子痫前期复杂的病理生理学和血流动力学改变使静脉输液复杂化。肺水肿的风险增加，不管

表 10-9　急性、重度高血压的降压药

评估和初始治疗

确认重度高血压	• 在 15min 内重复测量血压 • 证实为重度高血压 • 对未分娩的、有生命力的胎儿启动胎心率监测 • 在 15min 内通知产科医生 • 在确诊为重度高血压的 30～60min 内开始降压治疗

一线降压治疗

	拉贝洛尔	肼屈嗪	口服硝苯地平
初始剂量	20mg 静脉注射＞ 2min	5mg 或 10mg 静脉注射＞ 2min	10mg 口服
重复测血压	10min	20min	20min
后续剂量	40mg 静脉注射＞ 2min	10mg 静脉注射＞ 2min	口服 20mg
重复测血压	10min	20min	20min
后续剂量	80mg 静脉注射＞ 2min		口服 20mg
重复测血压	10min		20min
换药	肼屈嗪 10mg 静脉注射＞ 2min	拉贝洛尔 20mg 静脉注射＞ 2min	拉贝洛尔 40mg 静脉注射＞ 2min
重复血压	20min	10min	
后续剂量	进行后续操作	拉贝洛尔 40mg 静脉注射＞ 2min	进行后续操作

（续表）

进行后续操作			
后续操作	紧急咨询： • 母胎医学专家 • 内科 • 麻醉 • 重症监护		
达到目标血压后的血压监测	• 每 10min × 1h • 每 15min × 1h • 每 30min × 1h • 每 1h × 4h • 根据医嘱频率监测		

严重的血压升高需要立即进行降压治疗。无论是收缩压≥ 160mmHg 或舒张压≥ 110mmHg

表 10-10　妊娠期高血压疾病的出院指导

患者指导	原　因
警示指标 - 通知医生 • 严重且持续的头痛，药物、休息或补液无法缓解 • 视力障碍（如斑点、复视、暗点、模糊） • 意识水平的变化（烦躁或意识水平下降）	产后子痫前期是脑血管疾病高风险
危险标志 - 拨打紧急医疗服务（911） • 子痫抽搐 • 言语不清 • 肌无力或瘫痪 • 意识丧失 • 胸痛 • 端坐呼吸	缺血性中风的治疗对时间敏感，需要使用紧急服务 子痫前期增加了缺血性心脏病的风险 肺水肿可能反映出心肌病

病因如何（内皮毛细血管损伤导致间质性液体渗漏与液体容量超负荷），都需要合理的静脉输液（小于 125ml/h）和监测出入量[46]。硬膜外镇痛和麻醉不需要静脉输晶体液（液体预负荷）[46, 100]。静脉推注可用于血压显著低于基线值或反映母体心输出量下降的异常胎心率模式。然而，某些情况下需要血管内扩容。少尿的临床表现最初证明了循环血容量减少导致肾灌注受损的假设。建议静脉补液 250～500ml。硬膜外介导性低血压也以类似方式保证血管内扩容[101]。连续监测血氧饱和度可指导后续诊断评估和处理。在没有怀疑循环血容量受损（如出血）的情况下，血氧饱和度降低可能应考虑用呋塞米利尿治疗所致肺水肿。持续降低的血氧饱和度需要考虑到心肌功能障碍导致的肺水肿。进一步超声心动图评估收缩和舒张功能、有创血流动力学监测和（或）BNP 评估将进一步阐明心脏功能和循环血容量状态[46]。

七、产后随访

在产后，子痫前期患者仍有出现不良结局的

风险，如子痫、高血压脑病、肺水肿和脑血管意外[102]。具有严重表现的子痫前期、复发的子痫前期（两次或两次以上妊娠发生子痫前期）或子痫前期必须在 34 周前终止妊娠者，进一步增加了出现不良结局的风险[36, 78, 103, 104]。出院指导及向孕妇和家属的说明应包括提示需紧急就诊的情况，见表 10-10[15, 57, 105]。此外，孕妇需返诊评估，使用降压药物者在产后 3～7 天，未使用降压药物者在产后 7～14 天[46]。

八、远期预后

子痫前期反映出怀孕期间心血管适应能力受损，并显著增加了远期患心血管疾病的风险[78]。建议分娩后 12 周血压恢复正常女性仍需警惕高血压患病风险增加，至少每年一次向其初级保健医生寻求预防护理[28]。如前所述，子痫前期、已存在的血管疾病和代谢综合征的病理生理机制密切相关，并且增加缺血性心脏病、脑血管疾病和心肌病的风险[36, 106, 107]。心脏舒张或收缩功能异常先于左室射血分数（LVEF）降低和妊娠期高血压疾病的临床症状。超声心动图对整体纵向应变（global longitudinal strain，GLS）的评估提供了心脏功能的量化指标，并描述了收缩期心肌纤维的缩短，提供了在明显心脏功能障碍或 LVEF 降低之前出现的细微的左心功能不全的迹象。一项对血压正常和高血压妊娠的前瞻性病例对照研究表明，子痫前期女性的 GLS 较妊娠期高血压或慢性高血压的女性更差，并且所有妊娠期高血压疾病组中 GLS 异常与 sFlt-1 水平升高呈正相关[32]。

子痫前期妊娠终止后行心室功能超声心动图评估可能会发现女性有复发性子痫前期的风险，并支持延迟妊娠的建议和改变生活方式。为了确定普通人群中阳性和阴性的预测值，需要进一步研究 GLS 在低危女性中的应用[108]。高危人群如有严重表现的子痫前期、复发性子痫前期、早发型子痫前期（34 周之前）或合并症者应考虑转介给心脏科医生，但该建议尚未达成共识[33, 36, 78, 102–104]。

九、总结

在美国，妊娠期高血压疾病导致了严重的孕产妇发病和死亡。尽管研究人员已经提出并继续研究异常滋养细胞侵袭、内皮功能障碍、母亲对妊娠的免疫反应以及炎性介质和血管生成蛋白的过度表达等假说，子痫前期的病因仍然未知。对这个现代医学中最神秘的疾病之一的持续发现影响了对子痫前期的当前理解，目前对子痫前期的理解强调了这种疾病的动态性和进行性。使用标准化的命名系统来识别怀孕期间高血压的类别可能会增进沟通，并增加在照顾这些复杂和危重孕妇时的合作机会。

当前的治疗基于对疾病的早期识别、密切监测疾病的进展、控制严重的高血压以防止颅内出血和其他不良事件，用硫酸镁预防子痫发作以及对发生的严重并发症进行早期治疗。研究所选择的生物标志物可能前瞻性地预测并识别出将发生妊娠期高血压疾病的个体，为疾病预防提供了机会，提供了一个令人振奋的研究领域，也为改善世界各地女性的生活提供了未来的可能性。

第11章

孕产妇心脏病
Maternal Cardiac Disorders

Cynthia Krening　Nan H. Troiano　Shailen S. Shah　**著**

陈练　严欣　**译**

赵扬玉　**校**

妊娠期生理变化是显著的，但健康的孕妇能够很好地适应这些变化。发生心脏疾病时，孕产妇发病或死亡风险增加。妊娠期间心脏病的发病率逐渐增加。由于外科手术和心脏病学的进步越来越多的患有先天性心脏病（CHD）的女性达到生育年龄[12-14]。成人先天性心脏病的发病率以每年 5% 的速度增加。目前，据估计，美国有 85 万～100 万人患有某种类型的先天性心脏病。其他女性罹患获得性心脏病可能与不断增长的生育年龄或确诊为高血压、子痫前期、糖尿病或多胎妊娠有关。

据报道，心脏病在所有妊娠者中占 1%～4%，并已成为发达国家非产科因素孕产妇死亡的主要原因[1-7]。根据世界卫生组织（WHO）的数据，美国总体孕产妇死亡率（孕妇在怀孕期间或在产后 42 天内死亡）持续上升[8, 9]。虽然产科出血、高血压疾病、栓塞事件和感染仍然是造成孕产妇死亡的重要原因，但心脏病，特别是心肌病，占美国 2006—2010 年妊娠相关死亡（孕期死亡或终止妊娠后 1 年内死亡）的 26%[10, 11]。第 1 章对孕产妇发病率和死亡率已进行了深入讨论。

尽管大多数患有心脏疾病的女性都能很好地怀孕并有良好的预后，但有些心脏疾病会增加母胎的发病率和死亡率。由母胎医学专家、心脏病学家、产科医生和产科麻醉师组成的多学科团队，可以最大限度帮助这些孕妇。本章描述了妊娠期心脏疾病的分类，介绍了有关特定心脏疾病的信息，并阐述了心脏疾病对妊娠期女性有哪些影响，强调在整个妊娠期协作管理的必要性。

一、分类

从病因学上讲，妊娠期心脏病通常可分为先天性心脏病、获得性心脏病或缺血性心脏病。针对妊娠，分类系统用于预测有心脏疾病的孕妇及其胎儿对妊娠耐受的风险，并提高患者咨询的质量。已知患有心脏疾病的女性最好在孕前进行咨询，以便对怀孕时的发病率和死亡率的具体风险有更深入的了解。然而，由于 49% 的妊娠是计划外的，且患者可能不知道或可能在妊娠期才诊断出心脏疾病，所有产科医务工作者应熟悉心脏功能障碍的症状和体征以及与妊娠相关的风险[15]。

已有心脏病的孕产妇围产期发病率和死亡率的风险取决于三个因素：①心脏病变的类型；②病变产生的功能异常；③妊娠合并症（如出血、感染和子痫前期）情况[16]。表 11-1A 和表 11-1B 中描述了妊娠期特定心脏病变相关发病率和（或）死亡率风险的分类系统[17-19]。此外，表 11-2A 和表 11-2B 还描述了预测心脏病女性孕产期充血性

表 11–1A　与妊娠和心脏疾病相关的死亡率风险

死亡率 (%)	异常情况
< 1	• 房间隔缺损 [a] • 室间隔缺损（非复杂型）[a] • 动脉导管未闭 [a] • 肺动脉瓣和三尖瓣疾病 • 纠正的法洛四联症 • 人造生物瓣膜假体（猪和人类同种异体移植物） • 二尖瓣狭窄，NYHA I 级和 II 级
5～15	• 二尖瓣狭窄合并心房颤动 [b] • 机械瓣膜假体 [b] • 二尖瓣狭窄，NYHA III 级或 IV 级 • 主动脉瓣狭窄 • 主动脉缩窄（非复杂型） • 未经修正的法洛四联症 • 既往心肌梗死 • Marfan 综合征伴有正常主动脉
25～50	• 肺动脉高压 • 主动脉缩窄（复杂型） • Marfan 综合征伴有主动脉受累

a. 如果与肺动脉高压无关

b. 如果用肝素而不是用香豆素抗凝

心力衰竭（CHF）、脑卒中或心律失常的风险因素[20, 21]。

心脏功能也会影响妊娠结局。1973 年之前，纽约心脏协会（NYHA）标准委员会推荐了一种基于临床功能的心脏病分类系统。该系统是对患有心脏病的孕妇进行全面评估的重要组成部分。NYHA 功能分类系统的描述见表 11–3。怀孕前评估 NYHA I 级或 II 级的女性在妊娠期间通常预后良好。功能分类为 III 或 IV 的患者在妊娠期间发病率和死亡率的风险显著增加。尽管该系统有利于对心脏病孕妇进行评估，但其在预测成功的妊娠结局方面有明显局限性。妊娠期间发展为心力衰竭和肺水肿的女性中，多达 40% 的在怀孕前属于心功能 I 级[22]。因此，有必要对患有心脏病的孕妇进行上述分类系统以外的评估，并在每次产前检查、就医或入院时进行评估，根据任何心脏功能的不利变化而重新分类。

二、先天性心脏病

（一）发病率

每 1000 名活产婴儿中有 9 名患有先天性心脏病。如果包括患有主动脉瓣二瓣化畸形的婴儿（发病率为 13.7/1000 成人），或者患有自发关闭的小的室间隔缺损（约占所有婴儿的 5%）[23, 24]，发病率更高[25, 26]。第一，新生儿重症监护和儿科心脏手术的发展使患有先天性心脏病的儿童存活到生育年龄，这两个因素导致先天性心脏病的发病率与获得性心脏病相比有所增加。第二，随着时间的推移，美国和世界范围内的风湿热发病率显著下降。妊娠期风湿性心脏病与先天性心脏病的比率从 20 世纪 50 年代初的 20:1 下降到 20 世纪 70 年代末的 3:1。目前这个比率已经接近一致，而在一些人群中这个比率已经倒置[27]。1998 年至 2007 年，美国患有先天性心脏病女性的出生人数增加了近 35%[28]。

（二）病因学

基于早期关于复发和传播风险的研究，提出了先天性心脏病多因素病因学假说，认为这些缺陷是遗传倾向和环境因素之间相互作用的结果[29]。然而，最近的研究表明，基因和环境因素是分开的[26]。随着细胞遗传学检测技术的进步，高分辨率的核型分析更精确地揭示了染色体的缺失、重复和易位，其中一些非常细微。

对端粒和亚端粒区的分析发现了这些变异，其中最容易识别的是 22q11 缺失。据估计，每 5950 例活产婴儿中有 1 例发生这种缺失，并与 Digeorge 综合征和腭心面综合征有关。同样，通过荧光原位杂交（FISH）和 DNA 突变分析发现，Williams–Beuren 综合征在染色体 7q11.23 处

表 11-1B 妊娠风险和心脏病（世界卫生组织）

风险等级	不同情况妊娠风险	母体风险因素
I	• 孕产妇死亡率未增加 • 孕产妇发病率轻度增加	• 无合并症的轻度肺动脉狭窄 • 二尖瓣脱垂 • 已手术修补的不伴肺动脉高压的（房间隔缺损、室间隔缺损、动脉导管未闭、肺静脉畸形引流） • 单源、偶发的室上性或室性早搏 • 无合并症的轻度肺动脉狭窄
II	• 孕产妇死亡率轻微增加 • 孕产妇发病率中度增加	• 未手术修补的房间隔缺损或室间隔缺损 • 法洛四联症修补术后 • 大多数心律失常
II～III	• 孕产妇死亡率中度增加 • 孕产妇发病率中度增加	• 轻度左心室受损 • 心肌肥大 • 原发性或组织瓣膜性心脏病非 WHO I 级或 IV 级 • Marfan 综合征不伴主动脉扩张 • 主动脉疾病（主动脉直径 <45mm），二叶式主动脉瓣疾病 • 经修复的主动脉缩窄
III	• 孕产妇死亡率显著增加或严重孕产妇发病率 • 需要专家咨询 • 如果妊娠，需要在整个妊娠、分娩及产后进行强化的产科和心脏专门监护	• 机械瓣膜置换术后 • 右心室体循环患者 • Fontan 循环术后 • 发绀型心脏病 • 其他复杂性先天性心脏病 • Marfan 综合征主动脉直径 40～45mm • 主动脉疾病（主动脉直径 45～50mm）
IV	• 孕产妇死亡率风险超高或严重的孕产妇发病率 • 禁忌妊娠 • 如果怀孕，应考虑终止妊娠 • 如果继续妊娠，应 III 级护理	• 任何原因引起的重度肺动脉高压 • 严重的左心室功能不全（LVEF ＜ 30%,NYHA III 或 IV 级） • 围产期心肌病病史伴左心功能不全 • 重度二尖瓣狭窄 • 重度主动脉瓣狭窄 • Marfan 综合征伴主动脉扩张 > 45mm • 主动脉疾病（主动脉直径 > 50mm），与主动脉瓣二叶瓣畸形相关 • 先天性严重主动脉缩窄

LVEF. 左心室射血分数；NYHA. 纽约心脏协会

改编自世界卫生组织（WHO）[19]

表 11-2A 充血性心力衰竭、脑卒中或心律失常的预测因素

NYHA III～IV级，或发绀
• 左心室流出道梗阻（二尖瓣面积 ＜ 2cm^2，主动脉瓣区域 ＜ 1.5cm^2，或超声心动图左心室流出道梯度 ＞ 30mmHg）
• 系统性心室功能障碍（射血分数 ＜ 40%）
• 心律失常或既往心脏事件（心力衰竭、短暂性脑缺血发作或妊娠前脑卒中）

表 11-2B 妊娠期间充血性心力衰竭、脑卒中或心律失常的危险因素

风险因素的数量	心脏事件的发生率（%）
0	5
1	27
多于 1	75

表 11-3 纽约心脏协会（NYHA）功能分类系统

分 级	描 述
I	• 无症状 • 无活动受限
II	• 休息时无自觉症状 • 重体力活动时有症状 • 轻度活动受限
III	• 休息时无症状 • 轻度体力活动时有症状 • 明显活动受限
IV	• 任何活动都有症状 • 休息时可能有症状 • 严重活动受限

有微缺失。连锁分析和聚合酶链反应技术（PCR）有助于识别可能与综合征（如 Noonan 综合征、Holt–Oram 综合征）和非综合征先天性心脏病相关的单个基因。

同样，先天性心脏病也与非遗传性的危险因素有关。Wilson 等人[30]估计，这些因素中多达 30% 或许是可改变的，因此，这表明发病率是可以降低的。导致胎儿先天性心脏病风险升高的母体疾病包括糖尿病、系统性红斑狼疮和苯丙酮尿症。

系统性红斑狼疮虽然与结构性疾病无关，但抗 SSA 和 SSB 抗体与心脏传导阻滞有关，后者损害胎儿心脏内的传导通路。另一个例子是母亲接触环境因素。这一类别包括病毒性疾病、药物接触以及家庭或工作场所内的因素。发热性疾病、流感和风疹病毒感染与先天性心脏病有关。

同样，维生素 A、其他种类维生素和抗惊厥类的药物暴露与先天性心脏病有关。锂，曾一度与 Ebstein 综合征的发病率增加有关，但实际上它所造成的致畸风险可能低于前期预估。虽然没有数据支持咖啡因和先天性心脏病之间的因果关

系，但酒精摄入和吸烟仍然令人担忧[31, 32]。关于环境对胎儿心脏缺陷形成的影响的报告是复杂的。很明显，为了提供有效的产前咨询，并尽可能地改变风险，需要进一步的研究来确定遗传和环境因素。

在患有先天性心脏病的孕产妇中，同样值得关注的是发生胎儿先天性心脏畸形的风险。胎儿心脏异常的风险为 3%～5%，在先天性病变累及心室流出道梗阻的女性中的实际发病率可能更高。此外，这些胎儿生长受限的风险增加。因此，在产前检查期间，应进行连续超声检查，以评估胎儿是否按阶段适宜地生长。

胎儿超声心动图可用于先天性心脏缺陷的产前诊断。特别值得注意的是，在大约 50% 的病例中，受影响胎儿似乎与母体病变一致[18]。图 11-1 描绘了一名患有室间隔缺损（VSD）的孕妇在 32 周 5 天时胎儿的超声心动图图像。

（三）左向右分流

1. 房间隔缺损

房间隔缺损（ASD）是孕妇最常见的先天性心脏病，在成人中发病率居第三位[1, 33]。房间隔缺损的 3 种潜在并发症是心律失常、反常栓塞和充血性心力衰竭。尽管妊娠期心输出量和每搏输出量增加，但患有非复杂性房间隔缺损的年轻女性通常能很好地耐受妊娠。

然而，有室上性心律失常病史，尤其是心房扑动、房颤或右心室衰竭的房间隔缺损患者的妊娠风险增加。在患有房间隔缺损的高龄女性中，室上性心律失常和二尖瓣关闭不全更为常见。图 11-2 描述了一名死于房间隔缺损并发症的孕妇的心脏异常。

图 11-2A 显示右心房明显变薄，几乎透明。在小梁区域可见由两部分组成的房间隔缺损。房间隔缺损非常大，尺寸为 4cm。图 11-2B 显示

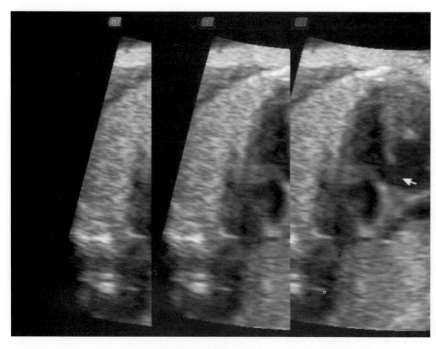

◀ 图 11-1　1 名患有室间隔缺损（VSD）的孕妇在妊娠 32 周 5 天时胎儿的超声心动图
这个胎儿显示类似的 VSD（箭）

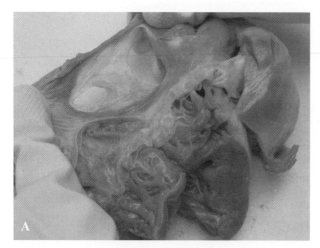

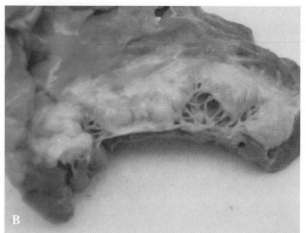

▲ 图 11-2　A. 右心房非常薄，几乎透明。小梁区域可以看到两部分 ASD。房间隔缺损非常大，长 4cm。B. 在该图像中可以看到除了 ASD 之外还存在增厚的黏液性二尖瓣。在这种情况下尸检发现的总结包括：一个长 4cm 的孔状的 ASD，伴有二尖瓣显著的黏液性变化以及严重的二尖瓣脱垂，右心室扩张，并且没有肺栓塞的证据。可能的死亡原因是心律失常

除了房间隔缺损外，还存在增厚的黏液瘤性二尖瓣。

黏液性二尖瓣疾病是一种以扩大、变厚、松弛、胶状小叶和延长腱索为特征的疾病。黏液瘤性瓣膜作为一个整体，通常是中度到重度的反流，这意味着血液可能通过瓣膜回流到左心房。

大量未修复的房间隔缺损的存在可能增加反常性栓塞的风险。因此，在分娩期间和产后应严格遵守静脉血栓栓塞（VTE）预防措施，无论是使用静脉泵装置，还是使用预防性肝素和早期活动。第 13 章对 VTE 进行了深入的讨论。与妊娠相关的高血容量通过未修复的房间隔缺损使左向右分流增加，给右心室造成了严重的负担[34]。

尽管大多数患者对随之额外增加的右心室前负荷耐受良好，但也已有充血性心力衰竭和死亡的报告[35]。房间隔缺损通常以正常到低的肺动

脉压力为特征。因此，肺动脉高压的发生并不常见。尽管大多数患有房间隔缺损的孕产妇都能很好地耐受妊娠、分娩并且分娩结局良好，但妊娠期房间隔缺损的并发症可能导致严重的发病和死亡。在文献综述中报道了149例房间隔缺损（修复和未修复）女性（达到妊娠20周）妊娠期间并发症的发生率，其中有2例心血管事件[36]。

2. 室间隔缺损

室间隔缺损可作为单一病变或与其他先天性心脏异常如法洛四联症或大血管转位合并发生。许多室间隔缺损在宫内经超声诊断，并在出生后立即修复。大多数的室间隔缺损是在育龄期前诊断并治疗。成功修复室间隔缺损或小室间隔缺损的女性通常能耐受妊娠，而不会有显著的母胎危险。在未修复室间隔缺损的女性中，缺损大小是评估妊娠期并发症发生风险的最重要因素。

有较大室间隔缺损分流和有肺动脉高压、心律失常或心室功能不全病史的女性患妊娠期心血管相关并发症的风险更高。常见并发症包括心律失常和充血性心力衰竭。风险主要与液体负荷过多有关。较大的缺损，由于右心室的充盈压力增加，通常与充血性心力衰竭或肺动脉高压的发生有关。较大的室间隔缺损也可能与主动脉瓣反流有关，这会增加充血性心力衰竭的风险。

与房间隔缺损一样，血栓形成会导致更多不良的后果。因此，应优先考虑预防血栓形成。与大的室间隔缺损相关的最明显的风险是逐渐发展而来的血液右向左分流，尤其在合并肺动脉高压（PHTN）的情况下。血液会绕过在肺部常见的氧合过程和气体交换，这种情况被称为分流，导致大量无氧血液从左心室泵出离开心脏。尽管心输出量可能保持正常，但氧气输送功能严重受损，可能导致多器官系统功能障碍或衰竭，以及母体死亡。也有人认为，患有房间隔缺损或室间隔缺损而未修补的女性患子痫前期的风险可能增加[37]。

3. 动脉导管未闭

动脉导管未闭（PDA）是一种常见的先天性心脏异常，通常在新生儿时期发现并闭合。因此，妊娠期并不常见。妊娠期出现动脉导管未闭的女性通常能耐受妊娠及分娩时的血流动力学变化，并完成分娩。然而，高血压、血液高流量、左至右分流伴未矫正的大的动脉导管未闭可导致肺动脉高压或充血性心力衰竭的发生。

（四）其他先天性病变

1. 法洛四联症

法洛四联症指的是四种心脏病变的综合征：室间隔缺损、主动脉骑跨、肺动脉狭窄和右心室肥厚。它是存活至成年的个体中最常见的发绀型先天性心脏缺陷，约占所有先天性心脏病的10%[38]。法洛四联症造成的主要生理风险是血液通过肺部时发生分流而不被氧合。多达75%的静脉血未被氧合即返回心脏，直接从右心室进入主动脉。大多数病例在儿童早期通过手术矫正。手术包括减少肺动脉狭窄、闭合室间隔缺损、重建主动脉血流通路。尽管这项手术有后遗症，但35岁时长期存活率为85%[13, 39]。大多数法洛四联症手术矫正后无残余肺动脉狭窄、右心室功能不全、右心衰竭或有房性或室性心律失常史的患者，妊娠结局良好[13]。1985—2007年发表的一篇文献综述研究了经修补的法洛四联症女性妊娠期间的并发症[36]。母体并发症包括204例妊娠中13例心律失常（6.4%）和211例妊娠中的5例心力衰竭（2.4%）。胎儿并发症包括174例妊娠中的11例早产（6.3%），222例妊娠中的1例胎儿死亡（0.5%），222例妊娠中的3例围产期胎儿死亡（1.4%），211例妊娠中的19例小于胎龄儿（9%），202例妊娠中的6例出现其他类型的复发性先天性心脏病（3%）。室间隔缺损未矫正的女性可能会经历一种因肺动脉高压（如Eisenmenger

综合征）的存在而导致全身血管阻力（SVR）降低的分流逆转。孕前血细胞比容大于 65%、有晕厥发作史、充血性心力衰竭、血氧饱和度（SaO₂）小于 90%、右心室高压或心脏肥大的女性预后不良[1]。死亡可能发生于外科修补后继发心律失常、冠状动脉猝死（30 年后的风险为 6%～9%）、充血性心力衰竭，以及手术后的并发症。因此，尽管法洛四联症在妊娠期通常耐受性良好，但并不能假定它有良好的妊娠结局。对法洛四联症手术修补后的女性进行孕前检查时，应包括心脏的咨询和评估。

2. 主动脉缩窄

主动脉缩窄最常见的部位是左锁骨下动脉远端[1]。这种情况最常见于主动脉瓣二瓣化畸形，也可能与主动脉狭窄或反流、胸主动脉病变、Willis 环动脉瘤和长期动脉高压导致的心脏和全身结果有关[40]。如果不治疗，主动脉缩窄的女性患高血压、充血性心力衰竭、感染性主动脉炎或心内膜炎、心肌梗死（MI）、脑血管意外、主动脉瘤、主动脉夹层或主动脉破裂和颅内动脉瘤破裂的风险增加[34, 41]。

从既往资料看，患有主动脉缩窄的女性不鼓励妊娠。在 1940 年之前对 200 名患有主动脉缩窄的孕产妇进行的一项研究中，Mendelson 报告了 14 例产妇死亡[42]，因此得出结论，妊娠和分娩使患有这种疾病的患者面临重大风险。因此，建议该疾病患者有效避孕，给予治疗性流产、剖宫产分娩和绝育术。20 年后的文献报道中也有类似的建议[43]。Deal 和 Wooley[44] 报道了 28 例未矫正主动脉缩窄的女性的妊娠结局，这些女性共有 83 次妊娠。在妊娠前，所有人都被归类为 NYHA Ⅰ 级或 NYHA Ⅱ 级。在这组女性中，没有发生孕产妇死亡或永久性心血管并发症。最近，Beauchesne 和同事在一项研究中报告 10 名未矫正主动脉缩窄的孕产妇和 30 名成功修复主

动脉缩窄的孕产妇的妊娠结局[41]。30% 的孕产妇在妊娠期发现高血压。其中一例孕产妇死亡。这位患者患有特纳综合征，4 岁时通过手术修复了主动脉缩窄，在妊娠 36 周时发生主动脉夹层，由此产生并发症，导致死亡。Vriend 和同事[45]报告了来自荷兰的 54 名女性 126 次妊娠的结果。结果包括 98 例活产（6 例为早产儿），出生时孕龄为 28～43 周；28 例自发性流产；26 例（22%）妊娠合并高血压疾病。

大多数成功修复缩窄的女性无妊娠合并症。但在修复和未修复的主动脉缩窄中，妊娠都可能增加主动脉夹层或破裂的风险，以及子痫前期和高血压发生的风险[36, 37, 41, 45]。评估主动脉缩窄压差可能有助于预测这些女性的妊娠结局。一般来说，主动脉缩窄压差小于 20mmHg 与良好的母胎结局相关。因此，在密切监测和维持正常血压的情况下，这种病变通常会获得一个良好的妊娠结局[1, 38]。然而，对于那些伴随有其他表现的主动脉缩窄的患者，妊娠可能会增加风险。例如，未经治疗的主动脉瘤或 Willis 环内动脉瘤患者的死亡率可能高达 15%。因此，这类患者应考虑终止妊娠[34]。

3. 艾森曼格综合征

艾森曼格综合征是一种渐进性肺动脉高压导致分流逆转的疾病。随着时间的推移，肺动脉压力接近并可能超过全身压力，导致血液分流方向逆转。这种从右到左的血液分流造成了越来越多的未经氧合的血液从左心室射入到体循环。这种现象是通过测量分流率来评估的，即离开心脏而没有被氧合的血液百分比。

健康人正常的分流率为 3%～5%。如果出现导致分流率超过大约 20% 的情况，可能会出现严重的后遗症。室间隔缺损或动脉导管未闭由于存在与心脏缺损相关的高压力和高血流量，艾森曼格综合征更有可能发生于这两类心脏疾病中。

艾森曼格综合征患者预后不良与血氧饱和度低于85%、晕厥史、临床病情早期恶化、复杂性先天性心脏病和心室功能障碍有关。艾森曼格综合征继发的死亡通常发生在30多岁和40多岁的女性身上，主要原因为心力衰竭、咯血、手术并发症以及运动和妊娠[46]。

妊娠时血容量增加，加重了已经受损的右心室负担。与正常妊娠相关的全身血管阻力降低会增加血液从右到左的分流，导致肺灌注减少和低氧血症，从而对女性和胎儿造成不良影响。在肺动脉高压存在的情况下，分娩和产褥期的血流动力学波动可导致全身性低血压和右心充盈压力降低，从而引起肺动脉灌注不足。这种灌注不足随后可能导致突然的严重的低氧血症和死亡。死亡也可能是由于血栓栓塞、容量减少（可增加右至左分流并诱发急性发绀）和子痫前期所致[47]。此外，全身血管阻力的突然增加可明显减少脑血流量甚至危及生命。

患有艾森曼格综合征的女性应就妊娠期间的重大风险接受咨询。尽管临床管理有所改善，但与此综合征相关的孕产妇死亡率没有下降，据报道在30%～50%[36, 46, 48]。终止妊娠通常被强烈认为是患有这种心脏病的女性的一种选择。然而，有报道指出妊娠结局改善的可能性。Gleicher和他的同事[46]在报告中描述了12名患有这种综合征的女性的13次妊娠，尽管有治疗性流产的建议，她们仍希望继续妊娠。其中发生3名孕产妇死亡，获得8名活产儿。在这组女性中，成功的结果归因于长期卧床休息以及肝素和氧气疗法的使用。Saha和同事[48]在26名患有艾森曼格综合征的孕产妇中报告了1例产后死亡。Smedstad和他的同事[49]报道了8名患有艾森曼格综合征女性的结局。7名女性在阴道分娩后存活，随访时间从3个月到4年不等。其中1例死亡者为事先未确诊的孕产妇，该孕产妇在出现进行性低氧血症

和心血管失代偿的同时伴有胎儿窘迫，随后接受了剖宫产。尽管这些研究表明在妊娠期间有可能获得良好的预后，但很明显孕产妇死亡的风险仍然很高。目前无准确的方法预测孕产妇的结局，而先前的成功妊娠并不能保证将来妊娠时没有并发症。在这个疾病的管理中，终止妊娠仍应该是孕妇和医生讨论的一个主题。

三、获得性心脏病

（一）二尖瓣狭窄

二尖瓣狭窄是妊娠期最常见的风湿性病变。风湿热由A族链球菌引起，最常发生在猩红热、中耳感染或喉咙痛等感染后。由于感染而形成的抗体也会损害二尖瓣，引起免疫学或炎症性损伤。累及瓣膜小叶和腱索而形成瘢痕组织导致瓣膜狭窄，进而阻碍血液通过心脏向前流动。二尖瓣的正常瓣膜面积大于 $2.5cm^2$，但当其小于 $1.5cm^2$ 时，左心室流出量受限而导致的临床表现就会非常显著。如果瓣口缩小到低于正常值的一半，只有心房到心室的压力梯度异常升高，血液才能流向左心室。因此，足够的左心室充盈时间对于维持心脏输出至关重要。最近几项研究报告了发病率。Hameed和同事[50]报道了44名轻度、中度或重度二尖瓣狭窄女性46次妊娠的结局。尽管所有的女性都是NYHA Ⅰ级或NYHA Ⅱ级，74%的女性在妊娠期间出现了心功能分级的变化。发病率与中度或重度二尖瓣狭窄最为相关。这些女性出现了心力衰竭、心律失常，需要住院治疗。Silversides在74例二尖瓣狭窄女性的80次妊娠中报告了类似的结果[51]。在该系列报道中，35%的女性出现了包括心律失常和肺水肿在内的心脏事件。

在二尖瓣狭窄的女性中，由于生理性高血容量和妊娠期心率的增加，左心房压力增加得更多，从而增加了肺淤血和肺水肿的风险。孕产妇

心脏并发症最常见的发生时间是在妊娠中期和晚期[52]。分娩及产褥早期也会明显影响二尖瓣狭窄的女性。这些女性可能无法很好地耐受与妊娠相关的高心输出量和低全身血管阻力，包括分娩期间显著的心输出量波动、动态的容量变化和围产期失血[53]。

在分娩期间，应避免心动过速。因此，有效的疼痛管理很重要。尽管在心动过速患者中可能考虑使用 β 受体拮抗药，但应注意确定孕产妇心动过速是不是心输出量减少的代偿机制。表 11-4 显示了整个产程和产后期间心输出量的正常波动。产后子宫胎盘循环的自身输血可能导致急性肺水肿。

肺动脉导管可用于 NYHA Ⅲ级或Ⅳ级以及其他特定的患者。由于需要避免中心容量超负荷，从而避免肺水肿，同时保持足够的容量来保证足够的心输出量，因此评估女性的容量状态尤为重要。然而，值得注意的是，在二尖瓣狭窄患者中，肺毛细血管楔压（PCWP）或许不能准确评估左心室舒张压。对心输出量和其他侵入性血流动力学参数的动态监测有助于评估患有这种心脏病的孕产妇的左心室功能，尤其是在她们接受了降低前负荷的利尿剂的情况下[34]。第 6 章深入讨论了与血流动力学和氧合状态评估相关的概念。

房颤通常与二尖瓣狭窄有关，可能有严重的

表 11-4 正常分娩、出生和产后的心输出量

产 程	心输出量
第一产程早期	↑ 15%（每次子宫收缩再加 15%）
第一产程晚期	↑ 30%（每次子宫收缩再加 15%）
第二产程	↑ 45%（每次子宫收缩再加 15%）
产后 5min	↑ 65%
产后 60min	↑ 40%

影响。狭窄的瓣膜不允许血液从左心房完全排空到左心室；因此，瓣膜周围会发生血液聚集。由于妊娠是一种高凝状态，可以迅速形成血栓，房颤可以将血栓排出并引起动脉栓塞。因此，在这部分女性中，应考虑进行预防性抗凝和使用地高辛和 β 受体拮抗药控制心率[54]。通过适当的咨询和监测，大多数二尖瓣狭窄女性应能顺利妊娠。

（二）主动脉瓣狭窄

育龄女性的主动脉狭窄通常是由先天性主动脉瓣二瓣化畸形引起的，偶尔由风湿性疾病引起[52, 55]。在主动脉口缩小到正常大小的 1/3 或更小之前，血流动力学通常不会有显著改变。与此病变相关的主要问题是维持足够的心输出量。由于血浆容量的增加，大多数女性妊娠早期都能很好地耐受，心脏输出也有所改善。然而，患有主动脉瓣狭窄的女性有相对固定的心输出量，在用力时，可能不足以维持心脏或脑灌注。病变长期存在将最终导致左心室肥大，心室顺应性差，并可能导致左心室衰竭。

Arias 和 Pineda 在一篇关于妊娠合并主动脉瓣狭窄的综述中，指出严重狭窄病例的孕产妇死亡率为 17%[56]。最近的数据反映了妊娠结局的改善。Lao 和同事[57] 对 13 名患有不同程度主动脉瓣狭窄女性的 25 次妊娠进行了研究。5 例终止妊娠，其中 2 例因心脏失代偿终止妊娠。在其余的妊娠中，20% 的出现心功能恶化；在这一系列的女性中无一死亡。Hameed 和同事[50] 回顾了 12 名中、重度主动脉瓣狭窄女性的 12 次妊娠结局，得到非常重要的结论，与对照组相比，其并发症发生率更高。44% 的女性发生心衰，25% 有心律失常，33% 需要住院治疗。12 名女性中有 1 名在剖宫产后 10 天死于主动脉瓣置换术[49]。Silversides 及其同事[51] 报道了 39 名先天性主动脉瓣狭窄的女性的 49 次妊娠。59% 的女性（29 例）

有严重的狭窄，然而90%（44例）的女性在分娩前心功能是NYHA Ⅰ级，其他5名是NYHA Ⅱ级。仅在严重狭窄的女性中发生了母体不良事件；2例出现肺水肿，1例出现房性心律失常。在这一系列病例中没有发生孕产妇死亡。Yap和同事报道[58]，12名患有严重主动脉瓣狭窄的女性中有11名成功地进行了计划性阴道分娩。

维持足够的心输出量和氧气转运对于主动脉瓣狭窄孕产妇的临床治疗至关重要。侵入性血流动力学监测允许对影响血流动力学功能的所有变量进行充分的评估。由于低氧血症比由高血容量引起的肺水肿的风险更大，因此肺动脉楔压应保持在略高于正常值的水平，以便在分娩期或产后及时对意外失血或低血压提供安全保障[34]。产后短时间发生的自体输血可能会增加血容量和前负荷；因此，很可能发生肺水肿，特别是在产后最初的24h。因此，在此期间应更频繁地评估PCWP。临床医师在考虑使用呋塞米的情况下，应重视显著升高的数值。如果在围产期主动脉瓣狭窄的孕妇不能进行有创血流动力学监测，则应频繁、充分地评估孕妇是否有肺水肿的征象和症状。应记录和讨论异常评估结果，并确定临床管理的计划。

一般来说，主动脉瓣狭窄的孕妇可以很好地耐受妊娠。妊娠前有症状的女性应在手术解除狭窄后再考虑妊娠。然而，如上所述，即使是无症状的主动脉瓣狭窄女性，在妊娠期间也存在发生并发症的风险。如果在妊娠期间出现症状，女性应卧床休息。如果出现肺水肿，应使用利尿剂治疗，注意避免低血容量。患有中、重度瓣膜狭窄的孕产妇不良事件风险较高，如有手术指征，妊娠期间可通过球囊瓣膜成形术或瓣膜置换术进行手术治疗。在这种情况下，多学科人员之间的合作非常重要。总的来说，死亡风险相对较低[59]。

（三）围产期心肌病

围产期心肌病（PPCM）定义为妊娠相关的特发性心肌病，发生于妊娠的最后一个月或产后5个月以内，患者既往无心脏病病史，且排除了左心室收缩功能障碍继发心力衰竭的所有其他原因[60]。围产期心肌病是妊娠相关死亡率和发病率的重要原因。据最近报道，围产期心肌病的发病率从每10 000名活产婴儿中8.5例增加到11.8例[61]。危险因素包括高龄（30岁以上）、多胎、黑人、肥胖、多胎妊娠、保胎治疗和妊娠高血压疾病[62,63]。围产期心肌病是排除性诊断。它排除了患有已知的引起心肌病相应的心血管变化的其他疾病所继发的心肌病的孕产妇。这些疾病包括败血症、高血压、子痫前期、妊娠前心脏病、药物不良反应和自身免疫性疾病。因此，对心肌病的其他潜在病因进行详细的病史检查很重要。尽管之前认为美国围产期心肌病患者中黑人占很大比例，但Elkayam和同事[64]发表了一项对123名围产期心肌病患者的调查和回顾，其中67%的围产期心肌病患者为白人。

确切的病因尚不清楚；然而，已经提出了几种机制，包括炎症、自身免疫机制、细胞凋亡、氧化应激、病原体感染、营养缺乏和遗传因素。这些原因都没有被证明是决定性的[62]。Elkayam和同事报告了123名患有围产期心肌病的女性，是代表美国最近治疗方式的最大样本量的总结。虽然死亡率低于其他报告（2年死亡率为9%，而Sliwa和同事[65]报告的死亡率为32%），但这可能受到报告偏倚的影响。这可能并非一个不合理的估计，因为死亡率的降低可能与心力衰竭的治疗差异有关[66]。Whitehead和同事[67]报告，非洲裔美国女性死于围产期心肌病的风险是白人女性的6.4倍。

围产期心肌病孕产妇的临床表现包括呼吸困难、疲劳、组织水肿或肺水肿。早期症状可能被误认为是妊娠的症状，从而延误了诊断。在一项研究中，48% 的患者诊断延迟超过 1 周，导致严重的可预防的并发症和死亡[68]。因此，针对这一问题提高临床警惕性尤为重要。胸片上可见心脏肥大、肺水肿和偶有胸腔积液。超声心动图显示左心室收缩功能障碍，左心室扩大或正常大小。一般临床管理包括限制水钠摄入、减少体力活动、增加心肌收缩力和利尿剂治疗。超过 60% 的女性将治愈并恢复正常的心脏功能。然而，围产期心肌病的一个显著特征是再次妊娠有复发风险[16, 34, 69]。并发症包括严重的心力衰竭、心律失常、心源性休克、血栓栓塞事件、心肺停搏和死亡[68]。Elkayam 及其同事在研究中[64]，将患围产期心肌病的女性分为两组，并对随后的妊娠结局进行分析。第一组由 28 名左心室功能正常的女性组成，定义为左心室射血分数增加至 50% 或更高。第二组由 16 名左心室射血分数低于 50% 的女性组成。在左心室射血分数正常的女性组，21% 的女性在后续的妊娠中出现充血性心力衰竭的症状。在左心室射血分数持续下降的女性组，44% 的女性在后续的妊娠中发生充血性心力衰竭。第一组没有产妇死亡，但第二组有 19% 的产妇死亡。由于无法充分预测心脏失代偿的风险，以及疾病病因的不确定性，因此对有围产期心肌病病史的女性来说，不建议再妊娠。

（四）马方综合征

马方综合征是一种常染色体显性连接组织疾病，主要导致骨骼、眼和心血管异常，包括主动脉扩张和反流，以及二尖瓣和三尖瓣脱垂。据估计，每 10 000 人中有 2~3 个病例[70]。编码糖蛋白纤维蛋白 –1（细胞外微纤维的主要成分）的 FBN1 基因的一个突变导致了这一典型的表现。妊娠期孕产妇死亡风险的增加与主动脉根部和动脉壁受累有关，这可能导致动脉瘤形成、破裂或

主动脉夹层。图 11–3 所示为主动脉夹层导致未确诊的马方综合征孕妇死亡。在医学进步之前，马方综合征患者的预期寿命是 45 岁。目前，通过适当的临床监测、外科治疗、β– 肾上腺素能受体拮抗药治疗和运动矫正，这些患者的平均预期寿命为 70 岁[71]。孕妇的母体血容量、心率和每搏输出量的增加，以及由激素介导的主动脉壁的变化，大大增加了马方综合征孕妇发生主动脉夹层的风险。在 1981 年之前的文献综述中，Pyeritz 报告了 32 名患有马方综合征的女性，她们至少经历过 1 次妊娠[72]。其中 20 名女性发生了急性主动脉夹层。16 名女性在妊娠期间或妊娠后不久死亡，4 名女性在产后死于主动脉破裂或反流。Pyeritz 还报道说，主动脉瓣异常或主动脉扩张的女性可能有高达 50% 的妊娠相关死亡风险；没有这些变化且主动脉根部直径小于 40mm 的女性的死亡率低于 5%[72]。

Immer 和同事[73]对 16 例平均主动脉根部直径为 4.8cm 的马方综合征孕妇进行了报告，有 3 例胎儿死亡，但没有母体死亡。在另一份报告中，Goland 及其同事分析了 39 名马方综合征女性的妊娠结局。值得注意的是，8 名女性是在妊娠期间发生并发症后，才被诊断出马方综合征。

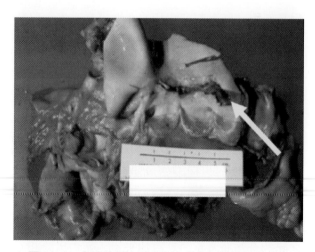

▲ 图 11–3　未确诊马方综合征女性妊娠期间发生的主动脉夹层（箭）

29 名女性经历了主动脉夹层，其中 6 名发生在产后。5 名女性在妊娠期间进行主动脉扩张手术治疗，其中 2 名女性在产后出现颅内出血。2 名女性经历了流产，2 名报告了孕产妇和胎儿死亡[74]。

一些专业组织根据已有的关于妊娠和马方综合征的数据提出了建议。美国心脏协会在 1998 年指出，对于主动脉根部直径大于 40mm[75] 的马方综合征女性，不鼓励妊娠。同样，2003 年欧洲心脏病学会工作组指出，主动脉根部直径大于 40mm[76] 的马方综合征孕妇主动脉破裂的风险为 10%。相比之下，2001 年加拿大心血管学会根据一项包括 9 名主动脉根部直径测量值在 40～45mm 的女性的研究[77]，建议主动脉根部直径大于 45mm 的马方综合征女性不宜怀孕[77]。没有女性在妊娠期间出现并发症，但在 20 年的随访期内，主动脉根部扩张进展明显。Meijboom 和同事[78] 报告了对 23 名马方综合征女性 47 次妊娠的研究，其中 9 名女性的主动脉根部在 40～45mm。既往无主动脉夹层且主动脉根部直径小于等于 45mm 的女性未发生主动脉夹层。在一份产科并发症的随访报告中，Meijboom 和同事[79] 回顾了 111 例妊娠，并指出早产率为 15%，略高于之前一个较小的系列中报道的数据。Elefteriades 提示主动脉根部小于 4cm 的孕产妇主动脉破裂或主动脉夹层的风险为 1%，死亡率低于 5%，但主动脉根部大于等于 4cm 的女性主动脉破裂或夹层的风险为 10%，死亡率高达 50%[80]。

对于马方综合征孕妇，应考虑使用 β 受体拮抗药控制心率、预防高血压，减少对主动脉壁的压力。这可能会降低主动脉扩张及夹层的发生率及死亡风险[81]。分娩期间的临床处理包括保持体位以维持足够的心输出量、使用区域麻醉，以及通过缩短第二产程来避免 Valsalva 动作。阴道助娩可减少对主动脉的压力，从而降低血管

并发症的发生风险。如果有主动脉夹层的证据，或者从更保守的角度来看，主动脉根部直径为 40～45mm，建议剖宫产。如果进行剖宫产，应考虑采用减张缝合，因为此类患者全身的结缔组织普遍比较薄弱[18]。

总之，马方综合征患者主动脉夹层的风险从主动脉根部直径小于 40mm 的患者的 1% 到主动脉根部直径大于 40mm 的患者的 10% 不等[82]。这些女性应在妊娠前接受咨询，了解母亲和胎儿潜在妊娠相关并发症的风险，包括胎儿有 50% 的概率遗传此病。

四、缺血性心脏病

妊娠合并急性心肌梗死相对罕见，但可能是灾难性的。据估计，每 16 000 例妊娠中就有 1 例发生心肌梗死[23]。妊娠期间心肌梗死的风险似乎比未怀孕的育龄女性高出 3～4 倍，其中非洲裔美国女性的风险最高[6, 11, 83]。Hankins 和同事[84] 在一篇综述中分析了各种文献中 70 例有详细记载的心肌梗死病例。只有 13% 的人为妊娠前已知的冠状动脉疾病，2/3 的人在妊娠晚期出现心肌梗死，死亡率为 45%。分娩发生在心肌梗死后 14 天内者，死亡率为 50%。最近对 125 例与妊娠相关的急性心肌梗死病例进行的全面前瞻性综述显示，心肌梗死最常发生在 33 岁以上的多胎妊娠的晚孕期[83]。最常见的梗死部位是心脏前壁[85]。左前降支动脉在血管造影中最常被确定为梗死部位。然而，高达 47% 的患病女性的血管造影正常，这意味着冠状动脉痉挛是妊娠期心肌梗死最常见的原因[83]。总体孕产妇死亡率为 21%，死亡发生在急性期或分娩后 2 周内。妊娠合并心肌梗死的新生儿死亡率与产妇死亡密切相关，范围为 13%～17%[83]。研究中的女性，54% 接受了心导管介入手术。43% 的女性存在冠状动脉粥样硬化伴或不伴有冠状动脉内血栓，21% 的女性发

现冠状动脉内血栓不伴有冠状动脉硬化，16% 的女性有冠状动脉夹层。尽管大多数患者表现出病理学的异常，但这个亚组中 29% 的患者冠状动脉正常。

动脉粥样硬化性疾病最常见于分娩前心肌梗死，而冠状动脉夹层最常见于产后。近期在妊娠期和产褥期心肌梗死的一项研究中，其结果与 Bandui 等 [86] 的一项研究结果非常相似。因此，似乎妊娠晚期对母体心血管系统血流动力学负担的增加可能会暴露一些女性的潜在冠状动脉疾病，并使发生心肌梗死的女性预后恶化 [18]。虽然育龄女性冠状动脉疾病和心肌梗死的发生率较低，但由于推迟生育的女性人数增加，可能导致妊娠和产后心肌梗死的发生率增加。此外，更多有慢性高血压、糖尿病、吸烟、高脂血症和家族史等心血管危险因素的女性妊娠。妊娠本身是妊娠糖尿病、妊娠高血压和子痫前期 / 子痫女性发生心肌梗死的危险因素 [87]。最后，即使有心肌梗死病史的女性也可能怀孕。很明显，这些问题要求所有向女性提供医疗服务的专业人员高度认识到妊娠期心脏疾病的重要性。

当心肌梗死发生时，心肌受累的程度和意义取决于以下几个因素：①所涉及的血管和分支的数量；②血管内疾病；③受累血管供应的心肌面积；④为受累区域提供替代灌注的侧支循环数量；⑤梗死期间和之后对心脏的氧需求。通常情况下，冠状动脉供氧量超过需氧量的 75%。通过生理机制确保适当的冠状动脉灌注压、充足的氧合血量和通畅的冠状动脉血流来维持心肌氧合。当这些机制中的一种或全部受损时，可能会发生心肌缺血。然而，在症状出现之前已存在大量的供血不足。事实上，在心绞痛发生之前，冠状动脉主干的直径通常已经减少了 70%[88]。

在正常情况下，耗氧量（VO_2）由代谢率决定。然而，血管疾病会损害为细胞代谢提供足够

氧气的能力。氧气输送（DO_2）不仅取决于心输出量，还取决于血液的携氧能力和肺部交换气体的能力。有关血流动力学和氧合动力学以及评估参数的概念，请参阅第 6 章。当氧气输送量减少时，组织会增加氧的摄取率。当达到摄取极限时，组织依靠无氧糖酵解获得能量，并释放乳酸作为代谢产物。在长期缺氧期间，代谢性酸中毒会导致永久性组织损伤。冠状动脉在心室舒张期间灌注心肌组织，并依靠血管扩张和左心室功能来维持足够的灌注压。表 11-5 是对冠状动脉供血情况的综述。

患有心肌梗死的女性出现的症状可能包括胸痛、呼吸困难、室性心律失常、心源性休克和心力衰竭。心肌梗死的诊断是基于一系列的心电图表现和心脏酶学的分级评估。诊断心肌梗死的标准，现在被归类为急性冠状动脉综合征，通常包括心肌梗死的以下症状中的至少两种：血液中的心肌酶浓度升高和心电图变化，包括 Q 波出现或持续性 T 波改变。典型的心肌酶包括乳酸脱氢酶（LDH）、天冬氨酸氨基转移酶（AST）和血清总肌酸激酶及其同工酶（$CK-MB_{mass}$）[89]。非妊娠患者群体中，每 8h 评估一次 CK-MB 水平，三次阴性 CK-MB 排除急性心肌梗死。CK-MB 水平超过总 CK 水平的 3% 可诊断急性心肌梗死。然而，由于子宫收缩也引起心肌肌红蛋白和血清 $CK-MB_{mass}$ 水平的显著增加，最近的文献支持使用生化标记物肌钙蛋白 I 和 T 来诊断孕妇心肌梗死 [11, 90, 91]。这是从受损的心肌中释放的敏感和特异的生化标志物。心肌损伤后 3～6h，这些蛋白的血液浓度升高，20h 达到峰值。与其他实验室指标不同，即使是在产后不久，健康孕妇的肌钙蛋白 I 和 T 不会超过正常上限。然而，患有子痫前期和妊娠期高血压的孕妇肌钙蛋白水平升高 [92]。这种变化的原因目前尚不清楚，可能子痫前期患者心肌缺血的发生率比以前怀疑的要高。

表 11-5　冠状动脉供血的研究进展

动　脉	分　支	供应区域
左冠状动脉	左前降支	• 室间隔前 2/3 • 左心室前壁 • 心尖
	左旋支	• 左心室后壁 • 左心房 • 后壁
右冠状动脉		• 室间隔后上部 • 部分左心房 • 右心房 • 窦房结 • 房室结 • 右心室 • 左心室后壁 • 左心室横膈

急性心肌梗死孕妇的临床治疗取决于其病因和并发症。协同临床治疗的早期目标包括：①缓解疼痛和焦虑；②受累血管的再灌注；③改善心肌供氧和需氧之间的平衡；④启动抗血栓治疗以防止继发性血栓形成；⑤改善心室功能；⑥限制梗死的大小[93]。

利用侵入性方式评估血流动力学和氧气转运状态可能是有用的，它可以检测特定异常值，从而有助于确定干预措施，以纠正异常情况并优化血流动力学功能。在使用血管活性药物和评估女性对治疗的反应时，肺动脉导管的使用也是有益的。药物治疗是孕妇急性心肌梗死临床治疗的一个组成部分。药物可用于止痛、减少需氧量、优化氧气输送、治疗充血性心力衰竭、缓解缺血性胸痛、减少冠状动脉痉挛和心室前负荷、限制受损心脏组织面积、纠正心律失常和抗凝。对该人群深入讨论可能使用的众多药物非本章的范围。然而，关于药物治疗的更多详细信息，包括专门用于心肌梗死或急性冠状动脉综合征患者的药物，在第 8 章中介绍。

溶栓是一种用于非妊娠心肌梗死患者的经典的治疗方法，使阻塞或收缩的动脉血运重建，最大限度地减少永久性心肌组织损伤。尿激酶、链激酶和组织纤溶酶原激活剂（tPA）等溶栓剂似乎不会穿过胎盘。然而，由于可能有继发孕妇和胎儿出血风险，这些在妊娠中被认为是相对禁忌的药物。这些药物的使用也与妊娠早期丢失、早产、胎盘早剥和胎儿死亡有关[94]。在使用溶栓剂后，母体出血的风险可能高达 8%，胎儿死亡率风险接近 6%。如果在分娩时给予溶栓剂，出血的风险最大[83]。据报道，妊娠中期使用组织纤溶酶原激活剂成功治疗心肌梗死，可能是一种有效的治疗方法[95]。接受溶栓剂治疗的女性在给药后 10 天不应进行任何手术治疗。这就带来了伦理问题，如果胎儿在溶栓治疗时或接近溶栓治疗时仍能存活，那么会使产科管理决策复杂化。使用溶栓药物的其他问题包括过敏反应、对胎盘植入的纤维蛋白溶解作用、激活凝血纤溶酶原诱发早产以及再灌注心律失常的发生[83, 95]。

经皮冠状动脉腔内成形术（PTCA）目前常

用于提高阻塞动脉的开放度[94]。支架置入可增加血管直径，降低再狭窄率，从而改善临床结局。经皮冠状动脉腔内成形术置入支架的并发症包括动脉栓塞、造影剂毒性、心律失常和血管损伤。由于随后的抗凝治疗需要，经皮冠状动脉腔内成形术置入支架后的分娩时机就成为一个问题。由于抗凝会增加出血的风险，关于使用局部麻醉和手术分娩的决定可能很困难。

最近的研究估计孕产妇死亡率为 3%～5%，大多数孕产妇死亡发生在梗死时或梗死后 2 周内[83, 84, 91]。因此，在急性心肌梗死后，分娩应推迟至少 2 周，以利于心脏充分愈合。如果使用保胎治疗延迟分娩，则首选硫酸镁或吲哚美辛。拟交感神经药是禁忌的，因为即使是在其他健康女性中，它们也会增加心率和心肌需氧量，并与缺血有关[96]。

一般来说，阴道分娩比剖宫产具有更多优势。虽然手术分娩可以控制时间，但阴道分娩是首选，因为它避免了手术发病率相关的风险，降低了术中血流动力学的波动，而且往往失血较少。对于一个血流动力学稳定的女性，分娩方式由产科因素决定[83]。

五、一般临床管理原则

分娩和产后的生理影响可能对患有心脏疾病的女性构成严重威胁。在分娩期间，母体的心输出量增加了 50%，耗氧量增加 3 倍[97]。心率和血压因焦虑和疼痛而升高，硬膜外麻醉可导致短暂性低血压。虽然第二阶段的 Valsalva 动作会减少回流到心脏的静脉血，但子宫收缩可以将300～500ml 的血液转移到血管内。由于胎盘血液的自体回输，产后的心输出量和血容量立即增加了 80%[98, 99]。由于对心血管系统有显著的影响，应特别考虑心脏病孕妇分娩期间的时间、地点、方式、麻醉、药物和监测。通过对患有心脏病的孕妇详细全面的病史询问进行初步临床评估。应

确定患者的主诉，并予以记录。应了解她目前心脏病的病史，包括回顾具体的心脏病变、心功能分级和目前使用的药物。应询问她是否有胸痛、呼吸困难、发绀、疲劳、心悸或皮肤变化等症状。疼痛的主诉需要进一步评估，包括发作、持续时间、特点、部位、放射性、缓解因素、加重因素以及伴随的体征或症状。还应回顾既往病史，包括既往疾病、手术史或住院史。应评估家族史，包括与心血管系统有关的遗传性、家族性疾病。社会史评估包括酒精或烟草的使用、化学药物依赖、职业、教育水平和支持系统。

一般的体格检查包括视诊、触诊、叩诊和听诊，用以确定是否存在与心脏病相关的体征和症状。其他非侵入性评估参数包括意识水平、血压、血氧饱和度、出入量以及心电图结果。

在分娩期间，患有心脏疾病或病变的孕妇的目标是支持和维持稳定的心功能。心脏病变的类型和严重程度、妊娠血流动力学变化对心血管状态的影响，以及是否出现心律失常或心力衰竭等并发症将决定孕妇监测的程度和方法。应鼓励孕妇在产时保持侧卧位，以使静脉回流最大化。为了持续评估分娩期的反应，心电图或动脉内压力监测可能是必要的。逐渐加重的呼吸困难可能是由静脉输液、液体潴留甚至心力衰竭引起的肺水肿症状。持续评估血氧饱和度很重要，可能需要补充氧气来维持足够的血氧饱和度。每小时监测出入量对于那些血流动力学受损或有严重心脏缺陷的患者必不可少。

（一）血流动力学评估

心输出量，即从左心室排出的血液量，由四个变量决定：前负荷、后负荷、收缩力和心率。心输出量可以通过控制这四个变量中的任何一个来调节。妊娠期心血管系统负荷需求迅速增加为患心脏病的孕妇的管理带来了挑战。分娩和产后

短时间内是继发于快速容量变化后的风险增加的阶段。对于患有瓣膜病的女性，优化前负荷、控制心率和改变后负荷以及预防低血压或可引起体液失衡的其他事件是在分娩阶段管理时主要考虑的因素。虽然有创血流动力学监测在非妊娠患者并没有改善结局的迹象，但仍可对某些患有心脏病的孕妇进行有创血流动力学监测，以便更准确地评估血流动力学功能和心输出量的充分性。使用能够连续监测混合静脉血氧饱和度（SvO$_2$）以及其他氧气输送参数的肺动脉导管可能对该患者人群特别有益。有创血流动力学监测提供了更准确的信息，可对基于无创评估结果获得的临床印象进行确认或提出质疑，并指导用药。

（二）硬膜外麻醉

对大多数心脏病患者在分娩期采用硬膜外麻醉镇痛是最理想的选择。它通过设置个体化的滴速提供了极好的镇痛效果，使因收缩、疼痛和焦虑引起的心率和血压的增加最小化，能帮助耐受手术助产，并避免了非计划剖宫产时全身麻醉的可能。通过消除疼痛，可以避免心率和心输出量的相关变化。硬膜外麻醉也会导致外周血管扩张而降低前负荷。低血压是硬膜外麻醉的常见的不良反应，应谨慎避免，尤其是对患有心脏病的孕妇。患者的体位变换和静脉输液的管理是纠正前负荷异常的有效干预措施。对患有心脏病的孕妇，应慎用麻黄碱或去氧肾上腺素纠正其在硬膜外给药后的低血压。由于维持足够的前负荷对于妊娠期间心脏病患者维持足够的心输出量至关重要，故在使用血管活性药物纠正低血压之前，应注意确保足够的前负荷。最好避免蛛网膜下腔麻醉，因为它增加了交感神经切除和低血压的风险。

（三）分娩方式

对于大多数患有心脏病的女性来说，建议采用阴道分娩，有产科指征时可采用剖宫产，如头盆不称、宫颈停止扩张或胎头下降停滞，或对干预无反应的 II 或 III 类胎心率（FHR）图形。例外情况包括主动脉根部扩张超过 4cm、主动脉瘤、急性严重充血性心力衰竭、近期心肌梗死和严重症状性主动脉狭窄。持续的侵入性血流动力学监测是有利的，因为在分娩和胎盘娩出后会立即发生自体输血。这使得医疗团队能够准确评估肺毛细血管楔压、心输出量和心率的快速变化。Valsalva 动作导致中心静脉压力波动，因此应避免在第二产程中出现屏气用力。使用负压吸引术或产钳助娩会更好地促进阴道分娩而不会造成过大的心脏压力。

（四）预防性抗生素

尽管妊娠期感染性心内膜炎的风险很低，但在一些研究中，一旦女性被诊断为心内膜炎，其胎儿和母体的死亡率都大于 25%[38]。对于某些心脏病患者来说，由于他们在侵入手术过程中易发展为心内膜炎，因此建议预防性使用抗生素。菌血症的发生率在无并发症分娩女性中为 1%～5%，但剖宫产后菌血症的发生率可能更高，这取决于具体情况和手术干预的指征。尽管美国心脏协会认为，对高危患者，预防是较理想的，而对患有中度病变且无并发症的阴道分娩的女性预防性使用抗生素是不必要的，但许多医生还是倾向于根据风险 - 效益比，特别是经阴道分娩时间和并发症的不可预测性[97]，而对特定的高危女性预防性给药。美国心脏病学会和美国心脏协会指南建议，手术植入人工心脏瓣膜和心脏分流器的女性在胎膜破裂时服用抗生素[74]。此外，美国妇产科医师学会（ACOG）建议，具有已确定感染（如羊膜内感染）的最高危心脏病变的女性应接受抗生素治疗，这对预防心内膜炎也有效[100]。目前美国心脏协会和美国妇产科医师学会预防建议见

表 11-6A　美国心脏协会和美国妇产科学院对感染性心内膜炎的心脏病变风险分类

风险等级	
高	• 人工心脏瓣膜 • 既往细菌性心内膜炎 • 复杂发绀型先天性心脏病 • 手术矫正全身肺分流术
中	• 先天性心脏畸形（除外修复房间隔缺损，室间隔缺损，动脉导管未闭或孤立性房间隔缺损） • 获得性瓣膜功能障碍 • 肥厚型心肌病 • 二尖瓣脱垂伴有反流和（或）增厚的小叶
无	• 经手术修补的房间隔缺损、室间隔缺损、动脉导管未闭 • 单纯的房间隔缺损 • 既往的冠状动脉旁路移植术 • 二尖瓣脱垂无反流 • 生理、功能或良性的心脏杂音 • 既往无瓣膜功能障碍的川崎病 • 既往无瓣膜功能障碍的风湿热 • 心脏起搏器和植入式除颤器

表 11-6B　美国心脏协会和美国妇产科学院针对预防感染性心内膜炎的
高风险和中风险心脏病的推荐抗生素治疗方案

分　类	抗生素方案
高度风险	• 分娩前不久（30min 内）氨苄西林（2g 静脉注射或肌注）加庆大霉素（1.5mg/kg 静脉注射，最大剂量为 120mg），6h 后氨苄西林（1g 静脉注射或肌注）或阿莫西林（1g 口服） • 对青霉素过敏的女性应服用相同剂量的庆大霉素加万古霉素（1g 静脉注射），注射时间超过 1～2h
中度风险	• 在分娩前不久仅使用氨苄西林（2g 静脉注射或肌注） • 对青霉素过敏的女性可以仅用万古霉素（1g 静脉注射）治疗，注射时间超过 1～2h

表 11-6A 和表 11-6B[101]。

（五）抗凝血治疗

有人工心脏瓣膜和（或）房颤的孕妇需要在整个妊娠期和产后持续监测和治疗性抗凝。妊娠期间理想的抗凝药物仍然有一定的争议。华法林（香豆素）在妊娠的所有阶段都是相对禁忌的，因为它与 6～9 周胎儿华法林综合征有关，并且与晚期胎儿颅内出血和继发瘢痕相关[18]。必须对口服抗凝剂已知的致畸作用与应用肝素增加的潜在血栓形成和血栓栓塞风险进行权衡。然

而，在美国，大多数专家提倡使用肝素而不是华法林。

任何患有心脏病的女性，如果非孕期就需要抗凝治疗，在妊娠期间也应该进行治疗，尽管使用的药物可能不同。既往建议，有人工心脏瓣膜的孕妇从受孕到分娩期间应使用调整剂量的皮下肝素进行治疗[102]。肝素不会透过胎盘，因此不会像华法林那样给胎儿带来风险。先前的推荐方案包括产后恢复华法林的使用。这一点现在是有争议的。有些人主张在怀孕前 3 个月使用肝素，随后使用华法林，36 周后再次使用肝素。调整剂

量方案是每 12h 皮下注射一次肝素，剂量足够使注射后 6h 获得的活化部分凝血活酶时间（APTT）延长至正常对照组的 1.5～2.0 倍。如果用肝素法测定，血浆肝素含量应为 0.2～0.4U/ml。

在分娩期间应停止使用肝素，因此建议计划分娩以降低过度出血的风险。如果合适的话，可以在最后一次服用肝素后 12h 或更长时间，或者当女性不再抗凝时，使用硬膜外麻醉。在阴道分娩后 6h 可恢复肝素的使用。剖宫产术后可在 18～24h 恢复抗凝治疗，严重出血并发症的发生率是罕见的。在产后初期静脉注射肝素。产后抗凝应继续使用华法林。

（六）心脏疾病的分娩期推荐

表 11-7 综述了对有特定心脏病变女性的产时协作护理的具体建议。在分娩期间为患有心脏病的女性提供护理时，可能会发现其他问题。其中包括以下内容：①如果可能的话，进行单人病房护理；②足够的空间容纳专业人员和设备并实施流程；③适当体位使女性实现预期的血流动力学目标；④给药以优化血流动力学功能；⑤用输液泵调节所有静脉输液，并经常评估出入量情况。

⑥避免低血压；⑦查找心动过速的原因，对分娩后自体血液回流有预期，以及在第二产程时避免截石位。与任何临产女性一样，胎儿监护是必需的。持续的电子胎心率监测对心脏病患者尤其有益。母体心输出量不足通常反映在不良的胎心率变化中。适当的产妇体位和维持血流动力学值在预期范围内将有助于充分的胎盘灌注，从而优化胎儿的供氧。

六、产后注意事项

心脏缺陷或疾病的类型决定了产后监测的必要程度。分娩后数周血流动力学参数不会恢复到孕前水平，心力衰竭的风险仍然存在。抗凝通常可以在产后 6～12h 恢复，普通肝素和华法林对母乳喂养的女性是安全的。弹力袜和早期活动也有助于预防深静脉血栓形成。大多数心脏药物对母乳喂养的女性都是安全的，而且由于母乳喂养对新生儿健康的益处，如果需要，应充分支持女性母乳喂养[103, 104]。由于心脏病女性妊娠相关的母体和胎儿发病率风险很高，妊娠的风险大于避孕的风险。产后应根据女性个体化的并发症和风

表 11-7　特定心脏病的产时管理

二尖瓣狭窄	主动脉狭窄	肺动脉高压
左心房流出道阻塞伴左心室舒张期充盈率降低，心输出量"固定" • SBE 预防 • 连续脉搏血氧仪 • 保持 PCWP 在 12～14mmHg • 硬膜外麻醉 • 避免低血压 • 保持心率 <100 次 / 分 • 可以使用普萘洛尔或艾司洛尔治疗心动过速 • 阴道分娩首选 • 出生前降低 PCWP • 房颤抗凝治疗	左心室流出道梗阻伴"固定"心输出量和左心室肥厚 • SBE 预防 • 连续脉搏血氧仪 • 保持 PCWP 在 16～18mmHg • 硬膜外麻醉 • 避免低血压 • 避免心动过速 • 阴道分娩首选 • 及时治疗失血	通常是未矫正的先天性左向右分流（PDA，ASD，VSD）并最终导致分流逆转的结果 • SBE 预防 • 连续脉搏血氧仪 • 保持 PCWP 在 16～18mmHg • 硬膜外麻醉 • 避免低血压 • 必须保持足够的右心前负荷 • 阴道分娩首选 • 抗凝 • 氧气管理，有助于保持肺血管最大程度扩张

SBE. 亚急性细菌性心内膜炎；PDA. 动脉导管未闭；ASD. 房间隔缺损；VSD. 室间隔缺损；PCWP. 肺毛细血管楔压

险，就避孕方案提供咨询[103]。早期心脏随访对这些女性很重要。

七、总结

对患有已知心脏疾病的孕妇的照护是一个独特的临床挑战。NYHA Ⅲ 或 NYHA Ⅳ级、有主动脉根部扩张的马方氏综合征、严重的主动脉狭窄、严重的二尖瓣狭窄、显著的左心室功能障碍（LVEF 小于 40%）、严重的肺动脉高压（肺动脉压大于全身压的 75%）或机械性心脏瓣膜的女性在妊娠期间的风险最大。关于疾病的知识以及对妊娠期间血流动力学功能的敏锐评估是至关重要的。协作照护应侧重于评估、早期发现异常、适当干预和预防并发症。

妊娠期肺部疾病
Pulmonary Disorders in Pregnancy

Brian A. Mason　Carol Burke　著

郭晓玥　李佳欣　译

姜　海　校

第 12 章

妊娠期呼吸系统发生明显的生理变化，并可能在妊娠期的任何时间导致呼吸系统并发症。孕妇较普通人群更容易发生呼吸系统并发症。然而，这些疾病的病理生理学和治疗方案可能会因妊娠而改变。除了正常的生理变化外，孕妇还有某些特有的病理性肺部并发症。肺部疾病的治疗需要了解妊娠期正常的生理变化，才能正确地理解疾病的临床和实验室表现。本章探讨了一些由孕期生理改变导致的孕妇特有的显著的肺部并发症。

一、妊娠期心肺解剖和生理变化

妊娠期间呼吸系统有许多解剖和生理改变。大多数孕产妇妊娠期会发生生理性改变以满足胎儿的需求。为了输送氧气和清除二氧化碳及废物，呼吸系统发生相应改变。向胎盘输送氧气（DO_2）需要三个机制：通气、氧气扩散和向胎儿输送氧气。表 12-1 列出了常用的呼吸指标和缩写。

通气是空气进出肺，在肺泡和血液之间进行

表 12-1　常用的呼吸指标和缩写

缩　写	呼吸指标	定　义
DO_2	氧气输送	每分钟输送到组织的氧气量
VO_2	耗氧量	每分钟组织消耗的氧气量
MV	通气量	每分钟吸入或呼出的气量
V_T	潮气量	每次呼吸吸入或呼出的气量
FRC	功能残气量	平静呼吸后肺内残留的气量
VC	肺活量	最大吸气后尽力呼气的气量
CaO_2	动脉血氧含量	血红蛋白结合和溶解在血浆中的氧气量
$PaCO_2$	二氧化碳分压	二氧化碳溶解在血浆中的气量

气体交换的过程。通气量（MV）是每分钟机体能够完成气体交换的量。MV 为潮气量（V_T）乘以 1min 内呼吸次数（呼吸频率）。妊娠期 MV 和呼吸动力有显著改变。中枢性呼吸动力最早在妊娠 13 周时开始增加，直到 37 周，一般产后 4 个月完全恢复正常。呼吸动力的变化被认为与呼吸中枢对血液中二氧化碳分压（CO_2）的敏感性增加或者孕激素对呼吸系统的直接刺激作用有关 [5, 6]。胎儿和母体之间的 CO_2 梯度差更有利于胎盘排出 CO_2[7]。尽管妊娠期 CO_2 产生增加，但 MV 显著增加造成轻度慢性呼吸性碱中毒。肾脏进行相应的代偿，因此，孕妇的正常动脉血气可能提示部分代偿的呼吸性碱中毒。妊娠期和非妊娠女性的正常动脉血气比较见表 12-2[8]。

足月时膈肌至少升高 5cm。此外，肋膈角平均增加 50%，使胸廓下腔周径增加 [3]。这些变化使总的肺容量略有下降。但肺活量没有变化，可能与孕激素作用使气道阻力轻微下降有关。肺容量的增加使 V_T 增加 35%，V_T 增加使 MV 增加，尽管妊娠晚期呼吸频率的增加很小（小于 10%）。在总肺容量相对固定或略微减少的情况下，V_T 的显著增加使孕妇呼吸系统发生相应调节。功能残气量（FRC）显著降低。尽管 V_T 增加且 FRC 减少，但妊娠期肺活量仍保持不变。因此，肺活量测定

结果异常提示发生呼吸道疾病而与妊娠无关 [4]。正常妊娠期间，因母体和胎儿代谢需求增加，耗氧量增加 30%，与 MV、心排量和 DO_2 的增加相平衡。然而，如果需氧量增加或呼吸功能受损，孕妇的呼吸储备极为有限。妊娠晚期，卧位时患者 FRC 下降更明显。FRC 的减少导致呼气末肺容量储氧功能丧失，并且在呼吸衰竭时血红蛋白去饱和更快。因此，孕妇气管插管期间维持氧合更加困难，尤其是仰卧位和妊娠晚期。

向胎儿输送氧气的第二个重要机制是将氧气转移到血液中，在血液中氧气与红细胞中的血红蛋白结合，部分溶解在血浆中。这个过程称为扩散。组织供氧量由心排量和动脉氧含量（CaO_2）决定。妊娠期，尽管因血液稀释造成氧气输送能力略有下降，但 CaO_2 升高。这些正常生理变化使心排出量显著增加，随之 DO_2 增加。妊娠期通过心肺的生理变化来满足妊娠需求 [1, 2]。关于血流动力学和氧转运生理学的概念在第 6 章中有详细介绍。

最后的重要机制是通过胎盘将结合氧和溶解氧输送到胎儿体内。组织供氧（DO_2）由心排出量和 CaO_2 决定。因此，DO_2 严重依赖于心血管系统和呼吸系统。单胎妊娠时母体血容量平均增加至少 40%[9, 10]。虽然红细胞体积也会增加，但

表 12-2　妊娠期和非妊娠期动脉血气比较

血气指标	妊娠期	非妊娠期
pH	7.40～7.45	7.35～7.45
PaO_2	104～108	90～100
$PaCO_2$	27～32	35～45
HCO_3	18～22	22～26
SaO_2	98%～100%	96%～99%

海拔每增加 1000 英尺 PaO_2 下降约 3.12% 或 7.5mmHg

增加不到 30%，因此血细胞比容下降 10%。被称为妊娠期生理性贫血[1, 10]。因此，妊娠期每毫升血液的携氧能力略低于非妊娠期。

最后，随着血管容积扩大，血浆蛋白浓度降低，导致血浆胶体渗透压（COP）降低。妊娠期和非妊娠期 COP 值的比较如图 12-1 所示。

除了通过设备仪器进行测量之外，还可以根据公式计算得出 COP。计算公式见框 12-1。

框 12-1　胶体渗透压计算公式

胶体渗透压（COP）计算公式（±10%）
- COP=5.21× 总血清蛋白 -11.4　　相关性为 75%
- COP=8.1× 血清白蛋白 -8.2　　相关性为 80%

由于这些心肺功能的变化，孕妇的心肺储备非常有限。因此，在呼吸系统受损的情况下，孕妇更容易出现肺功能失代偿。尽管各种肺部疾病的病因不同，但疾病的临床症状和体征是相似的。因此，了解这些并发症的生理学、易感因素及病因非常重要，有助于医护人员准确、及时地诊断和治疗。建议利用改良的早期产科预警系统（MEOWS）、孕产妇预警触发器（MEWT）工具，或应用孕产妇早期预警标准（MERC）等早期预警触发工具来降低孕产妇发病率[11]。表 12-3 总结了妊娠期心肺功能变化。

二、肺部并发症的病理学

（一）呼吸困难

呼吸困难，即呼吸急促或需要深呼吸（缺氧），孕期大约有 70% 的正常孕妇会有这种症状，在妊娠期是一种正常表现[12]。女性可能在妊娠早期就会出现呼吸困难，一般在妊娠 28～32 周表现最明显。这种情况与劳累无关，可能在说话或休息时发生。这种情况很常见，但其病因尚不清楚。由于妊娠早期即可出现呼吸困难，因此其与腹围增加无关。妊娠期 $PaCO_2$ 下降可能与呼吸急促或缺氧有关。可能原因是孕激素水平升高作用于颈动脉受体氧化学感受器，使氧分压水平升高。

当一名孕妇主诉出现呼吸急促或缺氧时，如果没有心脏疾病和呼吸系统并发症的病史或依据，且未吸氧状态下脉搏血氧饱和度测定在 96%以上或妊娠期动脉氧分压正常，应向患者解释可能是妊娠正常表现，让患者安心。这是正常的生理改变，通过增加氧分压，使氧扩散梯度增加，

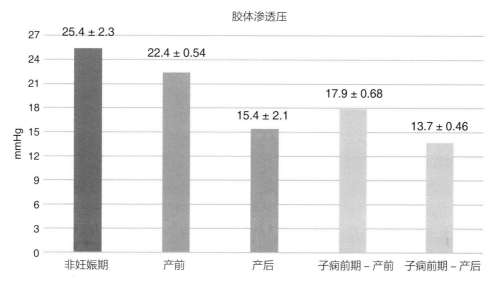

▲ 图 12-1　非妊娠期和妊娠期胶体渗透压值的比较

表 12-3　妊娠期心肺功能变化

增　加	减　少	不　变
• 血容量 • 心输出量 • 呼吸频率 • 潮气量 • 通气量 • 耗氧量 • PaO_2 • pH	• 血浆胶体渗透压 • 功能残气量 • 残气量 • $PaCO_2$	• 肺活量

有助于保证胎儿的氧合。如果母体或胎儿没有明显的不良变化，则无须进行额外的评估或治疗 [9, 13]。然而，妊娠期良性呼吸困难与其他病理性呼吸急促或缺氧较难区分。肺水肿、肺栓塞、肺炎、心律失常、贫血、心肌病甚至哮喘也可能出现类似情况。需要细致地询问病史和体格检查以准确评估。同时也需要医护人员的有效合作。

应特别注意是否有哮喘或其他慢性呼吸道疾病以及心脏病的病史。这些慢性病可能因妊娠期心肺做功增加而加重。突然发作的呼吸急促或缺氧，伴或不伴有胸痛，可能提示肺栓塞。当有哮喘等阻塞性呼吸道疾病的病史时，可能会出现气喘和咳嗽的症状。体格检查如胸部 X 线片异常、异常呼吸音如听诊时爆裂音、心脏杂音、心动过速、颈静脉扩张（JVD）伴呼吸急促，提示有心脏疾病的可能。

哮喘的患者呼吸道阻塞可能比较明显，因此肺功能检查有助于明确诊断。如果病史和体格检查提示可能为心脏疾病，则应进行超声心动图检查。其他有助于诊断的辅助手段包括评估血红蛋白以除外贫血。在静息状态和适当运动后使用脉搏血氧仪监测 SaO_2 是一种简单、无创的方法，可区分生理性呼吸困难与病理性呼吸困难。如果在适度运动的情况下孕妇 SaO_2 能够维持在 95% 及以上，那么心肺功能受损的可能性大大减小。如

果孕妇 SaO_2 不能达到这个标准或者结果不明确，需要进一步行动脉血气分析，但在初始评估中不是必需的。如果有临床表现，不应因为妊娠而不行胸部 X 线、螺旋计算机断层扫描（CT）、通气 / 灌注（V/Q）扫描或血管造影等影像学检查。与可能存在的危及生命的疾病相比，电离辐射的风险相对很小 [13]。

（二）肺水肿

如前所述，通过肺泡（空气）和血管（血液）之间薄的半透膜的扩散作用，实现了血液的氧合和 CO_2 的清除。如果血管过度充盈，扩散效率降低，血液吸收的氧气减少，CO_2 不能排出。如果血管过度充盈以至于液体回流入肺泡，影响到气体的扩散和通气，这种情况称为肺水肿。

一般有两种原因导致肺水肿，心源性和非心源性，也可能两种原因共同导致。在正常状态下，血管流体静压和胶体渗透压在血管壁半透膜之间保持动态平衡。这些压力和血管壁的渗透性如图 12-2 所示。

流入和流出血管的液体量计算公式见框 12-2。

注意在图 12-1 中，血管流体静压略大于胶体渗透压，两者保持大致平衡。任一因素变化，都会打破肺血管、周围组织和肺泡之间的平衡。如图 12-3 所示。

1. 血管静压

妊娠期的正常生理改变使孕妇容易发生肺水肿。图 12-3 中间的毛细血管，胶体渗透压

框 12-2　流入和流出血管的液体量的计算公式

$$Q=K(Pc-Pis)-K(COPc-COPis)$$
• 其中 Q 是流入或流出血管的液体流量
• K 是血管壁的渗透性
• Pc 是毛细血管静压 [肺毛细血管楔压（PCWP）]
• Pis 是周围间质组织的静压
• COPc 是毛细血管的胶体渗透压
• COPis 是周围间质液的胶体渗透压（COP）

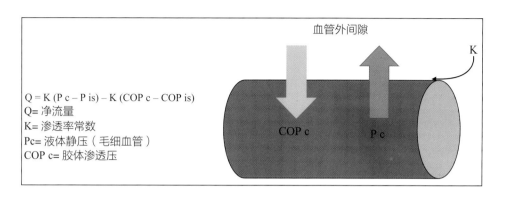

$Q = K (P c - P is) - K (COP c - COP is)$
Q= 净流量
K= 渗透率常数
Pc= 液体静压（毛细血管）
COP c= 胶体渗透压

▲ 图 12-2 血管内 / 血管外平衡情况

图示为毛细血管腔与血管外间隙。为简单起见，相反的间隙力、间质流体静压（P is）和间质胶体渗透压（COP）未标注

（COPc）和毛细血管壁的渗透性（K）没有变化，但毛细血管静压（Pc）增加，使流出毛细血管的液体量增加。妊娠期血容量逐渐增加，肺毛细血管的血管静压也会增加。与其他因素相互作用，例如多胎妊娠和使用宫缩抑制剂，使心脏做功增加导致肺动脉压（PAP）升高，尽管绝对值可能仍在妊娠的正常范围内。随着其他妊娠相关变化，Pc 升高，使孕妇容易出现肺水肿。

2. 血管通透性和非毛细血管静压

图 12-3 底部的毛细血管反映了在 COPc 和 Pc 均未改变的情况下，毛细血管通透性增加，流出血管液体量增加。妊娠期，正常情况下毛细血管通透性保持不变或略有增加[14, 15]。子痫前期或败血症等疾病时肺毛细血管通透性明显增加，从而引起或加重肺水肿。COPc 与 PCWP 保持一定的比例时，血管通透性的变化如图 12-4 所示。相对于血管内胶体渗透压（COPp），PCWP 的轻度上升使液体通过通透性更强的毛细血管管壁，从而液体流量增加。这通常被称为"毛细血管渗漏"。如前所述，这些改变可以单独出现或以各种组合出现。

在任何给定的毛细血管静压下，毛细血管通透性增加，液体流出量更多。即使胶体渗透压（COPc）和肺毛细血管楔压（PCWP）正常，肺

水肿的风险也是增加的。

3. 胶体渗透压

图 12-3 最上面的毛细血管，胶体渗透压降低，Pc 不变，使毛细血管流出量增加。由于血液相对稀释，血浆蛋白浓度降低，妊娠期血浆胶体

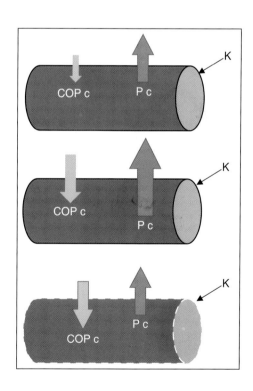

▲ 图 12-3 肺毛细血管的动态平衡破坏可能会导致肺水肿

胶体渗透压（顶部）的下降，血管流体静压（中间）的增加和（或）毛细血管壁渗透性的增加（底部）可能单独或相互作用促成肺水肿的发生

Pc. 毛细血管静压；COPc. 毛细血管的胶体渗透压

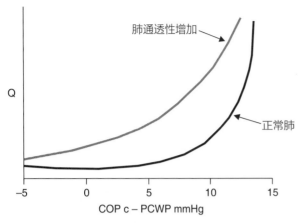

▲ 图 12-4 毛细血管通透性升高使肺水肿风险增加

在任何给定的血管静压下，毛细血管通透性增加，液体流出量更多。即使胶体渗透压（COPc）和肺毛细血管楔压（PCWP）正常，肺水肿的风险也是增加的

渗透压显著下降。测量血清白蛋白水平可以证实这一点。随着妊娠进展，血浆蛋白减少更加明显。

在没有胶体渗透压的作用下，往往会有液体通过毛细管壁滤出。分娩后胶体渗透压立即显著下降。即使血管静压较低，妊娠相关的胶体渗透压的改变也会大大地增加孕产妇患肺水肿的风险。由于失血和血管外液体回流，产后 24h 内胶体渗透压持续下降。胶体渗透压可能比正常值降低 20%，产后 6～16h 达到最低点，并在产后 24h 恢复到分娩前水平 [16, 17]。因此，产后 24h 是肺水肿的高风险期。

4. 病理生理学

图 12-5 显示了肺泡左侧的毛细血管和右侧的淋巴管之间的相互作用。图 12-5 放大的图片显示了毛细血管、肺泡壁以及组织间隙。当液体从毛细血管中异常流出时，组织间隙首先受到影响。多余的液体逐渐充满组织间隙，使之变厚，从而使肺泡和血液之间气体扩散的距离增加。通过扩大的间隙向血液扩散的氧气减少，血氧含量降低，最终母体和胎儿的氧供减少。氧气的扩散能力较 CO_2 差，因此血液中的氧含量首先受到影响。如果情况恶化，CO_2 水平会升高。淋巴系统

可清除部分多余的组织间液，但较滞后。淋巴液可能阻塞组织液通道，并且回流，进入肺泡。这种含蛋白质的液体破坏了肺泡内的表面活性剂，并可能凝结成蛋白质凝胶，进一步限制通气和扩散。病情进展，肺组织发生损伤，导致急性呼吸窘迫综合征（ARDS）。

该图显示了正常压力动态平衡的破坏，液体和蛋白质从毛细血管渗透到毛细血管和肺泡之间的间隙内，液体和蛋白质渗出增加，从而间隙增大，使向心血管系统扩散的氧量减少。通常淋巴系统会清除组织间隙的多余液体，但在极端情况下，淋巴系统失代偿，含有蛋白质的液体逐渐进入肺泡，从而导致 ARDS。

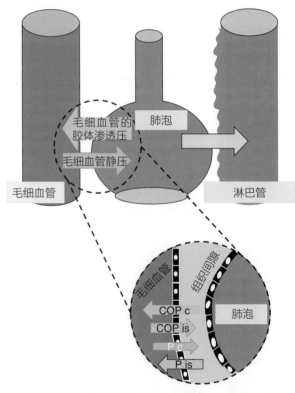

$$Q = K (P_c - P_{is}) - K (COP_c - COP_{is})$$

▲ 图 12-5 毛细血管 / 组织间隙平衡破坏引起肺水肿和急性呼吸窘迫综合征（ARDS）的机制

该图显示了正常压力动态平衡的破坏，液体和蛋白质从毛细血管渗透到毛细血管和肺泡之间的间隙内，液体和蛋白质渗出增加，从而间隙增大，使向心血管系统扩散的氧量减少。通常淋巴系统会清除组织间隙的多余液体，但在极端情况下，淋巴系统失代偿，含有蛋白质的液体逐渐进入肺泡，从而导致 ARDS

表 12-4 总结了肺水肿的病理过程。

5. 妊娠期肺水肿的危险因素

下面将详细讨论增加妊娠期肺水肿风险的疾病或因素。

（三）子痫前期

高达 3% 的子痫前期患者会发生肺水肿。约 70% 发生在产后 72h 内。子痫前期引起肺水肿的病因机制多种多样。重度子痫前期时，全身血管内皮损伤，肺血管系统的毛细血管通透性发生改变。子痫前期也可能与严重的高血压有关。后负荷或全身血管阻力（SVR）增加导致心源性肺水肿。虽然罕见，但这也可能导致严重的心脏舒张功能障碍和心肌收缩力下降[18, 19]。此外，子痫前期患者血浆胶体渗透压较正常妊娠下降更多。这些因素共同作用使患有子痫前期的孕妇发生急性肺水肿的风险明显增加。妊娠期高血压疾病和相关并发症的介绍详见第 10 章。重度子痫前期需要使用硫酸镁预防子痫发作。但是，硫酸镁会降低胶体渗透压，镁离子可使血容量增加，继而加重肺水肿。因此，使用硫酸镁应注意防止静脉输液过量。由于肺水肿的发生与相关病因和血容量有关，因此应仔细评估和考虑液体平衡。

（四）细菌感染

孕妇出现脓毒症相关肺水肿的趋势明显增加。这很可能与孕妇对革兰阴性细菌的内毒素敏感性增加、毛细血管通透性改变以及血浆胶体渗透压的生理性下降有关。常见于肾盂肾炎患者，高达 10% 的孕妇随后出现肺水肿[20-22]。病史和体格检查有助于区分急性肺炎和肺水肿，虽然两者可能共存。有发冷和寒战病史的孕妇，或有发热和脓痰的肺水肿孕妇，可能患有传染性肺炎。对于这些患者，除了肺水肿的初步治疗外，还应

表 12-4　肺水肿病理生理原因的比较

	血管静压	胶体渗透压	血管通透性 / 非血管静压
病理生理学	肺毛细血管静压升高	肺毛细血管胶体渗透压降低，或组织间隙胶体渗透压升高	血管壁渗透性增加
影响	液体从毛细血管流入组织间隙	毛细血管胶体渗透压下降，或组织间隙胶体渗透压升高使血管内液体进入组织间隙	血管内液体从受损的毛细血管壁流出，即"毛细血管渗漏综合征"
原因	肺动脉高压，医源性容量超负荷	白蛋白浓度低或血液过度稀释导致胶体渗透压降低，如静脉晶体输注过多	炎症或毒素损害毛细血管壁，如革兰阴性菌内毒素
超声心动图表现	心腔扩大，左心室功能降低，中心型浸润，出现 Kerley B 间隔线	心室大小正常或缩小，左心室功能正常或增加，外周型浸润，不出现 Kerley B 间隔线	心室大小正常或缩小，左心室功能正常或增加，外周型浸润，不出现 Kerley B 间隔线
肺毛细血管楔压	高	低或正常	低或正常
治疗	降低肺毛细血管楔压，增强左心室收缩力，降低后负荷及血管容量负荷	治疗胶体渗透压下降的原因，如晶体稀释	治疗导致毛细血管渗漏的原因，如感染使用抗生素、消炎药
分类	心源性	非心源性	非心源性

经验性给予抗生素治疗。如果怀疑肺炎，建议先用广谱抗生素进行经验性治疗[23]。

如果肺水肿可能与感染有关，应辨别感染部位。腹痛和压痛可能提示腹腔内感染，如阑尾炎[24]。子宫压痛和宫缩可能提示绒毛膜羊膜炎或子宫内膜炎。通过肾区叩诊是否有压痛，并进行尿常规和尿培养检查，来排除肾盂肾炎的诊断非常重要。可制订个体化抗生素治疗方案。如果没有发现感染源但怀疑有败血症，应使用广谱抗生素进行经验性治疗。

（五）药物作用

急性可卡因中毒可导致可卡因相关肺水肿，对出现肺水肿和严重高血压的患者应考虑这种可能。海洛因中毒也可能导致肺水肿。鉴于目前阿片类药物的广泛使用，医护人员应高度警惕孕妇使用该药物导致肺水肿的可能[25]。海洛因相关性肺水肿的机制是毛细血管壁损伤引起的毛细血管渗漏和过敏反应[26]。通过药物的检查可排除这两种病因。此外，处方药如呋喃妥因可能导致急性肺部反应和呼吸衰竭。因此，任何患有肺水肿的患者都需要仔细了解药物使用史。

（六）吸入综合征

妊娠期吸入综合征和吸入性肺炎需要高度关注，可能引起肺水肿。孕妇食管下括约肌压力显著降低，胃排空延迟。化学性肺炎和细菌性肺炎可导致严重的内皮损伤、毛细血管通透性增加和肺内液体平衡紊乱，最终导致肺水肿。

（七）保胎

保胎也可能导致肺水肿。作为治疗早产抑制子宫收缩的一线方法，给孕妇静脉输注液体的效果虽然不明确，但仍被广泛使用。宫缩抑制剂如硫酸镁和 β 肾上腺素能药物如特布他林会增加肺水肿的风险。β 受体激动药使心输出量增加，心脏做功增加，

进而心肌抑制，最终导致肺水肿。β 受体激动药用于非妊娠人群时，通常不会出现这些情况[27-33]。第 8 章详细介绍了用于治疗孕妇并发症或危重疾病的药物。目前，镁也用于预防胎儿神经系统损伤。镁的这种相对较新的用法在妊娠期逐渐增加。钙通道阻滞剂如硝苯地平，具有良好的安全性和疗效，也有个别病例报告与肺水肿有关[33]。

如果考虑肺水肿与宫缩抑制剂有关，则应停用该药物。引起肺水肿风险较低的药物如吲哚美辛，可考虑在 32 周内使用。宫缩抑制剂对于长期延长孕周的疗效有限，如果存在明确的潜在风险，则不应继续使用。此外，低氧血症会加重子宫收缩，适当吸氧可改善子宫松弛[34]。同时使用皮质类固醇与 β 肾上腺素能激动药和（或）硫酸镁可增加肺水肿发生的风险。有感染迹象（如绒毛膜羊膜炎、肾盂肾炎）、子痫前期及潜在的肾、肺或心脏疾病，或大量补液的患者，肺水肿风险明显增加[34]。需要注意的是，胎儿状况取决于母体的状况，因此，应尽一切努力治疗和改善母体状况。

（八）产妇出血

产妇出血，特别是当需要大量输血时，可能通过各种机制导致肺水肿。失血后，输注缺少渗透活性蛋白的红细胞和晶体液，导致胶体渗透压下降。如果输血超过血管容量导致容量负荷和血管静压增加，则可能发生输血相关的循环超负荷（TACO），导致高压性肺水肿。此外，可能会出现大出血引起的全身炎症反应，即输血相关的急性肺损伤（TRALI），它是由血液制品血浆中白细胞抗体的反应引起的。TRALI 与内皮损伤有关，毛细血管中的液体更容易进入肺部。这可能导致胶体渗透性或非高压性肺水肿。采用大输血方案，可以在一定程度上降低这种风险，该方案红细胞、新鲜冰冻血浆和血小板的比例更均衡。TRALI 已成为输血导致死亡的主要原因，将在第

9 章进一步讨论。

1. 临床表现 / 症状和诊断

无论肺水肿的病因和类型如何，临床表现都是相似的。最初的症状和体征可能并不明显，从而延误诊断。此外，如果孕产妇相对年轻、合并症少、心肺功能稳定，可能使医护人员将肺水肿的临床症状和体征归因于妊娠呼吸困难、哮喘或下呼吸道感染等。

肺水肿的一个重要症状是呼吸困难，与一定程度的焦虑或呼吸急促有关。随着肺泡内积液逐渐增加，肺部听诊时表现出典型的咳嗽、喘息或湿啰音的特征。然而，在疾病的早期，听诊可能正常。虽然静息状态下孕妇的心率偏快，但如果每分钟超过 100 次（心动过速）应考虑异常，是肺水肿的常见症状。

产科通常可使用脉搏血氧仪进行血氧饱和度的无创评估，也是诊断和评估疗效的重要辅助手段。妊娠期，SaO_2 正常范围为 96%～100%。应注意评估 SaO_2 变化趋势而不是单独数值。SaO_2 降至 94% 时 PaO_2 约为 70mmHg，与妊娠早期通气障碍表现一致。当 SaO_2 为 90% 时，PaO_2 约为 60mmHg。

动脉血气可以反映初始过度通气导致的 PaO_2 和 $PaCO_2$ 降低。随着肺水肿的进展，不能维持足够的 MV，$PaCO_2$ 升高。孕妇 $PaCO_2$ 超过 40mmHg 提示通气功能不全，提示即将发生呼吸衰竭。此外，PaO_2 将继续下降。

胸部 X 线检查是诊断孕妇肺水肿的另一个辅助手段，不应因为担心母儿接受辐射而不行检查。胸部 X 线检查一般情况下使用的辐射剂量远低于妊娠期公认的安全水平。值得注意的是，肺水肿的胸部 X 线表现常常晚于临床症状的出现。从症状开始出现到肺部浸润、胸腔积液和其他胸片的典型表现可能需要数小时。因此，无论早期影像学检查结果如何，如果临床高度怀疑肺水肿，应根据临床特征早期治疗。

在所有疑似肺水肿病例中，应获得全血细胞计数和血小板计数进行鉴别，以排除贫血或全身性感染的可能。如果需要使用利尿剂，需要知道血清电解质的基础水平。B 型钠尿肽（BNP）值可用于鉴别心源性和非心源性肺水肿。BNP 升高与心室过度舒张有关，提示血容量过多。BNP ＜ 100pg/ml 时，一般可除外心源性肺水肿。但由于 BNP 的半衰期为 22min，如果在症状出现 2h 之前评估 BNP 水平，则诊断准确性较低[35]。因此，不应仅使用 BNP 进行诊断，应与其他实验室检查相结合。妊娠期可使用的数据有限。如果怀疑子痫前期，应进行实验室检查以排除 HELLP 综合征（溶血、肝酶升高和血小板减少），并区分子痫前期的血压升高与慢性高血压。

2. 治疗

由于可能存在血流动力学不稳定的情况，临床治疗应根据母体状态和肺水肿的类型决定。即使肺水肿病因不明确，妊娠期也应立即开始治疗。一般治疗原则适用于任何病因和病理改变。最初的目标是保持 PaO_2 在 70mmHg 或以上（SaO_2 ＞ 95%）以维持足够的母体氧合。最初可以通过孕妇改变体位（站立位）和子宫外侧移位来实现。应该吸氧维持 SaO_2 ＞ 95%，针对进行性低氧血症给予机械通气。应仔细监测和记录出入量。

药物治疗的重点是改善孕产妇的不适和恢复血流动力学。如果没有禁忌证，静脉注射吗啡硫酸盐通常是安全有效的，可以改善孕产妇的不适并缓解焦虑，通过减少肺充血使肺血管扩张。高度怀疑心源性肺水肿时，使用小剂量呋塞米（如静脉注射 10～20mg）是安全的，可以维持正常血压。对于低血容量或心排出量减少的心脏病变，如二尖瓣狭窄、主动脉瓣狭窄和（或）特发性肥厚性主动脉瓣狭窄（IHSS），应谨慎使用利尿剂。在没有有创的血流动力学监测数据的情况下，积极利尿可导致血容量不足、胎盘灌注不足和胎儿受损，因此需要正确使用利尿剂。尤其是子痫前期或败血症的患者，虽然其外周水肿和液体增加明显，但可能会发生血管收缩。此外，没有潜在肾脏疾病且未使用过袢利尿剂的孕妇可能对这些药物极其敏感，因此即使使用少量呋塞米也可能有明显的反应。

采取初步措施使母体状态稳定后，应对肺水肿进行鉴别诊断并寻找病因，以指导进一步治疗。此外，应除外其他原因导致的呼吸衰竭，如未知的瓣膜性心脏病、围产期心肌病或罕见的缺血性心脏病可能都会表现出类似于肺水肿的症状。除了仔细询问病史和体格检查外，还应进行心电图检查。患有肺水肿的孕妇一半以上都有心脏方面的问题，因此，任何患有肺水肿的孕产妇都应该常规进行超声心动图检查。

（九）急性呼吸窘迫综合征

急性呼吸窘迫综合征(acute respiratory distress syndrome，ARDS) 是一种威胁生命的终末器官反应，伴有迅速发展的低氧血症，导致急性呼吸衰竭。任何原因引起的急性肺损伤都可能发展为 ARDS。急性肺损伤的常见诱因包括炎症、感染、血管或创伤性病因。2012 年制定的柏林 ARDS 标准取代了美国 - 欧洲共识会议（AECC）标准，临床上将该疾病分为轻度（PaO_2/FiO_2 在 200～300mmHg）、中度（PaO_2/FiO_2 在 100～200mmHg）和重度（$PaO_2/FiO_2 <$ 100mmHg）。诊断的其他要求包括呼气末正压通气（PEEP）至少为 5cmH_2O 进行机械通气（持续气道正压通气的轻度 ARDS 除外）、胸部 X 线检查示双肺致密影，并且胸腔积液、肺叶 / 肺塌陷或结节不能完全解释，除外心力衰竭或体液超负荷引起的肺水肿[36]。

1. 病理生理学

与 ARDS 相关的主要病理过程包括弥漫性肺泡损伤（DAD）、毛细血管内皮损伤、肺动脉高压、气体交换严重受损、炎症反应失调和凝血途径过度激活。ARDS 分为几个阶段，包括渗出期（早期）、纤维增生期（中期和晚期）和终末期。渗出期的特征是富含蛋白质的液体、细胞物质和炎症介质进入肺泡腔，导致非心源性肺水肿和透明膜形成。此外，可能出现急性肺泡出血。同时，炎症介质释放，导致中性粒细胞聚集，释放有毒介质并进一步引起肺泡损伤。临床表现为有效肺表面积减少、肺顺应性降低以及通过增加呼吸做功使分流增加。如果该过程继续进行，则纤维增生阶段在 72h 内开始并且可持续 7 天以上。该阶段出现低氧血症、无效腔增加、肺顺应性降低、肺动脉高压。进行性病理改变导致肺纤维化，使发病率和死亡率增加。ARDS 存活的患者中，肺功能逐渐恢复。与 ARDS 有关的直接和间接肺损伤临床因素见表 12-5[37]。

2. 治疗

ARDS 治疗的目标包括改善氧合和通气，提供人文关怀，评估与治疗和疾病进展相关的并发症。根据病理程度和阶段，对 ARDS 进行个体化治疗。进行性低氧血症需要机械通气[36]。机械通气模式是个体化的，但通常是高频率、小容量通气以防止进一步的肺损伤。增加 PEEP 可增加 FRC，防止肺泡塌陷。俯卧位能否改善氧合尚不清楚，但可增加胸壁弹性、减少肺组织压迫，促进肺泡充盈，并减少通气 - 血流比值机械通气引起的肺损伤。在妊娠早期或产后使用辅助工具可以实现孕产妇的俯卧位。液体管理的重点是满足心输出量的需求，但要防止容量超负荷，以免加重病情。药物治疗包括针对肺血管系统的血管活性药物、用于机械通气的镇静和短效神经肌肉阻断药、β 受体激动药和用于减少促炎细胞因子的消炎药[37]。

表 12-5 与 ARDS 相关的临床因素

直接因素	间接因素
• 心源性 • 肺炎 • 吸入性肺损伤 • 溺水 • 肺挫伤 • 脂肪栓塞 • 再灌注损伤 • 吸入损伤	• 脓毒症 • 子痫前期 • 感染（绒毛膜羊膜炎、子宫内膜炎、肾盂肾炎、胰腺炎） • 羊水栓塞 • 胎盘早剥 • 严重创伤 • 体外循环 • 输血（TRALI） • 药物过量 • 胎盘部分残留

ARDS. 急性呼吸窘迫症；TRALI. 输血相关的急性肺损伤

（十）胸腔积液

有 45%～65% 的正常孕妇出现轻度胸腔积液[38]。这种生理性胸腔积液通常无症状，一般偶然发现。大多发生在产后 24h。妊娠期血容量增加和胶体渗透压降低可能导致胸腔积液。此外，第二产程的 Valsalva 动作造成全身静脉压升高，淋巴回流受阻可能进一步促进胸腔积液的形成。虽然大多数胸腔积液是良性的，但是也可能与多种病理状况有关。出现胸腔积液，尤其是大量积液或有症状时，应警惕病理情况，如子痫前期、败血症、严重肺水肿或肺栓塞[39]。如果积液量很大对通气造成影响，超声引导下胸腔穿刺是安全的，可迅速缓解症状。

（十一）肺栓塞

尽管肺栓塞（VTE）导致的产妇和胎儿死亡率下降，但仍然是发达国家导致孕产妇直接死亡的主要原因[40, 41]。因此，对于医护人员，尤其是那些最初接触患者的医护人员，熟悉肺栓塞的鉴别诊断、症状和治疗至关重要。由于 VTE 有急性和潜在的严重不良结局，需快速完成评估和初始治疗。此外，妊娠期相关的生理变化可能造成诊断困难。如缺氧可能被误认为妊娠期生理性呼

吸困难。此外，标准诊断方法，如 D- 二聚体测定结果在孕妇中较难解释[42]。由于电离辐射，患者和医护人员也可能不愿意进行如通气 – 灌注扫描、CT 扫描和胸部 X 线等相关检查[43]。孕期或产后出现呼吸困难或缺氧的患者都应考虑 VTE 的可能。不应因担心胎儿或母乳喂养而拒绝适宜的诊断方法和药物治疗，VTE 不经治疗其风险更高[44]。VTE 的诊断和治疗详见第 13 章。

（十二）气胸和纵隔气肿

妊娠期很少发生自发性气胸或纵隔气肿[45]。最常见的原因是反复的深 Valsalva 动作，但也可能在没有这种刺激的情况下发生。自发性气胸可能与潜在的和以前未确诊的母体疾病有关，例如胸膜炎。纵隔气肿在妊娠期比气胸少见，通常发生在产后。气胸和纵隔气肿可能由于其他症状进行胸部 X 线检查时偶然发现。在这些情况下，期待治疗是首选治疗方法。但如果出现症状，特别是存在张力性气胸的情况下，建议常规使用胸导管或胸腔通气进行减压。气胸和纵隔气肿是正压通气的常见并发症，特别是在肺顺应性降低的情况下，如 ARDS 或严重肺水肿。这可能与肺顺应性降低需要高压通气有关。与妊娠期机械通气相关的概念详见第 7 章。

（十三）羊水栓塞（amniotic fluid embolism，AFE）

羊水栓塞（AFE）是一种罕见的可能导致孕产妇心肺衰竭的严重并发症，也称为妊娠过敏反应综合征。羊水本身是无害的，该综合征的病理生理不是栓塞或机械性呼吸道阻塞，而是对血管活性物质和促凝血物质的异常免疫反应，导致类似过敏反应的大规模炎症反应[46, 47]。这种过敏反应促使组胺、血栓素和前列腺素释放，造成凝血功能障碍、低血压和缺氧。严重的肺动脉收缩除了其他复苏措施之外，通常还需要呼吸机支持。

第 22 章详细介绍了 AFE。

（十四）吸入性肺炎

吸入性肺炎不是妊娠特有的，但罕见，可能由于妊娠期独特的生理变化而发病。激素松弛素和孕激素的作用以及妊娠子宫引起的腹压增加使食管下括约肌张力明显降低。此外，由于平滑肌松弛，胃排空延迟、肠道蠕动减慢、肠道转运时间延长。孕妇可能会合并其他危险因素，包括病态肥胖、妊娠期糖尿病和困难气道。没有足够的证据证实清液体的禁食时间与呕吐、反流或肺误吸的风险之间的关系，因此对于无并发症的孕妇，可以口服适量的清液体[48]。

孕妇气管插管困难，应评估是否需要全身麻醉[49, 50]。据估计，孕妇气管插管的失败率是普通人群的 8 倍。当高酸性的胃内容物（pH 低于 2.5）被吸入气道时，可能导致严重的化学性肺炎。这会导致毛细血管通透性增加，进展为肺水肿，进而发生 ARDS。为了降低这一风险，不鼓励女性在分娩期间饮食，术前 6～8h 应禁食。如果无法做到，可以给予甲氧氯普胺，非颗粒性口服抗酸药如枸橼酸钠和静脉注射组胺 –2 阻断药，以促进胃排空并降低胃内容物的酸度。此外，应在手术前仔细评估气道，并备用插管辅助设备，如吸痰机、纤维喉镜。

三、妊娠期间非妊娠引起的肺部并发症

（一）哮喘

哮喘是育龄期患者日益常见的慢性肺部并发症。哮喘是一种慢性气道炎性疾病，急性发作时病情加重，气道对各种刺激反应明显，气道阻塞可部分或完全缓解。妊娠期高达 8% 的患者并发哮喘[51]。哮喘的治疗需要加强患者宣教，结合合理的药物治疗。与非妊娠期哮喘患者的治疗方案没有显著差异。这些指南已编入国家卫生研究院（NIH）出版物中[51-53]。妊娠期哮喘的诊断通常包括特征性症状（喘息、咳嗽、呼吸短促、胸闷），程度会有变化，通常在夜间加重。当出现新的呼吸系统症状时需要与呼吸困难鉴别。

最好在妊娠前对哮喘患者进行宣教和药物治疗。然而，不管患者何时第一次就诊，即使是在分娩期，也应该给予宣教和治疗。大多数药物及其剂量与非妊娠患者相同[52]。患者可能会担心哮喘药物对妊娠的影响，但是如果不能有效控制哮喘可能导致不良妊娠结局，而控制良好的哮喘与良好的妊娠结局相关。强烈建议患者不要因为妊娠而停止必要的药物治疗。与哮喘加重相比，推荐使用的哮喘药物对孕妇及其胎儿更安全[52]。

早期更容易治疗，因此应在早期监测肺功能并监测哮喘加重情况，患者需要在早晨和大约 12h 后测量呼气流量峰值（PEFR）[54-59]。获得患者最好的 PEFR 基线数据，进行个体化治疗。妊娠期呼吸困难等良性状况不会显著影响 PEFR，但是，如果患者 PEER 较个人最佳状态下降 20% 或更多，需要开始服药和（或）调整用药剂量。此外，如果患者 PEFR 水平较个人最佳水平下降超过 50%，则应立即到急救中心寻求治疗。确诊为哮喘的患者一般不需要进一步的肺功能检查。

哮喘的药物治疗

目前要求以"分级"方式进行哮喘药物治疗。图 12-6 显示了妊娠期间哮喘的药物递增治疗。

根据患者哮喘症状对剂量进行调整或增加药物治疗。为了方便临床，按照严重程度将哮喘分为四类并根据患者的分类进行治疗，即轻度间歇性、轻度持续性、中度持续性和重度持续性。这种分类方法得到广泛认可[52]。当哮喘症状恶化或控制不佳时，治疗会提升到下一个水平。当哮喘得到控制维持至少 1 个月时，可以考虑将治疗

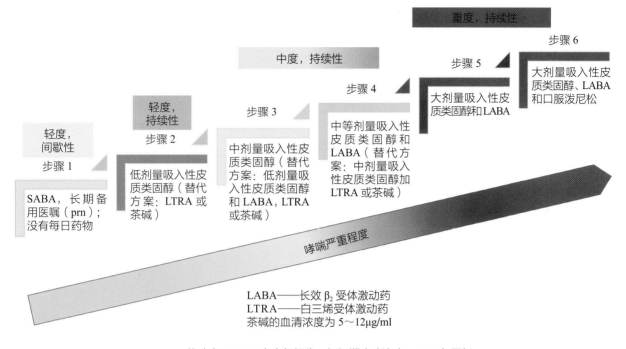

重度，持续性

步骤 6
大剂量吸入性皮质类固醇、LABA 和口服泼尼松

步骤 5
大剂量吸入性皮质类固醇和 LABA

中度，持续性

步骤 4
中等剂量吸入性皮质类固醇和 LABA（替代方案：中剂量吸入性皮质类固醇加 LTRA 或茶碱）

步骤 3
中剂量吸入性皮质类固醇（替代方案：低剂量吸入性皮质类固醇和 LABA，LTRA 或茶碱）

轻度，持续性

步骤 2
低剂量吸入性皮质类固醇（替代方案：LTRA 或茶碱）

轻度，间歇性

步骤 1
SABA，长期备用医嘱（prn）；没有每日药物

哮喘严重程度

LABA——长效 β₂ 受体激动药
LTRA——白三烯受体激动药
茶碱的血清浓度为 5～12μg/ml

修改自 NAEPP 专家组报告：妊娠期哮喘治疗 – 2004 年更新

▲ 图 12-6　妊娠期哮喘的药物治疗（彩图见书末彩插）

降至下一个较低的水平。无论分类如何，偶尔可能发生急性加重，通常继发于病毒性鼻炎。在这些情况下，无论患者哮喘的分类如何，可短期口服泼尼松（7～10d）控制病情。对于病情难以控制者，应考虑其他因素，如无法识别的环境诱因、未遵医嘱服药、慢性鼻后疾病甚至胃食管反流病。

用于治疗妊娠期哮喘的药物分为两大类，即抢救药物和维持药物。抢救药物通过缓解急性支气管痉挛使症状立即缓解。该类药物包括吸入性 β 受体激动药和吸入性抗胆碱能药。必须强调的是这些药物不能解决导致支气管痉挛的潜在炎症问题，不应将其作为有持续哮喘症状患者的单一疗法。而维持药物是用于降低气道反应性和针对导致支气管痉挛潜在炎症的药物。这类药物中最常用的是吸入性类固醇。全身性类固醇、肥大细胞稳定剂、甲基黄嘌呤、白三烯拮抗药和脱敏剂都可用于妊娠患者 [52-62]。

（二）抢救药物

1. 吸入性 β 受体激动药

吸入性 β 激动药（例如沙丁胺醇）常用作治疗急性扩张收缩的细支气管的一线药物。这些药物在动物和人类中进行了广泛的研究，并没有增加胎儿的致畸风险 [62]。必须强调的是，该药物用于短期症状缓解时应与维持药物一起使用。

2. 吸入性抗胆碱能药

吸入性抗胆碱能药（例如异丙托溴铵）已被证实可有效治疗急性哮喘发作。由于黏膜吸收少，故致畸风险小。然而，目前有关这些药物的人类数据有限。与吸入性短效 β 受体激动药联合使用，吸入性抗胆碱能药物在急救中心治疗急性哮喘发作非常有效。抗胆碱能作用使支气管炎、肺炎和慢性阻塞性肺病患者的分泌物减少。

（三）维持药物

1. 吸入性皮质类固醇

吸入性皮质类固醇（例如倍氯米松）在妊娠

期已被广泛研究和使用。目前还没有观察到与吸入少量皮质类固醇有关的致畸效应。除了安全，吸入性皮质类固醇还可以有效地减少妊娠期哮喘的急性发作，与未接受这些药物的对照组相比，急性发作的发生率降低了4倍以上。

2. 长效吸入性β受体激动药（LABA）

长效吸入性β受体激动药（如沙美特罗）经吸入给药后，一般认为对人体是安全的，然而，静脉使用沙美特罗的动物数据令人担忧。LABA广泛用于非妊娠人群，与冻干皮质类固醇粉末联合使用，通常用于单独吸入性类固醇或与吸入性短效β受体激动药联合使用无效的患者。

3. 全身性皮质类固醇

全身性皮质类固醇（如氢化可的松、甲泼尼龙、口服泼尼松）通常用于更严重的哮喘患者。除了倍氯米松和地塞米松，类固醇相当于泼尼松每天小于25mg的剂量通常不会通过胎盘。这与胎盘的快速代谢有关[63, 64]。虽然一般认为类固醇不会导致胎儿畸形，但人们对妊娠早期的类固醇暴露和胎儿的唇腭裂仍有担忧，尽管最新的研究表明情况并非如此[59, 65]。然而，即使可能性较小，这种影响也被证明是有因果关系的，考虑到这些药物治疗的疾病具有危及生命的风险，即使在妊娠早期使用这些药物也是合理的。

4. 长效甲基黄嘌呤

过去长效甲基黄嘌呤（如茶碱）广泛用于孕妇，目前被吸入性皮质类固醇替代，因为吸入性皮质类固醇不良反应少且更有效。虽然孕期使用安全有效，但可能出现心动过速、恶心等不良反应，因此长效甲基黄嘌呤通常作为二线或三线药物，而且孕妇服用剂量的变化与清除有关[66-69]。

5. 白三烯拮抗药

白三烯拮抗药（如孟鲁司特），与吸入性皮质类固醇或LABA相比，效果较差，且孕期应避免使用。主要与缺乏人类妊娠期安全性数据有关。因此，白三烯拮抗药一般只用于那些妊娠前使用其他方法无法有效控制哮喘的患者，很少在妊娠期将其纳入治疗方案中。

（四）脱敏疗法

通过给予对过敏原过敏的孕妇更多的过敏原来进行脱敏，以降低过敏反应。由于担心引起过敏反应，很少在妊娠期进行脱敏。然而，人类受试者的数据表明，在妊娠期进行脱敏治疗并没有风险[70]。

（五）禁忌药物

除了一般哮喘患者应避免使用的药物外，如β受体拮抗药和非甾体类抗炎药，还有一些常用于妊娠的药物，应谨慎或避免用于妊娠期哮喘患者。例如，哮喘患者应避免使用15-甲基前列腺素$F_2\alpha$（欣母沛、卡前列素），因为容易引起支气管收缩。而催产素和前列腺素E_2等子宫收缩剂可以安全地使用[71-74]。同样，麦角生物碱（如甲基麦角新碱）可能引起严重的支气管痉挛，尤其是与全身麻醉联合使用时，妊娠期哮喘患者应避免使用[75]。在临床中，吗啡等阿片类药物可以常规使用。但理论上阿片类药物可能引起组胺释放，导致支气管收缩[76]。因此，当需要肠外镇痛时，通常会使用没有这种效果的药物来替代，如芬太尼或纳布芬。由于对心血管系统作用明显，妊娠期通常避免皮下注射肾上腺素。

哮喘急性发作

急性严重哮喘发作，也称为哮喘持续状态，是一种可能危及生命的并发症，需要在具有适当资源的医疗机构进行紧急医疗护理。患者通常在哮喘发作之前表现出哮喘的进行性恶化，因此，使用前面描述的分级方法进行仔细监测应该可以显著降低这种严重并发症的发生率。

静息状态下，孕妇呼吸频率大于22次/分钟或心率大于120次/分钟时，特别PEFR降低超过 40% 时，应考虑住院治疗。动脉血气分析有助于确诊，如果 PaO_2 低于 70mmHg 或 $PaCO_2$ 高于 35mmHg，应高度关注。妊娠期，$PaCO_2$ 约为 30mmHg，$PaCO_2$ 大于 40mmHg（在一般患者中被认为是正常的）提示孕妇可能即将发生呼吸衰竭，呼吸衰竭将在第 7 章中进一步讨论。

由于肺储备不足，妊娠期患者哮喘急性严重发作往往会迅速恶化。在急诊中心，患者应立即吸氧，使 SaO_2 保持在 95% 或以上。在急性发作期间，不应为了获得未吸氧状态下动脉血气而停用吸氧。最好通过雾化器给予吸入性 β 受体激动药，并根据症状和不良反应每 10～20min 重复一次。在治疗早期，应按照 1mg/kg 静脉注射甲泼尼龙，并每 6h 重复一次，直至临床症状明显改善。然后，使用等剂量口服泼尼松（通常每天 40～60mg）替代治疗。在难治性病例中或支气管分泌物较多时，除了吸入性 β 肾上腺素能药物外，每 6h 可通过手持式喷雾器给予异丙托溴铵 62.5ml。可考虑皮下注射特布他林 0.25mg，但效果微弱，且可能引起心动过速。孕妇应避免皮下注射肾上腺素。

急性哮喘发作的治疗中很少提到胎儿分娩的问题。但如果有产科指征，则应终止妊娠。此外，如果患者一直服用全身性类固醇，可能需要下丘脑 – 垂体 – 肾上腺轴的类固醇支持。应观察患者是否有肾功能不全的迹象，如恶心、呕吐、低血压、虚弱、厌食和实验室检查异常，如低钠血症和高钾血症。但是，由于这些也是正常妊娠的常见症状，许多医护人员选择经验性给予应激剂量的类固醇。常用的方案是在分娩当天每 8h 静脉注射 100mg 氢化可的松，然后在产后第 1 天每 8h 静脉注射 50mg 氢化可的松。产后第 2 天，恢复孕期剂量。短期的非肠道类固醇治疗通常耐受性良好，任何接受超过 20mg 泼尼松等效药物治疗 3 周或更长时间的患者都应考虑使用[77]。如

果患者需要剖宫产终止妊娠，最佳的麻醉方式是使用局部麻醉剂和芬太尼联合区域阻滞麻醉。如果患者因呼吸衰竭需要全身麻醉或气管插管，应使用支气管扩张剂，如卤化吸入剂或氯胺酮[52]。急性哮喘发作缓解后，患者应继续使用与雾化吸入器相当剂量的定量吸入器。此外，口服泼尼松应在数周内逐渐减量，如果患者出现病情恶化迹象，调整剂量至减量之前[52]。

（六）肺炎

妊娠期肺炎的发病机制、临床表现和治疗与非妊娠患者大致相同。然而，母胎严重的并发症可能导致肺炎发病率增加、呼吸衰竭和早产。由于残余肺容量减少、妊娠相关的免疫调节、膈肌升高和胎儿发育所需的耗氧量增加使肺炎发病率增加[34, 78–80]。高达 40% 的妊娠并发肺炎患者发生早产，据报道，宫内和新生儿死亡率高达 12%[79–82]。哮喘、囊性纤维化（CF）、人类免疫缺陷病毒（HIV）感染等共存疾病也可能增加围产期肺炎的风险[83]。

细菌、病毒和真菌都是肺炎的可能病因。细菌病原体是导致肺炎最常见的病因，包括肺炎链球菌、流感嗜血杆菌、军团菌、肺炎支原体、肺炎衣原体和金黄色葡萄球菌[83]。当伴有人类免疫缺陷综合征（HIV 感染）时，尤其是免疫功能受损和 CD4 细胞计数低的患者，应考虑耶氏肺孢子虫[83]。病毒包括流感和水痘。妊娠期甲型 H1N1 流感病毒感染后果严重，可能需要入住重症监护室、机械通气甚至导致死亡[84, 85]。因此，建议在流感高发期使用灭活流感疫苗，已证实可降低孕产妇发病率和死亡率，同时改善胎儿结局[84]。此外，妊娠期接种流感疫苗已被证明可使新生儿获得免疫力。非孕妇患水痘肺炎非常危险，对孕妇来说尤其致命，死亡率高达 35%[86, 87]。与大多数其他病毒性肺炎不同，胎儿也可能直接受到先天

性水痘综合征的影响。虽然给母亲注射水痘带状疱疹免疫球蛋白（VZIG）并不能消除胎儿感染的风险，但对于在72h内接触水痘的易感孕妇都应该考虑注射疫苗。如果孕妇发生水痘肺炎，建议在支持治疗的基础上使用阿昔洛韦[87]。大多数病毒性肺炎容易与葡萄球菌或革兰阴性菌发生继发性重复感染，导致严重的细菌性肺炎。

冠状病毒导致的严重急性呼吸系统综合征（SARS）极其凶险，孕妇更为严重，死亡率达30%。SARS可由肺炎发展为ARDS，胎儿可能因严重缺氧而受影响甚至发生胎死宫内[88, 89]。

组织胞质菌和球孢子菌等真菌可能引起真菌性肺炎，在美国的某些地区流行。妊娠期病程可能更为严重，但幸运的是，妊娠期相对少见。在美国西南部，大约每5000例妊娠中有1例感染球孢子菌病，且在孕妇中更容易传播[90]。孕妇易感性可能与孕激素和雌激素对真菌增殖的刺激作用以及细胞介导免疫的轻度损伤有关。因此，高达50%感染球孢子菌病的孕妇有传染性。如果感染发生在妊娠中期或妊娠晚期，这种情况更为普遍。与非妊娠患者一样，两性霉素B是播散性球孢子菌病的首选药物，母胎影响均较小[91, 92]。

肺炎的临床表现包括呼吸频率增加、咳嗽、发热、发冷、呼吸困难，听诊时出现湿啰音和脓痰。需进一步进行影像学和实验室检查评估。治疗包括充分的吸氧、水化，以及针对病原体的足疗程的抗菌/抗病毒/抗真菌药物治疗[93, 94]。抗生素治疗同非妊娠患者，但喹诺酮类和四环素类药物除外，因为它们可能对胎儿产生影响。胸部理疗有助于清除分泌物和改善氧合。在所有孕产妇肺炎病例中，及时诊断和适当治疗对预防严重的并发症至关重要。

（七）结核

孕产妇患结核病（TB）的高危人群包括低收入人群、少数民族、在国外出生的人和HIV感染患者，使护理面临重要挑战[95]。一项以人口为基础的研究报告显示，2003—2011年每10 000例分娩中，美国妊娠期结核病的发病率从1.92例上升到4.06例[96]。亚洲、非洲、墨西哥和中美洲向美国移民的人数增加导致了这一增长趋势。相比之下，由于加强了宣教、诊断和治疗，全球结核病发病率下降45%以上[97]。

结核病是由结核分枝杆菌引起的。结核分枝杆菌是需氧、耐酸的棒状杆菌，当感染者咳嗽或打喷嚏时，可以通过飞沫传播。当结核病活动时，75%的病例累及肺部，其他部位包括淋巴结、胸膜、泌尿生殖道、骨骼、关节、脑膜、腹膜和心包[96]。在艾滋病患者和免疫力受损的患者中，肺结核可能会迅速进展引起临床症状，包括胸痛、咯血、持续咳嗽3周以上、体重减轻、食欲减退、发热、恶寒、盗汗、脸色苍白、萎靡不振和疲劳[98]。虽然结核病在妊娠期不常见或也不严重，但需要关注母婴传播或新生儿传播的风险。理论上，结核杆菌可通过血源或淋巴传播，通过胎盘、羊膜或结核性子宫内膜炎从母体传给胎儿。但是子宫内传播非常罕见。分娩后，尤其是母亲痰结核菌阳性，且未被诊断和治疗时，新生儿感染结核病的风险更大[97]。

疾病控制和预防中心（CDC）建议对孕妇中的高危人群进行检测[97]。有两种检测潜伏期或活动性结核病的方法。一种是结核菌素皮肤试验（Mantoux试验），另一种是干扰素-γ释放试验（IGRA）。皮肤测试首选的抗原是5个结核菌素单位中等强度的纯化蛋白衍生物（PPD）。如果皮内测试结果为阴性，则无须进一步评估。皮肤阳性测试结果为直径≥5mm，需要评估疾病活动性，包括胸部X线检查，无论孕周[98]。IGRA是一种血液检测项目，它测量干扰素-γ释放，对应结核分枝杆菌中存在的抗原，如果存在活动性或潜伏期疾病则为阳性。之前接种过卡介苗（BCG）疫苗的患者 Mantoux 试验有较高的假阳性率[97]。

孕妇的结核病治疗同非妊娠患者。唯一的不同是妊娠期间应避免使用氨基糖苷类药物，因为该药物对胎儿有耳毒性。对于潜伏期结核病，异烟肼（INH）每天 1 次或每周 2 次，连续使用 9 个月是首选方案，在妊娠期是安全的。此外，需要补充吡哆醇（维生素 B_6）。妊娠期活动性结核病的推荐初始治疗方案是 INH、利福平、乙胺丁醇和吡嗪酰胺四药联合，同时加用吡哆醇。HIV 感染孕妇的结核病治疗方案应包括利福霉素[97]。

同普通人群一样，一般的结核病预防措施（如对婴儿和其他家庭密切接触者的预防性治疗以及隔离预防措施）也适用于孕妇。抗结核治疗期间可以母乳喂养。如果母亲患有活动性结核病但在分娩前接受治疗或痰培养阴性，则新生儿发生感染的风险很小。由于新生儿易患结核病，建议与疑似患有活动性结核病的母亲隔离，如果不进行治疗，患有活动性感染的患者分娩的新生儿第一年患病的风险为 50%[97]。

（八）结节病

结节病是一种影响肺部的肉芽肿病。病因和发病机制尚不清楚。人们认为，传染性病原体可能在遗传易感的个体中产生这种情况。结节病常见于育龄女性，并有自发消退的倾向，但在某些情况下会逐渐恶化。半数以上的结节病患者是在因为其他原因进行胸部 X 线检查中偶然发现的。结节病的表现类似肺结核，伴有咳嗽、呼吸困难、胸痛、疲劳、虚弱、发热和体重减轻。典型的胸部 X 线片表现为双侧肺门腺病及间质浸润[99]。出现高钙血症，特别是补充维生素 D 的患者，可能导致肾结石。一项队列研究报道，该疾病在妊娠期罕见，发病率为 9.6 例（每 10 万

新生儿）[100]。结节病似乎对妊娠过程没有任何不良影响，在某些情况下症状可得到改善。认为与妊娠期母体皮质醇的增加有关[101]。若妊娠期结节病合并肺动脉高压，预后极差，孕产妇死亡率高。对于这些患者不建议继续妊娠。胎儿一般不受结节病的影响，除非与母体并发症有关。虽然在胎盘中发现结节病肉芽肿，但在胎儿中并未发现[102]。

一般来说，患有结节病的患者应避免补充维生素 D 和钙，包括产前患者。如果患者出现症状，标准的治疗包括全身性类固醇。妊娠期活动性结节病的治疗原则同非妊娠期，除外妊娠禁忌使用的甲氨蝶呤。许多患者，特别是那些在妊娠期症状有所缓解者，在分娩后 3～6 个月会出现明显的结节病症状加重[102]。

（九）肺囊性纤维化（cystic fibrosis，CF）

随着早期诊断和抗生素治疗、营养支持和多学科管理的进步，对肺囊性纤维化（cystic fibrosis，CF）的治疗使越来越多的女性囊性纤维化患者存活至育龄期，每 3000 名白种人活产分娩中有 1 例 CF 患者[103, 104]。CF 是一种常染色体隐性遗传病，约 4% 的高加索人是该基因的杂合携带者[105]。2005 年，美国妇产科医师学会（ACOG）建议对所有计划妊娠或妊娠期妇女进行 CF 载体筛查，如果家庭成员患有该病，则进行遗传咨询，以确定是否存在囊性纤维化跨膜调节因子（CFTR）的突变[106]。如果父亲是该基因的携带者，婴儿携带该基因的概率为 1/2。在美国，所有新生儿都接受 CF 筛查，66% 的新发病例是在出生后 1 年内确诊的[107]。

CF 引起内分泌腺、胰腺上皮组织、汗腺、呼吸道、消化道和生殖道黏膜的黏液分泌，肺部疾病是这些患者发病和死亡的主要原因。大多数表现为复发性肺炎和慢性支气管炎，并发展为阻塞

性肺功能障碍。治疗包括静脉注射抗生素治疗感染、吸入皮质类固醇、监测血糖和应用胰岛素。CF 患者的治疗很复杂，需要与呼吸科医生、产科医生和营养师进行多学科合作。一般而言，治疗同非妊娠患者[107]。

如果出现肺功能明显或持续下降、右心衰、低氧血症、进行性高碳酸血症和呼吸性酸中毒等母体病情严重恶化的症状，应考虑终止妊娠。据报道，该人群中早产风险高达 40%[104]。应在妊娠前或妊娠早期治疗和改善已有的危险因素和疾病状态。即使进行了最佳药物治疗，孕产妇仍出现呼吸失代偿、体重减轻或出现胎儿受损的迹象（如胎儿异常或胎儿宫内生长受限），则有必要提前终止妊娠。早期进行麻醉会诊有利于对复杂的孕妇进行护理管理，尤其是分娩镇痛。应注意尽可能地减少孕妇对氧气的需求，实施阴道助产。因产科因素可行剖宫产终止妊娠。

四、总结

与妊娠相关的生理和解剖学改变对每个主要器官系统都有重要的影响。为了维持母体内环境稳定，为胎儿提供最佳的生长环境，呼吸系统在妊娠期发生适应性改变。临床医生应了解妊娠期呼吸系统的正常生理变化，并认识疾病潜在的恶化表现，及时识别和治疗，以改善孕产妇和新生儿的预后。

妊娠期静脉血栓栓塞
Venous Thromboembolism in Pregnancy

Patricia M. Witcher　Lewis Hamner Ⅲ　著
陈扬　史晓明　译
卢契　校

第13章

静脉血栓栓塞（venous thromboembolism，VTE）一种疾病过程，深静脉血栓形成（deep vein thrombosis，DVT）和肺栓塞（pulmonary embolism，PE）统称为 VTE。由于妊娠期间凝血系统改变，妊娠期的一些临床行为和操作会增加血栓风险，因此妊娠期女性为 VTE 高风险人群。了解 VTE 的重要性、凝血的生理学过程和高危因素有助于医疗人员和专业护士识别高危女性，并予以合理的评估与治疗。

一、发病率和意义

1994—2009 年，美国妊娠期间的 VTE 住院率增加了 72%[1]。70%～80% 的 VTE 是 DVT，剩下的 20%～25% 是 PE[2, 3]。大约 30% 的女性在出现 PE 前没有临床表现[4]。由于存在死亡风险，PE 受到关注。2011—2013 年，美国大约有 9% 的妊娠相关死亡由 PE 导致[5]。与高加索女性相比，非裔女性的死亡风险最高[6, 7]。大多数血栓栓塞导致的死亡是可以预防的[8, 9]。在存活的 PE 患者中，VTE 可以导致严重长期并发症，但这些影响被低估，尤其是慢性疼痛、溃疡和血栓后综合征所致静脉功能不全[9, 10]。

2/3 的 DVT 发生于产前，1/3 发生于产后[11]。但由于产前天数超过产后，发生 DVT 的日风险在产后最高[9-12]，特别是剖宫产后产妇 DVT 日风险增加约 10 倍，总风险可能高达 80 倍[11-13]。大约 60% 的产后 DVT 症状出现于产后 4～6 周[11]。总体而言，孕妇 VTE 发病率为 1‰～2‰[3, 12, 14]。与一般人群相比，妊娠使 VTE 风险增加 4～6 倍[9, 10, 12, 14, 15]。妊娠期血管和凝血状态变化可能是 VTE 风险增加的原因[10]。

二、凝血的生理变化

正常凝血需要促凝血因子和抗凝血因子之间的平衡。血液循环中抗凝血因子一般可拮抗促凝血因子，但是当有触发机制（例如血管或组织损伤）时激活凝血和血栓形成[16]。通常血管壁及红细胞损伤引起血管收缩，以减少损伤面积，利于血小板活化和凝固。血小板活化后黏附在受损的血管壁上并分泌多种凝血因子，促进进一步的黏附、聚集和凝血因子分泌[17]。血栓一旦形成，可迅速扩散至周围血液循环中，通过多种化学反应促进更多的血栓形成，启动正反馈循环[16]。复杂的凝血系统依赖于抗凝血因子和促凝血因子的相互作用，防止过度凝血。图 13-1 为正常凝血过程示意图[16-18]。

（一）凝血系统激活

组织因子（tissue factor，TF），也称为凝血

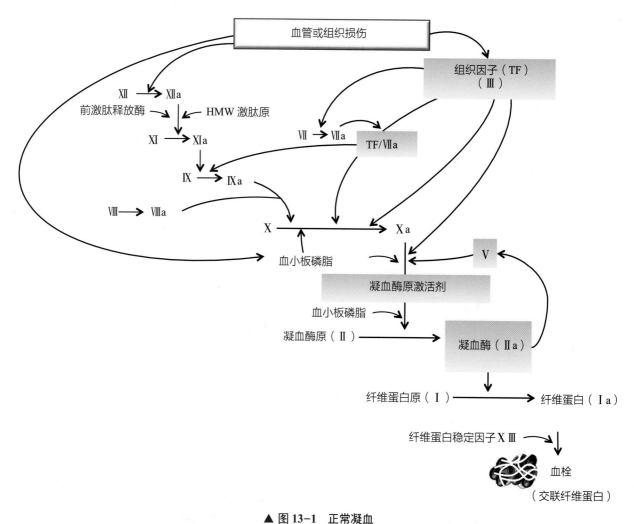

▲ 图 13-1　正常凝血

改编自 Hall, J. E. (2016). *Guyton and hall textbook of medical physiology* (13th ed., pp. 483–494). Philadelphia, PA: Elsevier and Mackman, N. (2009). The role of tissue factor and factor VIIa in hemostasis. *Anesthesia & Analgesia*, 108(5), 1447–1452.

酶原激酶或凝血因子Ⅲ，是凝血的主要因子。TF 在富血管器官（如心脏、肺、子宫和胎盘中）的血管周围细胞中表达，当血管壁有损伤，上述细胞接触血液后，与活化的因子Ⅶ（Ⅶa）形成复合物[17]，TF-Ⅶa复合物与钙离子共同激活凝血因子Ⅹ以形成活化因子Ⅹ（Ⅹa）。活化因子Ⅹ立即与作为构成TF的组织磷脂、血小板释放的磷脂和因子Ⅴ形成凝血酶原激活剂。凝血酶原分解形成凝血酶，凝血酶也需要钙离子辅助进行后续的化学反应。凝血酶裂解纤维蛋白原以形成纤维蛋白，纤维蛋白延长并相互间形成交联，与血小板/血细胞和血浆等结合形成稳定的血栓黏附在

受损的血管表面。纤维蛋白稳定因子（Ⅷ）由血栓中的血小板释放，激活后使纤维蛋白交联后促进血栓形成。由于血管受损后血小板黏附于暴露的胶原蛋白，受损血小板释放的磷脂和因子Ⅻ的激活增强了凝血。活化因子Ⅻ（Ⅻa）与高分子激肽原共同激活因子Ⅺ（Ⅺa），前激肽释放酶也可加速此过程。然后Ⅺa激活因子Ⅸ（Ⅸa），其与活化的因子Ⅷ（Ⅷa）、血小板磷脂和TF一起激活因子Ⅹ[16]。

凝血系统可传统地分为外源性途径、内源性途径和共同途径[16-18]。TF的暴露是外源性途径的开始，因为它需要血管损伤才能暴露于血液。

因子Ⅻ、Ⅺ、Ⅸ和Ⅷ都存在于血液中并且通常被称为内源性途径[18]。暴露于 TF 后的一系列化学反应及凝血因子Ⅺ活化引起的血栓形成，最大限度地活化凝血因子 X，这通常称为共同途径。这些术语仍有效，但对凝血生理过程的新见解则较少强调不同途径的连续级联效应激活凝血因子[17, 19]。这一系列化学反应产生的凝血酶远远不足，需要通过凝血因子的反馈性活化途径，而不是血栓级联反应，来促进纤维蛋白的形成。凝血酶在这种反馈循环中起着重要作用，它影响血管损伤引起的凝血酶原激活剂的形成。凝血酶原激活剂使凝血酶原转化为凝血酶，凝血酶直接降解凝血酶原，将其转化为更多的凝血酶，促进血栓形成。

（二）凝血的调控

为调节血栓形成，某些凝血因子会刺激凝血抑制剂。图 13-2 显示了抗凝血系统对凝血的调节[16, 20]。这些抑制剂的缺乏或活性受损导致过度凝血。凝血酶纤维蛋白形成过程中降解且能够与抗凝血酶（antithrombin，AT）结合，抗凝血酶（AT）是因子 Xa 和凝血酶的最有效抑制剂。AT 能够与凝血酶、因子 Xa、Ⅸa 和 Ⅺa 相结合并使它们失活。肝素在血液中浓度较低，与 AT 结合后增加 AT 使凝血酶失活的能力。AT 通过灭活凝血酶进一步阻断纤维蛋白原的活化。组织因子

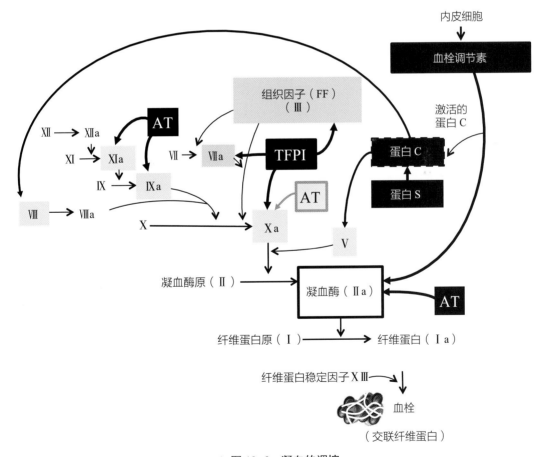

▲ 图 13-2 凝血的调控

改编自 Hall, J. E. (2016).*Guyton and Hall textbook of medical physiology* (13th ed., pp. 483–494).Philadelphia, PA:Elsevier and Rodger, M. A., Silver, R. M. (2014). Coagulation disorders in pregnancy. In R. K. Creasy, R. Resnik, J. D. Iams, C. J. Lockwood, T. R. Moore, & M. F. Greene (Eds.),*Creasy & Resnik's maternal fetal medicine: Principles and practice* (7th ed.,pp. 878–905).Philadelphia, PA: Elsevier Saunders.

途径抑制剂（TFPI）可与 TF、因子 Ⅶ a 和因子 Xa 形成复合物[20]。血管内皮细胞表面完整光滑可减少凝血因子和血小板附着，阻止凝血系统活化。血栓调节蛋白是一种与内皮细胞相结合的蛋白，可与凝血酶结合阻止血栓的增大。血栓调节蛋白 - 凝血酶复合物激活蛋白 C，使因子 Ⅴ 和 Ⅷ 失活[16]。蛋白 S 是蛋白 C 的辅助因子，可增强这种反应。血栓调节蛋白还能与凝血酶结合后将其清除[20]。

纤维蛋白溶解系统是防止过度凝血的另一种调节机制。活化因子 Ⅻ（Ⅻ a）在早期凝血级联反应中活化后，激活完整的内皮细胞释放的组织型纤溶酶原激活物（tPA）[20]。纤溶酶原激活剂将纤溶酶原转化为纤溶酶[17]。纤溶酶降解纤维蛋白后形成纤维蛋白降解产物（FDPs）（包括 D- 二聚体），促进血栓溶解，降解因子 Ⅻ、Ⅷ、Ⅴ 和凝血酶原[16]。纤维蛋白溶解系统如图 13-3 所示[16, 17, 20]。

三、妊娠期凝血系统的改变

在妊娠期、分娩过程中及产后，胎盘着床、子宫螺旋动脉重塑为低阻力血管后增加胎盘血供，为防止出血孕妇进行一系列的生理和结构性调节，此促进了血栓形成[21, 22]。德国病理学家 Rudolf Virchow 发现了血栓形成的三种主要机制（virchow triad），包括内皮损伤、静脉淤滞和高凝状态。阴道分娩及剖宫产期间的内皮损伤促进血液中 TF 的暴露，激活凝血系统[23]。

由于循环血容量增加、激素介导的静脉扩张和外周血容量增加，妊娠期激素和血流动力学变化导致血液瘀滞[21-23]。怀孕后子宫进一步阻塞静脉回流[21, 22]。从孕早期开始，下肢血流速度减慢，持续整个孕期和产后期。静脉淤滞被认为易于形成血栓，因为它减少了活化凝血因子的清

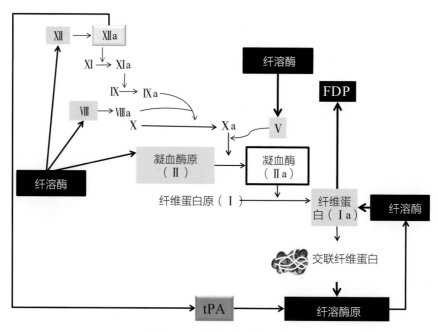

▲ 图 13-3　纤维蛋白溶解系统

FDP. 纤维蛋白降解产物；tPA. 组织型纤溶酶原激活剂

改 编 自 Hall, J. E. (2016).*Guyton and Hall textbook of medical physiology* (13th ed., pp. 483–494).Philadelphia, PA: Elsevier; Palta, S.,Saroa, R., & Palta, A. (2014). Overview of the coagulation system. *Indian Journal of Anaesthesia*, 59(5),515–523;and Rodger, M. A., & Silver,R. M. (2014). Coagulation disorders in pregnancy. In R. K. Creasy, R.Resnik, J. D. Iams, C. J. Lockwood,T. R. Moore, & M. F. Greene (Eds.),*Creasy & Resnik's maternal fetal medicine:Principles and practice* (7th ed.,pp. 878–905). Philadelphia, PA:Elsevier Saunders.

除，使血栓沉积在肌肉静脉网络或深静脉的瓣膜尖瓣袋中[23]。左下肢的血液流速降低较右侧更明显，可能是右髂动脉在左侧穿行后压迫左侧髂总静脉。因此大多数妊娠期 DVT 发生于左下肢[11, 12, 21]。促凝剂和抗凝剂之间的相互作用进一步决定了已形成的血栓是否增大。

妊娠相关的凝血系统变化促进了血液的高凝状态，如凝血因子如Ⅶ，Ⅷ，Ⅸ，Ⅹ 和 von Willebrand 因子（vWF）增加，凝血抑制因子减少[2, 11, 24]。蛋白质 S 和 AT 的减少以及活化蛋白 C 的抗性增加促进高凝状态[2, 11]。纤维蛋白溶解也减少，可能是由于纤溶酶原激活物抑制剂 1（PAI-1）减少导致纤溶酶原激活物的活化降低，PAI-1 可抑制血栓溶解和纤溶酶原激活物抑制剂 2（PAI-2），PAI-2 主要由胎盘产生且在足月时浓度最高[24]。因此凝血酶的产生增加。分娩时可能会出现一定程度的血管损伤。

四、VTE 危险因素

妊娠期 VTE 是多因素造成的，与妊娠期凝血变化、易栓倾向和其他获得性危险因素之间的复杂相互作用有关。妊娠期和产后 VTE 风险评估基于对风险因素的识别，旨在指导 VTE 预防。VTE 病史是再次妊娠 VTE 复发最重要的独立危险因素[2, 3]。1/3 的妊娠期 VTE 为复发[3]。复发的风险通常根据特定风险是否为永久、特发性的（非诱发性）或短暂的（非复发性或诱发性）进行分类[25]。一般有特发性危险因素（如前次妊娠期 VTE、口服避孕药或遗传性易栓症证据）伴 VTE 病史的女性，与有非复发或短暂危险因素（如长期制动及手术）相关 VTE 病史的女性相比，VTE 复发的风险增加[2, 26]。前次妊娠期 VTE 病史导致其复发风险升高，需要在孕期和产后进行药物预防[21, 25]。首次发生 VTE 的患者中，50% 以上患有易栓症[25]且此为妊娠期 VTE 最重要的危险因素[2, 25]。易栓症可能是遗传性或后天患病，易栓症的患病率因种族和血栓形成差异而不同。

（一）易栓症

最常见的获得性易栓症是抗磷脂抗体综合征（APS），其特征为存在抗磷脂抗体（APLAs）伴动脉和（或）静脉血栓形成[20]。根据异常种类不同分为多种遗传性易栓症，其具有不同的血栓形成倾向，详见表 13-1[2, 21]。一般来说，VTE 发生率最高的易栓症在妊娠期最不常见。无 VTE 病史或家族史的易栓症患者主要有复合杂合因子 V Leiden（FVL）和凝血酶原 G20210A 突变（两种血栓形成倾向的遗传）、纯合 FVL 突变、纯合凝血酶原 G20210A 突变和抗凝血酶（AT）缺陷[21]。

1. 抗凝血酶缺乏

AT 缺乏源于多种可能的突变，这些突变可能减少循环 AT 或降低 AT 活性[21]。由于凝血酶和因子 Xa 减少，AT 缺乏促进血栓形成增加。AT 缺乏通过阻断因子Ⅺ a 和Ⅸ a 的失活，进一

表 13-1 易栓症

遗传性易栓症 VTE 高危因素 （易栓症高危因素）	VTE 中危因素 （易栓症高危因素）	VTE 低危因素	获得性易栓症 （易栓症高危因素）
• AT 缺乏 • 复合杂合 FVL 和凝血酶原 G20210A 突变 • 纯合 FVL 突变 • 纯合凝血酶原基因 G20210A 突变	• 杂合 FVL • 杂合凝血酶原 G20210A • 活化的蛋白 S 抵抗 • 蛋白 S 缺乏	• 甲基四氢叶酸还原酶 (MTHFR) 突变	• 抗磷脂抗体综合征

步阻碍凝血过程[20]。AT 缺乏较少见，但易形成血栓，使妊娠期 VTE 的风险增加 25 倍[27]。VTE 病史或家族史进一步增加了 VTE 的复发风险[21]，此外，AT 缺乏会增加早孕期流产和胎儿死亡（intrauterine fetal demise，IUFD）的风险[27]。遗传性 AT 缺乏通常为常染色体显性遗传且几乎均为杂合状态（在一个等位基因上表达）。纯合的 AT 缺乏（两个等位基因的表达）极为罕见，并且在新生儿早期形成血栓，通常是致死性[28]。AT 缺乏是最罕见的易栓症。

2. 因子 V Leiden 突变

FVL 突变在功能上表现为对活化蛋白 C 有抗性且与因子 V 基因突变有关，使其耐受活化蛋白 C 的剪切。活化蛋白 C 抵抗（activated protein C resistance，APCR）阻碍因子 Va 的分解，由于凝血酶的产生增加而导致高凝状态[21, 27]。APCR 是 VTE 最常见的原因，超过 90% 的 APCR 是由 FVL 引起的。FVL 常见于北欧、南欧人以及白种人，较少见于无移民祖先的非洲裔美国人，而在非洲黑种人和亚洲人口中几乎不存在[21, 25, 29]。FVL 突变有杂合和纯合形式，尽管杂合 FVL 患者的血栓发生率较低（妊娠期 VTE 发生率低于 0.3%），但它仍是最常见的易栓症，所致妊娠期 VTE 占 40%[20, 27]。与杂合形式相比，纯合 FVL 发生率更低，VTE 发生风险更高，特别是自身或直系亲属有 VTE 病史的患者[29]。直系亲属有 VTE 病史但个人无 VTE 病史患者，妊娠期 VTE 的风险略高[21]。

3. 凝血酶原基因 (G20210A) 基因突变

凝血酶原基因 G20210A 突变，因其在凝血酶原基因上的突变位置而得名，由于凝血酶原缺失导致循环中凝血酶原前体水平升高，可促进 VTE（凝血酶也是一种凝血调节机制），这是第二常见的易栓症[27]。与 FVL 类似，它也有纯合和杂合形式。纯合的凝血酶原突变使 VTE 风险更高，

与纯合 FVL 或 AT 缺陷类似。杂合凝血酶原基因 G20210A 突变虽然更为常见，但与纯合形式相比，只要没有 VTE 病史，发生 VTE 的风险就更低[21, 27]。与 FVL 的杂合子或凝血酶原基因杂合突变相比，FVL 和凝血酶原基因突变的复合杂合子和凝血酶原 G20210A 突变（每个突变有一个等位基因）发生 VTE 的风险更高[21]。FVL 和凝血酶原 G20210A 的复合杂合很少见，发生率仅为 1/10 000[21]。

4. 蛋白 C 与蛋白 S 缺乏

蛋白 C 和蛋白 S 缺乏由多种突变引起，并通过降低循环水平或削弱蛋白 C 或蛋白 S 的活性导致 VTE。蛋白 C 缺乏由 160 多种突变引起，导致不同程度的血栓风险[20, 21, 29]。纯合蛋白 C 和蛋白 S 缺乏极其罕见，任何一种情况都会导致新生儿暴发性紫癜，表现为弥漫性血管内凝血和出血性皮肤坏死，危及生命[20, 21]。只有及时诊断和治疗新生儿才可能存活，存活者需要终生抗凝[21, 30]。

5. 亚甲基四氢叶酸还原酶基因突变

甲基四氢叶酸还原酶（methylenetetrahydrofolate reductase，MTHFR）的突变会干扰同型半胱氨酸对蛋氨酸（一种必需氨基酸）的正常代谢[27]。叶酸缺乏进一步加剧同型半胱氨酸水平的升高。严重的高同型半胱氨酸血症虽然罕见，但会导致个体出现明显的神经异常、过早动脉粥样硬化和静脉血栓栓塞[31]。VTE 与 MTHFR 突变没有直接联系，但当同时存在维生素 B 缺乏（维生素 B_{12} 和叶酸）时，VTE 是基因突变的标志。虽然这种突变对非怀孕个体有风险，但除非与其他易栓症同时发生，否则似乎不会增加妊娠期 VTE 的风险[27]。高同型半胱氨酸血症在妊娠期很少见，可能是由于同型半胱氨酸水平正常生理性降低和（或）为降低胎儿神经管缺陷的风险进行了叶酸补充。虽然 VTE 的风险较低，但高同型半胱氨酸血症的妇女可能更容易出现不良妊娠结局，如

极低出生体重儿、死产和子痫前期，但数据不足以确定这种相关性[20, 27]。这些不良的妊娠结局利于促进患者了解每日补充叶酸和维生素 B 的重要性。

6. 抗磷脂抗体（APLAs）

抗磷脂综合征（APS）是一种自身免疫性疾病，其特征是血管血栓形成（静脉和动脉）和循环 APLAs 升高引起的全身异常，最具特征性的是抗心磷脂抗体（anticardiolipin antibodies，ACAs）、狼疮抗凝物（lupus anticoagulant，LA）和抗 β2-糖蛋白 -1 抗体。APS 是妊娠期获得性易栓症最常见的原因，与静脉和动脉血栓形成有关，血栓形成是由它们与细胞膜磷脂成分反应后引起[20, 32]。APLAs 形成的血栓可阻塞全身任何血管，动脉血栓可能导致卒中，为血栓常见并发症，或合并其他神经系统疾病。静脉血栓常导致下肢静脉血栓并可能进展为 PE。虽然血栓形成仍是最严重的并发症，但 APLAs 可导致其他不良妊娠结局，包括复发性流产、子痫前期、IUFD 和早产[25]。

易栓症筛查：实验室筛查遗传性易栓症可能是一种预防 VTE 的合理策略。尽管易栓症和血栓形成之间关系密切，且妊娠期处于高凝状态，但高凝状态本身并不一定引起妊娠期血栓形成[25]。此外，尽管易栓倾向与不良妊娠结局 [如流产、胎盘早剥、宫内生长受限（IUGR）和子痫前期]之间存在关联，但两者之间的确切关系尚不确定[20, 21, 33–36]。因此常规实验室筛查易栓症的价值不高且不推荐，因为有 VTE 病史的患者，无论是否有易栓症证据，都需药物预防 VTE[25, 37]。无明确 VTE 预防指征的妇女，如果检测确诊为易栓症，则可考虑在妊娠期或产后进行预防，或为避免出血风险增加停用抗凝药物，此时实验室筛查易栓症可能有用[37]。高危情况可能需要药物预防血栓，如妊娠、口服避孕药或激素替代可能是筛查的理由，特别是那些无明确诱因的血栓病史

患者或无 VTE 病史但有明显家族史的患者（直系亲属易栓症高风险）[21, 25]。

一些实验室筛查试验，即使有指征要做，解读也比较棘手，因为在妊娠期间凝血系统发生变化。蛋白 S 水平在妊娠期有波动，结果有变异，筛查通常推迟到产后初期之后进行[21]。LAC 的某些检测在有肝素的情况下可产生假阳性结果，因此 VTE 诊断或治疗的最初 3 个月期间通常不进行检测。基因突变的鉴定，如 FVL 或凝血酶原 G20210A 突变，不会因妊娠而改变，可以在妊娠期间进行检测[37]。

（二）其他危险因素

其他危险因素，无论有无易栓症，均可能导致血栓形成，这再次表明 VTE 是由多因素导致的。除个人或直系亲属的 VTE 病史以外，其他重要的危险因素包括年龄、肥胖（BMI 大于 30 kg/m²）和剖宫产[13, 22, 38]。年龄和肥胖因素可能继发血流紊乱、凝血因子增加或纤溶活性受损，导致 VTE[39]。因分娩后早期活动和手术时间短，剖宫产被认为是一种相对低风险的外科手术，但因术中血管及内皮细胞损伤，与阴道分娩相比，剖宫产 VTE 发生的风险可能升高 2 倍[40]。肥胖是 VTE 的独立危险因素，由于手术时间延长、过度失血发生率增加、产后伤口感染或子宫内膜炎，在剖宫产时会额外增加血栓风险[41]。表 13-2 总结了 VTE 的危险因素[1, 11, 13]。

妊娠合并已存的危险因素，主要是肥胖、产妇年龄大于 35 岁以及重大疾病正在日益增多[42, 43]。慢性疾病，如系统性红斑狼疮、糖尿病或镰状细胞病以及其他与妊娠无关的危险因素，如重大手术、远距离旅行（超过 4～6h）、全身感染（如肺炎）或住院时长时间制动（3 天或更长时间），均可额外增加风险[11, 13]。在怀孕期间，产前出血、全身感染（如肾盂肾炎）、子痫前期、呕

表 13-2　妊娠期静脉血栓栓塞（VTE）的危险因素

已存的危险因素	妊娠相关危险因素
• 个人 VTE 病史 • 家族 VTE 病史 • 易栓症 • 年龄＞ 35 岁 • 肥胖（BMI ＞ 30） • 高血压 • 吸烟 • 重静脉曲张或静脉曲张症状 • 瘫痪或截瘫 • 其他疾病 　– 心脏病 　– 肺病 　– 炎症性肠病 　– 炎性多关节病 　– 系统性红斑狼疮 　– 肾病综合征 　– 糖尿病 　– 癌症 　– 镰状细胞病 　– 多囊卵巢综合征 **暂时性高危因素** • 手术 • 远距离旅行（超过 4～6h） • 全身感染（如肺炎） • 住院时长时间制动 (1 周或更长时间)	**分娩前** • 辅助生殖技术 (ART) / 体外受精 (VF) • 卵巢过度刺激综合征 (OHSS) • 妊娠剧吐及脱水 • 长时间制动 (1 周或更长时间) • 多胎妊娠 • 产次≥ 3 次 • 胎儿宫内生长受限或极低出生体重儿 • 出血 • 子痫前期 • 妊娠期糖尿病 • 死胎 • 全身感染 (如肾盂肾炎、肺炎) **分娩时及分娩后危险因素** • 剖宫产 • 产程长 (≥ 24h) • 中骨盆水平或旋转胎头手术助娩 • 严重产后出血 (出血量≥ 1000ml) • 手术，如清宫及产后绝育 • 产后伤口感染及子宫内膜炎

吐和脱水、多胎妊娠或长期制动或卧床休息均会增加 VTE 倾向。尽管总体风险较低，但辅助生殖技术（assisted reproductive technology，ART）如体外受精（in vitro fertilization，IVF），会使 PE 的风险增加 5～7 倍，尤其是在早孕期和产后 6 周内[44, 45]，最可能的机制是卵巢刺激引起的多个卵母细胞分泌雌激素水平升高[11]。分娩时间延长(超过 24h)、手法旋转助娩、产后出血等产时因素也可能使孕妇更易患 VTE，尤其是在产后[1, 11]。

五、深静脉血栓

（一）临床表现

单侧肢体肿胀伴疼痛是 DVT 最常见的临床表现[2]，其他症状包括发热、红斑或患肢压痛[24]。髂股静脉血栓在妊娠期更为常见，可伴有臀部、腹股沟、胁腹或腹部疼痛[11, 12]。DVT 的临床症状和体征一般不可靠，临床诊断往往困难[3]。绝大多数腿部肿胀或疼痛的女性没有 DVT，只有约 25% 的有症状的非妊娠成年人和不足 10% 的有 DVT 临床表现的孕妇通过客观检测确诊 DVT[24]。不需要对所有肢体肿胀的孕妇行诊断性检查，但若在最初评估时怀疑 DVT，产科医生可有目的地行诊断性检查。可能进一步需行诊断性检查的关键点包括单侧腿肿胀，特别是左侧腿围比正常腿围增加 2cm。有 VTE 危险因素，如 VTE 的个人或家族史、长期卧床休息或近期手术史，都支持进一步行诊断性评估。

为减少不必要的治疗性抗凝药物暴露，通常需要客观诊断评价。许多非产科专业用的诊断性检查在产科中应用较少或者由于担心胎儿辐射暴露，在产科中不太可行。此外，诊断性检查在产科人群中还没有严谨的研究[11]。通常需要多学科小组进行临床评估后再解释妊娠期和产后妇女的检测结果[3]。

（二）诊断性评价

用于非产科人群 DVT 诊断性评价的临床方法尚未在妊娠女性中得到验证，如 D- 二聚体（D-dimer）的实验室检测，D-dimer 是由纤溶酶降解的纤维蛋白的交联衍生物[46]。虽然 D-dimer 阴性可排除 VTE，但妊娠女性 D- 二聚体升高也不能预测妊娠期 VTE 的发病[2, 47]。因此诊断评价在评估妊娠期 DVT 中起着更重要的作用。通常诊断性评价从非侵入性检查开始，包括多普勒在内的压力超声（compression ultrasound，CUS）是诊断有症状的非妊娠个体近端肢体 DVT 的首选方法[11]。尽管这种方法尚未在产科人群中进行全面评估，因其无放射性及其他风险，是评估DVT 症状的首选方法。DVT 的诊断评估总结见图 13-4[11, 24]。

CUS 利用放置在静脉上的超声转换器来检测静脉血流的声频变化并评估静脉解剖结构。用超声转换器直接压迫静脉并在一定程度上直接观察血管腔中的肿块，使检查者能够识别管腔的填充缺损，这可能表明血栓形成或产生疼痛和肿胀的其他病因。妊娠期血栓通常来源于骨盆静脉的近端并向远端延伸。孤立的小腿血栓形成在妊娠期间较少见，通常从盆腔静脉延伸[12]。妊娠子宫压迫的下腔静脉（inferior vena cava，IVC）可能会影响血管显像。孤立性髂静脉 DVT 可能合并背部或骨盆疼痛，整个下肢肿胀可能需要脉冲多

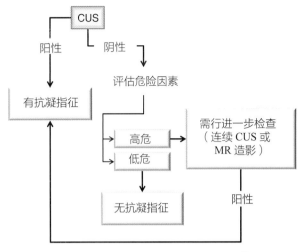

▲ 图 13-4　深静脉血栓的诊断评价[1]
CUS. 加压超声
改编自 Linnemann, B., Bauersachs, R., Rott, H., Halimeh, S., Zotz, R.,Gerhardt, A., et al. (2016). Diagnosis of pregnancy-associated venous thromboembolism: Position paper of the Working Group in Women's Health of the Society of Thrombosis and Haemostasis (GTH). *Vasa European Journal of Vascular Medicine*, 45(2), 87–101 and Leung, A. N., & Lockwood, C. J.(2014). Thromboembolic disease in pregnancy. In R. K.Creasy, R. Resnik, J. D. Iams, C. J. Lockwood, T. R. Moore,& M. F. Greene (Eds.), *Creasy & Resnik's maternal fetal medicine: principles and practice* (7th ed., pp. 906–917). Philadelphia, PA: Elsevier Saunders.

普勒或彩色编码双重超声来评估髂静脉内的静脉血流量[11]。如果在阴性 CUS 的情况下怀疑髂静脉 DVT，可能需要进行磁共振（MR）静脉造影的进一步成像；或可考虑在没有额外成像的情况下进行抗凝。抗凝治疗适用于阳性 CUS[2]。只要不怀疑髂静脉血栓形成，对于 CUS 阴性患者仅行无须治疗的常规监测。对于 VTE 高风险患者（如左腿 DVT 的危险因素或症状）的可疑 CUS 或阴性 CUS 可能需要连续 CUS 排除 DVT 可能性[2, 11, 24]，这些检查通常在初筛后的 3～7d 内重复[11]，必要时可进一步行 MR 静脉造影，其能够更详细地对髂静脉血栓进行成像[24]。考虑到胎儿辐射暴露问题，妊娠期尤其是早孕期是 MR 造影静脉造影的相对禁忌证。钆螯合物造影剂可透过胎盘，虽然没有人体数据，但其对胎儿的长期影

响尚不清楚[11]。

六、肺动脉栓塞

（一）临床表现

当 DVT 发展为 PE 时，可能没有任何迹象或症状，直到患者出现心肺功能损害（如低血压或晕厥），这可能是大面积 PE 的表现[24]。PE 的症状及体征均无特异性[12]，呼吸困难及胸痛症状最常见，这提示可能要做进一步检查评估[11, 24]。严密检测患者生命体征，并通过脉搏血氧饱和度（SaO_2）持续监测，同期其他的相关数据有助于 PE 的临床诊断及治疗。PE 的其他症状包括心动过速、低氧血症、咯血、咳嗽或呼吸急促，由于其对心肺功能有潜在损害，应及时识别并迅速通知医生，当评估结果异常时 [如心动过速、呼吸急促和（或）低血压以及在室内空气下 SaO_2 低于 90%] 应及时通知医生。许多干预措施如侧卧位、扩张血容量和（或）药物治疗的目的在于恢复血流动力学稳定性。已吸氧的患者若持续存在氧饱和度低，可能需要插管和机械通气来恢复氧合。临床医师在行实验室检查和进一步临床评估的过程中，同期行维持治疗并开始应用肝素。

（二）诊断性评价

初步检查包括心电图、动脉血气分析，可能还有胸部 X 线片。合并急性 PE 的孕妇，约 40% 有心电图异常（如非特异性 T 波倒置，心电图改变提示电轴右偏），不足 20% 的患者有低氧血症，低于 5% 的患者出现 SaO_2 下降。因此这些评估检查的主要作用为排除其他原因导致的肺部症状和体征。初步评估主要取决于风险因素，放射影像学首选胸部 X 线，它支持其他与 PE 类似的诊断（如肺炎或肺水肿），且其辐射量小，可指导行进一步的影像学检查[11]。PE 诊断影像学见图 13-5。CT 肺血管造影（CTPA）是明确诊断肺栓塞的方法，已成为非妊娠人群肺栓塞诊断的一线手段，然而，妊娠期间若可行，推荐胸部 X 线后行肺灌注扫描或通气 / 灌注（V/Q）扫描。虽然胎儿接受 CTPA 和 V/Q 扫描时的辐射量可能相似（目前还没有共识），但妊娠期胸部 X 线检查正常时，首选 V/Q[48]。选择此种检查方式的原因包括 CTPA 辐射量高且妊娠期间 V/Q 扫描精确度更高（健康孕妇的心肺功能异常发生率低），妊娠期血容量及心输出量生理性增加可能导致对比剂分布异常，潜在地降低检查的准确性[24]。V/Q 通过追踪静脉注射（灌注）和吸入（通风）的放射示踪剂，使肺部灌注和空气分布可视化，多角度检测灌注缺陷，提示肺血栓阻塞血液流动的循环。CTPA 适用于异常的胸部 X 线片（胸部 X 线片后未行 V/Q 扫描）、非诊断性 V/Q 扫描，或在胸部 X 线片后不能立即进行 V/Q 扫描时[48]，无论是 V/Q 扫描还是 CTPA 的阳性成像结果都是抗凝指标[11, 24]。如果除 PE 的临床表现外，还有 DVT 的征象和症状，可以考虑行 CUS 初步诊断成像。阳性的 CUS 患者需要抗凝治疗，阴性的 CUS 患者，如前所述，通常需要胸部 X 线检查和后续的进一步成像[48]。

七、预防与治疗

抗凝治疗方案是从非产科人群的文献中获得的[2, 3]，妊娠初期出现的静脉血栓栓塞可采用皮下注射普通肝素（unfractionated heparin，UH）或低分子肝素（low-molecular-weight hepairn，LMWH）治疗，并持续至少 6 个月，抗凝一直持续到产后第 6 周。发生在妊娠期以外的 VTE，包括产后发作，需要至少 3 个月的抗凝治疗[26]。再次妊娠或未来的外科手术使如女患 VTE 的风险增加，通常需要再次进行预防，这取决于特定的风险因素。某些无急性血栓栓塞的妇女若有复发性血栓栓塞高危因素，则需要一个调整的或治疗

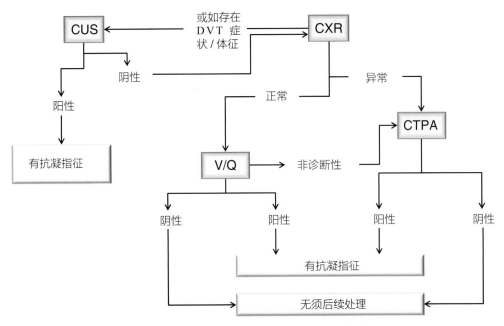

▲ 图 13-5 肺栓塞（PE）的诊断影像学

V/Q. 通气 / 灌注扫描；CTPA. 肺血管；CXR. 胸部 X 线片；CUS. 加压超声

改编自 Linnemann, B., Bauersachs, R.,Rott, H., Halimeh, S., Zotz, R., Gerhardt, A., et al. (2016). Diagnosis of pregnancy-associated venous thromboembolism: Position paper of the Working Group in Women's Health of the Society of Thrombosis and Haemostasis (GTH). *Vasa European Journal of Vascular Medicine, 45*(2), 87–101;Leung, A. N., & Lockwood, C. J. (2014). Thromboembolic disease in pregnancy. In R. K. Creasy, R. Resnik, J. D. Iams, C. J. Lockwood, T. R. Moore, & M. F.Greene (Eds.), *Creasy & Resnik's maternal fetal medicine: principles and practice* (7th ed.,pp. 906–917).Philadelphia, PA: Elsevier Saunders and Leung, A. N., Bull, T. M., Jaeschke,R., Lockwood, C. H., Boiselle, P. M., Hurwitz, L. M., et al. (2012). American Thoracic Society documents: An official American Thoracic Society / Society of Thoracic Radiology Clinical Practice Guideline: Evaluation of suspected pulmonary embolism in pregnancy. *Radiology, 262*(2), 635–646.

性抗凝血药的剂量，以达到治疗性活化部分凝血活酶时间（activated partial thromboplastin time，aPTT）[2, 3]。本章后面将讨论抗凝血药的剂量。

美国对 VTE 药物预防的建议主要针对高危妇女 [2, 25, 42]。美国妇产科学院（ACOG）[21] 指南建议对 VTE 高危人群，主要是有 VTE 病史的妇女，不管是否有遗传性血栓性疾病或高危血栓性疾病（如 AT 缺乏症、复合杂合 FVL 和凝血酶原 G20210A、蛋白 C 缺乏症或蛋白 S 缺乏症），均进行药物预防和（或）治疗 [2, 43]。图 13-6 总结了 ACOG 对 VTE 预防的建议 [2, 21]。

对于没有接受药物预防血栓的剖宫产妇女，ACOG 建议使用通用的围术期气动压缩装置。美国胸科医师学会（American College of Chest Physicians，ACCP）不建议在无高危因素的剖宫产妇女中应用机械压缩，但建议产科患者更高比例地应用药物预防，如剖宫产的妇女合并一个主要或两个次要风险因素，或其他主要风险因素在产后持续的高危患者 [49]。表 13-3 总结了 ACCP 对 VTE 预防的建议 [49]。ACOG 建议对额外危险因素进行 VTE 药物预防，但这不是严格规定的，需医师自行决定 [2]。在英国，更大比例地产科患者接受血栓的药物预防 [40, 43, 50]。英国皇家妇产科学院（RCOG）的处方指南推荐基于血栓风险因素加权评分系统的药物血栓预防 [43, 51]。由于 VTE 相关的分娩住院时间延长，且血栓在美国发生率比较稳定 [52]，2016 年全国孕产妇的安全协会（National Partnership for Maternal Safety，NPMS）提出了静脉血栓方案，提出这一方案的另一个理由是英国的 VTE 产妇死亡率已显著下降，这

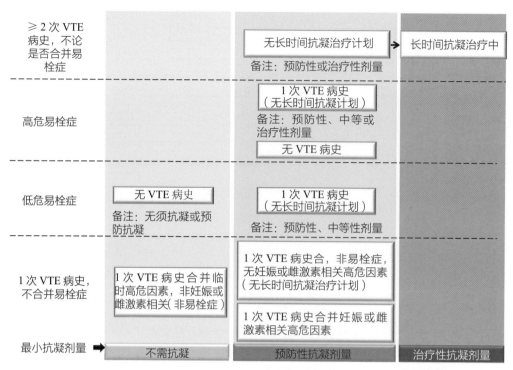

▲ 图 13-6　美国妇产科学院 (ACOG) 对静脉血栓栓塞（VTE）预防的建议

改编自 James, A.;Committee on Practice Bulletins—Obstetrics. (2011). Practice bulletin no. 123: thromboembolism in pregnancy. *Obstetrics and Gynecology, 118*(3), 718–729 and American College of Obstetricians and Gynecologists Women's Health Care Physicians. (2013). ACOG Practice Bulletin No. 138: Inherited thrombophilias in pregnancy. *Obstetrics and Gynecology, 122*(3), 706–717.

可能是由于临床指南针对更多妇女实施了药物预防。NPMS 主要综合了 ACOG、ACCP 和 RCOG 的 VTE 预防指南 [2, 49, 51]，NPMS 建议根据 ACOG 指导方针，对既往 VTE 和（或）血栓病史进行血栓预防（表 13-3）；对所有住院至少 72h 且不属于出血或临产高危人群的产前患者进行药物血栓预防；对那些在产前接受了抗凝药物的患者，在分娩过程中使用顺梯度压的下肢静脉机械压缩装置（sequential compression devices，SCDs），在阴道分娩后恢复使用抗凝药物；对于所有剖宫产且未接受预防或抗凝治疗的妇女，围术期使用 SCDs 直到完全恢复正常；对有危险因素和剖宫产的妇女进行产后药物预防 [2, 52]。一些专家主张在采用 VTE 预防措施之前对 NMPS 建议进行进一步评估，以便仔细权衡更广泛地选择妇女进行药物预防所产生的好处和抗凝的风险 [50, 53]。

对于药物预防的适应证尚无共识 [2, 21, 49]。因此，可以根据医师和妇女通过知情同意协商决定使用抗凝血药物。埃克曼等 [54] 对有 VTE 病史的孕妇、正在考虑或计划怀孕的妇女进行了有组织的采访，将有不同程度复发性静脉血栓栓塞风险的妇女纳入研究，并提供详细的妊娠期复发风险以及详细的低分子肝素治疗结果的讨论，其中不包括胎儿风险。大多数复发风险低的妇女妊娠期治疗方案的选择基于既往静脉血栓栓塞病史及经历，讨论内容主要包括静脉血栓栓塞的风险、预防罹患静脉血栓栓塞的利弊（包括可能的出血风险、皮肤反应、费用、分娩镇痛或分娩时麻醉的方法受限及需行注射操作）、担心最佳抗凝效果所产生的焦虑 [26]。

妊娠期 VTE 预防的决策过程具有挑战性。考虑 VTE 预防低至中等风险的妇女基于专家意见，从非产科研究推断 [11, 50, 53]。额外风险包括分娩过程中出血风险高抗凝剂选择范围较小（若短时间

表 13-3　美国胸科医师学会 (ACCP) 对妊娠期静脉血栓栓塞（VTE）预防的建议

ACCP 对预防的建议

- C/S 无其他危险因素：尽快下地活动
- C/S 合并一个主要危险因素或两个次要危险因素药物预防
- 合并明确危险因素 (分娩前或阴道分娩后) 且持续至产后 6 周以上的病人药物预防

主要危险因素	次要危险因素
• 制动 (分娩前卧床休息 ≥ 1 周) • 剖宫产后或术后出血 (出血量 ≥ 1000ml) • VTE 病史 • 子痫前期合并胎儿宫内生长受限 • 易栓症 　– AT 缺乏 　– 纯合或杂合 FVL 突变 　– 纯合或杂合凝血酶原 G20210A 突变 • 其他疾病 　– SLE 　– 心脏病 　– 镰状细胞病 • 输血 • 产后感染	• 制动 (分娩前卧床休息 ≥ 1 周) • 剖宫产后或术后出血 (出血量 ≥ 1000ml) • VTE 病史 • 子痫前期合并胎儿宫内生长受限

引自 Bates, S. M., Greer, I. A., Middeldorp, S., Veenstra, D. L., Prabulos, A. M., & Vandvik, P. O. (2012). VTE, thrombophilia, antithrombotic therapy, and pregnancy. Antithrombotic therapy and prevention of thrombosis, 9th ed: American College of Chest Physicians Evidence-Based Clinical Practice Guidelines. *Chest, 141*(Suppl 2), e691S-e736S.

内分娩需换用 LMWH），华法林和口服 Xa 凝血酶直接抑制剂均有潜在致畸性，某些制剂为母乳喂养禁忌（凝血酶 Xa 抑制剂）。在产前和产后期间，医师根据患者 VTE 病史、遗传性血栓性疾病的血栓形成程度以及其他危险因素的评估，决定是否使用抗凝血药物进行预防或治疗。

（一）肝素

肝素相对分子质量大，不会穿过胎盘，不会使胎儿易于出血或畸形，也不会在母乳中大量分泌[2, 3, 26]。肝素通过与 AT 结合来抑制凝血，一旦与 AT 结合，肝素 – AT 复合物主要促进 Xa 因子和凝血酶的结合及中和[55]。普通肝素不能被胃肠道吸收，因此需非肠道给药，可以皮下注射（SQ）或静脉注射（IV），不建议行肌内注射，因为有可能形成血肿，且这一途径的吸收率不可预测。当选择普通肝素治疗 VTE 时，根据体重确定治疗性剂量，使治疗性 aPTT 达到控制值的 1.5～2.5

倍，即 60～80s[2, 48]。此范围内的 aPTT 具有治疗作用。aPTT 水平低于对照的 1.5 倍与血栓形成有关，而 aPTT 水平超过对照的 2.5 倍可能增加出血风险[2]。治疗剂量的普通肝素每 12h 超过 10 000 单位，以达到目标 aPTT。UH 半衰期是 4～6h，因此应在注射 UH 后 6h 评估 aPTT，以确定是否达到目标治疗范围[2, 24]。

治疗剂量的普通肝素静脉给药通常用于 PE 的初始治疗，以确保在分娩或即将进行手术或需要溶栓治疗时吸收率更可预测[24, 56]。静脉给药负荷剂量通常为 80 单位 /kg，随后以 18 单位 /（kg·h）的速度开始维持输注，以达到治疗性 aPTT[3, 24, 56]。静脉 UH 治疗 PE 需持续 5d。大面积 PE 或大的髂股静脉血栓形成可能需要 7～10d 的抗凝治疗。表 13-4 总结了普通肝素静脉输注治疗 VTE 的情况以及基于 aPTT 水平的剂量参数[24, 56]。妊娠期 VTE 初始治疗后，自 VTE 发病开始皮下注射普

表 13-4　肝素静脉给药

aPTT 开始静脉给药及调整剂量后每 4 ～ 6h 评估一次	单次剂量（单位 /kg）	静脉给药维持速度 （单位 /kg·h）
起始剂量	80	18
< 35s（1.2× 对照）	80	↑ 4
35～45s（1.2～1.5× 对照）	40	↑ 2
46～70s（1.6～2.3× 对照）	0	维持目前给药速度
71～90s（2.4～3.0× 对照）	0	↓ 2
> 90s（> 3× 对照）	0	暂停给药 1 小时 1 小时后重新给药，并且↓ 3

通肝素或低分子肝素，持续至少 6 个月，且抗凝治疗持续至产后第 6 周[12]。

妊娠期预防性给药方案包括每 12h 用 5000 单位，或随着妊娠逐步增加剂量：早孕期每 12h 用 5000～7500 单位，孕中期每 12h 用 7500～10 000 单位，晚孕期每 12h 用 10 000 单位[2, 21, 24]。皮下注射抗凝剂量总结见表 13-5[2, 21]。由于与肝素结合的循环蛋白增加、肾小球滤过率升高导致肾脏对肝素的清除增加以及循环血容量增加，妊娠期对肝素的需求可能会增加[2, 3]。可能需要在监测 aPTT 的同时调整剂量。

（二）肝素的并发症

尽管发生率较低，普通肝素治疗的潜在产妇并发症包括出血、骨质疏松症、免疫介导反应。当出血或 aPTT 水平明显高于治疗控制目标时，护士可以预先给鱼精蛋白，每 100 单位肝素需要 1mg 鱼精蛋白进行中和。鱼精蛋白用于中和肝素，具有温和的抗凝血性能。由于有进一步出血的风险，在 10min 内不应使用超过 50mg 的鱼精蛋白[57]。

由于骨密度降低，长期的普通肝素治疗与骨质疏松性骨折有关。虽然罕见，但由于妊娠期钙需求量增加，钙摄入量低、维生素 D 缺乏或遗传因素均导致钙活化和骨吸收，甚至导致骨质的过度吸收，而普通肝素可能会进一步加重这些患者的骨吸收。其他不良反应包括过敏反应、注射部位疼痛和血小板减少。肝素相关的血小板凝集或聚集可能导致血小板减少（均为轻度且自愈），引起肝素诱导性血小板减少（heparin-induced thrombocytopenia，HIT），这一情况危及生命。HIT 过程中 IgG 抗血小板抗体免疫介导血小板活化、静脉血栓增加或新的动脉血栓形成，最终导致血小板减少[11]，不一定有症状，但当血小板计数低于 100 000 或在治疗后 5～15 天血小板计数降至基线水平 50% 时，应高度怀疑。若不予治疗，HIT 的死亡率为 20%～30%，或可导致动脉或静脉血栓形成的发病率明显升高。治疗措施包括停用普通肝素，同时医生可考虑抗凝血替代方案。尽管在妊娠和哺乳期间不推荐使用，咨询血液学家后可考虑使用 Xa 因子抑制药磺达肝癸钠或肝素类药物达那肝素[48, 56]。因为这些药物可通过胎盘或分泌至乳汁，可能导致胎儿或新生儿抗凝血状态[48]。

表 13-5 抗凝血药皮下给药

预防剂量

肝素	早孕期：5000～7500U/12h 中孕期：7500～10 000U/12h 晚孕期：如 aPTT 无延长，10000U/12h 或 最小剂量：整个孕期 5000U/12h 或 5 000～10 000U/12h	
低分子肝素（LMWH）	依诺肝素	40mg 每天 1 次
	达肝素	5000U 每天 1～2 次
	亭扎肝素	4500U 每天 1 次（体重明显异常者需调整剂量）

中等剂量 LMWH

依诺肝素	40mg/12h
达肝素	5000U/12h

治疗剂量调整

肝素	10 000U/12h，注射 6h 后将 aPTT 调整至正常的 1.5～2.5 倍（60～80s）
低分子肝素（LMWH）	一天 2 次低剂量或一天 1 次稍高剂量，将抗 X a 因子水平控制于 0.6～1.0U/ml
依诺肝素	1mg/kg，每 12 小时 1 次
达肝素	200U/kg，每天 1 次或 100U/kg，每 12 小时 1 次
亭扎肝素	175U/kg，每天 1 次

普通肝素治疗前需评估血小板计数，治疗 3～5 天内及 2 周内再次评估监测是否发生 HIT[48]。血小板计数下降时护士应及时通知医生，在得到进一步医疗决策前停止注射肝素。护士还应监测出血症状，如瘀斑增加，特别是在注射部位时，可能提示注射部位错误以及出血倾向。建议在门诊自我给药前对该妇女的肌内注射技术进行评估。

(1) 低分子肝素：低分子肝素（LMWHs）是妊娠期间常用的抗凝剂[3, 11, 55]，通过肝素的化学裂解产生较小的分子链。由于分子链小，LMWH 优先使 X 因子失活而不作用于凝血酶；因此发挥

抗凝作用时，出血风险显著低于普通肝素[55]，严重血小板减少症和骨质疏松症的发生率也较小[3]，同时，不会大量出现在母乳中且不会穿过胎盘[3, 11, 55]，LMWH 的吸收率变化较小，因此不需要对大多数人进行监测。当发生肾损伤或体重极端的情况，LMWH 的分布和清除可能会改变时需进行监测，在注射后 4～6h 可获得抗 Xa 活性水平[55]。虽然对抗 Xa 水平的治疗范围有争议[23, 24, 55, 56, 58]，剂量调整为目标抗 Xa 水平在 0.5 和 1（U）/ml[2, 3, 24, 55]。

LMWH 比普通肝素贵[2]，但不需要对非妊娠

个体进行监测。监测会增加治疗费用，这可能会降低其在一些情况下的诉求。目前在美国有三种 LMWH，即依诺肝素、亭扎肝素和达肝素钠。医务人员在妊娠期间使用依诺肝素的经验最多。剂量见表 13-5[2, 21]。

(2) 华法林：华法林通常在产后给药，这是因为它可以穿过胎盘并且在妊娠前 6～12 周内使用可能会导致胚胎发育异常[2, 12]，孕晚期使用则会增加胎儿出血的风险[12]。胎儿肝脏不成熟，胎儿循环中维生素 K 依赖性凝血因子含量较低[59]。在妊娠期间咨询华法林风险后的产前给药仅限于可能需要使用华法林提供更好预防效果的女性，例如机械性心脏瓣膜。对于那些同意在妊娠期间接受华法林治疗的女性，UH 或 LMWH 通常在妊娠前 14 周内使用，在剩余时间内转用华法林[2, 12]，华法林的产时使用注意事项和产后管理将在本章后面讨论。

(3) 机械性预防：卧床或全麻时，间歇性使用气压或 SCD 系统按摩腿部肌肉以促进血液流动预防血栓[60]，Clark 及其同事[61] 报道，在美国医院公司（Hospital Corporation of America，HCA）进行的所有剖宫产手术中常规放置围术期气压治疗，使其 5 年内由于术后 PE 导致的孕产妇死亡率下降了 86%。气压压迫设备需在下肢使用，尤其是术前，需持续整个手术过程直至术后产妇可以自由活动，除非放置装置会延误紧急手术[21]。一些有 VTE 危险因素，且未使用抗凝血剂，特别是产前卧床休息或分娩的孕妇也可能会受益于气压压迫装置[52]，用于预防血栓形成的弹力袜的效果尚不清楚，如果使用的话，目的是减轻症状而不是预防[12, 26]。

八、特殊情况

全身溶栓药用于对肢体有威胁的大规模，危及生命的 PE 或 DVT。虽然重组组织纤溶酶原激活物（recombinant tissue plasminogen activator，rtPA）和链激酶由于其分子较大，较少通过胎盘转运，但对出血并发症（包括颅内出血）、妊娠丢失和胎盘早剥等有显著的风险。当应用于挽救因大面积肺栓塞导致的循环衰竭，应充分权衡其可能导致的出血风险的增加[12, 56]。导管溶栓直接将较低剂量的溶栓药注入血栓，虽然效果低于全身溶栓，但可降低出血风险，理想的治疗是由经验丰富的多学科团队进行指导。

在特殊情况下也可考虑进行放置血栓滤器，例如急性 VTE 但由于有出血风险不能使用抗凝治疗，抗凝后反复发生 VTE，或在分娩后 2～4 周内出现 VTE（PE 或髂静脉血栓形成），尤其是预测到需要长期中断抗凝但不希望如此时。由于妊娠期间插入置管的技术有挑战，需要经验丰富的介入放射科医师进行操作。放置滤器的潜在风险包括血栓形成、移位或无法取回滤器、滤器穿孔和胎儿辐射暴露[12, 56]。

九、分娩时的注意事项

当分娩有出血的风险时需要考虑抗凝的时机和方式。剖宫产会增加出血的风险，抗凝治疗可能会增加出血和产后发生切口并发症的风险[56]，如果出现血小板减少症或宫缩乏力，阴道分娩出血的风险会增加。在计划性剖产，引产前的 12～24h 及出现自发性宫缩时需要停止使用普通肝素和低分子肝素，后者的时间对于那些孕期使用治疗剂量抗凝药物的孕妇来说是有保障的[2, 3]。分娩期间 VTE 高风险的女性（如人工心脏瓣膜、近期的 PE 或股骨头血栓形成）可能需要静脉注射普通肝素，在分娩或硬膜外麻醉前 4～6h 停用普通肝素[71]，这个时间范围是以分娩时 aPTT 水平在正常范围内为前提。aPTT 的评估将会保证凝血状态的正常化[26]，治疗性抗凝，尤其是 LMWH 治疗，可能会使妇女在局部麻醉下易患脊髓或硬膜外血肿。由于孕产妇存在全身麻醉的风险，因此应尽可能地选择区域麻醉。在妊娠 36～38 周时许多医务人员将 LMWH 改为 UH，在引产或开始自发分娩之前停用 UH，以保证分娩和（或）剖腹产的区域麻醉。当从停止使用抗凝血剂到开始分娩的时间少于 12～24h，可能会禁止使用局部麻醉。虽然没有数据，但多达 5000 单位的普通肝素似乎不会对硬膜外或脊髓血肿造成重大风险。美国区域麻醉学会建议局部麻醉在最后一次给予 LMWH 预防性剂量后 10～12h 或治疗性剂量后 24h 使用。在大多数临床环境中，使用最后一次皮下注射剂量的 UH 后 2h 使用局部麻醉；并由麻醉医师进行个体化评估，包括确定 aPTT 水平的评估[2, 62]，药物抗凝治疗中的麻醉管理将在第 24 章进一步讨论。

对于产前使用华法林的孕妇，由于胎儿和母体出血风险增加，需要额外的预防措施。产科和麻醉医师应在入院分娩前告知最后一剂华法林的使用。使用局部麻醉则通常需要在术前 4～5 天停用华法林，国际标准化比率（INR）需小于 1.5[62]。新生儿也可在出生后立即肌内注射 1mg 维生素 K，由于在许多情况下无法预测难产或手术助产，为管理可能遇到的任何母体或胎儿出血，在预计分娩前 40～60min 内需解冻新鲜冰冻血浆（fresh frozen plasma，FFP）[24]。

十、产后管理

UH 或 LMWH 的重新或开始使用需在顺产后 4～6h，剖宫产术后 6～12h 进行[2, 3, 24]，从硬膜外或脊髓导管移除到开始抗凝治疗的时间间隔需与麻醉医师沟通。除非产科医师有其他的医嘱，否则气动压缩装置需一直持续到产妇可以下床走动为止。需要使用华法林的患者，理想的情况是在住院期间将 UH 或 LMWH 改华法林，以确保充分的实验室监测。转换为华法林需要与 LMWH 或 UH 重叠 5 天，直至 INR 连续 2 天持续在 2.0～3.0。华法林的初始口服剂量为 5mg/d，后续的剂量根据 INR 进行调整[24]。华法林需持续至产后 6 周或在孕期持续有 VTE 的女性中至少 3～6 个月[12]，在母乳中未检测到华法林，因此母乳喂养被认为是安全的[12, 26]，一些医师在产后 6 周继续使用 LMWH 而不是华法林。每周监测 INR 可能会干扰女性对新生儿的关注。此外，LMWH 不需要华法林治疗期间所需的饮食限制。

十一、总结

血栓形成的危险因素及妊娠如何影响 VTE 的风险主要基于文献中的专家意见，而不是专门针对妊娠人群的随机临床试验。因此，将机械和（或）药物预防措施纳入最佳实践指南由每个医疗机构决定和个性化制定。妊娠期对女性提出了额外的挑战，在制订和应用这些指南时往往需要考虑到这一点。临床表现可能会被正常妊娠的主诉掩盖，通常需要进行客观的诊断试验。诊断试验的选择基于潜在的母胎风险以及在产科群体中识别 DVT 和（或）PE 的可靠性。在妊娠期和产后期选择和使用抗凝血剂通常需要进行调整，以达到足够的治疗水平，同时尽量减少对妇女及其发育中的胎儿和新生儿的风险。有 VTE 风险或经历 VTE 事件女性的治疗计划是由产科医生、麻醉师和产科护士跨学科协作制定的。咨询药学、外科或血液科专家也可能有所帮助。

产科分级管理工具
Obstetric Triage Tools

Catherine Ruhl　著

陈　练　孟新璐　译

乔　杰　校

　　分级管理是明确哪些患者需要优先得到医疗关注。分级管理是一个过程，通常在分诊中心进行。分级管理是从战场上发展起来的一个概念，后来在灾难事件中使用，它不仅决定了治疗的优先顺序，而且可以明确哪些伤员已无法从治疗中获益[1]。在医疗系统中，分级管理以临床表现为指导。具体过程包括初步评估、决定全面评估及治疗的优先权、调动人力和技术资源，以及基于病情严重程度判定提高护理级别[2]。

　　分级管理通常是孕妇住院治疗的第一步。准确而迅速地进行分级管理可为孕妇在产科的进一步治疗奠定基础。分级管理通常是孕妇在其准备分娩的医疗机构进行的最初诊疗，且她在孕期可能多次就诊分诊中心。利用分级管理和评估过程对孕妇进行教育和安抚，并在初次诊疗时获得孕妇的信任，可使孕妇、家属及医疗机构工作人员得到最佳获益。

　　分级管理护士通常是第一个识别急症或指标存在异常的医务人员；同时也是第一个能在孕妇脆弱的时候安慰和支持她的人，即使是在孕妇身体健康且孕期及分娩期均无异常的时候。在最初的接触中，分级管理护士需要进行多项评估，其中可能包括孕妇的社会支持及问题、孕妇应对相应症状的能力；此外她们还负责确定是否需要注意文化和语言方面的问题。产科分级管理的护士非常重要，且其适当的经验、教育水平以及分级管理技能和能力也非常重要。

　　本章简要介绍了分级管理的基础知识，包括分级管理和评估的要素、分级管理护士的资格、患者流动、临床医师角色和职责、相关法规以及最大责任风险范围。本文讨论了基于疾病严重程度的分级管理工具在分级诊疗中的应用，并详细回顾了美国唯一在全国范围内研发使用的产科分级管理工具——母胎分级管理指数（maternal Fetal Triage Index，MFTI）。在本章中，"分级管理"是指对孕妇和胎儿状况的初步评估以及严重程度的认定，通常由护士进行，"评估"是指评估孕妇和胎儿状况的过程。评估完成后，由评估者决定下一步处理方式[3]。

一、背景

　　产科分级管理和评估中心在 21 世纪已经形成，其工作重点在于评估孕妇情况及产前检查等服务[4]。产科分诊中心可以提供一些评估及急诊（emergency department，ED）干预措施。逻辑上讲，其护理和诊疗流程应与急诊科相一致。在急诊科中，分级管理是指护士使用基于疾病严重程度的分级管理工具对患者紧急程度的初步评估和优先级排序[5]。

在美国医院的产科中,"分级管理"常规用于护士及医生在决定孕妇如何安置前照护的各个方面——需要住院还是从分诊中心直接回家[6]。在产科,分级管理尚未纳入护理工作的职责范畴之内。妇女健康–产科和新生儿护士协会(Association of Women's Health, Obstetric & Neonatal Nurses, AWHONN)将产科分级管理定义为对孕妇及胎儿进行简单的初步评估以判断严重程度,从而确定完整评估的优先顺序,这些通常由注册护士(registered nurse, RN)完成。

该定义与急诊护士协会(Emergency Nurses Association, ENA)(2017)的定义一致:"分级管理是收集寻求紧急医疗患者的相关信息,并采用有效和可靠的分级管理严重程度评估系统启动决策程序的过程。"ENA(2017)认为分级管理的"快速和准确"决策是急诊科有效操作和优化患者结局的关键。无论在产科还是急诊科,病史采集、体格检查、基于疾病严重程度紧迫性进行分级判定以及患者的预期诉求等的时间敏感性都与执行分诊的护士有关。

根据临床指标对患者严重程度进行分配为决定护理优先级和资源需求提供了一个客观框架[2]。即使是在确定哪些患者必须首先就诊并不成为问题的较小的医疗机构,对疾病危急程度进行分类也有很有价值。记录疾病危急程度与优质的服务质量措施有关,如患者量、住院日(length of stay, LOS)、分级管理和医疗提供者评估的及时性。可监测敏锐度趋势以分配适当的医护资源[4,6]。

二、分诊中心

(一)目的

对足月或未足月有分娩征兆的孕妇进行评估是产科分级管理和评估中心工作的一个重要方面[4]。其他常见的主诉有头痛、胎动减少、阴道出血、跌倒及机动车撞伤等[7]。孕妇可能出现紧急的或普通的症状,包括心理方面、呼吸系统、心脏、消化系统、肌肉骨骼系统、泌尿系统和(或)阴道症状,这些症状可能与妊娠有关。此外,孕妇可从门诊转诊到分诊中心进行胎儿评估、子痫前期诊断或完成其他门诊没有时间或能力完成的额外评估。一些分级管理和评估中心会进行定期产前检查[8]。

(二)规模

分诊中心的患者数量通常是总体出生数量的1.2～1.5倍[8]。由于人员配备是基于出生数量而不是患者数量,所以这会对围产科室护士数量的配备有一定影响。此外,分诊中心的平均住院日因患者病情、空间大小、护理人员多少、电话和现场诊疗的医务人员的可及性、实验室服务的效率以及影像检查的可用性及效率等因素而异。

(三)后勤方面

具有产科的医疗机构应制定书面指南,强调如何根据孕妇孕周和主诉对孕妇和胎儿进行分级管理和评估。[7]指南应制定各科室间的沟通过程以确保在急诊科或产科发现有非产科主诉的孕妇时,其能得到最佳诊疗护理。两科室都有潜在的出错的风险,可能是急诊科漏诊妊娠相关疾病,也可能是产科漏诊非妊娠合并症[9]。

产科分诊中心的空间布局是邻近或被包含在分娩室中,医务人员包括助产士、住院医师及护士配置等方面各不相同[4]。许多医疗机构在急诊科中对所有孕周小于16周或20周的孕妇进行分级管理和评估,但较大规模医疗机构的产科分诊中心可能会接诊所有孕周的女性。许多医疗机构的产科没有把分级管理过程(初诊护士的评估不一定要求孕妇进入检查室)与完整的评估过程区分开来。许多医疗机构没有独立的分级管理区域。然而,在繁忙和(或)患者量大的中心,可能有大量孕妇等待进行完整评估，设立一个空间可以让孕妇就座等待完成分诊，利用疾病危急程度指数确定孕妇进行完整评估的优先顺序有利于减少患者等待时间，提供及时、有效且安全的医疗服务[7]。

（四）注册护士（registered nurse，RN）资格和入职培训

在决定产科注册护士入职分诊中心时应考虑的因素包括 RN 在分娩过程中护理孕妇的最低年限、入职培训的时长和培训内容。在 MFTI 发布之后，AWHONN 于 2016 年初发布了第一个关于产科分级管理的标准化培训[6]。AWHONN 并非产科分级管理 RN 资格认证的官方机构。ENA 规定，急诊科分级护士应该有至少 1 年的急诊护理经验、适当的教育背景以及急诊护理领域的证书，并在入职前进行分级管理方面的培训[5]。

ENA 的声明还规定，从事分级管理工作的护士应该进行持续的能力认证。

（五）分级管理制度、流程及方案

对医疗机构在产科分级管理和评估方面的制度、流程及方案的学习可以作为入职培训和年度能力考核的重要组成部分。与产科分级管理相关的内容包括对孕妇分诊和完整评估具体过程及孕妇转运、电话分诊方面的文件[10]。框 14-1 描述了产科分级管理和评估政策的建议要素。

为了提供最佳护理，减少医疗纠纷并提高患者满意度，需要强调以下几点：遵守紧急医疗救治和活跃期分娩法案（emergency medical treatment and active labor act，EMTALA）；明确哪些患者由产科分诊中心接诊，而哪些在急诊科接诊并护理；护理过程；确认与医务人员的沟通，并记录分级管理和评估过程中每个阶段的服

框 14-1　分级管理和评估政策的建议要素

- 在护士入职分级管理与评估中心前需要相应的培训及经验，如对分级管理中使用的分类工具进行培训
- 分级管理和评估中心入职培训
- 对分级管理和评估中心护士进行年度能力考核
- 根据孕周及病情确定对孕妇及产后妇女进行分级管理和评估的中心
- 特别说明无论孕周大小，非产科疾病（如传染病）需要在医院其他科室进行分级管理
- 关于孕妇（包括因非产科疾病就诊于急诊科的孕妇）的相关问题，制定与急诊科沟通的指南
- 强调遵循紧急医疗救治与活跃期分娩法案（EMTALA）的重要性，并说明哪些专业人士可作为医院指定的有资质医务人员（QMP）并进行医疗筛查检查（MSE）。如果由注册护士进行 MSE，需要明确其资质
- 描述用于分级管理的分类指数
- 将分级管理定义为护士的初步评估及利用分类工具对类别的划分
- 明确分级管理要素、再次评估的频率及护士参与评估的程度
- 制定完成分级管理的时间目标。AWHONN 草案中提到自孕妇就诊至注册护士完成分级的时间为 10min
- 对自医务人员开始关注患者至根据患者分类回复评估方案或到场评估所需时间做出建议
- 规定何种情况下医务人员需进行床旁评估，包括在患者出院前何时需要进行床旁评估。床旁评估的时间窗，需依不同情况进行具体说明[11]
- 待分级孕妇数量激增时的处理措施
- 送入产房的流程
- 将患者收入产前科室、特护产科及其他科室的流程
- 孕妇转运流程
- 接收在院外（分娩中心或家中）分娩孕妇的流程
- 强调在分级管理与评估过程中每一步都需要进行护理记录，且护士与医生均需要沟通
- 在护士入职分级管理与评估中心前需要相应的培训及经验，如对分级管理中使用的分类工具进行培训

务；使用疾病严重程度分类工具；在待分诊人数激增时的应急方案[4, 7, 11]。电话分诊政策可以提示护士能够传达哪些内容给患者。建议接听孕妇电话进行分诊的产科护士证明其在沟通、患者评估及法律问题方面的能力[10]。医疗机构可以规定，护士的电话分诊权限不应超出指导孕妇致电医生进行线上沟通或到医院进行现场评估的范围[11]。

三、要素

（一）产科分级管理

产科分级管理要素包括对孕妇此次妊娠及病情的简要介绍；既往病史、手术史、妇科病史及婚育史；胎动情况；评估宫缩及阴道症状；若孕妇疼痛与宫缩无关，对疼痛程度进行评定；应对宫缩的能力；孕妇生命体征及胎心率。框 14-2 总结了产科分级管理的要素。

（二）评估

对孕妇进行评估的要素取决于其主诉。对于分娩孕妇，除上述分级要素外，评估还应包括框 14-3 中的要素[12]。

（三）紧急医疗救治和活跃期分娩法案（emergency medical treatment and active labor act，EMTALA）

EMTALA 是 1986 年颁布的联邦法律，旨在确保无论健康保险状况或支付能力如何，在急诊科就诊的患者都将接受医疗筛查性检查（medical screening examination，MSE），以排除紧急医疗情况（emergency medical condition，EMC）；若患者为孕妇且以临产为主诉，应加以排查。EMC 被定义为"一种以足够严重的急性症状（包括严重疼痛）为临床表现的疾病，如果不立即就医，可能会导致个体健康 [或未出生胎儿的健康] 受到严重危害，严重损害机体功能，或导致器官严重功能障碍。"[13] EMTALA 要求，如果一个人被有资质的医务人员（qualified medical person，QMP）确诊为 EMC，他们必须入院并接受治疗。如果医务人员确认其转院的益处大于风险，则必

框 14-2　产科分级管理要素

- 孕妇简要病史
- 妊娠过程，包括孕周的核对
- 目前药物使用情况
- 过敏史
- 既往病史、手术史、妇科病史及孕产史
- 孕 16~20 周以后孕妇胎动情况
- 阴道分泌物、流液或流血
- 子宫活动，如收缩（如果存在）、频率、强度、持续时间、频率及静息情况
- 孕妇应对宫缩的能力
- 疼痛等级
- 产妇生命体征，包括血氧饱和度（SpO_2）
- 胎心率
- 精神状态
- 严重窘迫的迹象，如心脏、呼吸

引自 Ruhl, C., Scheich, B., Onokpise, B., & Bingham, D.（2015）. Content validity testing of the maternal fetal triage index. *Journal of Obstetric, Gynecologic, and Neonatal Nursing, 44*（6）, 701–709.

框 14-3　分娩评估（分级管理以外）

评估要素可包括但不限于：
- 预产期
- 生命体征
- 宫缩频率和持续时间
- 胎儿状况良好的记录
- 若无禁忌证（如前置胎盘、未足月胎膜早破），则通过经阴超声检查确定宫颈扩张和消退程度，或宫颈长度
- 胎先露及先露部位置
- 胎膜状态
- 孕妇就诊的日期及时间并通知医生
- 估计胎儿体重
- 过敏史
- 用药情况
- 最近食物或液体摄入的时间，内容和数量

引自 American Academy of Pediatrics & American College of Obstetricians and Gynecologists.（2017）. *Guidelines for perinatal care*（8th ed.）. Elk Grove Village（IL）: AAP; Washington,DC: American College of Obstetricians and Gynecologists.

须为其安排适当的转院[7]。

对所有从事产科分级管理的专业人员来说，掌握 EMTALA 以避免违反法规非常重要。如果医疗机构章程或规章制度明确规定护士可以担任 QMP，且符合该机构规定的 QMP 标准，则其可以作为 QMP 并进行 MSE 以确定孕妇是否进入产程活跃期[4, 7, 14]。孕妇的 MSE 包括确定胎儿的健康状况。MSE 与分级管理不同。分级管理决定了孕妇进行 MSE 的优先顺序。这个重要的区别确保了 MSE 虽然不是分级评估，但仍按照 EMTALA 的要求进行[7]。

如孕妇有宫缩但病情稳定，在预计分娩前有足够时间安全转院，且转院不会危及孕妇及胎儿健康，则根据 EMTALA 该孕妇没有 EMC[7, 12]。常见的违反 EMTALA 的情况包括未能对所有前来就诊的孕妇进行 MSE、未能及时准确地评估孕妇和胎儿以及不恰当地安排孕妇转院[4, 11]。

四、从分级管理和评估中心离院

在患者离院前，护士要确保已经完成对孕妇及胎儿的评估，并且胎儿情况良好[4]。孕妇应接受后续诊疗方面的指导，包括预约下一次产前检查或专业咨询。还可协助安排后续诊疗。孕妇应表明其已经了解出现哪些症状或体征时有必要联系医生或返回分级管理和评估中心，以及如何服用分级管理过程中开具的处方药物。离院指导也包括自我护理措施，以减轻孕期不适、保证孕妇健康。

五、责任问题

减少与产科分级管理和评估相关责任的策略是提供完整、适当、及时和安全的诊疗。除了违反 EMTALA，产科分级管理和评估中责任指控的其他常见原因有分诊或 MSE 延误、缺乏规定产科医生需要进行床旁评估母体和（或）胎儿状

况的政策、未对具有产科或其他高危因素的孕妇进行现场评估、在孕妇离院前未确认胎儿情况良好及在孕妇病情尚未稳定时允许其离院[11]。文献中描述的其他索赔原因包括未能识别分娩活跃期、未能跟进检查结果、医务人员在咨询时未及时回复，以及分诊护士向医生介绍患者病情时不准确[4, 15]。

六、注册护士（RN）人员配备

AWHONN 关于分级管理中专业 RN 人员配备的建议是一名 RN 对一名孕妇进行初步评估（分诊）、一名 RN 接待两至三名已完成分级评估且母体和胎儿状态均稳定的孕妇[8]。使用分级评估的类别分类工具，并按天对孕妇病情类别的变化趋势进行监测的优点为可以根据该科室接诊患者类别的变化进行合理的护理人员配备[4]。发展 MFTI 的目的之一是开发一种有效的工具，可用于支持产科分级管理科室中合适的护理人员配备[6]。

七、质量改进

AWHONN 的妇女健康和围产期护理质量改进措施草案包括产科分级管理质量措施[3]。这项措施规定从孕妇到达指定的分诊中心到注册护士完成分级的时间为 10min。希望监测和提高分级管理和评估的患者接待量的产科，还可以考虑追踪孕妇到达分诊中心后处理过程每一步或整个处理过程所花费时间的中位数。急诊科监测患者接诊量的三种 CMS 临床质量方法包括可离院患者自到达至离开时间的中位数、住院患者自到达至出院时间的中位数、对于住院患者决定住院到离开急诊科所需时间的中位数[16]。统计分级管理和评估中心的平均住院日（LOS）非常重要，因为减少 LOS 与提高患者满意度相关。尽管经常在 ED 对此进行研究，但在产科分诊中心也有同样

的结论[17]。研究还表明，孕妇对分级管理的满意度与她们感受到自己被密切监护、充分告知并受到身心方面的照护有关[18]。

八、分级管理的分类工具

（一）急诊严重指数

急诊严重指数（emergency severity index，ESI）是由急诊医师和护理人员开发的五级严重程度分级指数[2]。美国约一半的 ED 使用 ESI[19]。ESI 被整理成一种算法，供分级护士判断急诊室中患者就诊的优先顺序和患者护理所需的资源量，以得出处理方案。与三级工具相比，五级分类指数更可靠，且能在沟通分类时提供更多有用的信息[2]。ESI 中所包含的产科领域的内容非常有限，仅有三项涉及：注意腹部疼痛或阴道出血的妇女可能怀孕，评估这些女性是否有异位妊娠或自然流产迹象非常重要；孕 14～20 周及以后孕妇出现局部腹痛、阴道流血或流液，ESI 为 2 级；评估妊娠晚期孕妇是否有胎盘早剥或前置胎盘的症状和体征。

（二）产科分级管理分类工具的初步研发

在 2015 年出版 MFTI 之前，美国文献中只发布了一种针对小型医院研发的产科分类工具[20]。此工具可以提升分级的效率。研发 MFTI 的灵感来自于全国性产科分类工具的缺乏和 AWHONN 工作人员从现行护士人员分配和产科分诊中心的工作流程和问题中收集的数据[6]。在急诊科，ENA 和 ACEP 声称使用标准化的分级管理分类工具有利于提高服务质量[21]。同样，在产科分诊中心中使用分级管理分类工具也会提高服务质量[7]。

九、母胎分级管理指数

母胎分级管理指数（maternal fetal triage index，MFTI）研发团队由 AWHONN 的专家、工作人员和志愿者组成，他们仔细研读了 ESI，并与 ESI 的研究人员讨论了他们的研究。与 ESI 类似，MTFI 分为 5 级，并在结构上采用算法形式。MFTI 没有采用 ESI 决策算法中有关资源预期方面的内容，但对类别的分配能够合理地指导护士在调动资源时的优先顺序。在达到可接受的高度统一前，MFTI 进行了两轮内容验证。在产科护士、注册护士、助产士和医生中平均分配的 45 名内容验证员，对工具中每个项目的相关性进行了评估。MFTI 的评分者间信度测试达到了一致性阈值[22]。

MFTI 是一种简单的一页流程，如图 14-1 所示。每个优先级左侧都有关键问题，而右侧有可供选择的母胎生命体征参数及回答关键问题的示例。根据孕妇或胎儿能够满足的最高级别标准决定其分级。仅能满足某优先级的一项标准时就可将孕妇分为此级别。

十、优先级

优先级 1 是"立即"，包括危重生命体征、孕妇和（或）胎儿需要进行抢救的情况示例以及临产征兆。

优先级 2 是"紧急"，是五个优先级中最复杂的。当孕妇的收缩压或舒张压满足优先级 2 中参数范围，并具有子痫前期症状时，该孕妇符合"紧急"评估标准。该优先级还包括在 0～10 疼痛范围中评分≥7 的情况。MFTI 规定采用第二版"分娩应对评价体系"（一种疼痛评估工具）来描述分娩疼痛，其他所有来源的疼痛都按 0～10 的等级进行评分[23]。被分为优先级 2 的孕妇还有以下几个常见原因，这些因素常被视为高危情况，如胎动减少、孕 34 周前出现宫缩或阴道流液、任何孕周的活动性阴道出血以及无论孕妇是否受到腹部直接撞击任何可能危及胎盘的物理创伤。根据医院政策，当孕妇或胎儿的情况需要考虑转诊更高级别医疗时也属于优先级 2。

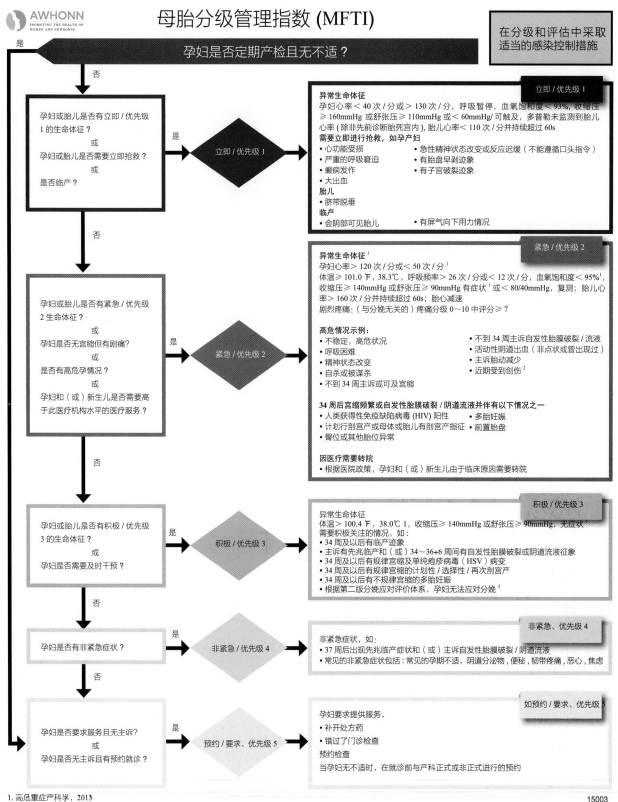

▲ 图 14-1 母胎分级管理指数

优先级 3 是"积极"，其较优先级 2 简单。优先级 3 包括特定的母体生命体征参数。孕 34 周及以后有临产征象，以及孕 34～36⁺⁶ 周间有阴道流液或其他破膜表现的孕妇被评为优先级 3。被评估为不能有效应对分娩（分娩应对评价体系，第二版）的孕妇也属于优先级 3[23]。

优先级 4 是"非紧急"，包括孕 37 周以后有先兆临产、阴道流液或胎膜破裂迹象的孕妇以及任何孕周时伴有圆韧带疼痛、便秘、呕吐或其他非紧急症状的孕妇。

严重程度最低的优先级 5 是"预定或要求服务"。需要注意的是，所有到分级科室就诊的孕妇，即使是预约就诊，也应询问其是否有异常。若孕妇有主诉，则可能根据其症状将其分为更高级别。例如一名计划行外倒转术的孕妇在就诊时诉说其有阴道流液，那么在操作前确认其胎膜情况是非常重要的。

（一）特征

MFTI 在名称中包含"胎儿"一词，意在强调护士是对孕妇和胎儿或多胎妊娠中的多个胎儿进行分级。前三个优先级别对生命体征的强调有助于护士识别异常值。使用第二版分娩应对评价体系表示分娩疼痛级别，而使用 0～10 分表示其他疼痛有助于孕妇和临床医生将两种疼痛区分开来。这种区分的意义在于，举例而言，当孕妇下腹部持续疼痛时，若不进行区分，可能会被误认为分娩疼痛，而进行区分后就不会漏诊胎盘早剥。另外，第二版分娩应对评价体系详细描述了孕妇能应对和不能应对的表现以及支持措施，使用这种评价体系可以帮助护士为不能应对分娩的孕妇提供适当的支持措施[23]。只要孕妇表述其胎动减少，则应被分为优先级 2。这一较高的优先级反映了对这些孕妇和胎儿进行紧急评估的重要性。

（二）注意事项

MFTI 是一个用于分级的工具。护士日常进行评估的项目，如确认胎膜是否破裂，宫颈检查，以及胎心监护等都不是 MFTI 的组成部分。MFTI 并未包含针对每一优先级自分级开始至医务人员处理之间的推荐时间。它建议此时间应由医疗机构自行规定。同样应注意 MFTI 被推荐用于指导临床决策，但不能取代临床决策。护士的批判性思维和准确的临床判断是提供最佳分级服务的基础[2]。MFTI 包含常见情况的示例，但是孕妇很可能出现例外的情况，所以批判性思维和判断力是进行准确分级的关键。

十一、应用分类指数进行分级管理

进行标准化质量改进（quality improvement，QI），实施框架对于在医院中成功变更流程和护理实践来说至关重要。护士长想要对产科分级管理和评估中心进行改革，包括开始使用分类指数（如 MFTI），可以考虑利用以证据为基础的 QI 框架，如 TeamSTEPPS[24]。TeamSTEPPS 的基本步骤如下：定义问题；明确变革的原因和首要目标；动员变革的拥护者；收集基线数据；按目标制定优先计划、实施步骤及如何衡量新方案的效果；实施计划；追踪结果；根据需要修改计划以确保质量改进。

分级管理 QI 和应用分类指数的初始步骤包括确定分诊中心的问题和总体目标，以赢得关键参与者如行政、信息技术人员、护士管理及培训人员、护理人员和医生的支持[20]。建立一个由支持进行分级管理的人员组成的跨专业委员会有助于获得并维持对该倡议的支持。围产团队的所有成员都将受益于对分级管理含义的充分理解——即护士进行初步评估并决定下一步进行全面评估的紧急程度的分类。同时，团队对使用标准化分类指数的价值的理解也将使其获益。护士会因明确她们已经在做的就是初步评估而受益，而仅需要增加对类别进行分类这一步骤。改革计划还应包括通过标准化课程对护理人员进行分级管理相关内容的培训，并在应用分类指数前对其进行考核。

应将分类指数（如 MFTI）纳入电子病历（electronic medical record，EMR），方便护士使用。关于如何将指数合并到医疗机构的 EMR 中，应该在实施过程的早期做出决定。MFTI 被授权给几家 EMR 公司，也可在本地进行开发。

分类指数实施前后的基线数据采集包括自孕妇就诊到护士完成评估（分级）的时间、自孕妇就诊到联系上医生或医生到达现场的时间、在分诊中心的总 LOS、患者满意度以及其他由医疗机构制定的指标。应用分类指数后，可以通过审核患者病历，将护士的分级结果与专家审核结果进行对比，可得知是否需要重新培训护士如何正确使用严重程度指数[20]。

十二、总结

产科分级管理护士是能够对患者身体及心理状况进行熟练评估的医务工作者，具有发现偏离正常情况的经验和批判性思维技能，从而能迅速做出准确的决定、指导家庭互动、以适当的速度和效率与提供者和护士同事沟通，并动态平衡分诊中心患者需求与医务人员数量[5]。不断强调对产科分级管理和评估中心的重视为分级护士和护士长开展循证护理实践、改善服务过程及母婴结局奠定了基础。

糖尿病酮症酸中毒
Diabetic Ketoacidosis

Patricia M. Witcher　Cornelia R. Graves　著

陈　扬　宫晓丽　译

魏　瑗　校

第 **15** 章

糖尿病酮症酸中毒（Diabetic ketoacidosis，DKA）是一种可能危及生命的并发症，占糖尿病妊娠的 0.5%～3%[1, 2]，糖尿病妊娠可进一步分为 1 型糖尿病（type Ⅰ diabetes mellitus，T1DM）、2 型糖尿病（type Ⅱ diabetes mellitus，T2DM）和妊娠期糖尿病（gestational diabetes mellitus，GDM），发生率为 6%～7%；90% 的糖尿病孕妇为 GDM[1, 3]。虽然近年来 DKA 的孕产妇死亡率从 5%～15% 显著下降到 1%，9%～25% 的 DKA 发生胎儿丢失[2, 4, 5]。DKA 可能导致严重并发症，如急性肾损伤、心肌缺血或脑水肿[3]，是一种产科急症，需要早期识别和积极管理，以改善母胎结局。了解 DKA 的病理生理学过程和诱因可增加对 DKA 体征和症状的识别能力，为调整血流动力学和代谢的稳定提供理论基础。

一、胰岛素在正常代谢中的作用

肌肉、肝和脂肪细胞中葡萄糖的摄取、利用和储存都需要胰脏 β 细胞合成胰岛素的参与，胰岛素分泌到血液中并与靶细胞受体位点正常结合，当这些功能正常时，胰岛素能调节碳水化合物，脂肪和蛋白质代谢的细胞内功能。胰岛素增加细胞对葡萄糖的摄取，在细胞摄取的数分钟内，未利用的葡萄糖以糖原的形式存储在肌肉和肝脏中。葡萄糖在糖酵解途径中首先分裂成丙酮酸，然后转化为乙酰辅酶 A。在合成脂肪酸的第一步，乙酰辅酶 A 被乙酰辅酶 A 羧化酶羧化形成丙二酰辅酶 A，然后在肝脏内合成脂肪酸，形成甘油三酯储存脂肪，然后在血液中的极低密度脂蛋白（very low-density lipoproteins，VLDL）内循环。在甘油三酯被吸收到脂肪细胞中作为脂肪储存之前，它们必须通过毛细血管壁内被胰岛素激活的脂蛋白脂肪酶再次分裂成脂肪酸。胰岛素也以与肌肉细胞摄取葡萄糖相同的方式促进葡萄糖转运到脂肪细胞中。一些葡萄糖合成为非常少量的脂肪酸并形成大量的 α- 甘油磷酸盐，其提供与脂肪酸结合的甘油以再次形成甘油三酯。胰岛素在正常代谢中的作用如图 15-1 所示[6]。

二、DKA 的病理生理学表现：胰岛素缺乏

DKA 是由绝对或相对胰岛素缺乏引起的碳水化合物、蛋白质和脂肪代谢异常[7]。胰岛素缺乏或胰岛素反应不足妨碍细胞摄取葡萄糖，尽管细胞外葡萄糖浓度增加，葡萄糖向细胞的运输不足和糖原耗尽将导致细胞内饥饿[1]，细胞饥饿促进负反馈，使反调节激素皮质醇、生长激素、儿茶酚胺（如肾上腺素）和胰高血糖素分泌增加[8]。

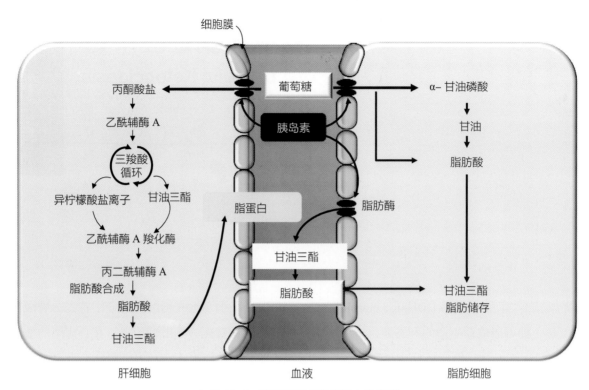

▲ 图 15-1　胰岛素在正常代谢中的作用

替代代谢途径被激活，糖异生为满足代谢需求的主要途径[3, 7]，糖异生是非碳水化合物代谢产生的底物合成葡萄糖的过程，例如蛋白质分解产生的氨基酸和脂肪分解产生的甘油[9]。肝糖原分解、糖异生及异常的细胞内糖原利用加重了高血糖，增加了乳酸的产生。本质上讲，细胞内饥饿提示为满足能量需求不受控制的脂肪分解[3, 9]，脂肪细胞内的脂肪酶被激活，随后调动储存的甘油三酯并将大量甘油和脂肪酸释放到循环中。脂肪酸在肝脏中释放并 β 氧化，导致释放极大量的乙酰辅酶 A[1, 6]，大部分过量的乙酰辅酶 A 被肝脏转化为酮体 β- 羟丁酸（β–OHB）、乙酰乙酸和丙酮[1]，酮症是由于上述产物增加、利用率低和酮体尿排泄减少而引起的[2]，乙酰乙酸不能被外周组织利用，因此被释放到循环中并被转化为 β–OHB 和丙酮[1, 6]，酮体的积累增加了氢离子（H+）进入循环的量并超过了缓冲能力，形成导致代谢性酸中毒与阴离子间隙酸中毒的酸如酮酸[4]。导致 DKA 的病理生理过程如图 15-2 所示[3, 6, 7]。

高血糖是大多数 DKA 事件的主要特征，细胞外增多的葡萄糖发挥渗透性利尿作用，水和电解质从细胞内转移至细胞外，当葡萄糖浓度为 240mg/dl 或更高超过血液阈值时，如果肾脏灌注仍然充足，肾小管对葡萄糖的重吸收有限，就会导致尿液排泄葡萄糖[10]。因渗透性利尿引起的血管内容量不足可达 10L[2]。终末器官灌注最终受到损害，酸中毒加剧，反过来又使负反馈调节激素进一步激活，导致高血糖和血管内容量减少形成循环[1]。代谢不稳定影响终末器官灌注的过程如图 15-3 所示[2-4]。由于尿液排泄增加，利尿会促进电解质、钠、钾和磷的流失[3, 4]，当电解质与酮酸结合时，会发生进一步的电解质耗竭[3]，氢离子进入细胞内将钾置换到细胞外，产生的阴离子间隙增加。

三、发病诱因

（一）妊娠的生理适应降低了 DKA 的阈值

正常妊娠的激素和生理变化使女性易患

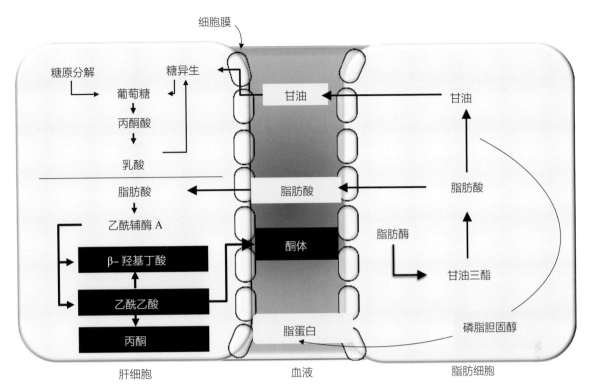

▲ 图 15-2 导致 DKA 的病理生理过程

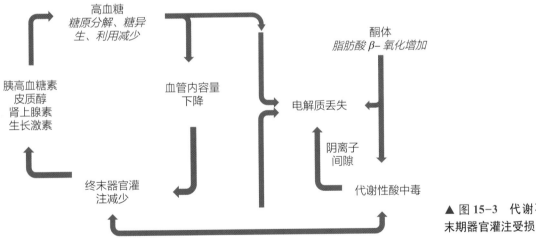

▲ 图 15-3 代谢不稳定导致终末期器官灌注受损

DKA，特别是在妊娠的后半期，胰岛素抵抗，加速饥饿和代偿性呼吸碱性血症[1, 3, 10] 的出现。雌激素和孕酮增加了母体对葡萄糖的消耗，对葡萄糖的代谢需求增加伴随着糖原分解和肝产生葡萄糖的减少，导致在外源性葡萄糖摄入减少的情况下脂肪分解。表现为在禁食，甚至是非糖尿病妊娠的患者中血糖升高，游离脂肪酸、血浆和尿酮体增加[1]。人绒毛膜促性腺激素（human chorionic gonadotropin，hCG）通常与恶心和呕吐有关，可促进饥饿和脱水[1, 3]，人胎盘催乳素（human placental lactogen，hPL）、皮质醇和催乳素是妊娠期间对抗胰岛素特有的激素[2, 3]，来自胎盘的胰岛素酶可耗尽母体胰岛素[10]，同时降低胰岛素敏感性。母体胰岛素敏感性降低旨在将葡萄糖转运给胎儿。妊娠的其他生理变化使女性在较低血清葡萄糖值下易发生 DKA。由黄体酮介导的胃运动减少会增加碳水化合物的吸收，从而导致高血糖症。增加每分通气量可促进肺部清除二氧化碳（CO_2）。代偿性肾排泄碳酸氢盐（HCO_3）旨在维持正常妊娠期间的酸碱平衡，在酸中毒的情况下产生较少的碱缓冲[2]。

（二）血糖正常的酮症酸中毒

血糖正常的酮症酸中毒定义为严重的酮酸血症，在没有严重高血糖的情况下血清碳酸氢盐为 10mEq/L 或更低，在 DKA 患者中其发病率为 0.8%～1.1%[1, 3]，大多数发生在 T_1DM 的情况下，但也可能发生在 T_2DM 或 GDM 中[1, 3, 11-13]。腹痛可能是最初的表现，且由于血糖值仅轻微的上升，DKA 不容易被早期诊断[14, 15]。饥饿或热量摄入减少使女性易患酮症酸中毒，血糖正常或略有升高。如为避免低血糖而减少胰岛素用量，只会引起脂肪分解，进而产生酮和发生代谢性酸中毒[16]。在非产科 DKA 事件中，饥饿通常需要大约 14d 才能达到最大严重程度，并且通常表现为轻度升高的酮酸和 pH 轻微下降（＞7.3）。伊斯兰教的斋月期间可能会长时间禁食，如果他们在日落后不进食或饮水，其中的糖尿病孕妇易患酮症酸中毒[1, 17]。然而，若在妊娠期间或产后减少饮食的摄入量可能在短短 24h 至 4d 内就会发生酮症酸中毒[15, 18]。怀孕和哺乳期间较高的能量需求可能会增强糖异生、减少胰岛素分泌和脂肪分解[15]。

（三）诱发事件

胰岛素缺乏和（或）食物摄入不足以满足代谢需求时使糖尿病患者易于发展为 DKA。胰岛素缺乏是由于胰岛素的漏用、剂量计算错误或皮下（SQ）胰岛素泵衰竭引起的[2, 4]，怀孕期间的恶心或呕吐是 DKA 更常见的促发因素之一，尤其是为预防低血糖而不使用胰岛素伴随食物摄入不足时[3]。饮食失调导致育龄妇女中 DKA 的发病率为 20%[9]，"糖尿病饮食失调症（diabulimia）"

即因减肥导致的胰岛素缺失，其中 T_1DM 女性是非糖尿病患者的 2 倍。据报道，在合并 T_1DM 的孕妇中为预防低血糖而诱导呕吐或遗漏胰岛素的剂量会导致反复性 DKA 的发生[2, 16]。

生理应激如感染（肾盂肾炎，羊膜内感染或肺部感染）或疾病，可刺激负反馈激素的释放，例如拮抗胰岛素的肾上腺素和皮质醇。高血糖症是由随后的相对胰岛素缺乏引起的。高血糖症也是某些药物的不良反应，皮质类固醇和 β- 拟交感神经药是妊娠期间产生高血糖最常见的药物，具有诱导 DKA 的作用[2]。

四、诊断

诊断 DKA 通常需要慎重[3]。大约 30% 的 DKA 女性并没有诊断过 DM，本次为首次诊断[10]。多尿来自高血糖的渗透性利尿，通常随着血管内血容量减少而进展为少尿。与脱水一致的其他临床表现包括心动过速、低血压、皮肤和黏膜干燥、皮肤弹性下降。腹痛、不适感和呕吐通常是 DKA 的初始症状和体征，是由组织灌注减少引起的[4]，其他与组织灌注改变和代谢性酸中毒相关的发现包括异常胎心率（FHR）和子宫收缩。孕妇经常出现胎动减少的症状，胎死宫内在 DKA 事件中高达 25%[2]，随着代谢性酸中毒的进展，女性的精神状态可能会改变并变得迟缓。呼吸急促和呼吸有烂果味通常表明有代谢性酸中毒的呼吸代偿。H^+ 的升高以及 HCO_3 产量的降低增加了 CO_2 的产生，呼吸速率增加以排泄 CO_2，呼吸消除酮体，丙酮产生果味呼吸气味[10]。

初始实验室评估通常包括血糖（BG）、全血细胞计数（CBC）、血清电解质、尿分析（UA）和动脉血气（ABG）的床边评估。高血糖，代谢性酸中毒和酮症或酮尿症证实了 DKA 的诊断。血清葡萄糖通常大于 300mg/dl[4]，Carroll 和 Yeomans 使用首字母缩略词 "DKA" 来代表脱水、酮症和酸中毒（代谢）的三联征，因为即使高血糖是一个核心特征，血清葡萄糖为低于 200mg/dl 的轻度升高，仍可以诊断 DKA。尿酮通常用硝普钠试验进行评估，该试验能够检测乙酰乙酸酯[10]，β-OHB 的产生超过乙酰乙酸酯的比例高达 10∶1[2, 10]，用尿液试纸评估酮尿症会低估了酮血症的程度，血液比尿液先检测到酮体[1]，因此，应首选 β-OHB 定量检测[3, 10]。通过动脉 pH < 7.30、碱缺失 > 4mEq/L 和血清 HCO_3 < 15mEq/L 来诊断代谢性酸中毒[5]。

酮酸离解成带负电荷的阴离子和 H^+[4, 10]，氢离子进入细胞内液（intracellular fluid，ICF）并将钾置换到细胞外（extracellular fluid，ECF）。最初，血清钾（K^+）可能正常或略微升高，会产生误导，因为它不能反映细胞内 K^+ 储存量的减少[1, 2, 10]，血清 K^+ 随后因肾脏排泄而下降，这通

常发生在肾功能损害之前循环血量减少时。血尿素氮（BUN）和血清肌酐升高反映肾功能受损。由于 K^+ 随葡萄糖进行 ICF 转移，胰岛素给药会进一步降低血清钾（K^+）。除了钾，钠和磷与循环血液中的酮酸结合也会进一步消耗[3]。阴离子间隙酸中毒（阴离子间隙大于 12mEq/L）反映了循环中 H^+ 的积累[4]，算法为用阳离子钠（Na^+）减去阴离子氯（Cl^-）和 HCO_3^- 的总和。血清渗透压（血液中溶质的量）由于渗透性利尿和脱水增加到 280mOsm/kg 以上；通过 Na^+，K^+，BG 和 BUN 进行计算。表 15-1 中提供了该等式并总结了 DKA 的实验室异常、体征和症状[2, 3, 5, 10]。

五、对胎儿的影响

酮体对于子宫动脉有神经调节作用，使子宫动脉血管痉挛，从而减少胎儿灌注。具体而言，

表 15-1　糖尿病酮症酸中毒

症状体征	实验室异常
高血糖导致渗透性利尿血管内容量下降 • 多饮 • 多尿进展到少尿 • 心动过速 • 低血压 • 组织缺水，皮肤干燥 **组织灌注减少** • 腹痛 • 呕吐 • 子宫收缩 • FHR 异常 • 精神状态改变（兴奋，意识减退），迟钝，昏迷 **代谢性酸中毒** • 呼吸急促 • FHR 异常 • 不安 • 呼吸水果味 • 呼吸急促	• 血糖 > 300mg/dl（也会低至 180mg/dl） • 酮血症（> 2∶1 稀释） • 酮尿症 • 动脉 pH < 7.30 • 血碳酸氢盐 < 15mEq/L • 碱缺失 > 4mEq/L • 血钾变化 • 校正后血钠变化：$Na^+ + [(BG-100)/100] \times 1.6$ • 阴离子间隙 > 12mEq/L = $Na^+ - (Cl^- + HCO_3^-)$ • 血清渗透压 > 280mOsm/kg = $2(Na^+ + K^+) + (BG/18) + (BUN/2.8)$

FHR. 胎心率；K^+. 钾；Na^+. 钠；BG. 血糖；BUN. 血尿素氮

来自代偿性呼吸清除 CO_2 的母体低碳酸血症可能使子宫动脉血管痉挛，随后胎盘灌注减少，并可能导致胎儿酸中毒。葡萄糖和酮穿过胎盘[2, 3]，乳酸和 β-OHB 可降低胎儿脑内的葡萄糖摄取[1]。胎儿高血糖导致渗透性利尿引起血容量不足[10]，高血糖症引起的胎儿高胰岛素血症增加了需氧量[3]，因胎儿无法维持代谢需求的增加，从而使低氧血症和酸中毒持续存在。母体脱水和酸血症引起的子宫胎盘灌注减少导致胎儿低氧血症和酸中毒[1, 3]，另外，母体低磷血症降低了 2,3- 二磷酸甘油酸（2,3 diphosph-oglycerate，DPG），从而增加母体血红蛋白对氧的亲和力，减少了细胞水平的氧气负荷，这同时也发生在胎盘水平[3, 10]。第 6 章进一步阐述了氧运输生理学。

胎心率（FHR）异常主要表现为胎心率变异消失或者减少，反复出现胎心减速和（或）心动过速通常伴随来自 DKA 的母体血流动力学和代谢不稳定。麻醉和紧急剖宫产加剧了母体血流动力学和代谢的不稳定性。因此，优先考虑旨在恢复母体血流动力学和代谢稳定性的干预措施，以免发生不良母体结局。最初通过母体血流动力学和代谢的稳定来完成胎儿酸碱平衡和氧合的恢复。在母体稳定后仍然存在胎儿损害时需终止妊娠[2, 10]。

六、急性血流动力学和循环稳定

孕妇的管理方式与患有 DKA 的非妊娠个体相似[3]，初始管理旨在实现三个主要目标：①恢复循环血容量；②开始用常规胰岛素纠正高血糖；③识别和治疗潜在的病因。在最初的几个小时，通过密切评估生命体征、出入量、电解质和酸碱状态来指导纠正酸中毒和电解质。DKA 的急性处理见表 15-2[2, 3, 5, 7, 10]。

（一）扩容

扩容是增加器官灌注、促进胰岛素向细胞分布的首要措施。最初静脉水化最好使用 0.9% 生理盐水（NS）的等渗溶液，以尽量减少细胞内外液体交换。高渗静脉输液（如 5% 葡萄糖）是不可取的，因为它能持续渗透性利尿和细胞内脱水。低渗静脉溶液（如 0.45% 生理盐水或乳酸林格液）可迅速降低血浆渗透压，导致细胞内肿胀和脑水肿[2-5]。液体容量不足通常估计为 100ml/kg[3, 4, 10]。75% 的体液不足在最初的 24h 内得到纠正，其余 25% 在住院期间得到纠正[3-5]。

在第一个小时内给予 1L 的 0.9%NS；在第二个小时内给予 500~1000ml[2, 3, 10]，推荐两条静脉通路以进行大量的静脉水化及胰岛素、钾和（或）抗生素的给药，通过放置导尿管帮助计算出入量[2]，在最初 2h 后，以 250~500ml/h 的速度给予 0.45%NS。持续使用 0.9%NS 可导致氯化物过量并加剧酸中毒[2]，此外，0.45%NS 更利于补充渗透性利尿期间损失的电解质，直至血清葡萄糖降至 200~250mg/dl 的范围内。当血糖小于 250mg/dl 时[2-4]，将静脉输液从 0.45%NS 改为 5% 葡萄糖。

（二）胰岛素

一旦建立静脉通路，血管内容量开始增多，应通过静脉输注或推注常规胰岛素。避免皮下注射，因组织灌注减少导致吸收改变而起效较慢[2, 4, 10]。但是，如果静脉通路建立延迟，也需要皮下注射胰岛素。常规胰岛素通常以 0.1U/kg 的静脉推注剂量开始，然后静脉输注速率为 0.1U/（kg·h）[2, 3, 10]，静脉持续使用胰岛素直至阴离子间隙消失和酸中毒纠正[4, 10]，可以进食时，在首次使用皮下注射后，需联合继续使用静脉注射胰岛素至少 2h[3, 10]。

每小时测量一次血糖，促进血糖以 50~75mg/（dl·h）的速率下降[2, 10]，如果血糖在第一个小时内未降低 10% 或 2h 内未降低 20%，

表 15-2　糖尿病酮症酸中毒的紧急治疗

扩　容	胰岛素管理	识别并治疗根本病因	持续评估	电解质置换
估计液量不足约 100ml/kg • 第一个小时 0.9% NS 1000ml • 第二个小时 0.9% NS 500~1000ml • 0.45% NS，输注速率 250~500ml/h，直到 75% 的容量缺失被纠正（超 24h） • 血糖低于 250mg/dl 时换成 D_5 1/2 NS • 持续静脉输注直到容量缺失被完全纠正（超 24~48h）	• 常规胰岛素 • 静脉单次 0.1 U/kg • 持续输入 0.1U/(kg·h) 每 **1~2h** 评估一次血糖 血糖下降至目标速率 **50~75mg/(dl·h)** • 第一个 2h 若血糖下降少于 20% 时，速率增加 1 倍 • 首次皮下注射胰岛素后持续静脉输注 2h 直至可进食 • 血糖低于 250mg/dl 时胰岛素用量减半	**排除感染** • CBC, UA • CXR • 临床检查 **病史与体格检查：识别其他诱发事件** • 胰岛素使用情况 　-漏用剂量 　-漏用原因 • 摄入饮食	**评估** • 每 15min 监测一次 SaO_2 和生命体征，直至心动过速、呼吸急促和低血压好转，在急性干预期间每小时监测一次 • 留置导尿管 • 记录每小时出入量 **胎儿评估** • 若胎儿可能存活使用 EFM • 通过解决母体血流动力学和代谢不稳定来实现胎儿稳定 • 胎儿宫内支持治疗（如静脉输液、侧卧、吸氧） **实验室评估** • 每 1~2h 监测血糖 • 每 2~4h 监测电解质 • 每 2h 监测酮体	**钾** • 保证足够的尿量 • 目标血钾为 4.5~5.5mEq/L • 血钾在 4.0~5.0mEq/L 时，给予 20mEq 的 KCl • 血钾在 3.0~4.0mEq/L 时，给予 40mEq 的 KCl • 血钾为 3.0mEq/L 或更低时，给予 40~60mEq 的 KCl **磷酸盐** • 血磷酸盐低于 1mg/dl，用磷酸钾代替 KCl **碳酸氢盐** • pH 低于 6.9~7.0 或 HCO_3 低于 5mEq/L 时使用碳酸氢钠 50mEq 静脉输注

NS. 生理盐水；BUN. 血尿素氮；D_5 1/2 NS. 5% 葡萄糖和 0.45% 的生理盐水；CBC. 全血计数；UA. 尿常规；CXR. 胸部 X 线片；SaO_2. 动脉血氧饱和度；EFM. 电子胎心监护；KCl. 氯化钾；HCO_3. 碳酸氢根

则需将输注速率加倍或重复静脉推注 [5, 10]，血糖降低过快会增加低血糖的风险，随后负反馈调节增加，但更重要的是随着血清渗透压的下降导致水过度转移到 ICF [2, 19]。当血糖达到约 250mg/（dl·h）时胰岛素输注减半，并在静脉输液中加入葡萄糖。理想情况下，血糖保持在 150～250mg/dl 的范围内，直到血管内容量不足和电解质失衡得到纠正 [5]。或者，胰岛素的剂量可以使用基于网页的胰岛素软件进行计算，该软件根据患者血糖对胰岛素的反应来决定胰岛素剂量 [2]。

识别和解决 DKA 的根本原因也需要首先考虑，目的是减少胰岛素缺乏情况下释放负反馈调节激素、高血糖和不受控制的脂肪分解的自身持续循环。感染是一个常见的诱发因素，在感染环境中胰岛素利用率可降低 50%，血清葡萄糖进一步升高 [2]，妊娠期常见的感染包括肾盂肾炎或尿路感染、肺部感染或胃肠道病毒感染 [2, 19]，初步评估包括 CBC、UA、胸部 X 线片（CXR）、心电图和临床体检。之前讨论的其他导致 DKA 发生的原因也在继续追踪随访中。

（三）电解质补充

1. 钾

由于前述的生理机制，应预想到血清 K^+ 的变化。低钾血症或高钾血症可能导致危及生命的心律失常 [10]，因此，为了指导血清 K^+ 达到 4.5～5.5mEq/L 的范围，需要经常进行实验室评估。一旦血清 K^+ 小于 5mEq/L，在静脉水化及胰岛素治疗开始后且肾功能已建立时（如足够的尿量），应给予 20mEq 氯化钾（KCl）[4, 5, 10]，初次补钾后，当血清 K^+ 在 3.0～4.0 时给予 40mEq 的 KCl，当血清 K^+ 为 3.0 或更低时使用 40～60mEq 的 KCl [5]。为避免高钾血症，补钾的速率应不超过 20mEq/h [2]。

2. 碳酸氢盐

碳酸氢盐的补充是有争议的。常规补充无益，可能导致母体和胎儿的并发症。碳酸氢钠（$NaHCO_3$）可以延迟纠正酮症酸中毒，如果纠正得太快，会提高胎儿体内二氧化碳水平，损害胎儿的氧运输 [4, 10]，普遍认为当母体动脉 pH 低于 6.9～7.0，或血清 HCO_3 低于 5mEq/L 时，可用 50mEq 的 $NaHCO_3$ 纠酸 [2-5]，当 DKA 并发心功能障碍、败血症或休克时，也可考虑使用碳酸氢盐 [3, 10]。用 $NaHCO_3$ 快速纠正酸中毒可导致严重的低钾血症、高钠血症及脑脊液（CSF）pH 下降。由于氧合血红蛋白解离曲线在碱中毒的情况下左移，可能会影响氧气的输送 [5]。通常，补充 $NaHCO_3$ 的临床适应证（动脉血 pH 低于 7.0、疑似心肌梗死或意识变化）需要持续评估并在具有重症监护能力的科室进行管理。

3. 磷酸盐

除非血清磷酸盐低于 1.0mg/dl，否则通常不需要补充磷酸盐。其他适应证包括心功能不全或迟钝 [3]，通常用磷酸钾（K-phos）代替 KCL 来进行补充 [5]。

（四）持续评估

一旦母体情况趋于稳定，如果胎儿有存活的可能（妊娠 24 周或之后），应进行电子胎儿监护（EFM）[3, 19]，虽然当母体血流动力学和代谢状态稳定时通常可以避免胎儿的分娩，但异常的 FHR 参数可以指导宫内支持治疗。值得注意的是，针对恢复母体循环血容量和纠正酸中毒的干预措施也是胎儿宫内支持治疗 [3, 5]。血管内容量减少和代谢性酸中毒引起的血流动力学不稳定需要频繁监测生命体征，包括动脉血氧饱和度（SaO_2），一旦心动过速、呼吸急促情况好转和低血压纠正，监测生命体征的频率可能会降低，当酸碱平衡恢复后，对患者进行常规评估。其中每小时出入量的计算对于指导静脉补液和评估补钾所必须考虑的肾功能至关重要。

应每隔 1～2h 监测一次即刻血糖，每 2～4h 监测一次血清电解质，并在急性处理阶段每 2h 评估一次血清酮。持续的尿酮评估不能帮助确定胰岛素治疗酮症的消退效果。通常用硝普钠试验评估尿酮，其能够检测乙酰乙酸 [10]，胰岛素导致 β–OHB 转化为乙酰乙酸，因此会预测明显的酮尿症恶化 [1]，血清酮的非特异性测量也表明，由于 β–OHB 转化为乙酰乙酸和丙酮，酮血症明显升高。因此，如果有条件的话，定量血清 β–OHB 检测是较好的选择 [3, 5, 10]。阴离子间隙也用于评估胰岛素治疗的代谢反应 [5]。

七、总结

在代谢性酸中毒的情况下，会出现适应性增加的碳水化合物代谢，以增加对胰岛素的需求和降低基础缓冲，因此患有 DM 的孕妇其高血糖的阈值较低，易发生 DKA。需要高度怀疑 DKA 诊断，因为 DKA 初次就诊时被诊断为 DM 女性的比例高，且临床表现差异都很大。对于母体异常血流动力学和代谢情况的临床识别和积极干预对孕产妇、胎儿和新生儿结局至关重要。

急性肾损伤

Acute Kidney Injury

Betsy Babb Kennedy **著**

郭晓玥 于 洋 **译**

姜 海 **校**

妊娠相关的急性肾损伤（AKI）也称急性肾衰竭，通常以肾功能突然变化和下降为特征。肾功能变化可能轻微，也可能显著甚至需要肾脏替代治疗。肾功能不全的后果包括肾脏不能充分排出含氮废物，导致血清蛋白质代谢衍生物（如氮质血症）水平升高，水电解质平衡紊乱，从而继发严重并发症的风险增加。AKI 持续进展时死亡风险增加，如果需要肾脏替代治疗（如透析）则死亡风险更高。从理论上来说，在没有肾功能损害病史的成人中，急性发作的 AKI 是一种可逆性疾病，并不会导致永久性损伤。但能否恢复取决于损伤类型和损伤持续的时间。为避免 AKI 进展至需要维持性透析或肾移植治疗，最重要的是全面评估可疑症状，并快速纠正潜在的病因，预防相关的并发症。

本章讨论妊娠期肾衰竭的流行病学、正常的肾脏生理学、妊娠对肾脏的生理影响、AKI 的分类系统、妊娠期 AKI 的常见原因，以及目前妊娠期 AKI 的治疗方案，包括肾脏替代治疗。

一、流行病学

由于既往在任何人群中均无标准定义，因此妊娠期 AKI 的确切发病率差异很大。由于缺乏对 AKI 国际疾病分类（ICD）临床分类 9 和（或）10 编码的一致使用，包括疾病的诊断、类型和继发死亡率，因此确定 AKI 的发病率和相关死亡率比较困难。对不同人群 AKI 的流行病学及其结果的研究具有挑战性。

尽管 AKI 在普通产科人群中并不常见，但它仍然是危重孕产妇的常见并发症，并增加了孕产妇死亡的风险。在最近的一项回顾性队列研究中，1999—2001 年和 2010—2011 年，美国产科急性肾衰竭的发生率从 2.4 上升到 6.3（每 10 000 名住院分娩产妇），每年增长 10%[1]。在美国，分娩期间和产后死亡的患者中分别有 17.4% 和 31.5% 为 AKI 患者[2]。虽然 AKI 患者中需要肾脏替代治疗和由其导致的孕产妇死亡比例有所上升，但急性肾衰竭的总体严重程度有所下降[1]。据推测，AKI 的发生率增加与严重产科出血的发生增加有关。由于患有慢性高血压疾病和慢性肾脏疾病的女性妊娠次数增加，且妊娠期伴发严重并发症，继而发生 AKI 且需要透析治疗的比例增加。在加拿大，AKI 发病率也有类似的升高，但是仅限于一部分患有高血压疾病的患者，而其产科出血的比例并未增加[1]。在这些患者中，通过限制液体入量预防肺水肿、治疗高血压疾病和应用非甾体类消炎药缓解疼痛可能是导致 AKI 风险增加的原因[3]。

大多数妊娠期 AKI 病例发生于没有肾脏基础疾病的女性。然而，慢性肾功能不全（定义为血清肌酐 ≥ 1.4mg/dl）的女性在妊娠期间肾衰竭的风险显著增加 [4]。这些患者中约有 40% 肾功能会进一步恶化，而许多人会表现为急性发作和进展。因此，任何孕周的孕妇即使没有 AKI 也不能除外突发肾衰竭和急性恶化的可能 [5]。妊娠期 AKI 面临各种风险，因此为护理人员带来挑战。由于相关的死亡风险和潜在发病的可能性，建议成立一个多学科的护理团队包括重症监护、母胎医学、产科重症监护、肾内科学和新生儿科学进行临床管理。

二、正常的肾脏生理学

通过血清和尿液相关的肾功能实验室检查，可对 AKI 进行早期识别和分类。为了更好地理解 AKI 相关的变化，下文简要回顾肾脏解剖学和生理学。

正常的泌尿系统由两个肾脏、双侧输尿管、膀胱和尿道组成。肾脏的功能单位是肾单位，如图 16-1 所示，每个成年人的肾脏含有 100 万～150 万个肾单位。

肾单位由血管和肾小管组成。血液从腹主动脉流入肾动脉、肾小动脉和微小动脉，再汇入入球小动脉，最后进入肾小球。肾小球中的高渗透性毛细血管重新形成出球小动脉，然后又广泛分支，形成毛细血管网缠绕于肾小管外。肾小管周围的毛细血管、直小血管与肾小管相通，以促进血浆（肾小管周围毛细血管和直小血管）和滤过液（肾小管）之间的水和溶质（分泌和重吸收）的流动。

Bowman 囊也称肾小囊，环绕肾小球，被认为是肾小管参与分泌和再吸收的起点（图 16-2）。

肾小管是连续结构，分为近曲小管、降支、升支（统称为 Henle 环）、远曲小管、皮质和髓

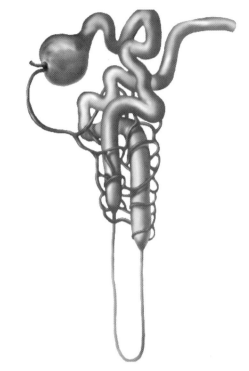

▲ 图 16-1 肾单位——肾的功能单位

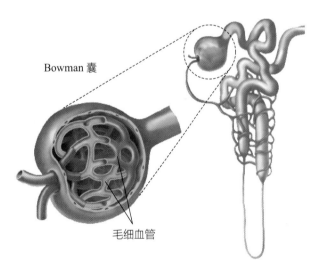

Bowman 囊

毛细血管

▲ 图 16-2 Bowman 囊环绕肾小球，被认为是肾小管参与分泌和再吸收的起点

质集合管。肾小管负责将水、电解质和其他物质重吸收到管周毛细血管的血液中，并进入体循环（图 16-3）。肾小管进入集合系统，产生尿液，尿液排入输尿管并储存在膀胱中。

肾小管分为近曲小管、降支、升支（统称为 Henle 环）、远曲小管、皮质和髓质集合管。肾小

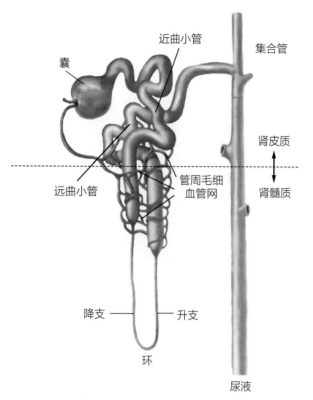

▲ 图 16-3　肾小管是连续结构

管负责将水、电解质和其他物质重吸收到管周毛细血管的血液中，并进入体循环

肾单位通过三个过程产生尿液：肾小管重吸收、肾小管分泌和肾小球滤过。每分钟心输出量有 25% 通过肾脏，故肾小球毛细血管床不断过滤液体进入肾小囊。肾小球滤过率（GFR）对尿量的产生、废物的排出、水电解质平衡和酸碱平衡起着至关重要的作用。尽管动脉血压和肾灌注压力发生变化，但肾脏通常能够自我调节以维持 GFR。即使动脉血压在很大的范围波动，如 70～160mmHg 的正常范围，其对 GFR 也几乎没有影响。肾小球旁器（JGA）由细胞团组成，是肾小管与肾小体血管极相接触部位的一个具有内分泌功能的特殊结构，位于入球小动脉、出球小动脉及远曲小管之间的区域，控制着肾小球肾小管反馈（肾脏自身调节）。肾小管内液体量和电解质的变化由黄斑密度感测并传递给 JGA。JGA 刺激传入小动脉使血管扩张或收缩，影响血流量

和肾小球毛细血管压，从而维持 GFR。体内液体量的情况决定肾脏对尿量的调节。液体过多时肾小管重吸收减少，尿液稀释，尿量增加。液体量不足时肾小管重吸收增加，尿液浓缩，尿量减少。肾脏可以排泄代谢废物，包括但不限于尿素、肌酐、尿酸、胆红素和酸性代谢产物。呼吸系统主要负责调节酸碱平衡，每天排出大量二氧化碳，但肾脏可以排出其他方法不能排泄的不挥发性酸类（酸性阴离子和相关氢气）。肾脏还可以重吸收已过滤的碳酸氢盐，从而中和不挥发性酸类。

肾脏的基本功能是维持血管内容量、调节水电解质平衡和血浆渗透压，与呼吸和代谢系统共同调节酸碱平衡，排泄新陈代谢的最终产物和一些外源性物质（药物），参与血压的调节。

三、妊娠期肾脏的适应性改变

妊娠期肾脏系统发生了一系列的变化，以适应血管内容量的增加。这些妊娠生理变化导致实验室参数改变。在黄体中产生的一种肽松弛素的介导下，到妊娠晚期，肾血流量增加约 80%，GFR 增加 40%～60%[5, 6]。肾脏灌注和血浆流量的增加，可更有效地清除血液中的肌酐、尿素和尿酸。妊娠期血清肌酐平均水平为 0.5～0.6mg/dl，血尿素氮（BUN）下降至 8～10mg/dl。妊娠早期血浆渗透压即发生了生理性降低。孕期发生水钠潴留，有 950mEq 的钠和 6～8L 的水。全身有 4～6L 的水分积聚在细胞外，导致妊娠水肿。因此，妊娠期肾脏清除功能增强，从而影响肾脏的功能和 AKI 的诊断标准[7, 8]。例如，即使血清肌酐水平轻微上升至 1.0mg/dl 也可能表明肾功能受损。

妊娠期间，由于平滑肌的松弛和扩张，肾盂积水和输尿管积水可能是正常的表现。表 16-1 中描述了与妊娠相关的影响肾脏系统的特定生理

表 16-1　妊娠期肾功能的生理性变化

肾功能	妊娠期改变
解剖学	• 肾集合系统扩张 • 肾脏肿大 • 部分肾积水 / 输尿管积水正常 • 右侧更明显 • 尿液相对瘀滞
血流动力学	• 外周血管阻力降低 • 肾血管阻力降低 • 小动脉充盈不足 – 导致全身反应 • 心输出量增加 • 血浆容量增加 • 妊娠中期血压下降 • 肾血浆流量增加 / 肾小球滤过率增加
溶质处理	• 部分蛋白尿正常（< 300mg/24h） • 部分糖尿是正常的
酸碱平衡	• 增加分钟通风 • 呼吸性碱中毒 • 肾脏通过降低血清 HCO_3 进行补偿 • 如果需要，减少 HCO_3 会降低缓冲能力

引自 Grammill, H. S., & Jeyabalan, A.（2005）. Acute renal failure in pregnancy. *Critical Care Medicine, 33*（Suppl 10）, S372–S384.

和解剖学变化。妊娠期特有的肾脏改变是诊断和管理 AKI 的重要参考因素。

四、肾功能评估

肾功能的评估包括血清和尿液的实验室检查，通常还包括肾脏影像学检查。评估结果决定了诊断性测试的水平。尿量是评估的基本组成部分，以毫升 / 小时（ml/h）为单位。准确测量尿量对 AKI 的诊断非常重要，因为尿量对预测产妇的发病率和死亡率有重要作用。与非少尿性 AKI 相比，少尿性 AKI（小于 400ml/24h）的预后更差 [9]。表 16-2 比较了正常女性和孕妇血清和尿液的肾功能参数。

五、妊娠期 AKI 的病因

妊娠期的 AKI 可由与妊娠有关或无关的原因，或潜在的肾脏疾病引起。低血容量和感染是妊娠早期 AKI 最常见的原因 [8]。患有糖尿病、既往肾功能不全、心力衰竭或败血症等合并症的患

表 16-2　正常女性和孕妇的实验室检查结果

参　数	妊娠期实验室值	非妊娠期实验室值
血尿素氮（BUN）	5～12mg/dl	10～20mg/dl
血肌酐	< 1.0mg/dl	< 1.5mg/dl
血尿酸	1.2～4.5mg/dl	1.5～6.0mg/dl
血浆渗透压	275～280mOsm/kg	285～295mOsm/kg
血钠	130～140mEq/L	136～145mEq/L
血钾	3.3～4.1mEq/L	3.5～5.0mEq/L
尿蛋白	< 300mg/d	< 150mg/d
尿钠	37～150mmol/24h	100～260mmol/24h
尿肌酐清除率	50～166ml/min	91～130ml/min
尿肌酐排泄率	10.2～11.4mmol/24h	8.8～14mmol/24h

者发生 AKI 的风险最高[8]。肾依赖于足够的氧气输送和消耗来维持代谢以避免缺血或缺氧性损伤。生理调节适应机体需求。当缺氧时，机体为保证重要器官的血供，血流重新分布，皮肤、胃肠道、生殖系统和泌尿系统血供减少，而心脏、大脑和肾上腺血供增加。因此，所有生理状态不稳定的孕妇都有发生 AKI 的风险。与住院孕妇发生肾损伤相关的急性临床疾病包括但不限于脓毒症、脓毒性休克、低血压、出血、低血容量、心脏 / 血管手术、器官移植手术、腹腔间隔室综合征和机械通气[8, 10]。因此，妊娠期 AKI 可能是由多种原因导致的。

孕妇 AKI 的危险因素与一般人群相同，还受女性年龄、入院前的生理状况、肾脏损伤的特定病因以及确诊和治疗时间的影响[5]。妊娠期 AKI 病例中常见的危险因素包括高血压、弥散性血管内凝血（DIC）、感染、血容量不足和妊娠子宫压迫。增加 AKI 风险的高血压并发症最常见的是子痫前期 – 子痫，通常伴有胎盘早剥、肺水肿或出血。表 16-3 列出了妊娠期 AKI 的病因和最常见的发病时间。

六、定义

有几种 AKI 分类系统和诊断标准已在非妊娠的成年中使用。AKI 的传统定义是与尿量减少相关或不相关的血清肌酐增加，但该定义逐渐演

表 16-3　妊娠早期、妊娠晚期和产后 AKI 的病因

急性肾损伤的原因 / 妊娠早期、妊娠晚期、产后的急性肾损伤			
急性肾损伤原因	通常发病时间		
	妊娠早期	妊娠晚期	产　后
肾盂肾炎	×	×	×
梗阻性尿路疾病	×	×	×
肾结石	×	×	×
妊娠剧吐	×		
自然流产	×		
出血（产前）	×		
感染性流产伴休克	×		
革兰阴性败血症（尤其是大肠杆菌）	×		
肌红蛋白尿（由梭菌引起的子宫肌肉坏死）	×		
子痫前期 /HELLP 综合征		×	
胎盘早剥		×	
妊娠期急性脂肪肝（AFLP）		×	

（续表）

急性肾损伤的原因 / 妊娠早期、妊娠晚期、产后的急性肾损伤			
急性肾损伤原因	通常发病时间		
	妊娠早期	妊娠晚期	产　后
出血（产时和产后）		×	×
羊水栓塞		×	×
血栓性微血管病： • 血栓性血小板减少性紫癜（TTP） 　–溶血性尿毒综合征（HUS）		×	×
弥散性血管内凝血（DIC）		×	×
产后急性肾衰竭			×

引自 Acharya, A., Santos, J., Linde, B., &Anis, K.(2013). Acute kidney injury in pregnancy–Current status.Advances in Chronic Kidney Disease, 20(3), 215–222. Krane, N.K., &Hamrahian, M.(2007).Core curriculum in nephrology. Pregnancy: Kidney diseases and hypertension.American Journal of Kidney Diseases, 49(2), 336–345.

变。急性透析质量指南（ADQI）将其定义为 7d 内的肾功能突然下降，包括血清肌酐绝对值增加（超过 0.3mg/dl 或超过 25mmol/L），血清肌酐增加 50% 或少尿 [小于 0.5ml/（kg·h）超过 6h][11]。

ADQI 小组提出了 AKI 的定义，并根据血清肌酐水平或 GFR、尿量或两者的实验室基线值的变化创建了"RIFLE"分类系统。RIFLE[风险、损伤、衰竭、终末期肾病（ESKD）] 的目标是对 AKI 患者进行单独的风险分类。RIFLE 系统的一个组成部分是使用尿量作为肾衰竭的预测因子。无尿、少尿、非少尿或多尿的分类见表 16-4。

2007 年，AKI 系统（AKIN）提出了一种分类系统来代表肾脏损伤的范围，包括肾功能在 48h 内突然下降。AKIN 标准不再使用 GFR 作为 AKI 的指标，只在体液平衡和去除梗阻原因后才使用 GFR[12]。

2012 年，肾脏疾病改善临床实践指南(KDIGO）引入了 AKI 临床实践指南，推进 RIFLE 和 AKIN

表 16-4　尿量分类

无尿	24h ＜ 100ml
少尿	24h ＜ 400ml
非少尿	24h ＞ 400ml
多尿	24h ＞ 6L

标准。KDIGO 在分类前假设校正容量状态和消除梗阻原因，并将 AKI 定义为以下任何一种：48h 内血清肌酐增加 ≥ 0.3mg/dl；在最近 7d 内血清肌酐增加至基线的 1.5 倍或更多；尿量少于 0.5ml/（kg·h）持续 6h[13]。KDIGO 标准尚未经过验证。表 16-5 总结了所有的标准。

值得注意的是，这里所列出的标准并没有证实适用于妊娠状态下。妊娠期血浆容量和溶质清除率增加，血清肌酐和 GFR 也发生显著变化，因此诊断标准也相应改变。因此，对于一般人群可以使用血清肌酐的变化作为诊断标准，但该标

表 16-5 AKI 诊断及分期标准

	RIFLE	AKIN	KDIGO
诊断标准		血清肌酐增加 ≥ 0.3mg/dl 或 48h 之内 ≥ 50% 或 尿量 < 0.5ml/(kg·h) 持续 6h 以上	血清肌酐升高，48h 内 ≥ 0.3mg/dl 或 7 天内 ≥ 50% 或 尿量 < 0.5ml/(kg·h) 持续 6h 以上
分期	**风险：** • 血清肌酐升高 50%~99% 或 • 尿量 < 0.5ml/(kg·h) 持续 6~12h **损伤：** • 血清肌酐升高 100%~199% 或 • 尿量 < 0.5ml/(kg·h) 持续 12~24h **衰竭：** • 血清肌酐升高 ≥ 200% 或 • 血清肌酐增加 > 0.5 至 > 4.0mg/dl 或 • > 24h 尿量 < 0.3ml/(kg·h)，或 > 12h 无尿量 或 • 开始肾脏替代治疗 **肾功能丧失：** • 需要超过 4 周的肾脏替代治疗 **晚期：** • 需要超过 3 个月的肾脏替代治疗	**第一阶段：** • 血清肌酐升高 ≥ 0.3mg/dl 或 50%~100% 或 • 尿量 < 0.5ml/(kg·h)，持续 6~12h **第二阶段：** • 血肌酐升高 100%~200% 或 • 尿量 < 0.5ml/(kg·h)，持续 12~24h **第三阶段：** • 血清肌酐升高 200% 或 • 血清肌酐增加 > 0.5mg/dl 至 > 4.0mg/dl 或 • > 24h 尿量 < 0.3ml/(kg·h)，或 > 12h 无尿量 或 • 开始脏脏替代治疗	**第一阶段：** • 血清肌酐升高 ≥ 0.3mg/dl 或 50%~99% 或 • 尿量 < 0.5ml/(kg·h)，持续 6~12h **第二阶段：** • 血清肌酐升高 100%~199% 或 • 尿量 < 0.5ml/(kg·h)，持续 12~24h **第三阶段：** • 血清肌酐增加 ≥ 200% 或 • 血清肌酐增加 ≥ 0.3 至 ≥ 4.0mg/dl 或 • 尿量 < 0.3ml/(kg·h) ≥ 24h 或无尿 ≥ 12h 或 • 开始肾脏替代治疗

注意：由于 AKI 可继发于慢性疾病基础上，这些实验室值可能不同

AKI. 急性肾损伤；RIFLE. 风险、损伤、衰竭、袁竭、终末期肾病（ESKD）；AKIN. 急性肾损伤系统；KDIGO. 肾脏疾病改善临床实践指南

引自 Bellomo, R., Ronco, C., Kellum, J. A., Mehta, R. L., & Palevsky, P.; Acute renal failure – definition, outcome measures, animal models, fluid therapy and information technology needs: Second International Consensus Conference of the Acute Dialysis Quality Initiative (ADQI) Group. Critical Care, 8 (4), R204-R212; Mehta, R. L., Kellum, J. A.,Shah, S. V., Molitoris, B. A., Ronco, C., Warnock, D. G., et al. (2007). Acute Kidney Injury Network: report of an initiative to improve outcomes in acute kidney injury. Critical Care, 11 (2), R31; Kidney Disease: Improving Global Outcomes (KDIGO). (2012). Acute Kidney Injury Work Group. KDIGO clinical practice guidelines for acute kidney injury. Kidney International Supplements, 2012, 2:1.

准用于妊娠期 AKI 的诊断可能并不可靠。美国妇产科医师协会（ACOG）指出妊娠期高血压患者发生 AKI 时，将肾功能不全定义为血清肌酐水平＞1.1mg/dl 或者在没有其他肾脏疾病的情况下血清肌酐水平升高[14, 15]。

七、分类

根据三大病因，AKI 可分为肾前性（低灌注）、肾性（肾内）和肾后性（梗阻性）衰竭，这取决于发生问题所在的解剖位置。肾前性衰竭是由于氧气和营养物质向肾脏的运输中断而导致的。妊娠期运输减少的原因往往是出血、血容量不足或低血压继发的心输出量减少。主要病因可能是产后出血、感染性休克、胎盘早剥、子痫前期、异位妊娠破裂或 DIC。如果肾脏没有灌注，氧气和营养物质的输送没有恢复，肾单位就会缺血，肾功能的改变取决于受损肾单位的数量。这种类型的肾衰竭被归类为肾性衰竭。急性肾小管坏死（ATN）是肾性衰竭。肾后性衰竭也称为梗阻性肾衰竭，是由任何部位的尿液引流障碍引起的。通常与肾积水有关，如果不进行诊断和（或）未治疗，肾后性衰竭可能导致肾单位损伤。

三种类型的 AKI，每一种都有相关的病因、病史和体格检查以及实验室指标的异常。早期和快速的识别及纠正问题、恢复肾脏再灌注，并提供支持治疗直至康复是护理的主要目标。

（一）肾前性

肾前性氮质血症是 AKI 最常见的形式，是血液到达肾脏之前发生的损伤。肾脏每分钟接受 20%～25% 的心输出量。当心输出量充足时，平均动脉压（MAP）大于 70mmHg 可以保持足够的肾灌注。在低血容量或其他原因引起的心输出量减少时，有证据表明 MAP 低于 65mmHg 的成人患 AKI 的风险增加[16, 17]。任何降低心输出量或

减少全身灌注压的疾病，如血管内容量减少和血管张力下降，都可能导致肾脏灌注不足。最初，正常功能的肾脏通过传入小动脉扩张和传出小动脉收缩来维持正常的 GFR（自动调节）和肾素释放。肾素激活，外周血管收缩、水重吸收增加、血清 BUN 浓度增加。尽管肾脏的结构是正常的，但肾小球最终因血流减少而无法过滤血液。向肾小管输送葡萄糖和氧气减少，代谢废物不能排出。导致肾小管细胞中三磷酸腺苷（ATP）合成减少。许多肾小管的功能是 ATP 依赖性的，因此氧气、葡萄糖和 ATP 不足会导致功能障碍。血清含氮废物浓度升高，如果不能发现和纠正损伤的病因，最终发展为肾衰竭。

肾功能正常，肾单位完整时对缺氧和营养物质输送减少的调节反应包括血管紧张素 II、醛固酮和抗利尿激素（ADH）的释放和激活。这些调节使肾单位对钠（Na^+）和尿素的重吸收增加。血清 Na^+ 水平升高导致血管内容量增加，尿量减少和少尿。最终，尿液浓缩（尿渗透压增加）、尿 Na^+ 减少。

通过及时识别和治疗潜在的原因，恢复全身和肾脏灌注，病情通常是可逆的。治疗方法是基于肾前性衰竭的病因。静脉注射生理盐水（0.9%NaCl）和（或）出血或贫血时及时输血对于肾前性衰竭的初始治疗至关重要。如果低灌注持续存在，未能及时识别病因或治疗无效时，肾脏将丧失保护机制。由此产生的缺血性损伤可能是永久性的并且导致肾性衰竭（如 ATN）。损伤的程度取决于损伤的持续时间和损伤时肾脏的基础情况。表 16-6 列出了肾前性衰竭的病因。

肾前性氮质血症是妊娠期最常见的肾衰竭类型。引起肾缺血的重要原因是产科出血、严重的妊娠剧吐或容量变化。治疗的目的是针对病因扩容、输注血液制品，在进展为肾性衰竭之前恢复肾灌注。由于 DIC 等相关疾病的风险增加，产科

表 16-6 肾前性肾衰竭的原因

心输出量受限或减少的疾病	• 充血性心力衰竭 • 心肌梗死 • 心律失常 • 肺栓塞 • 机械通气（呼气末正压） • 肝硬化
直接导致血容量不足的原因	• 出血——早剥、产后出血、子宫破裂、手术失血 • 脱水——呕吐、胃肠液流失 • 烧伤 • 休克 • 利尿剂 • 组织间隙液体增多 • 葡萄糖渗透性利尿
引起周围血管阻力改变的疾病	• 重度子痫前期 / 高血压 • 低血压 • 脓毒症 / 休克 • 降压药物 • 弥散性血管内凝血 • 羊水栓塞
选择性肾缺血 / 肾动脉疾病	• 栓塞 / 血栓 • 狭窄 • 动脉瘤 • 闭塞 • 外伤
氧和营养输送障碍	• 心输出量减少（见上） • 携氧能力减低（血红蛋白减少） • 血红蛋白饱和度降低（动脉血氧饱和度降低） • 氧气亲和力降低

出血尤其令人担忧，可能导致直接的肾小管损伤和衰竭。

（二）肾性

肾性肾衰竭是肾实质直接损伤的结果。它是由缺血性事件、接触肾毒素、免疫 / 炎症等原因（其中一种、两种或多种原因）导致。肾脏的结构性损伤是肾性 AKI 的重要特征。肾性衰竭可归为肾小管损伤坏死、血管炎、急性肾小球肾炎和（或）急性间质性肾炎[5]。最常见的是缺血性或细胞毒性 ATN[17]。缺血性 AKI 继发于严重的、长期的肾血流量减少和灌注不足。MAP 持续小于 60～70mmHg 可引发多种途径导致入球和出球小动脉丧失自身调节功能，交感神经系统丧失调节反应和 GFR 降低。缺血事件导致易感肾小管细胞（ATN）死亡，并导致肾小管细胞的基底膜损伤。肾细胞的损伤程度与缺血持续时间成正比。还可能发生继发于游离（超氧化物）自由基的额外损伤。自由基是极其活跃的氧化衍生物，在其外层只有一个电子。具有氧化代谢的细胞可以产生自由基，在某些情况下这些自由基可以降解膜蛋白质和 DNA，从而破坏细胞。在缺血后恢复氧气输送时，自由基损伤可能增加。因此，在缺血性缺氧后，自由基产生增加和细胞防御机制减少可加重细胞损伤。细胞需要氧气才能存活，但氧气会产生自由基，从而破坏细胞。这就相互矛盾。

暴露于细胞毒性物质（肾毒素）的 AKI 是由肾小管细胞的直接损伤和随后的坏死引起的。在非妊娠妇女的所有急性或慢性肾衰竭病例中，肾毒素可能占 50%。由于在血液过滤过程中反复暴露于循环中的毒素，肾小管极易受到损害。此外，由于这些有害物质需要排泄，因此在肾细胞内的浓度通常很高。如果存在肾功能障碍、脱水或糖尿病，暴露于多种肾毒素会加剧 AKI 的可能性。如果肾毒素只损伤肾小管细胞，基底膜未受影响，则产生的 ATN 可能是可逆的。然而，肾功能能否恢复取决于非坏死性肾细胞的修复和再生。肾毒性物质如表 16-7 所示。

ATN 的临床过程通常分为四个阶段：发病期、少尿 / 无尿期、多尿期和恢复期。详见表 16-8。在临床诊断过程中，需仔细鉴别 ATN 与肾前性衰竭。肾前性氮质血症与 ATN 的发病相似。然而，肾前性氮质血症可能是可逆的，而 ATN 的损伤可能是永久性的。评估血清和尿液实验室指标尤为重要。表 16-9 列出了肾前性衰竭、ATN 和肾后性衰竭的典型实验室指标。

肾前性衰竭的一个关键指标是钠的排泄率（FeNa$^+$）低，这是在肾小球滤过后残留在尿液中并排泄出来的钠的一部分[5]。当输送到肾脏的血液和氧气减少时，正常功能的肾单位会增加尿液中钠的吸收，将其带回血液中。血钠增加，从而增加水的重吸收，以维持血容量，维持体液平衡。因此，血清钠水平升高，同时尿钠水平降低，提示肾前性衰竭。FeNa$^+$ 的计算公式见框 16-1。

框 16-1　钠的排泄率（FeNa$^+$）的计算公式

FeNa$^+$=UNa × PCr/PNa × UCr × 100
PCr：血浆肌酐；PNa：血浆钠；UCr：尿肌酐；
UNa：尿钠

在肾功能正常的成人中，FeNa$^+$ 小于 1% 时钠离子不能被肾脏吸收并进入尿液的比例只是血液中钠离子总量的一小部分。如果肾功能正常，FeNa$^+$ 应该很低。相反，如果出现 ATN，肾细胞受损并且不能再吸收从血液中过滤的 Na$^+$。这导致 FeNa$^+$ 的增加，通常大于 3%。值得注意的是，如果已经给予利尿剂或容量替代，FeNa$^+$ 是不能用于诊断的。当使用利尿剂治疗 AKI 时，必须使用替代的肾指数来区分肾前性衰竭和 ATN。由于尿素不受利尿剂的影响，因此建议测量尿素的排泄率，可根据框 16-2 的公式进行计算。然而，应评估其他实验室指标，以区分肾前性 AKI 和肾性 AKI。

框 16-2　尿素排泄率（Fe$_{urea}$）的计算公式

$$Fe_{urea}=[U_{urea} × P_{Cr}/U_{Cr} × P_{urea}] × 100$$

U$_{urea}$. 尿液尿素浓度；P$_{Cr}$. 血浆肌酐；U$_{Cr}$. 尿肌酐；P$_{urea}$. 血浆尿素浓度

（三）肾后性

尿液从肾脏集合系统通过输尿管进入膀胱和排出体外的过程受到阻塞或破坏时发生肾后性衰竭。尿路梗阻可引起 GFR 下降，导致肾小管压力升高和血管收缩而引起 AKI。在非妊娠成人中，肾后性衰竭占所有 AKI 病例的 10% 或更少，但由于妊娠子宫增大，妊娠期间 AKI 的发病率可能更高。梗阻可以是机械性的或功能性的，可以发生在从肾盏到尿道口的任何地方。框 16-3 列出了肾后性衰竭的病因。

肾小管阻塞可能是由尿酸、羟基钙、磷酸钙

表 16-7 肾毒性药物分类及举例

分 类	类 型	举 例
药 物	麻醉剂	• 氟烷 • 甲氧氟烷
	抗生素	• 氨基糖苷类（庆大霉素、妥布霉素、阿米卡星、奈替米星） • 两性霉素 B • 头孢菌素 • 环丙沙星 • 地美环素 • 青霉素 • 戊烷脒 • 多黏菌素 • 利福平 • 磺胺类 • 四环素 • 万古霉素
	抗病毒药物	• 阿昔洛韦 • 西多福韦 • 膦甲酸 • 伐昔洛韦
	抗炎药	• 非甾体抗炎药（布洛芬、吲哚美辛、萘普生、酮咯酸）
	化疗药物	• 阿霉素 • 顺铂 • 甲氨蝶呤 • 丝裂霉素 C • 亚硝基脲
	免疫抑制药	• 环孢素 A • 他克莫司
	血管活性药物	• 卡托普利 • 依那普利 • 赖诺普利 • 氯沙坦
	其他	• 对乙酰氨基酚 • 西咪替丁 • 肼屈嗪 • 林丹 • 锂 • 洛伐他汀 • 甘露醇 • 普鲁卡因胺 • 噻嗪类利尿药
造影剂	• 离子类 • 非离子类	• 泛影酸盐 • 洛莫司丁 • 甲泛葡胺

（续表）

分　类	类　型	举　例
生物物质	• 血色素 • 肿瘤产生的毒素 • 其他	• 血红蛋白 • 肌红蛋白 • 钙 • 胱氨酸 • 草酸 • 尿酸
重金属		• 砷、铋、镉、金、铅、汞、铀
动植物物质		• 蘑菇 • 蛇毒
环境物质	• 农药 • 杀真菌剂 • 有机溶剂	• 四氯化碳 • 柴油 • 乙二醇 • 苯酚 • 无铅汽油

表 16-8　急性肾小管坏死的分期

阶　段	持续时间	特　点	治疗目标
开始 / 早期	几个小时到几天 （缺血性或肾毒性损伤至细胞损伤时间）	肾小球滤过率↓ 尿量↓	鉴别诊断和病因治疗
少尿 / 无尿期 （维持阶段）	非少尿患者 5～8 天 少尿患者 10～16 天	肾小球滤过率（GFR）严重↓ 50% 的女性伴有少尿 / 无尿 50% 的女性不伴有少尿	预防由感染、体液和电解质失衡和代谢性酸中毒引起的危及生命的并发症
多尿期	7～14 天	肾小管恢复通畅 肾小球滤过率（GFR）↑ 多尿（2～4L/d）[a] 尿液稀释 可以排出体液，但不能清除溶质	观察和预防容量不足、低钾血症和感染
恢复 / 康复期	几个月或 1～2 年，根据肾实质损害程度而定	肾功能缓慢恢复正常或接近正常 尿量↑	患者 / 家庭教育 关于后续护理和预防

a. 多尿症在接受血液透析的妇女中可能不明显

引自 Bonventre, J. V., & Yang, L.（2011）. Cellular pathophysiology of ischemic acute kidney injury. *Journal of Clinical Investigation, 121*（11），4210–4221.

表 16-9　肾前性、肾性、肾后性衰竭的实验室特征性表现

	肾前性	肾 性	肾后性
血尿素氮 / 肌酐	20：1～40：1	10：1～15：1（正常）	正常至轻度增加
尿量	少尿	少尿或无尿	少尿、多尿或突然无尿
尿沉渣	正常透明管型	碎片 颗粒型或细胞型：白细胞、红细胞	没有碎片、红细胞、白细胞
尿比重	高	低	变化
尿渗透压	高（＞ 500mOsm/kg H_2O）	低（＜ 300mOsm/ kg H_2O）（等渗尿）	变化 增加或类似于血浆（等渗尿）
比率（Osm 尿液到 Osm 血浆）	＞ 1.5	＜ 1.2	
尿 Na^+	低（＜ 20mEq/L）	肾前性增加（＞ 40 mEq/L）	变化 减少
尿素	低（15g/24h）	低（5g/24h）	低
尿血红蛋白	无	变化	变化
尿白细胞	无	变化	变化
蛋白尿	无或微量 [a]	轻到中度 [a]	无或微量 [a]
Na^+ 的排泄率（FENa）[b]	≤ 1%	＞ 1%	
尿素的排泄率 [c]	≤ 35%	未知	未知

a. 无子痫前期、子痫或蛋白尿性高血压的妇女

b. 给予袢利尿药或容量改变 8～12h 内钠的排泄率（FeNa[+]）不准确

c. 如果在 8～12h 内给予利尿药，可获得尿素的排泄率，因为尿素运输不受利尿药的影响

或阿昔洛韦形成晶体引起。只有双侧梗阻才能发展为肾衰竭。单侧梗阻通常不足以引起 AKI，但它可能导致梗阻的肾脏丧失功能。

妊娠期梗阻可能有多种原因。妊娠子宫增大能够引起整个泌尿系统的压迫，尤其是妊娠晚期。羊水过多、多胎妊娠或子宫肌瘤使子宫增大更加明显，增加了泌尿系统受压迫的可能性。妊娠期肾结石的发病率与非孕期相同，应考虑阻塞的可能。

如果临时梗阻能够及时缓解，肾后性氮质血症是可逆的。如果梗阻时间长，可能会压迫肾实质导致永久性损伤。因此，肾功能能否完全恢复取决于是否早期发现并行及时有效的干预。

虽然肾后性衰竭只占 AKI 的一小部分，但通常应首先考虑该诊断。特别是突然出现无尿、持续性少尿或者有相应病史，出现常见的症状和体征时。肾后性衰竭的体征和症状包括严重的腰痛、血尿、恶心和呕吐，和（或）尿量的改变。

框 16–3　肾后性衰竭的病因

梗阻可能由下列任意原因引起：
- 导尿管阻塞
- 肾结石
- 输尿管纤曲
- 血块
- 尿道狭窄
- 水肿
- 盆腹腔肿瘤、腹膜后恶性肿瘤
- 妊娠子宫压迫、淋巴囊肿、血肿
- 脊髓疾病（神经源性膀胱）
- 糖尿病神经病变
- 膀胱破裂
- 先天畸形

当怀疑有梗阻时，应先导尿。如果已经留置导尿管，应检查其位置，用无菌生理盐水冲洗，必要时更换。床边肾脏超声检查已成为排除梗阻的首选方法。特殊的影像学检查，如肾脏、输尿管和膀胱的诊断成像（KUB）、静脉肾盂造影、膀胱镜检查或计算机断层扫描（CT），也可用于评估肾后性衰竭。使用影像学检查确定是否存在梗阻时，应考虑避免使用肾毒性造影剂或使用毒性较低的造影剂（与传统药物相比），以避免对肾脏造成进一步损害。

解除梗阻、恢复尿路通畅是治疗的目标。可能需要逆行输尿管支架置入或经皮肾造口术和（或）终止妊娠（取决于孕龄）来解除梗阻。

八、特殊人群的 AKI

子痫前期的孕妇发生 AKI 的原因是多因素的。重度子痫前期由于血容量减少、肾血管痉挛或血管收缩导致肾灌注减少，从而引起肾前性衰竭。如果子痫前期的孕妇实验室结果提示肾脏早期低灌注（肾前性 AKI）（尿液渗透压升高、尿 Na^+ 下降、$FeNa^+ < 1\%$ 等），应进行个体化治疗，通过增加前负荷进行干预治疗。子痫前期可引起肾细胞缺血，原因与小动脉血管收缩、炎症途径

激活、氧解离改变引起的氧传递和耗氧量降低有关。因此，AKI 的治疗重点是终止妊娠，使母体状态平稳，疾病（子痫前期）缓解。

脓毒症和脓毒性休克会造成血流动力学不稳定和容量消耗，或通过受损的内皮细胞造成血管内渗漏和间质积液，最终导致肾灌注减少。妊娠期，与生理、免疫和解剖学变化相关的感染易感性增加。此外，孕妇对内毒素的敏感性增加。

肾盂肾炎是妊娠期最常见的感染性疾病，由未经治疗的细菌上行感染引起。妊娠期脓毒症的其他常见原因包括绒毛膜羊膜炎和肺炎。治疗的目标是保持血流动力学稳定，包括扩容、给予血管活性药物和使用抗生素。有关妊娠期脓毒症详见第 21 章。

肾小球肾炎在妊娠期发生率低，但可能导致肾性肾衰竭。当抗原 / 抗体复合物聚集在基底膜时，发生急性肾小球肾炎或肾小球的炎症和损伤。急性肾小球肾炎的症状与子痫前期的症状非常相似，难以鉴别。关于肾小球肾炎与子痫前期鉴别诊断的详细讨论见第 10 章。

血栓性血小板减少性紫癜（TTP）和溶血性尿毒综合征（HUS）可在包括肾脏在内的多器官系统中形成微血栓。虽然 AKI 通常与 HUS 相关，但也可能与 TTP 相关。血小板减少、微血管病性溶血性贫血和肾功能不全可归因于其他原因。在某些情况下，妊娠可能会诱发 TTP 或 HUS。TTP 更常见于孕中晚期，而 HUS 多见于产后。两者都可通过血浆置换和支持方法进行治疗，包括肾脏替代治疗[18, 19]。

肾皮质坏死（RCN）是由肾皮质弥漫性坏死引起的，在发达国家是妊娠期 AKI 的罕见原因。RCN 发生于血管痉挛、微血管损伤或脓毒症、子痫和 HUS 引起的直接内皮损伤引起的动脉灌注减少，RCN 与感染性流产有关，因为内毒素介导的血管损伤可导致血栓形成。可通过血管造影或

组织活检证实[21]。在妊娠期，RCN 也与胎盘早剥和产科出血有关[20]。虽然 RCN 在非妊娠成人中仅占 AKI 的 2%，但在妊娠晚期发病的孕妇中可能占到 20%。

九、诊断

AKI 的诊断基于病史、体格检查以及肾功能指标的评估和解释。诊断困难之处在于没有敏感的标志物用于早期提示 AKI，特别是在妊娠期，肾脏的生理性变化掩盖了早期 AKI[8]。此外，没有可进行比较的肾功能基线数据。当 GFR 迅速下降（数小时至数天），BUN 和血清肌酐快速升高时，可以诊断。尿量减少或不减少均可能。AKI 的诊断包括病史和体格检查、血清和尿液样本的采集和分析。

（一）病史及体格检查

未确诊的慢性肾功能不全（CRF）在普通人群中更为常见。因此，重要的是，首先要区分 AKI 和潜在 CRF，通过询问病史，寻找随着时间推移身体的变化或症状，如厌食、持续恶心、体重减轻、疲劳和瘙痒。与 AKI 相比，这些症状中的一种或多种更可能与 CRF 有关。大多数在医院发展为 AKI 的患者没有 CRF 病史，或者没有意识到任何潜在的肾功能下降。在孕妇中，AKI 通常与出血、高血压（新发或慢性）和输血有关。

患有肾前性肾衰的 AKI 女性可能有腹泻、呕吐、中暑衰竭、大量失水、伴有食欲和液体摄入量下降、低血压、出血、肝病、新发心力衰竭、尿崩症和（或）最近使用和（或）调整降压药的病史。肾性衰竭的女性，病史可能包括上述任何问题，并伴有持续时间延长且未成功纠正而增加的并发症。此外，水肿、充血性心力衰竭、休克、败血症、败血症休克、出血、1 型糖尿病病史、高血压、系统性红斑狼疮（SLE）、乙型或丙型肝炎、梅毒、多发性骨髓瘤和（或）获得性免疫缺陷综合征（AIDS）与肾性 AKI 有关。

获得用药史可以鉴别是否为应用肾毒性药物导致的 AKI，如近期或目前的抗生素治疗、非甾体抗炎药（NSAIDs）、血管紧张素转换酶（ACE）抑制剂、利尿剂、中药治疗、膳食补充剂、化学暴露和（或）静脉药物滥用等。肾毒性原因的 AKI 通常导致肾性 AKI。

当孕妇出现 ATN 或肾小球肾炎，且没有已知的并发症时，旅行史、食物暴露史和最近与外国旅客接触的病史可能提示由感染性疾病引起的不常见的肾衰竭，这是所有卫生保健提供者面临的新挑战。妊娠期的免疫变化增加了孕妇对感染性疾病严重程度的易感性。孕妇对李斯特菌和弓形虫的易感性增加，且流感和水痘的严重程度增加[22]。所有人群中由传染病引起的 AKI 的其他原因包括李斯特菌病（单核增生李斯特菌）、结核病、大肠埃希菌（大肠埃希菌 O157:H7）和肾综合征出血热（HFRS），后者是由汉坦病毒引起的一组类似疾病[23]。

肾后性衰竭的患者可能有肾绞痛、排尿困难、尿频、尿急、尿失禁、单侧输尿管、盆腔恶性肿瘤或盆腔照射病史。也可能有恶心、呕吐、嗜睡和其他尿毒症的症状和体征。病史、体格检查和实验室指标可为诊断提供重要信息。排除其他可能的病因和疾病时可以考虑诊断孤立性 AKI。

（二）肾活检

妊娠期肾活检的目的同非妊娠期。活检通常是在肾前性和肾后性 AKI 的病因被排除，而肾性损伤的原因尚不清楚的情况下进行。在最近的一篇关于妊娠期肾活检的综述中，出血并发症大多发生在妊娠 23～26 周。妊娠期和产后分别有 7% 和 1% 的患者出现肾活检并发症[24]。为诊断肾小球肾炎或子痫前期而进行的肾活检使 66% 病例的治疗发生改变 [24]。非孕期，已经证明肾脏活检使 70% 患者的治疗方案发生改变，并发症发生率低于 1% [5]。然而，在妊娠期间，并发症发生率明显升高，严重并发症的发生率高达 4.4%，包括孕产妇死亡 [24-26]。最近对妊娠期肾活检的调查显示，并发症的发生率较低，可能与超声引导下组织获取技术的改进有关，而与人群无关。孕妇活检最常见的严重并发症是肾包膜下出血形成血肿而压迫肾脏。目前，如果妊娠 32 周之前发生 AKI，且没有明显的病因，则考虑选择肾活检 [5, 26]。应权衡利弊并知情告知获得同意后进行。

十、妊娠期 AKI 的临床治疗

目前对妊娠期 AKI 临床治疗的建议主要集中在对潜在病因的早期识别和治疗、恢复期的生理支持以及避免肾脏的进一步损害 [5]。容量状态是一个关键的评估参数，重点纠正血容量不足。有病史或容量减少的患者应尽快开始静脉输液治疗，以确定肾前性衰竭或防止 ATN 进一步损害。非孕期可应用晶体或胶体溶液治疗，晶体是初始治疗的首选液体。然而，与生理盐水相比，首选平衡晶体溶液，其相关的肾损伤更少见 [6, 8]。应当注意，如果肾脏不能排钾，含钾溶液可能引起高钾血症。在 AKI 的预防或治疗中使用胶体溶液没有明显的益处。因此，不建议立即使用以蛋白为基础的溶液来治疗血容量不足或少尿。也没有证据证明对于由于血容量不足导致 AKI 的患者使用葡萄糖溶液治疗会获益。如果需要进一步使用含葡萄糖的溶液来满足能量需求，应使用非孕期危重症成人常用的静脉胰岛素滴注葡萄糖控制方案。

容量超负荷的患者禁用扩容治疗。存在 AKI 时容量超负荷并不常见，通常与相关疾病如心功能障碍或积极的容量复苏有关。所有与液体治疗

相关的决定都应基于维持电解质平衡和治疗潜在的疾病，并以恢复肾功能和排尿为目标 [6]。

（一）药物治疗

AKI 的药物治疗旨在增加肾脏灌注或减少肾脏耗氧量，以期减少对肾脏的损伤。常见的早期干预措施包括使用袢利尿药（如呋塞米）、低剂量多巴胺和（或）甘露醇。但是，药物治疗并没有显著改善预后。在存在液体超负荷的情况下，可以使用袢利尿药定期评估尿液反应，并在不增加尿量的情况下采用透析等替代疗法 [6, 8]。

（二）肾脏替代治疗

由于对 AKI 有效药物的干预有限，当支持性措施无效时，常常需要进行血液滤过。RRT 在危重症成人中的治疗已经从肾脏功能替代转变为肾脏功能支持。将 AKI 视为一种多系统疾病，而不是一个器官的孤立衰竭，治疗不仅对肾脏而且对其他器官系统也有益。虽然启动 RRT 的技术和时机各不相同，但是假设在疾病进展的早期使用，可改善发病率和死亡率。AKI 患者的 RRT 适应证与非孕期相同，包括液体超负荷、酸中毒或其他电解质失衡、氮质血症、尿毒症、药物过量和循环炎症介质减少 [6, 8]。表 16-10 列出了 RRT 的适应证。

妊娠期生理性变化提示妊娠期 AKI 患者启动 RRT 的阈值较低，早期透析治疗模拟妊娠期肾清除率增加，可改善预后 [8, 27-29]。

RRT 有多种形式，包括间歇性血液透析（IHD）、连续性肾脏替代治疗（CRRT）和混合型、延长的间歇性肾脏替代治疗（PIRRT），如持续低效透析（SLED）和延长透析（EDD）。CRRT 为 AKI 重症患者提供持续支持的方式，包括连续血液滤过、血液透析和血液透析滤过，后者是血液透析和血液滤过的联合，可能是同时进行的，也可能是连续进行的。

表 16-10　肾脏替代治疗的紧急适应证

危及生命时	• 难治性容量超负荷 • 肺水肿 / 缺氧 • 代谢性酸中毒 • 氮质血症 [血尿素氮和（或）肌酐增加] • 心力衰竭 [心输出量、左心室搏动指数和（或）心室射血分数下降] • 血小板功能障碍 • 高血钾 • 心电图异常（T 波峰值、ST 段压低、束支传导阻滞、QRS 波变宽、PR 间期增加、P 波振幅降低、室性心动过速） • 癫痫 • 脑水肿 • 肝衰竭 • 神经体征如思维混乱、精神状态改变、焦虑、感觉异常、瘫痪
近期报道	• 脓毒症或全身炎症反应综合征（SIRS） • 多系统器官衰竭（MSOF） • 成人呼吸窘迫综合征（ARDS） • 肿瘤溶解综合征 • 慢性心力衰竭 • 横纹肌溶解（肌肉损伤时释放的肌红蛋白） • 癌症化疗

RRT 的两大类是透析和滤过。利用溶质在液体中扩散和渗透的基本原理，透析的作用是使电解质、尿素、肌酐和游离水通过半透膜。在血液透析中，患者的血液被泵入透析器，透析器是一组塑料包裹的半透滤膜 / 纤维，周围充满透析液。

透析液中含有规定浓度的电解质和溶质，如 Na^+、K^+、Cl^-、Ca^{2+}、碳酸氢盐、镁、葡萄糖等。如果患者 K^+ 水平升高，使用具有低 K^+ 浓度或无 K^+ 的透析液来促进 K^+ 的扩散。患者的血液通过半透性过滤器，进入透析液，从而降低血清 K^+ 浓度。如果存在代谢性酸中毒，将使用高浓度的碳酸氢盐透析液中和酸性代谢产物。通过改变透析液的成分以实现患者酸碱、电解质平衡，有效的透析可以纠正代谢性酸中毒，使电解质水平恢复正常，并清除过量的液体。

与血液透析不同的是，腹膜透析（PD）不是通过透析器将血液泵入血管系统，而是利用腹膜作为过滤膜，透析液通过透析导管进入腹膜腔。溶质通过肠管周围的血管网从血液转移到腹膜腔。

IHD 采用扩散的原理清除溶质和过滤过多的液体。透析的时间和频率取决于代谢情况、血容量情况和血流动力学不稳定情况。IHD 可快速纠正电解质紊乱，快速清除药物或其他物质。与其他类型的 RRT 相比，治疗时间短和血流速度快，降低了抗凝治疗的需求。IHD 也是慢性肾病患者的门诊治疗方法。非孕期，患者每 2~3 天进行一次透析，以清除代谢废物并控制体液平衡。妊娠期，接受血液透析的患者通常需要增加透析的频率。IHD 的主要缺点是电解质和液体的快速清除而引起全身性低血压的风险增加，以及随后发生的肾缺血。因此，在重症患者中的使用受到一定限制，而连续过滤法低血压和或心血管损害风险低，对于重症患者可能更有益处。

CRRT 通过在系统中加入一个透析器，实现了透析的一体化模式。CRRT 可通过血液过滤的特定方法进一步分层。表 16-11 列出了常见的 CRRT 类型和缩写词。

由于超滤和清除溶质的速度较慢，CRRT 的血流动力学更加稳定。逐步连续的体液清除使体液容量更加稳定，溶质浓度的波动更小，能更好地控制氮质血症、电解质和酸碱状态。但是，CRRT 由于清除速度慢，可能形成血凝块，因此需要使用抗凝治疗。CRRT 对护理方面有更高的要求。

RRT 经历了各种改进，包括患者的选择、基于证据的方法学、新技术、透析剂的使用规范、启动和停止方案等。RRT 的混合方法，如 PIRRT、SLED 和 EDD，旨在最大限度地发挥 CRRT 和 IHD 的优点，最大程度规避缺点。这些疗法使用传统的血液透析机，其具有较低的血泵速度和透析液流速，提供溶质和液体清除速度慢于 IHD，但快于传统 CRRT。低的血泵速度和透析液流速允许溶质和液体逐渐清除，从而改善 CRRT 的血流动力学稳定性，提高 IHD 的溶质清除率和灵活性。

在启动 RRT 之前应考虑其风险和益处。为了最大限度地受益和减少并发症或人为错误，RRT 的执行需要由有经验的提供者按照 RRT 规定的方法执行。对于危重孕妇，可能需要转到医疗中心进行 RRT，该中心有专门的产科危重护理人员，同时在 RRT 期间由有经验的肾内科大夫指导治疗。RRT 的并发症通常非常严重，可能进一步加重肾脏的缺血性损伤，甚至危及生命。RRT 的并发症可根据来源进行分类：与血管或腹膜通路有关的并发症；体外循环相关的并发症；血流动力学不稳定和损伤的并发症；电解质和代谢的并发症；人为错误相关的并发症。

表 16-12 列出了一系列并发症。

当有证据提示肾功能恢复时，通常会停用 RRT。这可以表现为达到超滤目标、纠正代谢/电解质紊乱、血清肌酐浓度降低和尿量增加。随着尿量的增加，肾脏功能逐渐恢复。

尽管技术有所进步，但这些变量与显著的发

表 16-11 持续肾脏替代治疗的类型

类 型	缩 写	注意事项
缓慢持续超滤	SCUF	• 目标是清除液体 • 可能受益的患者包括容量超负荷和（或）充血性心力衰竭
持续静脉血液滤过	CVVH	• 目标是通过适当的溶质清除来管理液体容量 • 可能受益的患者包括中度电解质紊乱、少尿、需要肠外营养或血液制品、感染性休克的患者和那些对利尿剂耐药的患者 • CVVH 使用超滤和对流去除液体和溶质
持续静脉血液透析	CVVHD	• 目标是通过比 CVVH 更高的溶质清除水平来管理液体容量 • 可能受益的患者包括那些血流动力学不稳定、容量超负荷、氮质血症或尿毒症、电解质紊乱和酸中毒，以及尽管容量超负荷仍需要肠外营养的患者 • CVVHD 使用扩散过程来促进溶质清除
持续静脉血液透析滤过	CVVHDF	• 目标是最大限度地清除液体和溶质 • 可能受益的患者包括有严重的氮质血症、容量超负荷、严重电解质紊乱和血流动力学不稳定者 • CVVHDF 使用对流和扩散，结合 CVVH 和 CVVHD 的原理提供最大的溶质清除

表 16-12　肾脏替代治疗（RRT）的并发症

血管通路相关的并发症

- 感染
  - 管道（穿刺口，皮下通路）
  - 全身性（菌血症、败血症）
  - 腹膜炎（腹膜透析）
- 出血
- 导管相关的血管血栓形成
- 血管或内脏器官损伤
- 通路障碍

体外循环相关并发症

- 生物相容性
- 机械功能障碍
  - 溶血
  - 空气栓塞
  - 液体平衡失调
- 微生物污染
- 化学污染
- 抗凝
  - 抗凝不足 / 血栓形成
  - 抗凝过度 / 出血
  - 肝素相关的血小板减少症
- 血流动力学异常 / 低血压
- 血容量不足
- 血管扩张
- 电解质和代谢并发症
- 规范错误
- 混合液的错误
- 酸碱紊乱
- 维生素和微量元素消耗
- 激素消耗
- 氨基酸消耗
- 热平衡

人为因素

- 医生错误
- 护理错误
- 药剂师错误
- 生物医学技师错误

引自 Palevsky,P.M.,Baldwin,I.,Davenport A, Goldstein, S., &Paganini, E.（2005）. Renal replacement therapy and the kidney:Minimizing the impact of renal replacement therapy on recovery of acute renal failure. Curr Opin Crit Care,11,548-554.

病率和死亡率相关。对于最佳的治疗方式、开始的时间、使用特定的膜或溶液以及 / 或治疗剂量，特别是对于危重孕妇，还没有确切的指导方案。两种模式在发病率、死亡率、肾脏功能恢复、ICU/ 住院时间或其他方面没有显著差异。因此，应根据咨询结果、提供者和工作人员的专业知识以及设备的可用性来决定治疗[6, 8]。

十一、胎儿相关问题

AKI 的病因和病理是多种多样的，因此很难预测胎儿结局。与慢性肾脏疾病的预后变量不同，蛋白尿、高血压和血清肌酐水平在预测妊娠结局中的作用存在分歧。有些共识认为子痫前期、子痫和（或）HELLP 综合征与早产、低出生体重、死产和新生儿整体发病率和死亡率的增加有关。此外，妊娠期需要 RRT 者流产、死产、早产、新生儿发病率和死亡的风险增加。

没有关于妊娠合并 AKI 的最佳胎儿监护的临床指南。应根据孕龄、潜在的病因和孕妇状况决定孕期监测的内容和分娩的时机。仅仅因为 AKI 终止妊娠并不能使患者获益。当需要早产分娩时，需要新生儿科提供咨询和帮助。新生儿存活情况取决于分娩时孕龄和分娩机构的救治水平，这对于决策至关重要。无论计划被接受或拒绝，应该告知患者及家属医疗护理计划的风险和益处、产妇和胎儿可能面临的结局以及可行的替代治疗，目的是让妇女做出知情选择和（或）知晓相关治疗。

十二、妊娠期 AKI 的预防

由于 AKI 的病因和危险因素仍不清楚，所以预防措施主要基于专家意见，而不是前瞻性随机临床试验[30]。有肾功能不全病史或目前诊断为肾脏疾病、慢性 ESRD、持续透析和（或）肾移植的患者在妊娠期发生进行性肾衰竭的风险很大。其次是糖尿病合并血管病变、活动性狼疮和（或）败血症 / 感染性休克的患者。妊娠期增加氮质血症和 AKI 风险的因素包括子痫前期、子痫、

HELLP 综合征、羊水栓塞和妊娠期急性脂肪肝。任何影响灌注和通气的疾病都会增加 AKI 发生的风险。

符合危重症孕妇标准的常见诊断包括心力衰竭、肺水肿、呼吸衰竭、出血或溶血引起的严重贫血、DIC、HUS、创伤、未矫正的血容量不足、低血压和休克。在为这些患者提供护理时，与以往的做法相比，在住院期间早期评估肾功能实验室指标可能有益。例如，对于产科出血的患者，当血红蛋白或血细胞比容分别低于 9.0g/dl 或 27%，或者需要血管活性药物（如肾上腺素）维持血压时，应进行肾功能检查，以期早期诊断。

由于缺乏早期肾衰竭的症状和体征，应该对有风险的孕妇进行 AKI 筛查。在血清肌酐水平开始升高之前，GFR 一般下降 50% 以上。目前缺乏理想的肾功能检查方法测量肾小球滤过率，但专家们一致认为，同时测量血清和尿液肌酐、尿素氮，可以发现肾功能不全的证据。因此，肾功能筛查试验包括血清肌酐、尿素氮、钠、钾、渗透压；尿检包括肌酐、尿素、钠、渗透压和尿比重。根据这些实验室检查结果，计算 BUN : 肌酐比值（血清）和 $FeNa^+$。当患者符合标准时，对有 AKI 风险的妇女进行筛查。筛查危重症妇女的合理频率是每 8~12h，或血流动力学不稳定、氧气输送减少、耗氧量增加时。一旦诊断氮质血症，需要进一步检查明确病因。

在那些存在 AKI 风险的患者中，应避免使用胶体溶液。研究显示，0.9% 生理盐水与 0.45% 生理盐水相比，可防止急性肾损伤或有急性肾损伤风险患者肾脏的进一步损伤。应谨慎使用葡萄糖溶液，其剂量应符合生理和热量消耗的需求，并进行严格的血糖测量和血糖控制。尚未确定改善 AKI 女性预后的血清葡萄糖水平的具体数值，但大多数专家建议使用针对其他重症和（或）心脏外科患者的血糖控制标准。因此，在给予葡萄糖溶液和（或）静脉或胃内给药时，要经常检测血糖水平，胰岛素持续输注或泵入，并根据胰岛素给药指南实现对血糖的控制。

当少尿对液体治疗无反应时，给予利尿剂，特别是袢利尿药（呋塞米等）以增加尿量，并没有降低 AKI 的发生率，在某些情况下（心脏手术）使用这些药物会增加肾脏损伤的发生。少尿者为增加尿量使用低剂量多巴胺时，并没有降低 AKI 的风险，也不能有效治疗 AKI。使用多巴胺可能增加患者 AKI 的发病率。另外，明确诊断氮质血症和 AKI 的患者，使用多巴胺会加重肾损伤。

当孕妇面临 AKI 风险，并开始出现 GFR 下降或氮质血症时，常常需要进行影像学检查以排除梗阻和（或）确定损伤的病因。这些患者需要使用等渗性液体静脉输液治疗，以稀释肾毒性造影剂。为进一步降低 AKI 的发生，可以与影像科医生讨论是否可以使用低渗透压造影剂或等渗介质。

越来越多的证据表明，应采取措施预防 AKI 和肾衰竭的进展，减少对透析的依赖，以及相关的器官系统过早衰竭和死亡。避免使用已知的肾毒性药物，放弃无益处和可能造成伤害的传统疗法，以及早期识别和治疗 AKI 是降低所有人群 AKI 发生率的重要措施。

十三、总结

近期，患有少尿氮质血症和（或）AKI 的孕妇经常通过持续低剂量的多巴胺灌注和间歇性的袢利尿药增加尿量。在不使用有创血流动力学监测或控制高血糖的情况下，用胶体或含葡萄糖晶体扩容治疗是不明智的。现在，有证据表明之前的治疗模式并不能保护肾脏免受进一步的损伤，反而可能加重损伤。

治疗 AKI 孕妇的最佳方法包括早期支持功能正常的肾单位、保证肾灌注和氧供、避免使用肾毒性药物，以及在需要进行影像学检查时使用替代的等渗性造影剂。使用侵入性血流动力学监测方法监测氮质血症患者的血流动力学和氧转运状态也可以改善患者的预后。有证据表明，在成人重症监护病房接受早期肾病监测的患者预后更好。能够立即进入产科 ICU 监测，有孕妇 RRT 治疗经验是非常重要的。

在成功发现能够诊断和有效治疗该疾病的特定标志物之前，AKI 的预防和早期诊断已成为当前临床管理的基础。有希望的研究包括特定的生物标志物，旨在早期识别 AKI 孕妇、更早给予干预，从而有助于减少 AKI 进展为永久性损伤和（或）慢性疾病。

母体肥胖
Maternal Obesity

Jennifer Dalton　Stacy Strehlow　著
陈　扬　曲启明　译
卢　契　校

第17章

现今，人群的肥胖率稳步上升，已经成为一个主要的公众健康问题。超重或者肥胖的人群患慢性疾病的风险更高，童年时肥胖的女性妊娠期出现相关并发症的风险会增加，这对临床医生围产期管理提出了挑战。

根据疾病控制和防治中心（CDC）的数据，肥胖影响所有地区和人群。2014年美国有36%的成年人和17%的儿童有肥胖。1962年的肥胖率为13.4%，病态肥胖几乎没有，但自此之后病态肥胖增速比肥胖迅速，且没有放缓的迹象[1]。

世界卫生组织（WHO）宣称世界范围内的肥胖人群较1980已翻倍。2014年39%的成年人超重，而其中有13%是肥胖。65%的全球人口生活在一个因肥胖或超重造成死亡比营养不良造成死亡多的国家。世界范围内，肥胖或超重导致了44%的糖尿病，23%的缺血性心脏病，7%～41%的某些种类癌症[2]。

肥胖已经被视为一个显著的慢性疾病的危险因素，如代谢疾病、胰岛素抵抗、胆囊疾病、高血压、2型糖尿病、骨关节炎、睡眠呼吸暂停、血脂异常、冠心病及卒中[3]。肥胖与癌症有很大关联，如子宫、胆囊、肾、肠管、宫颈、乳腺、肝脏、食管、直肠、卵巢等部位的癌症，还有白血病、非霍奇金淋巴瘤和多发性骨髓瘤。2012年3.6%的癌症有赖于高体重指数（BMI）而得以诊断。虽然尚不了解诊断后的体重是否能改善预后，但BMI越高癌症预后越差[4]。很显然，与普通人口趋势相同，产科肥胖人群也在不断增加。犹他州495 051名女性资料显示，女性孕前肥胖率从1991年的25.1%增长至2001年的35.2%[5]。2004年关于育龄期女性（20—39岁）的国民调查中，超重率、肥胖率、极度肥胖率同样呈增长趋势，分别为51.7%、21.9%、8.0%[1, 6]。

育龄期女性患有阻塞性睡眠呼吸暂停、高血压和糖尿病是极度令人担忧的。此外，这些孕妇的胎儿及新生儿在产时及产后出现并发症的风险很大。BMI大于25的女性人数近20年增加了一倍多[2]。在美国，56%的女性在分娩时处于超重的状态，其中38%是肥胖状态或病态肥胖状态[2]。肥胖孕妇由于肥胖及与其相关危险因素的存在，妊娠相关并发症发生的风险增加，对临床医生制定围产期适当的产检计划提出挑战。20—39岁女性肥胖率由28%增长至34%，近几年增长率趋于平缓。临床越来越关注于Ⅱ度和Ⅲ度肥胖的增长[5]。本章重点为肥胖在孕期如何影响母亲、胎儿及新生儿的健康。

一、体重类别

有关个人体重与身高的标准测量是确定BMI

的基础。BMI 的计算方法是体重（kg）除以身高（m²），如表 17-1 所示。这是一个参考身高的客观体重指标，通常分为营养不良（BMI < 18.5）、正常体重（BMI 18.5～24.9）、超重（BMI 25.0～29.9）、肥胖（BMI ≥ 30）。此外，肥胖还分为 I 度（BMI 30～34.9）、II 度（BMI 35～39.9）、III 度（又称极度 / 病态肥胖，BMI ≥ 40）。表 17-2 总结了上述分类[6]。

该分类男性及女性均适用。儿童及小于 20 岁的青少年使用单独的分类标准，该分类标准对年龄和性别有具体规定。虽然 BMI 没有考虑到身体肌肉质量的差异，但它提供了一个合理的、接近人群水平的健康指标，并已被 WHO 和美国国立卫生研究院（NIH）作为健康指标使用。

二、减肥手术后妊娠

对其他减肥方式无效的病态肥胖人群（BMI ≥ 40），减肥手术是最有效率的减肥方式[7]。现有三种减肥手术方式，即限制型、吸收不良型及限制和吸收不良组合型。限制型手术使用最多的是腹腔镜胃束带手术（laparoscopic adjustable gastric bomding，LAGB）和轴状胃减容术。这两种方式均是通过建立一个小的胃囊和出口梗阻，引起快速的饱腹感，延长胃排空时间。这种方式营养吸收没有受到大的影响[7]。吸收不良型是建立一个短肠综合征，减少吸收面积。这种方式患者即使服用大量的食物仍能减肥。现今最常见的减肥手术是 LAGB（限制型）+Roux-en-Y bypass，旁路型（Roux-en-Y bypass，RYGB），是限制型和吸收不良型的结合[7]。据估计，在 2014 年有约 19 3000 例患者行减肥手术，比 2003 年的 10 万例有所增长[8]。这种治疗方案在育龄期女性及青少年中广泛使用。

减肥手术后妊娠被认为是安全的，婴儿的结局与总体产科人群相当。事实上，完成减肥手术后的女性发生妊娠期糖尿病（GDM）、高血压、巨大儿的风险较病态肥胖的妇女降低[11]。术后前 12 个月是一个体重快速下降的时期，一般推荐女性在术后至少 1 年以上再妊娠[9]。女性减肥术后最大的风险是常量营养素缺乏，如铁、维生素 B_{12}、叶酸、钙，从而导致贫血。

三、妊娠期体重增长

医生面对来孕前咨询的超重或者肥胖的女性，要考虑母体及新生儿死亡率及发病率，强调孕前减肥的必要性。孕期是体重快速增长的时期。导致体重增加的几个因素包括子宫的增大、母体脂肪组织储备、循环血容量增加、乳腺腺体的快速增长（为泌乳做准备），还有胎儿的生长、

表 17-1 体重指数（BMI）的计算

BMI= 体重（lb）× 703/ 身高²（in）	BMI= 体重（kg）/ 身高²（m）
举例：	举例：
体重 =150 lb	体重 =68kg
身高 =65in	身高 =1.65m
BMI=（150 × 703）÷（65 × 65）	BMI=68 ÷（1.65 × 1.65）
BMI=24.9（正常体重）	BMI=24.9（正常体重）

表 17-2　体重分类

分　类	体重指数（BMI）（kg/m²）
营养不良	< 18.5
正常体重	18.5～24.9
超重	25.0～29.9
Ⅰ度肥胖	30.0～34.9
Ⅱ度肥胖	35.0～39.9
Ⅲ度肥胖	≥ 40

引自 World Health Organization. Obesity: preventing and managing the global epidemic. Report of a WHO consultation. Geneva: WHO; 2000. Retrieved September 2, 2015, from http://www.who. int/nutrition/publications/obesity/WHO_TRS_894/en

胎盘和羊水。医学研究所（Institute of Mediciue，IOM）已经发表了孕期体重增长建议（表 17-3），且被美国妇产科医师学会（ACOG）采纳。建议的制定基于妊娠体重、妊娠体重增长和分娩结局。IOM 使用这些数据根据不同的孕前 BMI 制定不同的目标体重（见表 17-3）[10]。

　　孕前肥胖和孕期过多的体重增长，增加了后代患婴儿肥胖、儿童肥胖和血糖调节异常的风险。数据显示，有 39% 的正常体重孕妇、59% 的

超重孕妇、56% 的肥胖孕妇孕期体重增加超过了 IOM 推荐范围。孕期过多增加的体重往往产后也持续存在。因此下次妊娠前 BMI 是增加的。研究显示，有 60% 体重正常的女性因孕期体重过度增加导致下次妊娠前呈超重状态[11, 12]。在瑞士一项包含 1423 名女性的大型研究中，通过自我报告孕前体重的方式，30% 的女性产后 1 年体重较孕前减轻、56% 的女性较孕前增长 0～5kg、14% 的女性增长超过 5kg[13]。研究中产后体重增长的危险因素有孕期体重过度增加、孕前高 BMI、母亲年龄 > 36 岁。超重和肥胖的女性在妊娠期间体重过度增加和产后体重持续增加的风险更高。虽然妊娠并不是减肥的理想时机，但这是教育女性健康饮食和适度锻炼的好时机，因为她们更有动力做出改变以让正在成长的胎儿受益。坚持健康的饮食可以优化妊娠结局，并降低过度增重的风险。实现这些目标可以结合营养指导来告知体重增加的具体目标。

四、孕期肥胖的并发症

（一）流产 / 胎死宫内

　　妊娠 20 周以前发生的妊娠丢失称为自然流产或流产，而妊娠 20 周以后发生的妊娠丢失称

表 17-3　根据孕期 BMI 推荐的妊娠期体重增加

孕期 BMI	推荐体重增加值		推荐中孕期和晚孕期体重增加速度 a	
	磅	kg	磅 / 周	kg/ 周
< 18.5（营养不良 BMI）	28～40	12.5～18	0.5	1
18.5～24.9（正常体重）	23～35	11.5～16	0.4	1
25～29.9（超重）	15～25	7.0～11.5	0.3	0.6
≥ 30（肥胖）	11～20	5～9	0.2	0.5

a. 计算假设在怀孕的前 3 个月体重增加 0.5～2kg（1.1～4.4 磅）

引自 Institute of Medicine and National Research Council. 2009. *Weight Gain During Pregnancy: Reexamining the Guidelines.* Washington, DC: The National Academies Press.

为胎死宫内（IUFD）或死产。许多因素可能导致死产，可分为三类。其中先天性异常等胎儿并发症占产前胎儿死亡的 25%，包括子痫前期和糖尿病在内的孕期并发症所致占 10%。最后，胎盘或脐带并发症如胎盘早剥或脐带真结，占 IUFD 的 25%～30%。其余 35%～40% 的病因尚不清楚[14]。

肥胖是一个公认的死产危险因素。病态肥胖女性出现 IUFD 的概率是正常体重女性的 2 倍。这种风险随着孕妇年龄的增大而增加[15]。在一项针对 200 多万例单胎妊娠的研究中，超重和肥胖女性孕 37 周后死产的风险显著增加[16]。参见图 17-1。

丹麦一组超过 5.4 万名妇女的出生队列研究显示，与体重指数正常的妇女相比，体重指数 > 30 妇女死产的危险比在孕 20～27 周时为 1.9、孕 28～36 周时为 2.1、孕 37～40 周时为 3.5、孕 41 周时为 4.6[17]。本研究建议对妊娠晚期肥胖孕妇进行胎儿监测和足月引产。

（二）妊娠期糖尿病

妊娠后期是胰岛素抵抗的生理状态。胎盘分泌的激素导致母体轻度高血糖，以促进胎儿的正常生长发育。大多数孕妇能很容易适应这种情况。然而，在一些女性中，胰腺分泌的胰岛素不足以对抗升高血糖的激素。妊娠前血糖正常的妇女，孕期空腹和餐后血糖水平异常升高。这个短暂的疾病过程被称为妊娠期糖尿病。尽管这种情况在分娩后会消失，但未经治疗的妊娠期高血糖与许多不良的孕妇、胎儿、新生儿结局有关。这些结局包括子痫前期、胎儿生长异常、新生儿代谢并发症如高胆红素血症和高血糖、死产。

肥胖发生过程中的代谢途径是复杂的，其中脂肪细胞参与影响周围组织胰岛素敏感性的几个重要信号通路[18]，使得肥胖妇女患妊娠期糖尿病的风险增加。Sebire 等[19] 回顾性研究了 287 213 名英国女性，结果发现患妊娠期糖尿病的相对风险肥胖女性（孕前 BMI 25～30）是 1.68[99% 置信区间（CI）1.53～1.84]、严重肥胖女性（孕前 BMI > 30）是 3.6（99% CI 3.25～3.98）。Rudra 等对 1644 名美国妇女进行的另一项回顾性研究证实了这些发现，其中肥胖妇女（BMI > 29）

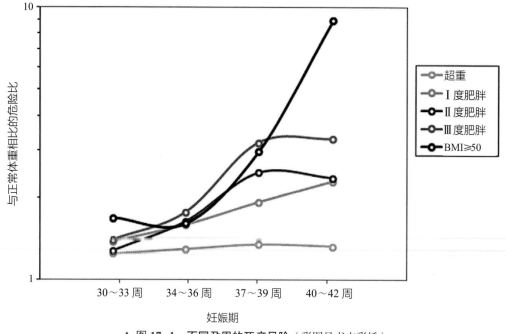

▲ 图 17-1　不同孕周的死产风险（彩图见书末彩插）

患妊娠期糖尿病的相对风险为 4.53（95% CI 1.25~16.43）。此外这些研究者发现，从 18 岁到妊娠年龄时体重增加 ≥ 10kg 的女性与体重增加 < 3kg 的女性比较，相对风险为 3.43（95% CI 1.60~7.37）[20]。

肥胖孕妇不仅患妊娠期糖尿病的风险更高，而且更可能在妊娠时已患有 2 型糖尿病。护士健康研究（Nurses'Health Study）是一项前瞻性的基于人群的队列研究，研究对象为 43 581 名女性，该研究显示 BMI 增加与糖尿病发生率上升呈线性相关。即使在对家族史、运动水平和饮食习惯进行调整后，BMI 前 10% 的女性与 BMI 后 10% 的女性相比，未来罹患 2 型糖尿病的相对风险仍为 11.2[21]。Rode 等[22] 对 8092 名丹麦妇女进行的一项前瞻性研究中，超重女性（孕前 BMI 25~30）与体重正常女性诊断妊娠期糖尿病的相对风险为 3.4（95% CI 1.7~6.8），严重肥胖女性（孕前 BMI > 30）相对风险是 15.3（95% CI 8.2~28.6）。

肥胖孕妇的妊娠管理包括考虑早期筛查糖尿病，而不是等待常规的妊娠期糖尿病筛查窗口的孕 24~28 周。事实上，大量肥胖女性可能患有未确诊的 2 型糖尿病，可在孕 20 周之前通过异常糖耐量测试（glucose tolerance testing，GTT）表现出来。对于患有妊娠期糖尿病的肥胖女性，加强对血糖值的严格控制可以优化母婴结局。最成功的管理方法是多学科联合并由医生、高级专科护士、护理教育者和营养师共同参与。通过严格遵守饮食，可以将胎儿生长障碍、死产和子痫前期等孕妇并发症的发生率降到最低。妊娠期糖尿病的进一步讨论见第 15 章。

（三）阻塞性睡眠呼吸暂停（OSA）

阻塞性睡眠呼吸暂停（obstructive sleep apnea，OSA）是肥胖人群一种常见的情况，以发作性部分性或完全性呼吸道阻塞、夜间低氧血症和睡眠模式紊乱为特征。育龄期女性 OSA 的发病率为 7%。妊娠期女性因正常的解剖结构改变（包括上呼吸道的狭窄），OSA 的发病风险增加。11%~20% 的妊娠女性患有 OSA[23]。OSA 与心血管疾病发病率、死亡率及生活质量的降低有关。Luque-Fernandez 等发现女性患有 OSA 时更易患妊娠期糖尿病[24]。其他研究已经证实了 OSA 与妊娠期并发症如低出生体重儿、胎儿生长受限、妊娠期高血压、子痫前期、早产、产后抑郁、母体发病率和死亡率相关[25]。中国台湾一项以人群为基础的研究证实 OSA 与妊娠期糖尿病、妊娠期高血压、子痫前期相关。一项 1998—2009 年在美国进行的研究显示，OSA 的诊断每年增长 24%，与肥胖 20% 的年增长率相仿。这项研究展示了妊娠期女性患有 OSA 时住院时间增加 3 倍多，早产风险增加，孕产妇死亡率增加 5 倍[23]。

建议肥胖妇女在妊娠前或妊娠早期进行 OSA 筛查。STOP 问卷 [Snoring（打鼾）、Tired（疲劳）、Observed（观察）、blood Pressure（血压）] 可作为筛查工具[26]。如果你对两个或两个以上问题的回答是肯定的，建议你去看睡眠专家。这个问卷见框 17-1。

框 17-1 STOP 问卷 [打鼾（Snoring）、疲劳（Tired）、观察（Observed）、血压（blood Pressure）]

> **STOP 问卷**
> - S "你打鼾的声音大吗（比说话的声音大，或者大到关着门都能听到）？"
> - T "你在白天经常感到疲倦、疲劳或困倦吗？"
> - O "有人注意到你在睡觉时停止呼吸吗？"
> - P "你是否患有高血压或正在接受治疗？"
> 如果两个以上问题的答案是肯定的，请咨询睡眠专家

引自 Ghaffari, N., Chung, F., Yegneswaran, B., Liao,P., et al.（2015）. Multidisciplinary approach to care of obese parturient. *Am J Obstet Gynecol*, 213, 318–325.

（四）高血压

妊娠期高血压疾病包括从妊娠期高血压（以

短暂的血压轻度升高为特征）到子痫前期 - 子痫（血压升高伴随肾、肝和中枢神经系统的终末器官受累为特征）的一系列疾病。关于妊娠期高血压疾病的完整讨论见第 10 章。

多项研究表明，肥胖女性妊娠期间高血压疾病的风险增加。Bodnar 等对 38 188 名孕妇进行了研究，其中 19% 超重或肥胖。他们发现，孕期 BMI 增加与轻度和重度子痫前期风险的增加之间存在密切关系。图 17-2 描述了这种关系。这些研究者发现，患轻度或重度子痫前期的风险超重女性（BMI 25.0～25.9）增加 2 倍、肥胖女性（BMI 30.0～34.9）增加大约 3 倍，而重度肥胖女性（BMI 35.0～39.9）子痫前期风险增加 5 倍[27]。

肥胖孕妇不仅发展为妊娠期高血压疾病的风险更高，而且更有可能妊娠时已诊断为慢性高血压。BMI 增加与高血压发病率的增加密切相关。弗雷明汉心脏研究的证据表明，高血压和冠状动脉疾病在所有年龄段的肥胖和超重人群中更为常见。超重和肥胖成人患高血压的相对风险分别为 1.5～1.7 和 2.2～2.6。此外，该人群归因风险估计发现，肥胖或超重状态占男性患病风险的 34%、女性患病风险的 62%[28]。据估计，美国 18—39 岁的成年人群慢性高血压的患病率为 7.2%，但这个年龄段的高血压患者中几乎有一半人不知道自己患病，只有不到 1/3 的人得到了合理治疗[29]。

肥胖孕妇合并有高血压疾病的概率增加，出现妊娠期高血压疾病的风险也增加，故妊娠管理复杂。很重要的一点是妊娠早期确定基线血压值，为确保测量的准确性，应注意使用适当大小的血压计袖口[30]。此外，应考虑评估高血压疾病的终末器官影响，如心力衰竭或肾病。心功能的综合评价可能需要心电图或超声心动图检查。肾功能通常通过 24h 尿来测量总蛋白排泄量。在妊娠早期建立这些参数，不仅可以优化妊娠期间的

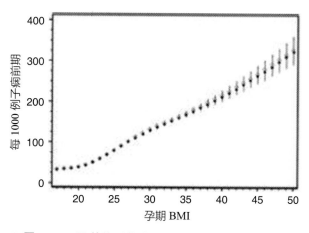

▲ 图 17-2　孕前体重指数（BMI）对子痫前期风险的影响

引自 Schummers, L. S. M., Hutcheon, J. A., et al. (2015). Risk of Adverse Pregnancy Outcomes by Prepregnancy Body Mass Index: A Population-Based Study to Inform Prepregnancy Weight Loss Counseling. *Obstetrics & Gynecology*, 125, 133-143.

医疗管理，而且可以预警妊娠晚期出现的妊娠期高血压和子痫前期，并识别症状。关于妊娠期血压测量和高血压疾病的进一步讨论见第 10 章。

五、产时注意事项

（一）引产

肥胖女性由于高血压和糖尿病等医学上的并发症以及较高的过期妊娠发生率，需要引产的风险增加[31]。研究表明，BMI 越高，分娩时间越长、催产素的需求量就越高、引产失败的风险也就越大，从而导致剖宫产[32]。因此，肥胖女性更易出现临床绒毛膜羊膜炎、产后出血、伤口感染、手术并发症和新生儿发病率增加[33]。Robinson 等[34]报道了病态肥胖孕妇（产前护理开始时体重超过 120kg）引产率为 40%，明显高于正常体重妇女（55～75kg）19% 的引产率。此外，这些作者发现，肥胖女性在分娩第二阶段表现出异常的频率更高，而且由于软产道难产和母亲产力差，肥胖女性比 BMI 正常的女性更需要手术协助。不幸的是，肥胖女性成功引产的可能性较小，可能需要手术分娩[35]。

（二）电子胎心和宫缩监测

电子胎心和宫缩监测可通过外部或内部方法，作为评估胎儿健康和评估子宫活动的一种手段，85%以上的产妇在分娩期间例行监测[36]。对于中心性肥胖和前腹壁异常厚或腹胀的女性，正确放置胎心率（FHR）探头和宫缩探头来评估、实时监测可能很困难。由于妊娠合并症（如糖尿病或高血压）的发生率增加，常常需要频繁的产前胎儿监测，外部胎心监测应用于肥胖孕妇的挑战更大了。如果无法实现足够的胎心监测，可能需要超声进行生物物理评分。

在分娩过程中，对非常肥胖的孕妇使用监测设备进行连续胎心监测也可能会面临类似的问题。如果无法充分记录胎儿健康状况，可以考虑使用胎儿头皮内电极。此外，在某些情况下，完全无法进行胎心监测可能是需剖宫产的一个迹象。对于需要引产的肥胖孕妇来说，这是一个特别重要的考虑因素，当使用前列腺素或催产素等引产药物时，应将外部胎心监测的局限性纳入知情同意书。

（三）肩难产

肩难产是使用常规向下牵引胎儿头部后分娩胎儿肩膀失败。它是由于胎儿肩部向前压迫耻骨联合或胎肩向后压迫骶髂引起的。胎儿娩出所需的机转可能会对新生儿造成神经或骨的损伤。此外，肩难产的并发症包括产后出血和明显的软产道损伤[37]。所幸肩难产是一种罕见的并发症，占阴道分娩的0.5%～1.5%[38]。

巨大儿合并糖尿病已被发现是肩难产的危险因素[38, 39]。这些比率可能在一定程度上被夸大了，因为在分娩时，肥胖妇女需要充分地将腿外展利于使用McRobert's手法或膀胱截石位。应注意确保有足够的人员在肥胖孕妇阴道分娩时提供帮助，特别是在临床怀疑巨大儿时。

（四）剖宫产分娩

肥胖女性的剖宫产率更高。Weiss等报告了一项多中心回顾性研究的结果，该研究对386名肥胖（BMI 30～34.9）和196名病态肥胖（BMI ≥ 35）的待产女性的分娩数据进行了回顾，结果显示剖宫产率分别为33.8%和47.4%[40]。其他研究者也有类似的发现[31, 34, 40]。

在肥胖女性中，剖宫产的技术更为复杂。普通的病床和手术台的最大重量限制通常为226.8kg，而且可能太窄，无法容纳一些极度肥胖的女性[41]。应在预期患者有需要之前确定专门为孕妇提供超过这些体重限制的桌子和床。

非侵入性方法测量肥胖患者的血压在一般护理和手术期间都具有挑战性。用不合适尺寸的袖口测量血压会产生不准确的数值。对于需要剖宫产的肥胖女性，特别是那些同时有合并症的女性，可以考虑放置动脉内导管，以准确评估血压。这一点尤其重要，因为肥胖患者的手术分娩更为复杂，其手术时间往往更长，失血也更多。

肥胖孕妇的手术入路也可能需要根据腹部血管的大小和位置进行调整。虽然没有随机试验发表，一些作者建议脐上切口，以减少伤口分离和感染发生的风险。在皮下放置引流管被认为是减少伤口血肿形成和继发感染的一种方法。系统综述的结论是，现有数据不足以推荐或反对这项技术[42]。然而，美国预防服务工作组同年发表的一份报告建议在皮下厚度 ≥ 2cm时放置引流管[43]。

（五）剖宫产后阴道分娩（VBAC）

对于有过剖宫产史的女性，如果她们选择在下次妊娠尝试阴道分娩，总的成功率为60%～80%。由于该范围太广，临床医生已积极寻求确定的临床特征来预测能阴道分娩成功。一项研究采用多变量回归分析方法，收集了7660名有剖宫产史并在下次妊娠尝试阴道分娩的产妇的资料。成功的 VBAC 的预测指标包括无前次剖宫产指征（臀位）和以前有过阴道分娩。高龄、非白种人和再次出现剖宫产指征（产程停滞）者成功的机会较低。在这一组人群中，BMI 的升高也与分娩成功率的轻微降低有关（相对风险 0.94，95% CI 0.93～0.95）[44]。其他研究者使用基于体重的分组确定了类似的趋势。Carroll 等在两组各 70 人的病例对照研究中，发现体重小于 90.7kg 的女性剖宫产后阴道分娩成功率为 80%，而体重在 90.7～136.1kg 的女性成功率降低至 57%，体重大于 136.1kg 时成功率仅为 13%[45]。

（六）麻醉 / 镇痛

肥胖是麻醉相关产妇死亡率的一个危险因素[46]。肥胖女性发生呼吸道并发症、心肺功能障碍、围术期发病率和死亡率的风险增加，同时也对麻醉技术提出了挑战[47]。

硬膜外镇痛可以成功用于肥胖女性，但在非常肥胖的女性中，硬膜外导管的放置可能因定位不当和难以确定中线而棘手。这可能导致分娩时疼痛缓解不足，可能需要更换硬膜外导管。据报道，首次放置硬膜外导管的失败率高达 42%，体重超过 136.1kg 的女性中高达 74% 的人需要多次尝试放置硬膜外导管[48]。此外在肥胖女性中，即使导管尖端初始位置正确，但导管易受孕妇脂肪的牵引，可因孕妇运动而移位[47]。

气管插管全身麻醉对肥胖孕妇有额外的风险。在手术床上的定位可能会遇到困难，重要的解剖标志可能会模糊不清。据一项回顾性病例对照研究报告，体重超过 136.1kg 的孕妇插管困难的发生率高达 35%，而正常体重的孕妇为 0%[49]。在最佳临床条件下护理肥胖女性所面临的挑战在紧急情况下被放大。包括产科、麻醉和护理人员在内的多学科方法要预先规划，以防紧急情况发生，避免在这类患者中出现不必要的疾病。（关于麻醉 / 镇痛的进一步讨论见第 24 章）。

六、产后注意事项

（一）血栓

妊娠的特点是存在所有 Virchow 三联征，即静脉淤滞、内皮细胞损伤和高凝状态。因此，一般认为妊娠时期所有女性静脉血栓栓塞性疾病的风险增加，包括深静脉血栓形成和肺栓塞。关于妊娠期和产后血栓栓塞的完整讨论见第 13 章。

肥胖似乎是妊娠期血栓栓塞性疾病发生的独立危险因素。James 等[68]回顾 14335 名妊娠相关血栓栓塞事件的入院记录发现，肥胖（BMI > 30）会增加血栓栓塞事件的风险，相对危险度（OR）值为 4.4（95% CI 3.4～5.7）。Simpson 等对 336 名有妊娠相关血栓栓塞事件的女性进行了一项回顾性病例对照研究，发现超重（BMI 25～29.9）和肥胖（BMI > 30）患者存在额外的风险，OR 值为 1.8（95% CI 1.3～2.5）和 2.0（95% CI 1.3～3.1）[50]。两位研究者都发现这些人群中超过一半的事件发生在产后。

妊娠期间易发生血栓栓塞事件的临床状况包括糖尿病、高血压、心脏病、抗磷脂综合征、狼疮、镰状细胞病、遗传性易栓症以及既往血栓栓塞事件的病史[51]。其中大多数，特别是遗传性易栓症的存在，作为一个独立的危险因素，比肥胖的危险大得多。然而，一个患者同时有多种临床状况，因此必须对其进行个体化管理。

目前，没有足够的证据推荐或反对仅有肥胖这唯一的静脉血栓栓塞风险因素的孕妇在妊娠或产后期进行血栓预防[52]。这些女性可能受益于非药物干预，如气动压缩装置、水化和产后尽早下床行走。

（二）伤口愈合不良

产后感染这一并发症比较常见，子宫内膜

炎影响 4%~6% 的分娩孕妇，伤口感染发生率 2%~16%[53, 54]。增加手术部位并发症的风险因素已经得到了很好的研究，包括许多在肥胖孕妇中更常见的情况，如产程长、糖尿病、贫血、吸烟和营养不良[55, 56]。大于 3cm 的腹壁厚度，在肥胖女性中更为常见，与术后伤口感染风险增加近 3 倍有关[57]。

放置皮下引流管已被研究作为一种减少伤口并发症的策略，特别是在肥胖孕妇。不幸的是，在几个多中心试验和系统综述的荟萃分析中，常规放置皮下引流管并不能预防伤口裂开、伤口感染或伤口浆液瘤的形成[58]。

七、新生儿注意事项

（一）出生缺陷

基于人群的出生缺陷，包括出生时出现的畸形、变形和染色体异常，因器官系统的不同而有所不同，但总体发病率占全部有妊娠者的 2%~4%。最常见的出生缺陷是神经管缺陷、先天性心脏畸形、口腔颌面裂和 21 三体综合征，也称为 Down 综合征[59]。这些和其他异常是美国婴儿死亡的主要原因之一，并间接或直接导致 21% 的新生儿死亡和 18% 的新生婴儿死亡[60]。

肥胖女性的婴儿患有先天性心脏缺陷、口腔颌面裂和神经管缺陷的风险更高[61, 62]。Watkins 等发表了一项基于人群的病例对照研究，研究对象为 645 名生下出生缺陷婴儿的女性，其中不包括已知患有糖尿病的女性。研究者发现，肥胖女性（BMI ≥ 30）更有可能生下患有神经管缺陷的婴儿（OR 3.5，95% CI 1.2~10.3），脐膨出（OR 3.3，95% CI 1.0~10.3）、心脏缺陷（OR 2.0，95% CI 1.2~3.4），或多重异常（OR 2.0，95% CI 1.0~3.8）。超重女性（BMI 25~29.9）比平均体重女性更容易生出患有心脏缺陷（OR 2.0，95% CI 1.2~3.1）和多重异常（OR 1.9，95%CI 1.1~3.4）的婴儿。尽管这些置信区间很宽，但

研究者发现 BMI 增加与出生缺陷风险之间存在量效关系，因此 BMI 每增加 1 点，出生缺陷的风险就会增加 7%[63]。

肥胖女性后代出生缺陷风险增加的原因尚不清楚。这些女性中有一些可能患有未被诊断的妊娠前糖尿病，这是已知的会给后代带来额外先天性异常的风险。此外，BMI 增加与血清叶酸水平的降低有关，这可能导致肥胖孕妇的胎儿神经管缺陷发生率增加[64]。然而，可以肯定的是，肥胖女性应该加强对出生缺陷的监测。不幸的是，产前筛查如超声波和孕妇血清筛查，在肥胖女性中可能更难以解释[65, 66]。

Hendler 等对超过 1.1 万名孕妇（其中 39% 为肥胖孕妇）的回顾性研究发现，肥胖孕妇胎儿心脏结构的不完整或不理想显示率高达 37.3%，而平均体重孕妇的这一比例仅为 18.7%。类似的结果也被记录在颅脊髓结构中，与平均体重女性的 29.5% 相比，其次优显示率为 42.8%[67]。

（二）巨大儿

大于胎龄儿（large for gestational age，LGA）和巨大儿是两个概念，但重叠描述了胎儿生长加速，其与肩难产、分娩创伤和（或）剖宫产有关。根据美国国家卫生统计中心（National Center for Health Statistics）的数据，ACOG 建议使用 LGA 这个术语来描述出生体重等于或大于任何给定胎龄的第 90 百分位的婴儿。另一方面，他们对"巨大儿"一词的建议是，应该保留给出生时体重超过 4000g 或 4500g 的婴儿[68]。

可能导致巨大儿的因素包括妊娠前或妊娠期糖尿病、妊娠前孕妇肥胖或超重、妊娠期间体重过度增加、多胎妊娠、男性胎儿以及种族、孕妇出生体重、孕妇身高等体质因素[19, 67-71]。这些影响因素中的许多可能在一次怀孕中共存，混淆了对每个因素相对重要性的理解。然而，母体体

重的增加似乎是巨大儿或 LGA 婴儿的一个独立变量。Cedergren 等 [19] 对 15 000 多名 GTT 试验正常的孕妇的研究报告，三组（BMI 29.1～35、35.1～40、>40）比较，分娩 LGA 婴儿风险随 BMI 值增加而增大，BMI 为 29.1～35 时 OR 值 2.20（95% CI 2.14～2.26），BMI 35.1～40 时 OR 值 3.11（95% CI 2.96～3.27）。

（三）母乳喂养

母乳喂养的成功开始和持续不仅取决于产后复杂的生理变化，还取决于母乳喂养的母亲是否得到足够的社会支持。肥胖的代谢环境以及与肥胖独立相关的社会和行为因素带来的挑战共同降低了母乳喂养的起始率，并缩短了肥胖女性母乳喂养的时间。

到妊娠中期，乳腺组织已经发展出分泌初乳的能力。在分娩后的头几天，初乳是新生儿理想的低体积、高蛋白营养。分娩后母体血清孕酮水平的下降由泌乳素分泌介导，会触发成熟的产奶量。对于大多数女性来说，这种情况发生在产后 2～4 天。尽管对其生理途径仍知之甚少，肥胖女性在分娩后的头 2 天表现为泌乳素分泌减弱 [72]。这导致母乳的产生延迟，而母乳的产生又需要更频繁或更长的哺乳时间 [72-74]。这些因素加在一起，构成了肥胖母亲成功开始母乳喂养的额外障碍。

肥胖女性母乳喂养时在正确体位和婴儿固定方面也会遇到困难。乳房过大的妇女在喂奶时可能会在正确支撑婴儿和乳房方面出现问题。此外，过大乳房可能会阻碍婴儿对乳头的视野，并使其难以确保锁紧乳头 [75]。出院政策不允许肥胖妇女有足够的时间学习母乳喂养技术，这可能导致该人群使用母乳喂养的比率较低。

然而，母乳喂养率的大多数差异是社会文化的，而不是生物的。肥胖女性自己接受过母乳喂养的可能性更低，而且表示母乳喂养的意向率较低 [76]。

（四）儿童期肥胖

最近的研究表明，胎儿环境可能在以后的健康结局中扮演重要角色。该假说被称为巴克假说，它描述了基于产前暴露（如母体营养）的成人表型编程的可能性。它最初是在营养不良孕妇的婴儿中发现的，她们的孩子表现出"节俭"的表型，体型较小、代谢率较低。因此，这些婴儿适应了在资源有限的环境中生存。当这些人在以后的生活中接触到丰富的饮食时，他们更容易患糖尿病、高血压、冠状动脉疾病和肥胖 [77, 78]。虽然很难控制所有的混杂因素，特别是在家庭单位内可能有相似的饮食和运动方面的行为因素，但是在不同的人群中已经描述了产前暴露与成人疾病之间的关系 [70]。此外，孕妇肥胖和 LGA 婴儿之间存在着一种非常稳定的联系，后者在以后的生活中患肥胖症的风险也会增加 [70, 77, 79]。有关这种关系的机制包括中枢神经系统控制食欲调节失调、胰岛素敏感性的周围变化和胰腺对高血糖反应的改变 [77]。目前已知，怀孕期间获得适当的营养和体重增加不仅对孕妇的健康很重要，而且似乎对胎儿或婴儿的健康也有深远的影响。

八、总结

照顾超重或肥胖的孕妇在临床上具有挑战性。在育龄女性中，超重和肥胖的发生率及其相关的医学并发症不断增加。这些女性以及她们的婴儿在怀孕期间和之后都有发生医疗和产科并发症的倾向。怀孕前减肥是降低母亲和胎儿患病风险的最好方法。卫生保健人员要了解这群孕妇相关的风险和并发症。

怀孕可能是许多肥胖女性第一次接触到卫生保健系统。至关重要的一点是，让这些长期并发症风险较大的女性了解产后阶段开展减肥计划的重要性。

胎盘植入
Morbidly Adherent Placenta

Suzanne McMurtry Baird　Karin Fox　著

陈　练　盛　晴　译

赵扬玉　校

第 18 章

一、胎盘植入概述

胎盘植入（morbidity adherent placenta，MAP）是包括三种不同类型的异常胎盘植入，即胎盘完全或部分植入子宫肌层，根据植入深度的不同可区分为粘连型胎盘植入、植入型胎盘植入和穿透型胎盘植入 [1-4]。表 18-1 提供了不同词汇的解释和植入深度。

MAP 与严重的发病率相关，对母亲和新生儿都有潜在的生命威胁。对 MAP 的孕产妇的护理更具有挑战，需要多学科团队来管理整个孕期和产后，以获得最佳的母儿结局。本章描述与 MAP 相关的临床概念，包括分类、发生率、危险因素、诊断、可能的孕产妇和胎儿并发症以及整个孕期的管理策略。

二、定义

粘连型胎盘植入是指滋养层附着于子宫肌层。滋养细胞侵入子宫肌层称为植入型胎盘植入。如果胎盘穿过子宫肌层并穿透浆膜侵入膀胱等周围结构，则称为穿透型胎盘植入 [5]。值得注意的是侵入的深度在同一标本内会有不同的变化，在胎盘的一个部位可能发现穿透型胎盘植入，在同一个子宫的另一个部位，可能只存在胎

表 18-1　MAP 的分类

类　型	描　　述
粘连型	滋养细胞直接与肌层相连，缺乏蜕膜层
植入型	滋养细胞侵入子宫肌层
穿透型	胎盘侵入子宫肌层全层，达到浆膜层，甚至侵入周围器官或组织，如膀胱

盘粘连（或粘连型胎盘植入），而其他部分胎盘可能是可剥离的。近十年来，有多种命名法来描述侵袭性胎盘，包括胎盘植入谱系疾病（PAS）、异常侵入胎盘（AIP）和病理性胎盘附着（MAP）[6-8]。在本章中，病理性胎盘附着一词是包括粘连型胎盘植入、植入型胎盘植入和穿透型胎盘植入的谱系 [9]。在 Wong 及其同事的一项观察性研究中，组织学诊断为异常胎盘侵入的孕产妇中，粘连型胎盘植入占 81.6%、植入型胎盘植入占 11.8%、穿透型胎盘植入占 6.6%。

三、流行病学

近几十年来，MAP 的发病率随着剖宫产率的升高而逐步上升。在 20 世纪 70 年代，据报道，每 4027 例妊娠中就有一例发生 MAP。到 20 世纪 80 年代初，估计发病率为 1/2510，然后在

1982—2002 年期间显著增加到 1/533[3, 10-12]。值得注意的是，这些早期的研究中有许多包括了转诊中心，这可能导致对 MAP 实际发生率的高估。一项来自美国及两项来自英国的基于多中心人群的研究表明，2014—2015 年发生率接近 1/1000～1/5000[1, 13]。

MAP 的发生率增加有多方面的原因，但与剖宫产率的增加有很强的直接关系。20 世纪 70 年代，整体剖宫产率为 5.5%，但到 2015 年已升至 32%[10, 14]。病理性胎盘植入的主要原因是前次剖宫产导致的子宫肌层损伤，且此次前壁或后壁前置胎盘覆盖子宫瘢痕者[16]。Silver 和他的同事[16] 报道了一项研究，发现在存在前置胎盘的情况下，第一次、第二次、第三次、第四次和第五次或以上的多次剖宫产中，MAP 的主要风险分别为 3%、11%、40%、61% 和 67%。相反，没有子宫手术的前置胎盘 MAP 的相关风险为 1%～5%[15]。此外，体外受精（IVF）是一个未被充分认识但很重要的危险因素。英国的一项研究发现，体外受精使 MAP 的风险增加了近 13 倍。Kaser 和他的同事[17] 更具体地报道了胚胎冷冻保存通常用于提高活产率，它使 MAP 的风险增加了三倍多。自从 1978 年第一个"试管婴儿"诞生以来，试管婴儿技术的使用在过去 10 年里翻了一番[18, 19]。

其他危险因素包括高龄、多产和任何导致子宫肌层组织损伤并继发胶原修复的情况。这包括既往行子宫肌瘤剔除术、暴力刮宫所致子宫内膜损伤导致 Asherman 综合征、黏膜下平滑肌瘤、子宫内膜热消融和子宫动脉栓塞[20-22]。已报道的其他危险因素包括吸烟、试管婴儿、前次剖宫产史距此次妊娠时间间隔短[23, 24]。由于全世界的发病率各不相同，并不是所有有危险因素的孕妇都会发展成这种情况，手术技巧也可能在 MAP 的病理生理学中发挥作用[5]。

四、诊断

产前诊断 MAP 已被证明能显著降低发病率和死亡率，尤其可减少输血量。产前检查为转诊到专业中心和由专业团队制定适当的分娩计划提供了时间[8, 25]。这也使孕妇和她的家人有足够的时间就子宫切除和随后生育能力丧失、可能需要输血以及其他可能的手术并发症进行咨询和准备，与常规剖宫产相比，这些并发症在 MAP 中更有可能发生。

（一）病史

如前所述，MAP 存在许多可识别的危险因素。虽然并不是每个有这些危险因素的孕妇都会发展成 MAP，但在产前常规超声检查时识别危险因素有助于提醒超声医师和医生密切关注整个子宫 - 胎盘界面。表 18-2 是休斯顿贝勒医学院超声医师使用的检查表。

但是，必须指出，少数病例发生在初产妇或没有上述危险因素的妇女身上。因此，所有妇女在检查胎盘时应保持警惕[1]。

（二）超声

超声是产前诊断 MAP 最主要的方式。它普遍应用于整个孕期，而且相对便宜。美国妇产科医师学会（ACOG）、美国医学超声学会（AIUM）和国际妇产科超声学会（ISUOG）的指南建议，全面评估胎盘和脐带应作为早中孕期常规超声检查的一部分[26-28]。提示 MAP 的超声征象包括胎盘和子宫肌层之间的正常低回声（或暗）区消失；子宫肌层变薄，特别是＜ 2mm 时；胎盘内的多个不规则形状的腔隙（血池），使其具有"虫蛀"的外观；失去正常膀胱线的回声（白色）；在彩色多普勒上，从胎盘组织垂直于子宫肌层的血管增生或桥接血管可能进入膀胱；3D 彩色多普勒增强膀胱后血管的融合。图 18-1 阐明了这些

表 18-2 胎盘植入超声检查表

	是	否
病史		
• 高龄		
• 既往剖宫产史		
• 既往子宫手术史		
• 先天性子宫畸形		
• 前次妊娠可疑胎盘植入		
早孕期超声（＜ 13 周）		
• 胎囊位置低		
• 胎盘周围无回声		
• 不规则的胎盘肌层交界面		
• 胎盘下缘越过宫颈内口		
中孕期超声（＞ 13 周）		
• 前置胎盘		
• 不规则的血窦征象（沸水征）最重要		
• 胎盘后低回声带消失		
• 子宫浆膜膀胱界面变薄或中断		
• 局部侵袭性外生包块		
• 术前磁共振成像（扫描日期和结果）		

注意：检查前适当充盈膀胱；必要时应用高频探头或阴道探头；评估子宫下段及膀胱时应用阴道超声；应用多普勒超声评估血流；3D 超声成像也有一定的帮助。改编自 Baylor 医学院，母胎医学中心

概念。

（三）磁共振成像

磁共振成像（MRI）在诊断 MAP 上相对超声检查具有相似的敏感性和特异性。MRI 在孕期不是常规检查手段，其费用较高，在评估胎盘 MRI 图像时需要放射学专业知识，因此不具有普遍适用性。因此，当胎盘显示不充分或怀疑存在穿透性胎盘植入，为明确对邻近结构的侵犯以便于制订手术方案时，MRI 是最常用的辅助成像手段。当胎盘位于后方时，或在多胎妊娠中，或在肥胖的孕妇中，声影可能会影响超声图像。当 MRI 出现以下征象时提示存在 MAP：胎盘膨出于子宫肌层外或子宫肌层变薄时；T_2 加权像上胎盘内黑色"条带"，胎盘移位导致孕妇膀胱受压，尤其是在膀胱和肌层之间看不到清晰而菲薄的"脂肪层"时；平衡涡轮场回波（BTFE）序列显示胎盘内有大于 6mm 的流速很高的血管；直接侵入子宫外结构。

五、母体并发症

MAP 患者最常见的并发症是出血[29]。MAP 患者在手术时的平均失血量在 2000～7800ml[19]。这强调了分娩前密切监测的重要性。强烈建议团队在大出血的情况下，适当地注入含有纤维蛋白原的血液制品 [冷沉淀、新鲜冷冻血浆（FFP）或纤维蛋白原复合物]，并可能同时输注血小板和压积红细胞（PRBC），尤其是在迅速给予替代治疗的情况下。仅用晶体或压积红细胞进行液体复苏可导致稀释性凝血功能障碍。为此，强烈建议在活动性出血时使用大量输血方案（MTP）和早期使用血液制品替代[30]。在进腹和切开子宫过程中，每一步减少失血的努力都有助于减少总的失血量和继发凝血功能障碍的风险[30, 31]。

肠道、大血管和盆腔神经损伤是发生率较低的并发症。但在穿透型胎盘植入的病例中，这种并发症更有可能发生[5]。感染并不罕见，可能发生在伤口、腹部或阴道。建议预防性使用抗生素，并根据手术时间和失血情况进行适当的抗凝治疗[5]。其他并发症包括肾盂肾炎、肺炎、成人

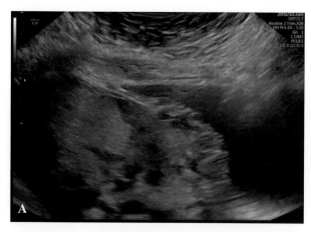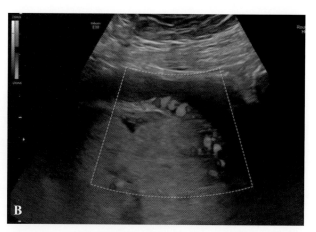

▲ 图 18-1　**A.** 穿透性胎盘植入的二维超声灰阶图，可见虫蚀征表现，不规则的迂曲的血窦样回声，胎盘向膀胱膨出；在正常妊娠中，子宫下段和膀胱之间应是一条清晰的分界线，但在此图中，膀胱线出现了中断。**B.** 超声多普勒，注意在膀胱线周围存在胎盘向膀胱界面穿支血管的血流信号）（彩图见书末彩插）

呼吸窘迫综合征和急性肾损伤。第 9 章详细讨论了容量复苏和血液成分治疗的相关概念。

六、胎儿及新生儿并发症

新生儿并发症主要是由早产导致的。MAP 的妇女在分娩时的平均孕周通常为 34 至 36 周，为医源性早产 [8, 32]。因为可能发生早产，所以对所有可疑 MAP 的患者给予糖皮质激素促胎肺成熟 [16]。分娩的最佳时间有争议，通常是由孕妇的情况和 MAP 的程度所决定。需要充分地权衡早产的风险与母体发病率的风险。然而，有证据表明，如果计划在妊娠 34～35 周分娩，不进行羊膜穿刺术确定胎儿肺的成熟度，母婴结局仍会得到改善 [33]。有产前出血或宫缩的孕妇最可能在紧急或计划外情况下分娩 [34, 35]。在一个由 100 多名患者组成的病例研究中，约 50% 的孕妇因上述原因在 34 周之前分娩，出现出血或宫缩的平均孕周为 32～33 周。无出血、宫缩或其他母婴并发症，植入程度较轻者，可安全妊娠至 36 周；然而，如果发生并发症，建议提前分娩 [36, 37]。

病理性胎盘附着并未影响胎儿的生长发育，单纯由病理性胎盘附着引起的不良胎儿结局罕见，通常不需要在极早期或仅以胎儿可以存活的孕周之前分娩 [6]。

七、多学科管理策略提高结局

（一）总则

临床护理建议是基于来自专门诊治可疑 MAP 患者的护理中心得出的数据。明确而标准的分娩方法是剖宫产，并行胎盘在位的子宫切除术。计划剖宫产分娩至关重要，包括一个经验丰富的团队、大量充足的血液制品、亚专科支持、辅助服务、产科或外科重症监护 [40, 41]。这些主要参与者和环境方面的要求使转诊到专门的 MAP 管理中心成为必要。

现有数据表明，由一个经常管理此类复杂病例的专业中心经验丰富的多学科团队来进行医疗照护时，会改善产妇的结局 [8, 25, 38, 39, 42]。团队成员的组成可能因医疗机构而异，但通常包括护理（产科、手术、重症监护）、产科手术医生 [母胎医学和（或）产科医生]、盆腔手术医生（妇科肿瘤医生或普通外科医生）、产科麻醉师、泌尿科医生、血液科医生或输血科医生、重症监护专家、药理学家和介入放射科医生 [8, 16, 25, 26]。每个小组成员都有特定的角色，以满足产妇在住院期间的治疗需求。这些角色包括明确的团队领导、血流动力学置管及管理，容量复苏，文书记录和高级心脏生命支持（ACLS）任务[41]。

由于可能出现无法控制的出血及孕妇和胎儿状况的迅速恶化，计划分娩医院必须有能力协调并熟练地启动大量输血复苏[41]。此外，建议使用替代血液制品、因子Ⅶ和特定的容量复苏设备，如快速输血器和自体血回输装置[8, 16]。

（二）产前护理

对于可疑患有 MAP 的孕妇，产前护理建议的数据有限。护理是根据孕妇的独特需要和孕期情况进行个体化设置的，但通常包括增加产前检查和与其他外科团队成员磋商的次数[8, 16]。连续超声监测的理想频率和获益尚不清楚。如果没有其他母体或胎儿的适应证，MAP 诊断后的连续超声监测可能并不能使患者获益。然而，在妊娠 30～32 周，对胎盘位置和植入程度的随访筛查是合理的[16]。一些专家报道说，如果胎盘接近或覆盖宫颈口，如果孕妇出现宫缩或有证据表明子宫下段变薄，可以连续评估宫颈长度以确定出血的风险；然而，也有学者发现宫颈长度与出血风险之间没有相关性[36, 43]。在缺乏其他危险指标的情况下，不建议在住院前进行常规产前检查，因为可疑 MAP 与因子宫胎盘功能不足而增加的胎儿宫内窘迫风险无关[44]。

如果可能，应在产前和计划入院前与院内 MAP 小组一起制定多学科的分娩计划。应根据所有 MAP 小组成员的意见编制一份有文件记录的护理计划，并随时可在产前记录中获取。跨专业、协作的计划分娩已被证明可以减少估计失血量和输血的可能[45]。

通常，由于反复出血或为了改善剖宫产前化验指标及血流动力学情况，产妇需要提前入院。

根据病理性胎盘附着的可疑程度、早产或既往孕产史以及宫颈长度，在计划终止妊娠前，产妇可能需要在医院附近居住[8, 16]。有些专家建议在计划分娩前 1 周左右入院。计划外早产分娩与宫缩、早产胎膜早破和阴道出血有关[34]。

在住院期间，应根据医院政策或流程开放静脉（IV）通路（18mm 口径）、完成血型检测和交叉配型。由于存在导管相关深静脉血栓形成（DVT）的潜在风险，外周静脉中心静脉置管（PICC）并不常规使用[40]。入院时对 40 个基本化验指标进行评估，包括全血细胞计数、基本生化检查（包括电解质）、肌酐、血尿素氮、凝血酶原时间（PT）、国际标准化比值（INR）、活化部分凝血活酶时间（aPTT）和纤维蛋白原。如果采用旋转血栓弹性测量（ROTEM）或血栓弹性图（TEG）指导输血，则应考虑在出血前或手术前获得基础值。入院时应完成血型测定并保证有 4 个单位已进行交叉配型的血液，并在住院期间保持开放静脉，以防患者出现出血和宫缩。

在分娩前，为了提高血红蛋白水平可能需要补充铁元素，以提高携氧能力[15]。在美国，孕期缺铁性贫血发生率约 21%，并与早产、低出生体重、新生儿贫血和产后抑郁症有关[46]。可通过口服或静脉途径补铁，对于可疑病理性胎盘附着且血红蛋白水平低于 10.5g/dl 的妇女应考虑补充铁[47]。口服铁剂是首选，在依从性良好的患者中可逐步提高血红蛋白水平。然而，口服铁剂需要更长的治疗时间来增加血红蛋白水平，患者可能由于胃肠道反应而无法耐受。静脉补铁制剂比口服补铁制剂提高血红蛋白的速度更快、幅度更大，胃肠道不良反应更少，但存在罕见的（约 1/100 万）过敏反应的风险。因此，考虑到潜在出血的风险、门诊管理能力、安全记录和（或）手术前时间有限，静脉补铁可能是必要的[47-49]。表 18-3 给出了静脉给铁管理方案的范例。

在静脉补铁治疗中加入促红细胞生成素（EPO）或达伯帕汀（安然爱思普）等促进红细胞生成的药物（ESA），可显著缩短到达目标血红蛋白的时间，且血红蛋白的水平高于单纯静脉补铁。这些药物最初是由美国食品和药物管理局（FDA）批准用于慢性肾病或化疗引起的贫血患者，也可用于在某些大型手术中可能出现失血的患者。EPO 可给予各种剂量和频率。一个常用的剂量是 150U/kg（或 10 000U），在治疗期间每周 1～2 次。另一种选择是，在第一次或第二次静脉注射铁剂后，可给予 20 000～40 000U 的单次较大剂量 [51, 52]。达伯帕汀通常在第一次静脉输注铁剂时，每次 100μg。值得注意的是，ESA 与血栓栓塞事件、心肌梗死和中风的风险增加有关；因此，对这些并发症的高危患者应谨慎使用。FDA 强烈建议在给药前与患者讨论使用 ESA 的利弊 [50]。

剖宫产手术环境是计划护理的重要考虑因素。手术室应该有足够的空间容纳其他的外科医生和设备。只要有可能，手术应该安排在周中的一天。如果孕妇需要在非工作日或非工作时间急诊分娩时，也要确保足够的辅助支持服务，或一个系统一天 24h、一周 7 天能提供服务。由于这些原因，可以考虑使用综合手术间 [41]。

一旦入院，继续与外科亚专科医生协商，可以更新患者评估和促进护理计划。此外，与新生儿小组的初步磋商允许对早产儿护理需求进行预期的患者 / 家庭教学。外科医生的院内会诊为该孕妇及其家人提供时间，以便询问问题，了解护理的风险、益处和替代方案，从而获得知情同意。应该允许孕妇及其家人为护理计划提供建议或意见。手术准备清单是一个有用的工具，可使任务标准化并促进所有团队成员之间的沟通 [41]。表 18-4 提供了一个手术准备清单的例子。

表 18-3　静脉给铁方案示例

目的是快速提高术前血红蛋白水平
静脉补铁的适应证
• 口服补铁 2 周后无法提高血红蛋白含量
• 患者对口服铁剂不耐受
• 严重的铁缺乏性贫血（中晚孕期血红蛋白低于 9g/dl）
• 晚孕期铁缺乏性贫血，尤其是出血风险增高
• 有输血指征，但患者拒绝输血
实验室检查
• 所有贫血患者应查铁蛋白水平来评估铁储备
• 实验室结果解读
－铁蛋白
○＜12μg/L（重度铁缺乏）
○＜30μg/L（骨髓中含铁血黄素不足，铁储备极其有限）
○＞70μg/L（对单胎妊娠来说，铁储备充足）
○注意：铁蛋白也是急性炎症反应的一个产物，如某些疾病状态包括炎症、肝病或输血后
－平均红细胞体积
○＜80（小细胞症）
○≥80（大细胞症）
铁缺乏量的计算
累计铁缺乏量＝体重（kg）×（目标血红蛋白水平 g/dl）－（实际血红蛋白 g/dl）×2.4+ 铁储备量（mg）[a]

（续表）

静脉补铁		
药　物	剂　量	护理建议
蔗糖铁 （Vemofer®）	300mg 溶于 250ml 生理盐水中，不少于 1～2h 静脉输入，48h 可以给重复剂量，直到剂量给足	• 不要和其他铁剂一起用 • 在静脉补铁前的 48h 应该停止口服补铁 • 输液的第一个小时每 15min 测一次血压 • 评估潜在的不良反应，包括胃肠道反应、背痛或肌肉痛、头痛、头晕、低血压、肢端水肿、静脉输液处发红、关节痛（罕见与全身过敏有关） • 无须试验量 • 末次给药后 48h 评估血红蛋白、血细胞比容、铁蛋白水平，之后每周监测
葡萄糖酸钠铁 （Ferrlecit®）	125mg 溶于 100ml 生理盐水；每天不少于 1h 输入，连用 8d。总体剂量不超过 1000mg，达到累计剂量或血红蛋白水平超过 12g/dl 停止使用	• 输液时每 15min 监测一次血压 • 评估潜在的不良反应（参见蔗糖铁） • 无须试验量 • 末次给药后 48h 评估血红蛋白、血细胞比容、铁蛋白水平，之后每周监测
右旋糖酐铁 （InFeD®）	计算用量：先使用 0.5mg 的试验量，后再给予总量	• 因为不良反应和潜在的全身过敏情况发生率较高，因此仅在特殊情况下使用 • 准备好针对过敏处理的急救用品，给予试验剂量 • 全身过敏反应（心搏骤停），通常在用药后的几分钟内发生

a. 35kg 或以上体重的铁储备 =500mg

引自参考文献 [46–51]

（三）术前护理

术前与所有 MAP 团队成员和服务人员的沟通和协调对于促进护理计划和手术程序的时间安排至关重要。对于手术准备，在计划的手术开始前，孕妇被带到一个术前区域或手术间，放置中心和动脉内导管，使血流动力学在术前能够达到最佳状态。考虑中心的血流动力学导管的类型和大小时，应包括实现血流动力学监测和建立大量或快速输注晶体和血液制品的额外通道 [8, 15]。即时的术前超声可用于胎盘定位，以确定腹部和子宫切口的最佳手术入路，以避免破坏胎盘 [43]。

预防性放置子宫动脉球囊来阻断或栓塞子宫血管被认为是控制 MAP 患者术中出血的一种方法 [15, 53–55]。这种做法，结果是不统一的，在一项随机对照试验中，术前放置动脉球囊和未行动脉球囊阻断的孕妇并未发现差异。动脉阻断和栓塞存在大血管损伤、子宫和胎盘以外组织栓塞或栓塞物外渗的风险。曾有因栓塞损伤导致肢体丧失、跛行、皮肤和臀部坏死的病例报告。因此，作者建议采用个体化的方法来确定哪些患者可能需要栓塞，而不是普遍应用介入技术。

放置球囊导管，并在胎儿娩出后将球囊充气进行阻断，或者也可放置双侧鞘管以利于血管造影栓塞，这些程序可以在计划剖宫产之前实施，也可以作为已知或怀疑 MAP 的女性进行手术分娩前治疗的一部分。这在使用保守治疗方案或延迟子宫切除的治疗中心可能特别有用。一些病例

表 18-4　围术期安全准备核查表样例

胎盘植入安全核查表		
产前保健	**术前核查表**	**手术室　术前及术中核查表**
	会诊　　　　　会诊内容 □ 母胎医学专家（剖宫产） □ 妇科肿瘤专家（子宫切除） □ 泌尿科（膀胱镜放置双侧输尿管支架） □ 麻醉科（神经阻滞或全身麻醉） □ 危重医学科　　□ 动脉通路 □ 介入放射科　　□ 中心通路 □ 新生儿科　　　□ 血制品	麻醉科 □ 预防性抗生素使用 □ 宫缩剂的使用 　　□ 缩宫素 　　□ 麦角新碱 　　□ 欣母沛 　　□ 米索前列醇 □ 保温策略 □ 中心静脉置管＿＿＿＿＿＿ □ 动脉置管＿＿＿＿＿＿＿
实验室检查 □ 产前实验室检查 □ 血型＿＿＿＿＿ □ RH 血型＿＿＿＿ □ 血红蛋白＿＿＿＿ 　血细胞比容＿＿＿ □ 是否需静脉补铁	**实验室检查** □ 产前实验室检查 □ 血红蛋白＿＿＿＿　血细胞比容＿＿＿＿ □ 纤维蛋白原，血小板＿＿＿＿ □ 血型及交叉配血试验在最后 72h 内 □ 其他 血库 □ 告知手术方式和时间 □ 提前沟通：手术室需要的血制品量	**实验室检查** □ 脐动脉血气 血库 □ 手术室中血制品（4 个单位压积红细胞、4 个单位血浆，同时备份在血库） □ 启动大量输血方案 □ 自体血回收器
护理 □ 召开患者护理会议 □ 制定护理计划 □ 围产记录中的护理计划 □ 确定手术日期 □ 手术安排	**护理** □ 护理计划 □ 过敏史＿＿＿＿＿　皮带纹＿＿＿＿＿ □ 完成入院评估 □ 生命体征＿＿＿＿ □ 胎儿监测＿＿＿＿ □ 深静脉血栓预防 □ 外周静脉通路 □ 患者 / 家属教育 □ 完成术前简要讨论 □ 转入术前等候室＿＿＿＿＿＿（时间）	**护理** □ 回顾护理计划 □ 生命体征 □ 深静脉血栓预防（采用下肢静脉泵） □ 椎管内麻醉前、中、后行胎心监护 □ 通知新生儿科团队，并到场 □ 在手术室有人员支持分娩 □ 体位＿＿＿＿＿＿＿＿＿＿
手术 / 专业团队 □ 产科 □ 母胎医学 □ 妇产科肿瘤 □ 泌尿外科 □ 麻醉科 □ 介入血管科	**手术 / 专业团队** □ 产科 □ 母胎医学 □ 妇产科肿瘤 □ 泌尿外科 □ 麻醉科 □ 介入血管科	**手术 / 专业团队，母胎医学及妇产科肿瘤** □ 剖宫产 / 子宫全切 □ 皮肤切口 □ 子宫切口 泌尿科 □ 设备、用品
药物	**药物** □ 术前准备麻醉药物 □ 手术前抗生素 □ 其他	**重症监护** □ ICU 有床位 外科医生需要的其他设备 / 用品 □＿＿＿＿＿＿＿＿＿＿＿＿＿ □＿＿＿＿＿＿＿＿＿＿＿＿＿ □＿＿＿＿＿＿＿＿＿＿＿＿＿

报告中，在介入放射学（IR）手术室或杂交／介入手术室中实施计划性剖宫产使得在必要情况下能立即启动紧急治疗，并能避免对潜在不稳定的孕妇进行转诊[56]。在照护可疑 MAP 的孕妇时，采用高度计划和沟通的跨学科方法对实施介入治疗至关重要。

手术前应计划好血液制品的使用，并提前通知血库，以便为大量输血方案的激活提供准备和足够的资源。根据估计 MAP 的严重程度，医生可能要求在入手术室后手术开始就提供血液制品。然而，在手术过程中，有些团队可能更倾向于在实际需要之前对所有可疑植入患者提供血液制品。如果在分娩时诊断出 MAP，必须及时与血库联系，并能在必要时迅速准备和获得足够的血液制品以便进行大量输血[8, 40]。

术前应常规筛查凝血指标。根据持续的失血量、凝血功能障碍和（或）以前的数值。筛查也可在手术前一天或手术当天进行。凝血状态的标准筛查包括血小板计数、PT、aPTT、血浆纤维蛋白原水平、INR。

与任何剖宫产一样，应在手术前 1h 内适当预防使用抗生素，并在手术开始后 3～4h（如果手术还在进行）或失血 1500ml 后重复使用[15]。由于手术的时长和复杂性，有出现 DVT 的可能，应该在手术前放置下肢静脉泵，并持续放置到术后直至恢复活动[15, 41]。放置三腔导尿管可以在手术过程中引流膀胱并在必要时冲洗[15]。

为防止围术期体温过低，需要积极加热周围组织，从而降低核心温度与体表温度差。有证据表明，应该在手术前 30min 就开始积极加温[57]。最常用的主动加温设备包括加压气体、光辐射和循环水服。

（四）手术时护理

根据最近关于联合麻醉方法研究数据的更新，对可疑病理性胎盘附着的麻醉方式选择已经发生了变化[58]。在大多数病理性胎盘附着病例中，考虑到产妇血管松弛度以及随后出血风险增加和手术时间延长，全麻优于局部麻醉[59]。然而，关于母儿结局的最新研究数据显示，在分娩前胎儿娩出前采用短暂椎管内麻醉和胎儿娩出后采用全身麻醉的联合方法，产时大出血的发生率没有差异。由于以前的瘢痕组织和（或）为避开胎盘组织而延长了开皮至胎儿娩出时间间隔，这种方法也消除了全麻药对胎儿和新生儿出生时的呼吸抑制[60]。此外，如果导管完好无损，通过椎管内麻醉连续给药或间歇给药也可成为术后镇痛的手段。

一些专家建议在剖宫产术前使用膀胱镜和输尿管支架，这取决于医生的习惯和对膀胱植入受累程度的评估。临时输尿管支架有助于外科医生明确输尿管的位置，并已被证明可减少尿路损伤和手术时间[8, 15, 16, 43]。

如果要进行支架置入或膀胱镜检查，建议采用改良的截石位，带有腿架，并向左侧倾斜。产科医生也更喜欢这种手术体位，可给其他外科医生留有空间，能直接观察阴道出血，并可在有需要时放置阴道填充物[15, 43]。在手术过程中，正确的体位对于防止神经纤维长期受压和过度拉伸造成神经损伤至关重要[15]。正确的截石位包括髋关节和膝关节的适度弯曲、髋关节最小的外展和外旋。腿架和外侧腓骨头之间的脚蹬垫处于同一高度有利于固定维持该体位[61]。

关于手术处理有很多需要考虑的因素，包括产妇的身体状态、既往的子宫手术史、胎盘的位置、胎儿的情况、胎盘侵入的程度、血流动力学稳定性以及女性保留未来生育能力的意愿[15, 42]。许多外科医生更喜欢纵切口，以保证充分的手术暴露，从而对胎盘侵入的其他器官进行更好的评估和管理[15]。通常子宫切口是经宫底的，在既往超声数据的基础上尽量避免胎盘组织附着部位 [15]。一旦新生儿出生，剪断脐带，保留胎盘在位。然后迅速缝合子宫，以限制切口边缘失血 [43]。有文献描述了用吻合器或沿切口的连续钳夹在子宫切开术中减少失血的技术 [30]。

术中处理产妇出血的方法与其他病因的出血一致。治疗目标包括恢复足够的血容量、保持血流动力学的稳定。考虑到宫缩乏力和出血的风险，宫缩剂应在分娩后立即使用 [41]。为了增强子宫收缩和防止过度失血，可能需要几种宫缩剂和给药途径。如果在产时被诊断出局部植入，放置子宫球囊压迫也可以用来减少失血，但对于植入面积更大的病例可能无效 [62]。一旦出血得到控制，可用局部药物限制出血部位的渗出 [43]。

大出血时术中对凝血的监测尤为重要。即时监测可以作为一种来获得快速结果的方法，并降低治疗延迟、发病率和死亡率的风险。除了监测标准凝血实验室值的变化，血栓弹力图（TEG，Haemoscope Inc.，Niles，IL，USA）和血栓弹性测量（ROTEM®；Tem International GmbH；慕尼黑；德国）可以对血凝块形成和溶解的速度和量提供快速评估（如凝血因子、血小板功能、纤维蛋白原水平和纤维蛋白溶解），并可以用全血标本来进行 TEG 的检测 [63]。结合临床症状和体征，TEG 值可作为介入治疗的病理生理指导 [64, 65]。

在手术过程中密切监测产妇体温，采取措施防止因麻醉、大量容量复苏、长时间暴露和手术而导致产妇低体温 [15, 66]。有证据表明大多数外科患者都经历过低体温 [67-69]。围术期低体温导致血管收缩、组织氧合减少、中性粒细胞活性降低、胶原蛋白沉积和免疫功能下降 [70]。这些病理学变化导致术后感染、心肌缺血事件、失血、药物代谢受损和手术恢复时间延长的发生率增加 [70-72]。手术期间应持续进行主动加温，而不是用毯子进行被动升温，因为其效果较差 [57]。

术中自体血回输（IBS）是减少患者异体输血的重要方法。虽然 IBS 常用于其他外科手术中，但新出现的证据表明，IBS 在产科出血的治疗中是一种安全有效的手术辅助手段 [73-75]。IBS 收集从术野吸收的出血，过滤细胞碎片、清洗，并将血液输回患者体内。在这一过程中，可以使用白细胞滤除器来减少白细胞的数量，减少再灌注过程中发生不良反应的可能性。回收的红细胞应立即或在 6h 内输注。通常，处理过程中至少需要 500～700ml 血液，否则收集的血液将被丢弃 [73]。值得注意的是，使用 IBS 再灌注红细胞不能纠正凝血障碍，产妇仍需要使用凝血因子和血小板 [74]。关于血液管理和容量复苏的其他信息可以在第 9 章中查阅。

IBS 在产科的应用存在两个理论上的担忧：①羊水栓塞（妊娠过敏综合征）和孕妇胎儿同种异体免疫（由于潜在的羊水污染和血栓碎片的存在）；②胎儿红细胞的存在导致之后妊娠溶血性疾病。羊水栓塞不再被认为是一个栓塞过程。双吸系统是可以用来减少收集在处理容器中羊水量的一种装置，但是缺乏数据来证明它能改善结果 [74]。在系统中使用白细胞滤除器可以最大限度地在再输注前清除血液中的羊水物质 [74]。IBS 设备不能区分孕妇和胎儿红细胞，增加了胎儿细胞输注的潜在风险。因此，建议 Rh 阴性妇女使用 Rh 免疫球蛋白（Rhogam） [74]。

在可疑 MAP 患者计划剖宫产时，对分娩后出血量的预测可能会影响对 IBS 再灌注设备的使用。使用 IBS 的考虑因素包括宗教信仰、罕见的母系血型或抗体的存在。另外还要考虑是否有管理细胞回收系统的设备和专业人员 [70]。

（五）麻醉后护理病房和重症护理

手术结束患者稳定后，患者或被转入麻醉后护理病房（PACU），或直接转入重症监护病房（ICU）。回顾性数据显示，1/3 有 MAP 的产妇在产后即转入 ICU。此外，估计平均失血量在 2750ml 或以上的产妇，转入 ICU 的风险更高，并且更可能需要子宫切除和机械通气[1]。

术后即刻最重要的问题是稳定患者容量情况及其对心输出量的影响。前负荷的减少（低血容量）和组织灌注不足会导致代偿性血管收缩和组织缺氧。如果没有得到充分和适当的纠正，代谢性酸血症会成为最终器官损害的潜在危险因素[41]。第 6 章详细讨论了血流动力学和氧转运评估。为了评估术后低血容量和组织灌注，持续监测血压、脉压、心率和脉搏血氧饱和度的变化趋势，注意数据和异常参数的变化趋势。标准做法是反复评估呼吸频率、精神状态（如果清醒）、肤色和皮温、毛细血管充盈和尿量。应该指出的是，产妇在出现低血容量性休克症状之前可能已有大量失血，如果使用估计失血量来评估手术过程中的失血可能被严重低估[41]。术后继续监测凝血功能障碍是监测继发出血风险的关键。

对保持插管的妇女，因血管外容量均转移至血管内，应考虑到有肺水肿引起呼吸窘迫的可能，直至排除成人呼吸窘迫综合征。此外，在液体复苏后，由于增加腹腔内压力和前负荷值，心输出量和灌注减少，可能会发生腹腔间隔室综合征（ACS）。ACS 的诊断标准包括膀胱压力大于 20mmHg 和一个器官系统功能障碍[77]。

八、替代方案及保守治疗

对于 MAP 的管理，胎盘在位子宫切除术是普遍接受的明确的管理方案。然而，为了保留生育能力、减少失血和降低产妇发病率，病例报告中描述了保守和替代手术策略。虽然已经有成功的报道，但 MAP 产妇的保守治疗方案是相对较新和有争议的。由于方案和产后监测各不相同，有必要进行早期的跨学科计划和沟通。此外，向患者提供风险、益处以及可能需要长期、密切随访的咨询也是至关重要的[78, 79]。通常保守的治疗方案将采用包括将胎盘留在原位、使用填塞或压迫缝合、血管阻断（栓塞）、血管结扎（手术结扎供应子宫和胎盘的血管）、宫腔镜下胎盘组织切除和密切监测的联合方法。保守治疗的风险包括疼痛、感染、迟发性出血和弥漫性血管内凝血（DIC），术后 1～9 个月需要急诊子宫切除术[79]。

（一）甲氨蝶呤

甲氨蝶呤（MTX）在没有出血时可作为一种替代治疗方案。MTX 通过阻断细胞分裂发挥作用，但其有效性受到质疑，因为足月以后滋养细胞不再发生增殖[15, 16, 80]。研究表明，治疗结果混杂不一，有因感染/脓毒症、子宫和（或）周围组织坏死需要治疗的，也有延迟产后出血需要再次手术和子宫切除的。已至少有 1 例产妇被报道在使用 MTX 后因中毒死亡。由于这些原因，一些专家不再推荐 MTX 作为 MAP 保守治疗的一部分[79, 81]。

（二）延迟子宫切除术

在产前诊断为胎盘粘连或穿透型胎盘植入的女性的病例报告中描述了一种延迟子宫切除术的替代管理策略[82-84]。对于严重植入的 MAP 病例，无论是否使用 MTX，将子宫切除术延迟 2～3 周，并保留胎盘原位，是比即刻急诊剖宫产子宫切除术更安全的选择。其基本原理是为胎盘复旧、子宫血管减少以及对邻近组织和受累器官的损害减少留出时间[82]。延迟子宫切除术的最佳时机尚不清楚，许多产妇会突然出血[85]。迟发性子宫切除术继发的风险包括感染/脓毒症、子宫和（或）周围组织坏死、迟发性产后出血和紧急子宫切除术[79]。其他报告描述了 MAP 的保守治疗方法，保留胎盘原位并使用氨甲环酸治疗单纯因纤溶亢进而导致的出血[86]。

九、总结

MAP 是一种可能危及生命安全的妊娠并发症，对母亲和婴儿有深远的影响。在分娩的时候，子宫切除术是明确的治疗方法，但妇女将丧失生育能力。选择保守治疗的妇女在紧急情况下仍有很大的迟发性子宫切除术风险。权衡母亲安全与胎儿成熟度，倾向于在 34 至 36 周之间分娩；因此，健康的胎儿通常为晚期早产。专业的、多学科的团队管理和精确的计划已被证明能够改善母儿预后。及时干预，特别是在早产宫缩或活动性出血的情况下，对减少产妇失血至关重要。为了确定 MAP 的其他风险因素最佳治疗策略和最好的临床实践方法，还需要进行进一步的研究。

产科出血
Obstetric Hemorrhage

Beth McGovern　Debra Bingham　Gary A. Dildy, Ⅲ　著

郭晓玥　王媛媛　译

姜　海　校

第 19 章

产科出血是一种跨越地域、人种、民族，可能威胁生命的疾病，是全球孕产妇死亡的主要直接原因[1]。在美国，产科出血是妊娠相关死亡的第 4 大原因（每 10 万活产中有 17.3 人死亡），占死亡人数的 11.4%[2]。Berg 等[3] 的研究结果显示，90% 继发于产科出血的孕产妇死亡是可以预防和避免的。Clark 等[4] 分析美国一个大型医疗保健组织中 95 例孕产妇死亡的数据，认为 73% 的产后出血（PPH）死亡是可以避免的。大多数产科出血死亡是由于拒绝和延迟适当的治疗导致的。预防不良后果取决于早期识别风险因素、及时发现异常出血，并迅速启动适当的临床措施如实验室检查、药物干预以及输血治疗和外科手术干预。

产科出血是一种最常见的严重孕产妇疾病（SMM）。国家住院病例样本（NIS）回顾 1999—2008 年分娩数据，产后出血的发病率增加了一倍以上[5]。疾病控制中心（CDC）通过所收录的出院数据、国际疾病分类（ICD）诊断确定的住院分娩情况，发现 1993—2014 年严重孕产妇疾病的整体发病率增加了近 200%。输血是导致 SMM 增加的最重要因素[6]。由于最新数据显示产科出血发生率增加，而因出血导致的死亡在很大程度上是可以预防的，因此美国产妇安全联盟发布了

产科出血共识，强调所有产科医生应识别并准确应对严重孕产妇疾病以防范这种可能威胁孕产妇生命的并发症[7]。本章将主要讨论正常妊娠生理包括血容量增加、围产期失血、产科出血原因、失血量评估（QBL）、出血的临床管理及血液成分治疗等内容。强调团队协作，提供临床病例以加强理论在实践中的应用。

一、围产期失血

妊娠期母体血浆量增加约 42%，而红细胞增加约 24%，在总体血容量增加的同时产生所谓的"妊娠期生理性贫血"现象[8]。通常情况下，血容量的净增加足以补偿在第三产程期间胎盘剥离时发生的失血。一些患有妊娠期高血压疾病的患者其血浆容量的增加可能相对较少，对出血的耐受性相对较差[9]。

阴道分娩、剖宫产和选择性剖宫产术中子宫切除术的既往平均失血量分别为 500ml、1000ml和 1500ml[10]，相当于总血容量的 10%、25% 和33%。然而当进行紧急剖宫产子宫切除术时孕妇平均失血量估计为 3500ml，相当于孕妇血容量的75% 以上[11]。

传统定义上 PPH 是指产后出血超过 500ml。然而这个定义并不准确，因为有一半自然分娩的

患者产后出血超过 500ml。由于分娩时的失血量常常被低估，从一定程度上造成了定义与实际情况的不符[12]。产后出血也可以通过血红蛋白和（或）血细胞比容（Hct）下降 10% 或需要输血来定义[13]。然而这一定义在临床上并不实用，因为在产后出血期间血细胞比容和血红蛋白结果通常滞后于循环血液量的不足，所以临床上要更加重视临床观察和出血量的估计。美国妇产科学会（ACOG）目前将产后出血定义为累积失血量大于1000ml 或产妇在胎儿出生后的前 24h 内出现出血后伴有血容量不足的体征和症状[14]。

产后 24h 内发生的出血为原发性产后出血，而产后 24h 后到 6 周内出现的过多出血为继发性产后出血[14]。

大量输血最常见于严重创伤、胃肠道出血或产后出血的患者[15]。大量输血可以定义为在 24h 内替换患者的总血容量，输入超过 10U 红细胞（PRBC），或在 1h 内已输入 4U 的 PRBC 时预期仍需要输入额外的红细胞[14]。患有产科出血和凝血功能障碍的患者通常需要在 2h 或更短时间内使用超过 10U 红细胞[15]。该患者群体具有大量失血、失血性休克和死亡的风险。

二、产科出血的病因和危险因素

产科出血是临床症状，而不是诊断，其结局取决于正确识别高危因素。产前或产时出血可能需要从准备分娩时即开始使用血液和血液成分治疗直至产后。因此，产后出血是本文的重点。产后出血最常见的病因是子宫收缩乏力，其次是胎盘滞留和软产道裂伤。即使子宫收缩良好、产道完整、阴道出血也未明显增多，当产妇生命体征出现恶化时也应考虑出血。寻找出血原因时应将不常见的原因考虑在内，如胎盘早剥、胎盘滞留或子宫内翻。了解出血的主要原因及危险因素有助于确定治疗方案[14, 16]。

（一）产后出血的危险因素

PPH 的危险因素在孕妇中普遍存在，其中有15%～40% 发生 PPH 的产妇没有任何高危因素[14, 17]。由于产后出血相对常见，临床医生应该熟练掌握如何对其诊治。过期妊娠、子宫过度膨胀（如巨大儿、多胎妊娠、羊水过多）和产时感染与产后出血风险增加有关。一些母体并发症，如前置胎盘、胎盘植入或胎盘早剥等可能导致产科出血，并增加母胎发病率和死亡率。在一项关于胎盘植入的研究中报道孕产妇死亡率高达 7%，这些死亡的孕产妇中有一半在产前曾被怀疑有穿透性胎盘植入的可能[18]。第 18 章将进一步讨论胎盘植入。

AWHONN 协会建议临床医生在孕产妇入院时、分娩前、分娩时和分娩后都要对所有孕妇进行风险评估。AWHONN 协会产后出血项目对每个时期都设置了三种风险评估工具（图 19-1）[19]。这些风险评估工具有助于临床团队分别识别出产后出血高、中或低风险的患者，并告知团队的所有成员，尤其是那些被归类为产后出血高风险者。

入院时、分娩前确定的每种风险类别都有不同程度的干预措施。重要的是许多无风险因素的孕妇也可能发生产后出血，因此必须在产时和产后进行重新评估。对中等风险孕妇的干预措施取决于评估时的情况，包括入院时完善相关血化验并通知护理团队；分娩前确认化验结果、开放静脉通路，并确保有血液制品；产后通知产科医生、麻醉医师和责任护士审查出血救治方案，并确保除了分娩前准备的干预措施外，手术室（OR）和手术团队随时可用。当孕产妇存在两种或更多中危风险因素或存在活动性出血、胎盘不完全或无法娩出、子宫内翻或胎盘早剥时，该类孕产妇将被归类为高风险。例如，在中等风险类

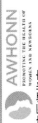

AWHONN PROMOTING THE HEALTH OF WOMEN AND NEWBORNS

产后出血（PPH）风险评估表 •1.0

临床医师指南：
- 每个方框□代表一个风险因素。将患有两个或两个以上风险因素视为有高风险因素的患者
- 产前风险评估不在本文的范围，但仍强烈建议对孕产妇进行产前出血风险评估和规划。对于有特殊风险因素的患者如胎盘前置、胎盘植入、出血性疾病或者血液制品储备少，早期识别和临床措施将有助于这类患者获得更好的预后
- 根据患者最近一次的风险类别调整备血单。当确定患者有出血的高风险时必须确认医嘱下达 30min 内可获得相应的血液制品
- 针对可能影响配血速度的患者和设施因素进行适当计划。例如：
  – 患者问题（红细胞抗体阳性）
  – 设施问题（与血液供应配血液有关的任何问题）

风险类别：入院

低风险	中等风险 （2 个或更多中等风险因素时患者归入高风险）	高风险
□既往没有子宫切口	□引产（缩宫素）或促宫颈成熟	□有 2 个或更多中等风险因素
□单胎妊娠	□多胎妊娠	□大量活动性出血
□阴道分娩次数 < 4	□阴道分娩次数 > 4	□疑似胎盘植入
□没有已知的出血性疾病	□剖宫产或既往有子宫切口	□前置胎盘或低置胎盘
□没有 PPH 病史	□巨大子宫肌瘤	□已知的凝血系统疾病
	□有过一次 PPH 病史	□有不止一次 PPH 发生的病史
	□一级亲属患有 PPH 的家族史（已知或未知病因引起的凝血功能障碍）	□血细胞比容 < 30 和其他风险因素
	□绒毛膜羊膜炎	□血小板 < 100 000/mm³
	□胎儿死亡	
	□估计胎儿体重超过 4kg	
	□严重肥胖（体重指数 [BMI] > 35）	
	□羊水过多	
预期干预 监测孕妇入院时风险因素的任何变化，并提前实施干预措施		
□配血单 如果风险类别发生变化，根据需要变更改配血单	□筛查血型	□获取血型和交叉配血（参见临床指南）
□保留血样	□通知适当的人员，如上级医师、麻醉医师、血库、护士	□通知适当的人员，如上级医师、麻醉医师、血库、护士
		□考虑在具有适当护理水平的设施中提供能够管理高风险孕妇的设施

▲ 图 19-1 2017 年 AWHONN 患者安全教育计划的产后出血（PPH）风险评估工具

AWHONN PROMOTING THE HEALTH OF WOMEN AND NEWBORNS

产后出血（PPH）风险评估表 • 1.0

风险类别：分娩前（分娩前 30～60min）			
	低风险	中等风险 （2 个或更多中等风险因素时将患者归入高风险）	高风险
	包括入院的低风险因素	包括入院的中等风险因素	包括入院的高风险因素
		□工作超过 18h	□有 2 个或更多中等风险因素
		□温度高于 100.4 ℉（38℃）	□大量明显的活动性出血
		□催产（使用缩宫素）	□可疑早剥
		□硫酸镁	
		□第二产程延长（> 2h）	
预期干预： 监测患者在分娩期间风险因素的变化，并提前实施干预措施			
□配血单：如果风险类别发生变化，根据需要更改配血单	□保留血样	□筛查血型	□获取血型和交叉配血（参见临床指南）
	□确保标准铺单的可用性，用以估计分娩时产妇的失血量	□检查出血诊疗方案	□检查出血诊疗方案
		□检查实验室结果，如血小板（PLT）、血红蛋白	□检查实验室结果，如 PLT、血红蛋白
		□通知责任医师和责任护士	□通知责任医师和责任护士
		□开放和（或）维持静脉注射通路	□开放较大孔径的静脉通路
		□确认麻醉医师可随时到达	□通知麻醉医师来到产房
		□确保宫缩药（缩宫素、卡孕栓、欣母沛、米索前列醇等）和用于给药的用品（如注射器、针头、酒精拭子）是可以立即使用的	□确保宫缩药（缩宫素、卡学栓、欣母沛、米索前列醇）和用于给药的用品（如注射器、针头、酒精拭子）是可以立即使用的
		□确保及时的血液供应	□确保及时的血液供应
		□从待产室转移到产房	□确保手术室（OR）和手术医生
		□确保标准敷料的可用性，用以称量每个孩子出生时产妇的失血量	□确保标准敷料的可用性，用以称量每个孩子出生时产妇的失血量

产后出血（PPH）风险评估表是示例性的，并不包括所有可能的患者意见或病症。PPH 风险评估表旨在指导临床决策，但不能取代临床判断

▲ 图 19-1（续） 2017 年 AWHONN 患者安全教育计划的产后出血（PPH）风险评估工具

产后出血（PPH）风险评估表 • 1.0

风险类别：出生后（出生后 60min 内）			
	低风险	中等风险 （2 个或更多中等风险因素时将患者归入高风险）	高风险
	包括入院的低风险因素	包括入院的中等风险因素	包括入院的高风险因素
	□没有已知的出血性疾病	□巨大子宫肌瘤	□有 2 个或更多中等风险因素
	□以前没有子宫切口	□阴道分娩	□活动性出血
	□没有 PPH 的病史	□ 3 度或 4 度会阴裂伤	□胎盘难以娩出
		□阴道或宫颈裂伤和（或）内侧外阴切开术	□潜在的产程停滞
		□剖宫产	□子宫内翻
		□急产	
		□肩难产	
预期干预： 监测患者在分娩期间风险因素的任何变化，并实施提前的干预措施			
□**配血单：** 如果风险类别发生变化，根据需要更改配血单	□**保留血样**	□**筛查血型**	□**获取血型和交叉配血（参见临床指南）**
	□利用秤和校准设备来衡量分娩时母体失血量	□检查出血诊疗方案	□检查出血诊疗方案
		□通知责任医师和责任护士	□通知医生、责任护士并通知其他的护理人员准备
		□加强产后评估监测	□加强产后评估监测
		□利用秤和校准设备来衡量每次出生时的母体失血量	□利用秤和校准设备量化每次分娩时的母体失血量
		□保持静脉注射通路	□开放较大孔径的静脉通路
		□确认麻醉师可随时到达	□通知麻醉师到产房准备
		□确保宫缩药（缩宫素、卡孕栓、欣母沛，米索前列醇等）是可以立即使用的	□确保宫缩药（缩宫素、卡孕栓、欣母沛、米索前列醇等）和用于给药的用品（如注射器、针头、酒精拭子）是可以立即使用的
		□确保随时可用出血抢救车	□将出血抢救车推到床旁
		□确保手术室（OR）和手术医生随时可用	□考虑通知团队准备手术室
			□考虑通知介入放射科（如果医疗机构有）

产后出血（PPH）风险评估表是示例性的，并不包括所有可能的患者意见或病症。PPH 风险评估表旨在指导临床决策，但不能取代临床判断

▲ 图 19-1（续）　**2017 年 AWHONN 患者安全教育计划的产后出血（PPH）风险评估工具**
已获得 AWHONN 许可使用

别中具有 3 个风险因素（引产、巨大儿和疑似羊膜腔内感染）的孕妇被归类为出血高风险人群，建议进行血型检查和交叉配血，通知产科医生和麻醉医生，并考虑转移到具有适当护理设施的地方以监测高危妊娠的患者。在产时和产后应对出血诊治方案进行审查，确认实验室结果，应向家属告知风险，并提前做好应对措施包括开放足够的静脉通路、获得血型，进行交叉配血（红细胞和新鲜冰冻血浆），备用缩宫药和手术室[19]。对于疑似胎盘植入的患者，产前准备更加复杂，包括建立中心静脉通路、放置动脉导管以进行连续血压监测和获取用于动脉血气分析的样本，建立用于大血管栓塞的股动脉通路，准备自体血回输装置，配型和交叉配对大量、多种血液成分，保暖设备，多学科联合协作以及做好子宫切除的准备[20]。

有多种工具可用于风险评估[21-23]，它们有助于将预防出血的干预措施纳入护理计划之内。40% 的产后出血发生在无危险因素者，因此在产时需要持续评估风险和准确评估出血量[7]。

三、评估出血量

出血量评估不准确可能导致相应的问题，当出血量被高估时容易导致不必要的治疗和花费，而当出血量被低估时会延误挽救生命的治疗。目测法估计失血量（EBL）是产科的常见做法，然而这种方法是不准确的。据统计目测估计的失血量可比实际失血量少 33%～50%[24]。与直接测量相比，目测法将大大低估失血量[25]。尽管目测法可以通过训练提高准确率，（用计算某些三维物体体积的数学公式，利用常见物体的体积与失血量的关系以及常见手术材料被血液浸湿的比例来表示以毫升为单位的失血量），但是量化失血量（QBL）法是一种更准确、更简单的方法[15, 26]。

有两种方法用于量化失血，分别是称重法和使用计量器直接测量法。为了测量未被校准的装置或产品所吸取的血液（如手术抽吸罐或标准的臀垫），应当对在分娩过程中使用过的被血液浸湿的材料（如剖宫产术时使用的垫子）进行称重。在发生产后出血之前，应对所有用于分娩的产品都进行标准化并称重以确定干重（g）。建议将这些产品的干重展示在量化失血量所用秤的面板或墙上。图 19-2 展示了阴道分娩和剖宫产术进行量化失血量的流程[19]。

所有物品应在分娩室（产房或手术室）的秤上称重，可以使用新生儿体重秤以节省成本。在分娩过程中应对所有浸有血液的物品以及血块进行称重，并从湿重中减去已确定的物品干重。1g 是质量单位，1ml 是体积单位，简单的转换即是 1g 等于 1ml 的液体。湿重（g）减去干重（g）所得到的重量（g）即等于每个物品内所吸收的失血量（g）。量化失血量的另一种方法是直接测量法，使用带刻度的抽吸罐或校准的收集容器（如臀下垫布）进行直接测量。应从总体积中减去在胎盘娩出前收集的液体量或在胎盘娩出后更换抽吸罐。将血液的直接测量值加上称重得到的测量值（湿重减干重）即总 QBL[26]，如图 19-3 所示[19]。对地上和患者体下的血液以及垫单中的尿液、粪便和冲洗液等非血液的液体进行统计非常困难。虽然 QBL 比 EBL 更精确，考虑到尿液、冲洗液、粪便等非血液的液体，两者都不能完全精确地统计出血量。

临床医生应根据产后失血量确定 PPH 的分期、了解孕产妇失血程度以及病情的严重程度，同时失血量的量化对血液和血液成分替代治疗有一定指导作用。虽然分析孕产妇血液实验室化验结果很重要，但实验室结果往往落后于实时临床观察结果，因此它并不能准确反映出血程度[14]。临床决策应以累积量化失血量（QBL）测量的失血量和确定的产后出血分期作为指导。产后出血

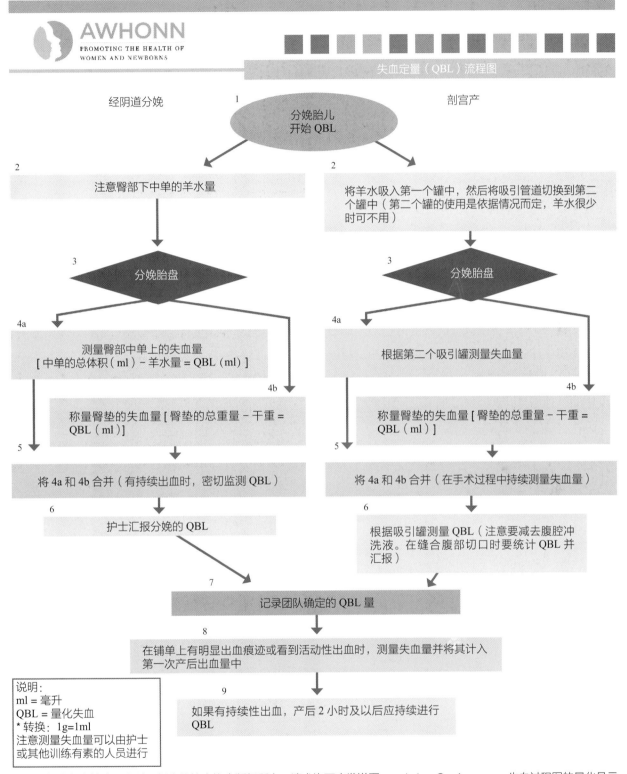

▲ 图 19-2　2017 年 AWHONN 产科失血过程图（AWHONN 产科患者安全教育计划）（彩图见书末彩插）
经 AWHONN 许可使用

AWHONN 产后出血项目

产妇失血量测量记录
说明：有关如何使用此日志的说明请参阅下面的选项卡。
计算：湿物重量（g）－干物重量（g）＝血液毫升（ml）
测量：1g=1ml

时间	湿物重量（g）	减去（－）	特殊设备	特殊设备重量（g）	干物重量（g）	等于（＝）	血液毫升（ml）	校准/分级血液收集液（ml）	杂物	减去（－）	其他液体（羊水、灌洗液、尿液）	总毫升数（ml）
14:00	200	－	阴道填纱	2	30	＝	170	5	5	－	5	175
	500	－	中单	2	28	＝	472			－		472
	400	－	阴道填纱	2	30	＝	370			－		370
	500	－	袖套	3	75	＝	425			－		425
		－	选择	1	0	＝	0			－		0
		－	选择	1	0	＝	0			－		0
		－	选择	1	0	＝	0			－		0
		－	选择	1	0	＝	0			－		0
		－	选择	1	0	＝	0			－		0
											分娩 QBL	1442

持续积累的 QBL

500		底单	1	450		50						50
		选择	1	0		0						0
		选择	1	0		0						0
		选择	1	0		0						0
		选择	1	0		0						0
		选择	1	0		0						0
											QBL 总量	1850

▲ 图 19-3 2017 年 AWHONN 产科患者安全教育计划中的失血计算量化表
经 AWHONN 许可使用

的分期将在本章后面讨论。

四、休克

休克被定义为继发于血容量减少导致的氧气输送不足和组织灌注减少，它可能导致细胞缺氧、酸中毒、器官损伤和死亡[27]。由于机体会通过血管收缩使动脉血优先分流到心脏和大脑来补偿血容量减少，所以休克初期可能不伴有低血压。此外，一些产科患者在休克早期阶段可能无法表现出心率的代偿性增加，这可能误导临床医生认为该患者情况稳定，干扰对患者的及时诊断和早期治疗。生命体征异常是出血的晚期征兆。要关注患者的生命体征，不仅仅是单纯的数值，还要关注基础生命体征随时间的变化。心率大于 110 次 / 分、收缩压低于 90mmHg（假设基础血压不是高血压），或者患者出现发冷、淡漠、面色苍白或有其他休克迹象，应立即评估患者的情况和积极输血[14]。

五、基于病因学的产后出血治疗与管理

（一）预防

积极管理第三产程（AMTSL）可降低产后出血的风险。因此，所有女性无论有无风险，都应该在胎儿娩出后给予缩宫素。建议在胎儿前肩娩出时使用缩宫素，而不是在胎盘娩出后。研究发现，在胎盘娩出前给予缩宫素孕产妇的失血量或胎盘滞留的发生率没有差异，但在胎盘娩出后使用缩宫素与产后出血发生风险增加有关[14, 28]。缩宫素是一种需要高度警惕的药物，给药错误能增加不良结局的风险。因此建议使用颜色鲜艳的标签清楚地标示预混合的静脉用缩宫素溶液，并将其存放在与其他静脉注射溶液不同的位置。AWHONN 建议使用 1000ml 生理盐水（NS）或乳酸林格液（LR）稀释 20U 缩宫素，初始以 1000ml/h 的速度静脉输注 30min（等于 10U），随

后以 125ml/h 静脉输注超过 3.5h（剩余 10U）。或者用标准预混缩宫素的液体（用于产时和产后管理）在前 30min 内输入 10U，后 3.5h 内输入剩余量。也可以肌内注射 10U 缩宫素。除缩宫素外，积极管理第三产程（AMTSL）还包括在胎盘娩出后给予子宫收缩剂、控制脐带牵拉和按摩子宫三种措施[29]。

（二）治疗产后出血最常见的原因

产后出血最常见的病因可以归纳为"四个 T"，即子宫收缩乏力（tone）、胎盘因素（tissue）、软产道裂伤（trauma）和凝血功能异常（thrombin）[17]。表 19-1 总结了产后出血（PPH）最常见的原因[14, 16, 17]。

"Tone"表示子宫收缩乏力，定义为子宫肌层在产后无法收缩。子宫收缩乏力与感染、过期妊娠和多次分娩史等有关[16]，是产后出血最常见的原因，约占产后出血的 80%。胎盘剥离后子宫收缩是依靠子宫肌层的收缩，当怀疑子宫收缩乏力时子宫按摩和双手按摩通常是第一道防线，其次才是给药。缩宫药可以刺激子宫肌层收缩，收缩动脉并减少子宫血流量。这些药物包括一线宫缩药物缩宫素和二线药物如麦角新碱、15- 甲基前列素 F-2α 和米索前列醇等（药物使用指南见表 19-2）[14, 30-32]。产房、产后病房和急诊室中应该储备宫缩药以便随时可用。当双手按摩子宫和缩宫药不能使子宫收缩好转时可能需要宫腔球囊填塞和 B-Lynch 缝合[14]。

"Tissue"是指胎盘因素。胎盘剥离的典型迹象包括出血和脐带延长。子宫内残留胎盘组织时可能需要手动剥离胎盘或刮宫。最新文献报道了胎盘植入子宫肌层使胎盘残留可能性增加。基于其入侵的深度将胎盘植入分为粘连性胎盘附着于子宫肌层、植入性胎盘侵入子宫肌层、穿透性胎盘穿透子宫肌层至浆膜或超出浆膜。子宫切除术是这类胎盘异常的最常见治疗方法[14]。

表 19-1 产后出血（PPH）的常见病因 "4T"

T	原因和风险因素	体征和症状	诊断	干预措施
子宫收缩乏力（tone）	**子宫收缩乏力** • 催产或引产使用缩宫素 • 羊膜腔内感染 • 全身麻醉 • 子宫过度膨胀 　– 多胎妊娠 　– 羊水过多 　– 巨大儿 • 子宫平滑肌瘤 • 子宫内翻	• 子宫松软 • 出血为暗红色血液 • 有凝血块 • 子宫下段收缩欠佳	• 排空膀胱 • 双合诊 • 子宫按摩 • 清除宫腔积血	宫缩药 **一线**： • 缩宫素 **二线**： • 甲基麦角新碱 • 15- 甲基前列腺素 • 米索前列醇 宫球囊填塞腔 子宫压缩缝合（**B-Lynch**） 手动复位子宫内翻
胎盘因素（tissue）	**胎盘组织残留** • 胎盘植入（粘连性、植入性、穿透性） 　– 既往子宫手术史 　– 前置胎盘	• 胎盘部分娩出 • 人工剥离胎盘 • 粘连胎盘（胎盘未能在 30min 内娩出） • 子宫松软 • 暗红色的血液 • 胎盘组织 • 凝血块	• 检查胎盘 • 超声检查 • 宫腔探查 • 已知胎盘植入	• 人工剥离 • 刮宫
软产道裂伤（trauma）	**撕裂伤** • 上生殖道 　– 子宫破裂 　– 会阴 　– 阴道 　– 宫颈 • 下生殖道 • 腹膜内或腹膜后血肿	• 子宫收缩好 • 持续鲜红色血液 • 疼痛 • 肛门坠胀感 • 排尿困难 • 生命体征异常但无明显出血	• 检查下生殖道 • 在麻醉下进行子宫探查	• 缝合 / 修复撕裂伤 • 手术切口和引流 • 手术缝合止血 • 子宫动脉栓塞
凝血障碍（thrombin）	**急性凝血功能障碍** • 遗传性凝血病（如血管性血友病） • 获得性凝血病 　– 胎盘早剥 　– 羊水栓塞 　– 脓毒症 　– 晶体输入过多 　– 抗凝药物副作用 　– 子痫前期	• 出血 • 生命体征异常 • 胎盘早剥： 　– FHR 异常 　– 阴道出血 　– 子宫强直收缩 　– 疼痛 • 羊水栓塞 　– 呼吸衰竭 　– 生命体征恶化 　– DIC	• 复习产前和入室实验室检查结果 • 复习家族和个人史 • 观察凝血情况	**预防**： • 确认最后一次使用抗凝剂的日期和剂量 • 在分娩前停止使用抗凝剂 上述治疗子宫收缩乏力和撕裂伤的措施 输血 -MTP 补充血容量 血管内容积扩张

DIC. 弥散性血管内凝血；MTP. 大规模输血方案

改编自 ACOG(2017 年)。ACOG practice bulletin: Clinical management guide-lines for obstetrician-gynecologists Number 183, October 2017: Postpartum hemorrhage. *Obstetrics and Gynecology*, 730(4), e168-e186; Evensen, A., Anderson, J. M., & Fontaine, P. (2017). Postpartum hemorrhage: prevention and treatment. *American Family Physician,* 95(7), 442-449;and Bateman, B. T., Berman, M. F., Riley, L. E., & Leffert, L. R.(2010). The epidemiology of postpartum hemorrhage in a large, nationwide sample of deliveries. *Anesthesia and Analgesia*, 770(5), 1368-1373.

表 19-2　产后出血（PPH）的药物使用说明：子宫收缩剂

药物名称	剂　量	间　隔	禁忌证	不良反应	注意事项
缩宫素 • 10U/ml 的小瓶 • 预混液静脉注射溶液，浓度高达 40 单位，500～1000ml	静脉注射： • 10～40U 缩宫素混于 1000ml NS 或 LR 中 • 10～40U 缩宫素混于 500ml 或 1000ml 静脉注射液中 • 以 20～50ml/min 的速率注入 肌内注射： • 10～20 U	持续输液	过敏反应	• 静脉注射高剂量——低血压 • 静脉推注可能与心肌缺血有关 • 心肌缺血： －胸痛 －呼吸困难 －意识模糊 －心动过速或心律不齐 －严重的头痛 • 水中毒 长期使用后，特别是在非等渗溶液中混合以较高浓度给药时	• 避免混入含葡萄糖的溶液中 • 除非发生紧急情况，否则只能使用预混合溶液 • 不要使用含水静脉注射溶液 • 保持出入量平衡
甲基麦角新碱 0.2mg/ml	肌内注射： • 0.2mg	每 2～4h 给药一次	• 高血压 • 心脏病 • 不要与强效 CYP 3A4 抑制剂共同给药，包括大环内酯类抗生素（如红霉素）、HIV 蛋白酶或反转录酶抑制剂，或唑类抗真菌药。谨慎使用效力较低的 CYP 3A4 抑制剂	• 高血压 • 癫痫发作和（或）头痛 • 低血压 • 恶心、呕吐 • 急性 MI（罕见） • 胸痛（罕见） • 癫痫发作 • 脑缺血 • 脑血管意外（当与其他麦角碱、大环内酯类抗生素、蛋白酶抑制剂一起使用时）	• 如果可能，应避免在子痫前期或既往有高血压患者中使用 • 避免使用静脉注射给药。如果必须使用静脉给药，则给药时间至少要超过 60s，缓慢给药并监测血压（HTN 危象和 CVA 风险增加）

（续表）

药物名称	剂量	间隔	禁忌证	不良反应	注意事项
15- 甲基前列腺素（欣母沛）	肌内注射： • 0.25mg	• 每 15~90min 给药一次 • 总剂量不应超过 2mg（8 剂，0.25mg）	• 哮喘 　—已知对欣母沛过敏 • 急性盆腔炎 • 对有以下病史的患者慎用： 　—低血压 　—高血压 　—心血管疾病 　—肾功能损害 　—肝病 　—贫血 　—黄疸 　—糖尿病 　—癫痫病	• 呕吐 • 腹泻 • 恶心 • 温度升高超过 2 ℉ • 脸红	• 药物必须在 2~8 ℃（36~46 ℉）冷藏 • 预防给子宫或同时使用止吐药和止泻药 • 可以增加其他宫缩药的作用
米索前列醇 直肠栓剂：800~1000μg 片剂：100~200μg	600~1000μg 口服，舌下或直肠	一次	前列腺素过敏史	• 发热 • 颤抖、发冷 • 恶心、呕吐 • 腹泻 • 腹痛 • 子宫过度刺激、子宫破裂、羊水栓塞 • 有报道可引起盆腔疼痛、胎盘残留、休克和孕产妇死亡	

CVA. 脑血管意外；LE. 乳酸林格溶液；MI. 心肌梗死；NS. 生理盐水

摘自 American College of Obstetricians and Gynecologists. (2017). ACOG practice bulletin: Clinical management guidelines for obstetrician-gynecologists Number 183,October 2017: Postpartum hemorrhage. *Obstetrics and Gynecology*;130(4),e168-e186;Dildy,G. A.,3rd. (2002). Postpartum hemorrhage: new management options. *Clinical Obstetrics and Gynecology*; 45(2), 330-344;Oyelese,Y.,& Ananth,C.V. (2010). Postpartum hemorrhage: epidemiology, risk factors, and causes. *Clinical Obstetrics and Gynecology*;53(1),147-156; &Monarch Pharmaceuticals. (2004). Pitocin (oxytocin injection,USP) synthetic. Bristol,TN: Author.

"Trauma"是由于阴道分娩引起的软产道裂伤或血肿，可能会使产妇大量出血。围产期或宫颈裂伤的出血在临床上可表现为子宫收缩良好，但阴道持续出血。孕产妇可能会出现疼痛、肛门坠胀感、严重的背痛、排尿困难或大血肿。医生需要切开、清理血肿进行缝合止血，并且可能需要行血管结扎或栓塞。

"Thrombin"是指凝血功能障碍，是产后出血的相对少见原因。孕期已知孕产妇患有这些疾病时应当采取干预措施以预防产后出血，并且患者应在能够提供这些干预措施的机构中分娩。凝血功能障碍疾病包括特发性血小板减少性紫癜（ITP）、血栓性血小板减少性紫癜（TTP）、血管性血友病和血友病。伴有大量出血和母体生命体征恶化的急性凝血功能障碍可能提示胎盘早剥或羊水栓塞（AFE）。产后大量出血可能导致凝血因子耗竭并导致消耗性凝血功能障碍，进一步加重出血。当产妇对一般止血干预措施没有反应并且未形成凝血块，或从任何穿刺部位有血液渗出（如静脉注射部位等）时，都应怀疑该患者有凝血功能障碍[14]。

如果最初不能明确产后出血的病因，则首先采取干预措施来解决子宫收缩乏力的问题，因为这是导致产后出血最常见的原因。为了确定病因，产科医生和护理团队采取的具体行动应包括触诊子宫底、了解膀胱充盈度、检查软产道裂伤情况、检查胎盘是否有缺失和子宫腔内是否有胎盘残留、完善必要的实验室结果以及通过临床或超声检查判断是否有血肿形成。当孕产妇失血达到产后出血诊断标准或怀疑产后出血时，临床医生应该根据测得的失血量来确定产后出血的分期[14, 17]。

（三）产后出血的阶段

加州孕产妇质量保健联盟（CMQCC）和妇女健康、产科和新生儿护士协会（AWHONN）已将产后出血分为四个阶段（0～3），分别对应失血量、生命体征和代偿反应或恶化迹象。产后出血分期如图 19-4 所示[19]。

1. 第 0 阶段

所有女性在第 0 阶段接受积极管理第三产程（AMTSL）的常规产后护理。护理团队通过进行风险评估确定产后出血风险并持续量化出血量。如果阴道分娩失血量小于 500ml 或剖宫产分娩失血量小于 1000ml，则该患者继续接受常规护理。如果失血超过这些总数，那么该患者将进入第 1 阶段[19]。

2. 第 1 阶段

在第 1 阶段量化失血量（QBL）统计的失血量，阴道分娩超过 500ml，剖宫产超过 1000ml，此时应通知产科医生护士和麻醉医师到场。持续监测量化失血量并每隔 5～15min 向团队报告一次，并进行以下处理包括宫底按摩、面罩吸氧、排空膀胱、留置粗的静脉通路和进行液体复苏；同时应将该患者的状态告知血库，并寻找可能导致产后出血病因并进行适当治疗。一旦出血减少或停止，应改变产后护理模式，包括更频繁的基础评估和生命体征评估，以确保产妇的状态保持稳定。但是如果产妇持续出血，则进展到第 2 阶段[19]。

3. 第 2 阶段

当阴道分娩或剖宫产的量化失血量（QBL）达 1000～1500ml 以及持续出血或血流动力学不稳定时，该患者进展至第 2 阶段。在此阶段应每 5～15min 评估一次患者的生命体征和量化失血，包括进行持续的基础评估和子宫按摩、面罩给氧，开放两条粗的静脉通路，并留置导尿管以帮助患者排空膀胱。在患者床旁放置出血抢救车以便随时可用。同时启用其他资源包括动员临床团队到场和准备手术室。麻醉医生和产科医护人员需要在床边待命，寻找出血的病因（子宫收缩乏

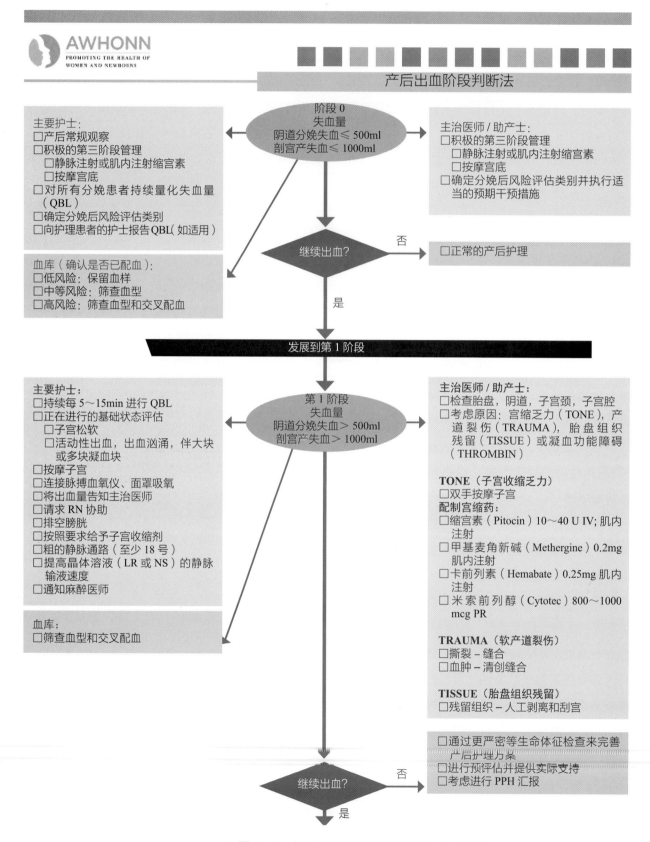

▲ 图 19-4　产后出血阶段判断法（彩图见书末彩插）

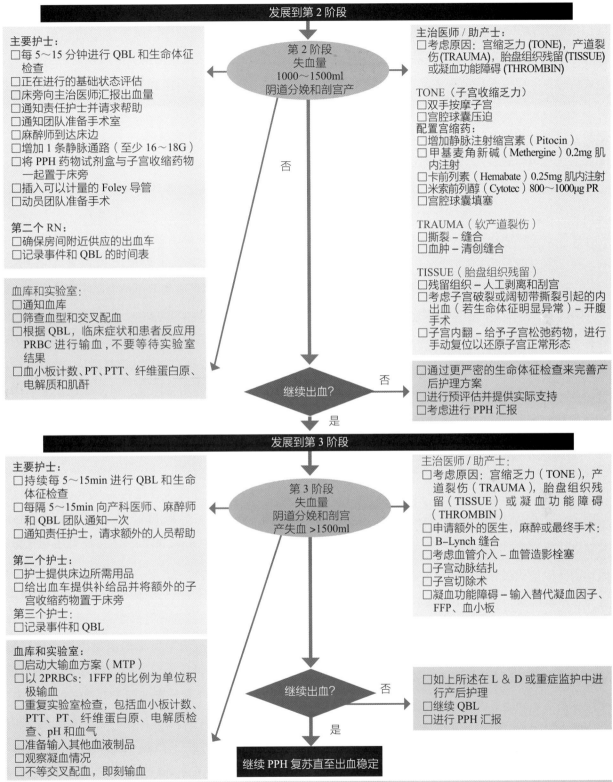

发展到第 2 阶段

主要护士：
□ 每 5~15 分钟进行 QBL 和生命体征检查
□ 正在进行的基础状态评估
□ 床旁向主治医师汇报出血量
□ 通知责任护士并请求帮助
□ 通知团队准备手术室
□ 麻醉师到达床边
□ 增加 1 条静脉通路（至少 16~18G）
□ 将 PPH 药物试剂盒与子宫收缩药物一起置于床旁
□ 插入可以计量的 Foley 导管
□ 动员团队准备手术

第二个 RN：
□ 确保房间附近供应的出血车
□ 记录事件和 QBL 的时间表

血库和实验室：
□ 通知血库
□ 筛查血型和交叉配血
□ 根据 QBL，临床症状和患者反应用 PRBC 进行输血，不要等待实验室结果
□ 血小板计数、PT、PTT、纤维蛋白原、电解质和肌酐

第 2 阶段
失血量
1000~1500ml
阴道分娩和剖宫产

主治医师 / 助产士：
□ 考虑原因：宫缩乏力 (TONE)，产道裂伤 (TRAUMA)，胎盘组织残留 (TISSUE) 或凝血功能障碍 (THROMBIN)

TONE（子宫收缩乏力）
□ 双手按摩子宫
□ 宫腔球囊压迫
配置宫缩药：
□ 增加静脉注射缩宫素（Pitocin）
□ 甲基麦角新碱（Methergine）0.2mg 肌内注射
□ 卡前列素（Hemabate）0.25mg 肌内注射
□ 米索前列醇（Cytotec）800~1000μg PR
□ 宫腔球囊填塞

TRAUMA（软产道裂伤）
□ 撕裂 – 缝合
□ 血肿 – 清创缝合

TISSUE（胎盘组织残留）
□ 残留组织 – 人工剥离和刮宫
□ 考虑子宫破裂或阔韧带撕裂引起的内出血（若生命体征明显异常）– 开腹手术
□ 子宫内翻 – 给予子宫松弛药物，进行手动复位以还原子宫正常形态

继续出血？ 否 →
□ 通过更严密的生命体征检查来完善产后护理方案
□ 进行预评估并提供实际支持
□ 考虑进行 PPH 汇报

是

发展到第 3 阶段

主要护士：
□ 持续每 5~15min 进行 QBL 和生命体征检查
□ 每隔 5~15min 向产科医师、麻醉师和 QBL 团队通知一次
□ 通知责任护士，请求额外的人员帮助

第二个护士：
□ 护士提供床边所需用品
□ 给出血车提供补给品并将额外的子宫收缩药物置于床旁
第三个护士：
□ 记录事件和 QBL

血库和实验室：
□ 启动大输血方案（MTP）
□ 以 2PRBCs：1FFP 的比例为单位积极输血
□ 重复实验室检查，包括血小板计数、PTT、PT、纤维蛋白原、电解质检查、pH 和血气
□ 准备输入其他血液制品
□ 观察凝血情况
□ 不等交叉配血，即刻输血

第 3 阶段
失血量
阴道分娩和剖宫产失血 >1500ml

主治医师 / 助产士：
□ 考虑原因：宫缩乏力（TONE），产道裂伤（TRAUMA），胎盘组织残留（TISSUE）或凝血功能障碍（THROMBIN）
□ 申请额外的医生，麻醉或最终手术：
□ B-Lynch 缝合
□ 考虑血管介入 – 血管造影栓塞
□ 子宫动脉结扎
□ 子宫切除术
□ 凝血功能障碍 – 输入替代凝血因子、FFP、血小板

继续出血？ 否 →
□ 如上所述在 L & D 或重症监护中进行产后护理
□ 继续 QBL
□ 进行 PPH 汇报

是

继续 PPH 复苏直至出血稳定

▲ 图 19-4（续） 产后出血阶段判断法（彩图见书末彩插）
LR. 乳酸林格溶液；NS. 生理盐水

力、胎盘因素、软产道裂伤和凝血功能障碍）并进行相应的治疗（如使用药物、使用宫腔内填塞球囊、手取胎盘或刮宫以清除残留胎盘、修补裂伤或清除血肿以及子宫破裂或子宫内翻的手术治疗）。此时应通知血库该患者可能需要输注血液制品，根据机构规定进行交叉配血或者没有交叉配血的患者可以输注 O 型 Rh 阴性血。如果这些干预措施可使患者出血停止，产后护理应更改为更频繁的基础检查和生命体征评估以及事先确定的评估和支持以确保持续稳定状态。如果患者继续出血，则会进入第 3 阶段[19]。

4. 第 3 阶段

阴道分娩或剖宫产的量化失血量大于 1500ml 则符合第 3 阶段的标准。每 5～15min 汇报患者的生命体征和量化失血量给团队人员。应增加床旁护理。该患者应由产科医生和麻醉医生共同送往手术室。手术室的设备应随时可用，且其中应有出血车备用。应根据机构政策和程序，启用大输血方案（MTP）。与麻醉医师协调，该患者应以 1U 红细胞：1U 新鲜冰冻血浆：1U 血小板的比例进行积极输注[14]。如果无法进行交叉配血，根据机构政策和程序则应给予 O 型 Rh 阴性血液。医护团队应该积极寻找产后出血病因（子宫收缩乏力、胎盘因素、软产道裂伤和凝血功能障碍），并提供相应处理包括子宫压迫（B-lynch）缝合、血管栓塞介入治疗（患者血流动力学稳定时）、子宫动脉结扎或子宫切除术治疗可能存在的凝血功能障碍。如果出血停止则应根据机构政策提供严密的产后护理。然而如果继续出血，产后出血抢救将持续到出血稳定为止[19]。

（四）PPH 的非手术和外科治疗

目前没有前瞻性随机研究来确定产后出血的最佳治疗是非手术治疗还是外科治疗。大多数的建议都是基于专家意见、回顾性案例研究或对异质性受试者的小样本研究。因此，本文提供的干预治疗没有优先顺序。医生应根据该患者的病史、当前临床状况、可用资源以及产后出血产科管理的最新临床指南和建议，对其进行个性化治疗。

1. 子宫腔内球囊填塞

据报道，宫内球囊填塞工具包括避孕套、Foley 导管，Sengstaken-Blakemore 球囊（C.R.Bard，Inc，Covington，GA）和 Rusch 球囊，可以成功控制胎盘附着部位或子宫收缩乏力部位的出血[33]。这些工具已经在很大程度上被商业设备所取代[14]，如 SOS Bakri ® Tamponade 球囊导管（Cook Medical，Inc，Bloomington，IN）是由美国食品药物管理局（FDA）于 2002 年批准的用于填塞的外科产科硅油填充球囊（容量高达 500ml）[34]。FDA 列出了其使用禁忌证，包括凝血功能障碍、需要手术探查或血管造影栓塞的动脉出血、需要立即进行子宫切除术的出血等。类似的商品有 BT-Cath®（Utah Medical Products，Midvale，UT）球囊填塞导管（容量高达 500ml）。此外还有 Belfort-Dildy 产科 Ebb® 填塞系统（Clinical Innovations，Murray，UT），该系统采用双气囊，用于临时控制或减少产后子宫出血。存在阴道出血时，阴道球囊充气后会固定子宫球囊并提供填塞作用。所有三球囊导管的禁忌证都一样。气囊填塞装置对于解决胎盘部位出血特别有效，包括位置较低的胎盘或前置胎盘的出血。在一项系统性回顾用球囊导管进行子宫填塞的研究中，Doumouchtsis 及其同事[35] 报道总体成功率为 84%。该研究评估了 Foley 导尿管、Sengstaken-Blakemore 球囊、Rusch 球囊和其他未识别的导管和避孕套的性能。使用球囊导管止血率更高，在有生育需求的产妇中使用增加和（或）作为患有不稳定性凝血病的患者进行外科手术之前的临时干预[14]。

2. 血管介入科

选择性动脉栓塞（SAE）是由介入放射科医师（IR）在荧光透视引导下采用导管通过外周动脉（通常是股动脉）直至适当的子宫血管。然后用各种材料注射和栓塞以闭塞动脉。在荧光透视引导下通过动脉导管置入术进行子宫动脉栓塞术（UAE）已经成功地用于妇科患者，用于治疗子宫肌瘤的疼痛和大量出血。它还被用于治疗产后出血，以减少子宫的血液供应，从而减少失血。据报道，子宫动脉栓塞术对产后出血在控制出血和避免子宫切除术方面的成功率为90.7%，并且在腹膜后血肿的治疗中尤为有用，这种情况进行开腹手术探查可能比较困难或危险[36]。然而，该项操作只能由血管介入科医师团队进行操作，且不能用于大量出血或术中血流动力学不稳定的患者[14]。

髂动脉球囊放置是另一种介入手术，适用于具有极高概率发生严重产后出血的孕产妇，如已知有胎盘植入的孕产妇[14]。在剖宫产之前在超声引导下将动脉内鞘（大口径导管）置于右股和左股动脉中，然后将球囊导管（未充气的）穿过保护套并进入髂动脉，胎儿娩出后给气囊充气可以暂时阻塞髂动脉，从而阻断子宫血供，减少出血[37]。气囊放置、充气量、放气时间间隔和持续的血管评估见相应的临床指南，不在本章的讨论范围。

非气动防震服装（NASG）是一种急救装置，被世界卫生组织、美国国际开发署和孕产妇儿童健康综合计划推荐用作产后出血治疗的临时装置[38, 39]。这些组织还建议将非气动防震服装（NASG）纳入国家指南，培训课程之中，并对其进行调整，以便能在医疗环境落后的机构中使用。还有2例病例报告显示，当阴道分娩后出现弥漫性血管内凝血（DIC）时，这种情况禁忌手术，此时非气动防震服装可以在良好的医疗环境中被有效地与球囊导管一起使用[40]。NASG是对气动防震服或医疗防震裤（MAST）更安全的改造，自20世纪60年代以来，它已广泛用于出血和休克患者的急诊处理。

非气动防震服装的工作原理是增加外周阻力，从而支持身体通过增加血压，增加前负荷和增加心输出量，将血液分流到重要器官的一种自然补偿机制[41]。它还被证明可以增加髂内动脉的阻力指数，髂动脉是向盆腔供血的动脉。来自资源较少的发展中国家进行的六项研究的Meta分析数据显示，在发生严重休克的3563名女性中，非气动防震服装使她们的死亡率降低了59%[42]。非气动防震服装作为美国出血相关治疗方案的辅助推荐方案（基于AWHONN协会），但目前还未被产科临床医生了解、熟知和充分利用。注册护士（RN）、医生和助产士应接受关于何时以及如何应用该设备的培训、何时以及如何将其移出某些临床环境。此外，使用或移除该装置时，不得延迟其他被推荐的治疗方法，如药物或血液制品的使用或者将出血患者运送到更高水平的护理机构。

当非手术治疗方案不能阻止出血时，医疗团队应做好外科手术的准备。手术方式包括裂伤修复、刮宫术、髂内或子宫动脉结扎术或子宫压缩缝合术。后者对于子宫收缩乏力且对双手按摩反应良好的患者特别有用。B-Lynch压缩缝合作为治疗子宫收缩乏力的创新技术，于1997年首次成功应用。该过程包括连续缝合包膜并机械压缩子宫以期免于子宫切除[43]。

3. 子宫切除术

在每1000次分娩中就有0.33～0.70个产妇需要行子宫切除手术[14, 47]，而进行产科子宫切除术的产妇死亡率很高（0.6%～4.5%），可能与在手术开始时产妇已处于濒危状况以及手术的技术难度特别是持续出血的情况有关[45, 47, 48]。据报道，紧急产科子宫切除术中的平均失血量约为3500ml，超过孕妇总血容量的一半[11]。特别是在需要子宫切除术治疗胎盘植入患者中常常伴随凝血功能障碍，而与手术相关的并发症包括血管、输尿管、肠管和膀胱损伤等。

六、输血

美国的几个非产科专业组织已发布指导临时血液替代治疗的指南[49-51]。这些指南大多数建议对出血患者进行间断的实验室分析以指导临床输血治疗。然而实验室检查可能需要至少30~40min 进行分析，无法及时反映急性失血期间的实时血流动力学状态。与传统的实验室检测相比，即时检测提供结果的速度更快，因此将即时检测止血和纤溶的项目应用到手术室、重症监护室或门诊等，可为产科医生在患者出血期间提供更及时的检验结果。目前尚无随机试验对即时检测对产科出血患者预后的影响进行评估。产科输血的最佳时机是基于对创伤和大输血方案的共识，其强调出血的临床评估包括造成产后出血的主要原因、风险因素以及母体血流动力学状态[14, 52-54]。

发生产科出血的患者也有一定比例会发展为弥漫性凝血功能障碍。与战争和创伤受害者类似，导致产科出血并发症的凝血功能障碍可能起源于未确定的内皮"触发"事件，进而导致消耗性凝血和纤维蛋白溶解，通常表现为大量出血[55]。另外红细胞、凝血因子和血小板的补给不充分可能导致稀释性贫血或稀释性凝血[56, 57]。产科患者DIC 的详细讨论见第 20 章。凝血功能障碍易迅速发生于胎儿娩出前后时段，富含组织因子的胎盘从子宫壁剥离会促使子宫肌层收缩或者当胎盘无法剥离时可能有很多原因导致凝血功能障碍发生。孕产妇出血的发病率和失血量与既往健康的创伤性损伤的年轻患者似乎相似。因此将创伤外科经验纳入产科实践[58]。

七、关键处理原则

（一）"出血的恶性循环"

出血是医院中非妊娠创伤患者死亡的最常见原因[59]。如前所述孕产妇出血的发病率和失血量与既往健康的创伤性损伤的年轻患者似乎相似。因此，创伤外科的经验可能适用于产科出血患者的护理。

低体温、凝血功能障碍和酸中毒组患者的死亡率最高[59]，历史上称之为"出血恶性循环"或"死亡三联征"，这种出血和大量输血的并发症已有二十多年的历史[60]。在恶性循环过程中的患者如果发现低体温而没有积极治疗并且没有达到止血效果时患者极易死亡。当低灌注和酸中毒引发 DIC 时，低体温也与急性创伤和凝血功能障碍有关[56, 61]。

低体温定义为体温低于 35℃（95 ℉）。温度每降低 1℃，凝血因子的功能降低 10%。此外低体温会抑制血小板功能并导致纤维蛋白溶解[62]。正常凝血过程需要凝血酶与凝血因子相互作用以产生纤维蛋白聚合物链从而形成稳定的血凝块。在重症患者中血液稀释和低灌注都是导致体温过低、凝血功能障碍和酸中毒的原因，但仅低体温即可引起凝血功能显著改变[59, 63]。参与凝血系统的酶对温度非常敏感，在低体温条件下会受到显著抑制。在进行血液样本采集时应进行评估、记录患者体温并传达给实验室检测人员，否则实验室结果可能无法准确反映其凝血状态。

目前，对出血诊疗的一个关键原则是通过使用加温仪器如手术室加温箱、加热毯、静脉输液加温仪和血液加温仪避免患者出现低体温。

（二）液体替代治疗

为了加速静脉给药使用大口径（14G 或 16G）

导管进行静脉输液。在发生产后出血时建议至少使用两个大口径静脉通路来进行容量复苏。另外中心静脉通路的建立提供了进行快速血液替代治疗的途径。虽然在最初的休克治疗中晶体与胶体的选择一直存在争议，但等渗生理盐水仍然是首选[64,65]。

对于产科出血的初始扩容，以前建议以3∶1的比例（每升失血量使用3L溶液）给予等渗非葡萄糖晶体溶液（如生理盐水、林格氏液）[64,66]。但是过多的晶体扩容液可导致容量超负荷从而导致稀释性贫血和稀释性凝血功能障碍。鉴于使用大量晶体液的不良反应，新方案优先考虑使用限量的血液和血液成分[67-73]。容量复苏和血液成分治疗在第9章中讨论。

（三）血液成分治疗

1. 红细胞

输红细胞的目的是改善血液的携氧能力。第6章详细介绍了适用于产科的血流动力学和氧气输送概念。在术中是否开始输入浓缩红细胞是由手术时的量化失血量（QBL）决定的。可以根据以下情况决定是否需要输血：评估阴道或手术部位的出血情况、贫血相关实验室数据、无法充分止血、生命体征异常和（或）提示脏器功能障碍如收缩压或平均动脉压（MAP），心动过速和（或）尿量减少表明前负荷和心输出量不足。前负荷的初始下降可能伴有也可能不伴有产妇心动过速。因此，在有出血或有明显失血史的情况下，心率没有加快并不能排除需要输注浓缩红细胞、额外的血液成分或两者都需要的情况。如果不进行校正，向脏器输送的氧气减少，而这种情况不及时纠正，则会导致机体从有氧代谢转化为无氧代谢。代谢性酸中毒可能导致动脉pH降低、碳酸氢盐（HCO_3）减少和血清乳酸增加。因此，在出血期间间断进行动脉血气分析评估母体酸碱状态，可以客观判断红细胞输注是否充分和机体是否恢复充分灌注。贫血加重可能表明需要更积极地输注浓缩红细胞和进一步扩容。可能需要使用药物治疗如正性肌力药以改善心室收缩和心输出量、血管升压剂升高血压，但是这些药物应在改善前负荷后再开始使用。第8章将进一步详细阐述正性肌力药和血管加压药的作用。

在出血开始和（或）急性期测量血红蛋白和（或）血细胞比容很少能够正确反映母体循环中红细胞的最终浓度，因此需要定期（每20～30min）对血红蛋白和（或）血细胞压积水平进行实验室检查以评估和了解产科出血情况下这些值的动态变化。

在活动性出血期间，血红蛋白小于8g/dl则表明需要立即进行输血治疗。每单位浓缩红细胞可使血红蛋白增加约1g/dl（使血细胞比容增加约3%）。输注浓缩红细胞的目标是将动脉血红蛋白浓度纠正到至少7～10mg/dl或血细胞比容至少21%。值得注意的是严重出血的患者血流动力学多不稳定，不仅需要快速输血替代丢失的红细胞，还需要输入额外的浓缩红细胞以改善持续失血导致的携氧能力下降[9,22,74]。

2. 新鲜冰冻血浆

血浆含有凝血因子、纤维蛋白原和维持血液渗透压稳定及正常止血所需的蛋白质。血液替代治疗中新鲜冰冻血浆用以避免和（或）治疗DIC并促进止血。如果可能，可以通过分析PT、aPTT和纤维蛋白原水平来指导新鲜冰冻血浆输注。在大出血期间凝血功能的临床评估比实验室结果更重要。与血红蛋白评估一样，早期和（或）急性出血中凝血状况的实验室指标很少可以反映纤维蛋白原和凝血因子的实时消耗[22,74]。

以往早期使用新鲜冰冻血浆可以预防凝血功能障碍，但是为了避免输血相关的急性肺损伤（TRALI）就要限制血浆使用，这种矛盾导致新鲜冰冻血浆推迟至出现凝血功能障碍的临床证据时才开始使用。研究美国战区医院与平民创伤受害者的伤亡情况的前瞻性随机试验帮助建立了大量出血时使用新鲜冰冻血浆的建议和指南。数据显示每输注 3U 浓缩红细胞匹配至少 2～3 单位血浆的患者死亡率为 19%，而使用更为传统的比例每 4 单位浓缩红细胞匹配 1 单位血浆的患者死亡率为 65%，前者死亡率明显降低。巴格达绿区陆军医院的这项研究和其他研究的结果推动了输血指南的产生，使得美国创伤中心原本实施 1∶1（浓缩红细胞∶新鲜冰冻血浆）的输血比例改变为目前 1∶1∶1（浓缩红细胞∶新鲜冰冻血浆∶血小板）的输血比例，用于大出血患者的置换输血[53]。

3. 血小板

当活动性出血期间血清中的血小板水平降至 50 000～100 000/μl 或预期有额外失血时或血流动力学稳定的患者血小板值降至小于 50 000/μl 时，需要输注血小板。出血患者血小板输注的目标是使血清中血小板水平保持在 100 000/μl 左右。北美许多血库都采用大型血液成分单采术提供血小板。血液成分单采或血小板单采术是使供体与封闭系统连接，收集血液并离心分离的过程。在此过程中，血小板被收集起来并将剩余的血液成分返回给供体。一个标准化的单采血小板包所含的血小板可使血小板至少升高 30 000～50 000/μl[22]。血小板通常在室温下储存在血库中，由于失去了对感染性生物体的低温保护作用，使感染风险增加[75]。血小板是血液中的脆弱成分，在快速输血过程中容易被损伤或破坏。加压袋压缩的压力促使流速加快或流速不稳定或者在通过管道、血液过滤器和血管内时流速过快都会导致血小板失活。因此加压输液袋不应用于血小板输注，应尽早输入血小板为非机械性输注留出更多的时间。

4. 冷沉淀

冷沉淀抗溶血因子（通常称为冷沉淀）是当 1 单位新鲜冰冻血浆解冻至 1～6℃时形成的沉淀层，其内含有纤维蛋白原、100U 凝血Ⅷ因子、血管性血友病因子、凝血ⅩⅢ因子和纤连蛋白。当纤维蛋白原水平低于 100mg/dl 或者输注大量新鲜冰冻血浆存在禁忌时，可以在大量出血来不及进行新鲜冰冻血浆输注时使用冷沉淀[76]。值得注意的是冷沉淀并不包含凝血所需的所有凝血因子和血浆蛋白。因此，在大量输血治疗中使用冷沉淀时，还需要补充新鲜冰冻血浆。

血液成分总结见表 19-3，并在第 9 章中进一步讨论。

5. 病例摘录——对血流动力学稳定的患者进行输血治疗

血流动力学稳定且不再出血的患者可根据表 19-4 建议的针对实验室目标值进行输血治疗。

表 19-4 中的临床病例是一位 24 岁孕 1 产 1、产后 3h 的患者，其在阴道分娩后立即发现子宫收缩乏力伴有中度至重度阴道出血，相继进行双手子宫按摩、静脉注射含有 40 单位缩宫素的 1000 毫升晶体（0.9% NaCl）以及肌内注射甲基麦角新碱（Methergine），止血效果确切。量化失血量（QBL）记录为 750ml。1h 后患者出现心动过速、呼吸急促和低血压，进行了全血细胞计数（CBC），根据化验结果表明可能低估了失血量。

6. 血流动力学不稳定与凝血功能障碍

输血治疗是产科失血性休克患者综合治疗中不可或缺的组成部分。没有活动性出血的产科出血患者的输血治疗通常要参考实验室指标（如血红蛋白、血细胞比容、血小板计数、凝血酶原时间、活化部分凝血活酶时间和纤维蛋白原）。不应该为了等待全血细胞计数（CBC）和凝血指标的实验室评估而延迟对持续活动性出血患者的输血治疗。在需要大量输血治疗的急性出血的情况下为了降低失血性休克和急性心力衰竭的风险，在没有实验室结果的情况下积极输血通常是复苏

表 19-3 血液成分

成分	容量 / 内容	适应证	输血目标
• 库存浓缩红细胞	• 1 单位 200ml	• 出血和血流动力学不稳定 • 无出血，血红蛋白小于 6mg/dl	• 血红蛋白 7~8gm/dl 或 Hct 21%~24% • 如果患者没有出血，1 单位浓缩红细胞可使血红蛋白增加 1gm/dl 或 Hct 增加 3%
• 新鲜冷冻血浆 • 需要 35~45min 才能解冻。因此，一旦需要 2 单位的 RBC，就要及时通知血库	• 200~300ml/ 单位 • 单位为 600ml（4~6 单位）含有纤维蛋白原、凝血酶原及凝血因子 V、Ⅶ、Ⅷ、X、XI、XII、XIII、vWF	• 在出血患者中输注 2 单位 RBC • MTP：1 : 1 : 1 • RBC : FFP : 血小板	• PT ≤ 1.5 对照，aPTT ≤ 1.5 对照，纤维蛋白原＞ 100mg/dl
• 血小板		• 血小板低于 50 000~100 000/μl • MTP：1 : 1 : 1 • RBC : FFP : 血小板	• 血小板 50 000~100 000/μl 并且没有活动出血 • 1 单位使血小板增加 50 000~100 000/μl
• 冷沉淀 • 需要 35~45min 才能解冻	• 需要 5~10 单位 • 1 单位 =80~100mg/dl 纤维蛋白原 • 凝血因子 Ⅷ、vWF、纤维蛋白原、纤连蛋白和血小板微粒	• 纤维蛋白原＜ 100mg/dl	• 纤维蛋白原＞ 100mg/dl

aPTT. 活化部分凝血活酶时间；FFP. 新鲜冰冻血浆；Hct. 血细胞比容；MTP. 大规模输血方案；PT. 凝血酶原时间

引自 Acker,J.P.,Marks,D.C.,&Sheffield,W.P.(2016).Quality assessment of established and emerging blood components for transfusion.*Journal of Blood Transfusion,2016*,4860284;American Association of Blood Banks,American Red Cross America's Blood Centers, Armed Services Blood Program.(2013).Available at http://www.aabb.org/tm/coi/Pages/default.aspx;Druzin,M.L., Shields,L.E., Peterson,N.L.,&Cape,I. Preeclampsia toolkit:Improving health care responses to preeclampsia (California Maternal Quality Care Collaborative Toolkit to Transform Maternity Care). Developed under contract #11–10006 with California Department of Public Health;Maternal Child and Adolescent Health Division; Published by the California Maternal Quality Care Collaborative (CMQCC), November 2013. Available at https://www.cmqcc.org; Spinella,P.C.(2008).Warm fresh whole blood transfusion for severe hemorrhage: U.S.military and potential civilian applications. *Critical Care Medicine*,36(Suppl.7),S340–S345; Spinella,P.C.,Perkins,J.G., Grathwohl,K.W.,Beekley,A.C.,& Holcomb,J.B.(2009).Warm fresh whole blood is independently associated with improved survival for patients with combat–related traumatic injuries. *The Journal of Trauma*,66(Suppl.4),S69–S76;Wallis,J.P.(2008). Red cell transfusion triggers. *Transfusion and Apheresis Science*,39(2),151–154.

的一部分。根据量化失血量（QBL）和患者评估数据进行决策。例如子宫收缩乏力伴随量化失血量（QBL）1000ml，如患者凝血功能且生命体征平稳，可以进行实验室检查和交叉配血，以实验室检查结果来决定是否输血治疗。在严重出血（如量化失血量 QBL 大于 1500ml）的情况下，若血液不凝和（或）母体生命体征不平稳，在获得实验室结果之前可立即输注浓缩红细胞、新鲜冰冻血浆、血小板和冷沉淀。

7. 病例摘录——在血流动力学不稳定的患者中使用血液替代治疗

当患者出现血流动力学不稳定时需要启动 MTP、紧急评估产后出血的病因以及进行积极的针对性措施。一名 30 岁的女性，孕 2 产 2，因"产

表 19-4　病例摘录（血液替代治疗的实验室指标和计算方法）

	出生前	产后 4h
生命体征		
心率（次 / 分）	90	138
血压（mmHg）	110/76	100/42
平均动脉压（mmHg）	87	61
呼吸（次 / 分）	18	22
温度	99.0 ℉（37.3℃）	97.0 ℉（36.1℃）
检测结果		
血红蛋白（g/dl）	12	5.2
血小板（/L）	340 000	105 000
PT（s）	-	-
aPTT（s）	-	-
FSP/FDP	-	-
D- 二聚体（μg/dl）	-	-
纤维蛋白原（mg/dl）	-	-

FDP. 纤维蛋白降解产物；FSP. 纤维蛋白分裂产物；PT. 凝血酶原时间；aPTT. 活化部分凝血活酶时间

注意：患者的血红蛋白水平为 5.2g/dl，低于 7.0g/dl，启动浓缩红细胞（PRBC）替代治疗。进一步评估显示患者有症状（见生命体征），以及分娩后尿量少于 100ml。为了 "纠正" 血红蛋白水平，输血的目标设定为 10g/dl。1U 的 PRBC 使血红蛋白增加约 1g/dl；因此，输血的 PRBC 单位数量计算为 4.8（四舍五入至 5）。输入 5U 的 PRBC，并评估随访血红蛋白水平以确定患者是否需要进一步输送 PRBC。患者的血小板大于 100 000/μl，表明当时不需要输注血小板

程停滞、胎儿窘迫" 行剖宫产分娩，手术过程顺利，胎儿娩出后发现胎盘植入，给予宫缩药无效。后产妇血压下降，出现严重的心动过速和反应迟钝，插管后改为全身麻醉。子宫收缩欠佳，持续出血达 2500ml 时启动了该院产科出血救治流程，集合了手术、护理和麻醉团队。抽取统计血样（CBC、PT、aPTT、纤维蛋白原、FSP/SDP 及 D- 二聚体），结果列于表 19-5。值得注意的是，医生并没有为了等待实验室结果而延迟血液制品的输注。相反，医院的产科出血流程中提供了一个 "MTP 包"。MTP 包由 6 单位浓缩红细胞、6 单位新鲜冰冻血浆、1 个单采血小板包和 1 个成人剂量的冷沉淀组成。为加快输血，血库立即发放 6 单位的 O 型 Rh 阴性浓缩红细胞和 6 单位的解冻新鲜冰冻血浆到手术室（按照规定医院血库常规随时保留 4～6 单位的 O 型 Rh 阴性新鲜冰冻血浆处于解冻状态）。约 5min 后血小板送达，冷沉淀在血小板后约 20min 到达。

表 19-5 案例 2（大量出血）

生命体征	PPH 之后	第 1 个 MTP 包 输血（第 1 个 MTP） 6 个单位 PRBC、6 个单位 FFP 1 个单位血小板（单采） 1 个成人剂量冷沉淀	在第 1 个 MTP 包之后	第 2 和第 3 个 MTP 包 输血（第 2 和第 3 个 MTP） 12 个单位 PRBC、12 个单位 FFP 2 个单位血小板（单采） 2 个成人剂量冷沉淀	在第 2 和第 3 个 MTP 包之后
心率（次 / 分）	140		152		122
血压（mmHg）	70/36		85/46		108/60
平均动脉压（mmHg）	47		59		76
呼吸（次 / 分）	32		呼吸机		呼吸机
温度	97.4 °F（36.3℃）		97.1 °F（36.2℃）		99.0 °F（37.2℃）（使用加温装置）
检测结果					
血红蛋白（g/dl）	7.5		6.6		9.2
血小板（/L）	68 000		49 000		88 000
PT（s）	19		53		36
aPTT（s）	71		> 120		55
纤维蛋白原（mg/dl）	141		81		125
FSP/FDP	无意义		无意义		有意义
D- 二聚体（μg/dl）	WNL		有意义		有意义

aPTT. 活化部分凝血活酶时间；FFP. 新鲜冷冻血浆；FDP. 纤维蛋白降解产物；FSP. 纤维蛋白分解产物；MTP. 大输血方案；PPH. 产后出血；PRBC. 库存浓缩红细胞；PT. 凝血酶原时间

大输血指南建议对浓缩红细胞、新鲜冰冻血浆和血小板进行"同时"给药。为此麻醉医生开放中心静脉通路并插入 7Fr 三腔中心静脉导管（CVC），其具有两个 18 号腔和一个 16 号腔。注入 2 单位的新鲜冰冻血浆后再注入 2 单元的浓缩红细胞；通过单独的外周静脉通路同时输注单采血小板（以避开中心静脉导管 CVC 输注的湍流）。

根据对持续出血的测量评估和实验室结果申请第 2 个 MTP 包。麻醉医生给予血管加压剂以增加灌注压。出血期间的动脉血气分析显示动脉血 pH 降低和 HCO_3 降低。实验室检查复查结果显示纠正血流动力学效果欠佳。随即快速输液器送入手术室，同时申请并输注了第 3 个 MTP 包。在此期间，外科医生控制了出血、麻醉师利用加温装置预防体温过低。表 19-5 显示了输注完第 3 个 MTP 包后的实验室结果和生命体征。

当该患者情况稳定并且没有进一步出血时，血液制品的输血指南转向了"血流动力学稳定"指南，其重点是纠正异常的实验室结果。这位患者最终还需要 4 U 浓缩红细胞和 3 U 新鲜冰冻血浆，在手术室开始输注并在术后完成。重复 ABGs（每 30～40min）提示 pH 改善。患者术后于重症监护室继续治疗了 4d，并在产后第 7 天出院回家。她发生了短暂的急性肾损伤，无须透析即好转，并在出院后 18 周复查时未发现有远期器官功能障碍。

（四）其他用于出血的产品

1. 抗纤维蛋白溶解药

继发于创伤和分娩的终末器官灌注减少会激活凝血系统，从而引发纤维蛋白溶解增强的过程。因此一些科学家对抗纤维蛋白溶解剂用于预防和治疗出血非常感兴趣[77]。研究最多（且经 FDA 批准的）的两种抗纤维蛋白溶解剂是氨基己酸和氨甲环酸（TXA）。两者都是赖氨酸衍生物，通过阻止纤溶酶的形成和活化来阻断纤维蛋白溶解，从而使血栓稳定并防止溶解[15, 78]。两种药物的作用相似，但 TXA 的效力是氨基己酸的 10 倍。

WOMAN 试验是一项国际随机对照试验，其结果显示严重的出血减少了 30%[79]。基于这些发现建议将 TXA 增加到产后出血的治疗措施中 [14, 77]，且在出血开始后的 3h 内给药最有效。目前尚不清楚早期使用这种药物是否有任何益处。建议是在 10～20min 内给予 1g。这种药物的输注速度大于 1ml/min 会导致低血压。如果出血持续存在，可在第一次给药后 30min 给予第二次 1g 剂量，建议不要超过 2 剂。目前仍在讨论 TXA 应该在出血流程的哪一阶段给药。做出统一的规定有困难，部分是由于用药顺序取决于特定环境中的可用资源。一般来说，在给予更高剂量的缩宫素和甲基麦角新碱后继续出血（第 1 阶段出血结束）或考虑使用其他干预手段时（如 15-甲基前列腺素、压缩缝合或填塞球囊，第 2 阶段出血的开始），则初步建议给药。应将 TXA 添加到产科出血包中以便快速获取。

在给予抗纤维蛋白溶解剂后，已有报告显示可能导致心肌梗死、栓塞性脑卒中、深静脉血栓形成和肾功能不全[80]。尽管抗纤维蛋白溶解剂报告的不良事件主要由血栓形成过多导致，在 WOMAN 试验中，使用 TXA 治疗的患者与安慰剂组相比，血栓栓塞事件的发生率没有差异 [79, 80]。目前，没有足够的证据证明氨甲环酸预防产后出血有益，但是由于使用 TXA 可以降低出血导致的死亡，因此，初始干预措施无法解决出血时，可考虑使用该药物 [14, 77]。

2. 去氨加压素

去氨加压素（DDAVP）是血管紧张素的合成衍生物，已被 FDA 批准用于血管性血友病和某些类型的血友病。血管性血友病是一种遗传性疾病，表现为血管性血友病因子（vWF）水平降低或功能性血管性血友病因子 vWF 水平降低。血管性血友病会导致出血性疾病，使身体在常见情况（例如拔牙、月经、割伤、创伤、手术等）下的止血能力受损。DDAVP 通过刺激内皮细胞释放 vWF 和提高因子Ⅷ水平起作用。当采用较新的筛查方法时，血管性血友病影响 0.6%～1.3% 的人群。在出血并伴有潜在的出血性疾病时，可以考虑使用 DDAVP[81]。

3. 重组活化凝血因子Ⅶa

重组活化因子Ⅶa（rFⅦa）（NovoSeven®RT，Novo Nordisk A/SBagsvérd，Denmark）经 FDA 批准用于先天性因子Ⅶ缺乏症或血友病 A 或 B 患者，这些患者具有因子Ⅷ和Ⅸ的抑制因子或缺乏因子Ⅷ和Ⅸ。它通过促进凝血酶的产生和稳定血凝块来控制凝血功能障碍时的出血。自从 1999 年该药物获得许可证以来，已有大量关于重组活化因子Ⅶa 在无血友病的各种方法无法控制出血的患者中超说明书使用的报道[82-84]。据估计，数千名患者作为研究方案的参与者或由独立于研究方案的医生指导而接受了该药物的治疗[85]。

165 份报告中重点描述了 185 例血栓栓塞并发症[82]。血栓栓塞事件包括血栓栓塞性脑血管意外（*n*=39）、心肌梗死（*n*=34）、肺栓塞（*n*=32）、其他动脉血栓形成（*n*=26）、深静脉和其他静脉血栓形成（*n*=42）和侵入设备的血栓形成（*n*=10）。此外，报告中显示在没有血友病或其他已知适应证的患者中不良事件发生更多。21% 血栓栓塞事件发生在使用重组活化因子Ⅶa 的 2h 内，51% 发生在治疗前 24h 内。血栓栓塞组有 50 人死亡，其中 72% 被认为是由栓塞引起的。该刊物的作者强调可能由于志愿者报告系统中患者管理的复杂性以及接受重组活化因子Ⅶa 的患者的高发病率，研究结果并未证实或确定直接的因果关系。其结

果也没有确定不良事件的发生频率。相反，FDA 的评论提出了可能的问题。

到 2008 年，发表的其他的临床试验描述了重组活化因子Ⅶa 在各种患者群体中的超说明书使用。通过这些试验，Hsia 及其同事[86]进行了一项 Meta 分析，质疑重组活化因子Ⅶa 的益处以及不良后果的发生率和影响。22 项随机对照试验符合纳入标准，包括 3184 名受试者，其中 2080 名接受重组活化因子Ⅶa，1104 名接受安慰剂。与安慰剂组相比，重组活化因子Ⅶa 组中的受试者接受浓缩红细胞输注显著减少。每组均发生了血栓栓塞事件和死亡。脑卒中、未明确的动脉血栓栓塞、静脉血栓栓塞、深静脉血栓形成、肺栓塞和非特异性静脉血栓栓塞的发生率在各组之间没有显著差异。然而重组活化因子Ⅶa 组与安慰剂组相比，动脉栓塞事件发生率显著升高，并且重组活化因子Ⅶa 组中心肌梗死的发生率也更高。作者估计动脉血栓栓塞的绝对风险增加约为 1%。在 Meta 分析中，没有关于产科出血患者的随机对照试验。

已经有报道在产科患者中使用 rFⅦa。然而，没有一项完整的前瞻性随机双盲试验是关于产科患者分娩时在出血期间或预防出血时使用该药物。尚不清楚妊娠高凝状态是否会改变药物的特征或是否会增加血栓栓塞事件的相对风险。建议医生在治疗需要大量输血的产科出血时，只有在标准治疗无效且潜在益处大于不使用药物的风险时考虑使用重组活化因子Ⅶa。

目前还不知道对大出血孕妇使用重组活化因子Ⅶa 的治疗剂量。血友病的标准剂量为 90μg/kg。然而，在创伤患者的研究中，一些方案中剂量高达 100～200μg/kg。以约 2h 的间隔重复初始剂量，直至达到止血并控制出血。

在对产科患者使用重组活化因子Ⅶa 的文献综述中，Franchini 及其同事[87]报道对药物的反

应和不良反应都不是剂量依赖性的。此外，作者建议在 3～5min 内静脉给予 90μg/kg 的重组活化因子Ⅶa。有趣的是作者建议在进行子宫切除术之前给予一定剂量的重组活化因子Ⅶa 可能避免子宫切除。最重要的是精细地治疗和纠正已知的患者抑制重组活化因子Ⅶa 有效性的状况。因此，在输注重组活化因子Ⅶa 之前，除了输注浓缩红细胞、新鲜冰冻血浆、血小板和冷沉淀外，还必须纠正酸碱失衡、体温过低、低血钙和高钾血症的情况。如果在大约 20min 后没有改善，Franchini 及其同事[87] 推荐使用第二剂重组活化因子Ⅶa（90μg/kg）。然而，制药商建议在初次施用后 2～3h 重复治疗剂量，并在随后 24h 内定期重复治疗剂量。目前尚未就产妇的这项治疗建议达成共识。给予重组活化因子Ⅶa 后患者的评估包括评估进一步出血以及动脉和（或）静脉血栓栓塞事件的发生。

（五）自体血回输装置在剖宫产术中的使用

自体输血（自体血回收）装置通过抽吸清除手术部位血液，然后进行抗凝、过滤、差速离心，再过滤并输注回静脉循环。该操作的安全性已经在几种类型的手术中被证实，但在剖宫产或其他产科手术过程中使用仍有两个顾虑。一是 Rh 阴性的母亲怀有 Rh 阳性胎儿，二是羊水栓塞。在收集产科手术部位血液期间，经常将母体和胎儿红细胞、羊水和冲洗液混合到自体输血装置的真空容器中。大多数报道的病例使用一种先进的去白细胞滤器（Leukoguard RS Filter），并已被证明可有效去除或减少胎儿鳞状细胞、白细胞、细菌和其他手术范围内污染物[88]。然而与母体静脉血相比，胎儿红细胞并未减少并且在自体输血装置中的浓度较高[59]。因此，处于同种免疫风险的患者应接受抗 D 免疫球蛋白（RhoGAM）治疗。在自体输血后，应对孕妇血液中胎儿血红蛋白含

量进行定性检测以指导抗 D 免疫球蛋白的使用剂量[88]。

因担心引起羊水栓塞，输注分娩时收集的自体血液在过去一直备受关注。然而实验室研究表明使用去白细胞滤器可以有效地将羊水、胎儿碎片和组织因子与红细胞分离，理论上应该降低了羊水栓塞的风险[88, 89]。在 2000 年去白细胞滤器问世之前，英国剖宫产手术中已经有超过 100 例的患者成功使用自体输血装置。

许多已发表的研究报道了使用自体输血装置的病例，其中包括 139 例在剖宫产时接受自体输血的患者[90]。这些患者都没有发生弥漫性血管内凝血或羊水栓塞。据报道自体输血装置的操作由灌注师、麻醉医生和经过专门训练的护士进行，他们通常具有操作心脏搭桥机器的经验和专业知识或者在进行大量手术的机构中工作。由于许多医院可能无法有独立的自体输血操作团队，因此将产后出血高风险的患者送到有相关资源的医院。

耶和华见证人的患者及自体输血装置的使用

根据纽约的一项研究，身为耶和华见证人的孕产妇死亡率是一般人群的 44 倍[91]。这部分患者绝大多数可以接受自体输血技术，因为所收集的血液产品不会被认为是从循环中去除的。应在产前确定拒绝接受血液成分治疗的患者，并就其信仰和偏好提供咨询，然后签署知情同意书，并在同意书中说明在出血紧急情况下他们可以接受哪些技术，如自体输血。

八、大出血的并发症

在大多数产后出血病例中，贫血的患者不需要输血，也无远期并发症。如前所述，产后出血可能导致低血容量性休克、心搏骤停和孕产妇死亡。在严重出血和休克后存活的患者，远期后遗症如垂体功能减退、脑损伤和输血治疗并发症

（病毒感染、移植物抗宿主病等）导致慢性残疾。与人体血液和血液制品相关的风险在第 9 章中进一步阐述。在许多情况下通过及时识别异常出血、治疗出血原因以及复苏和输血治疗可以避免这些不良后果。

（一）再灌注损伤

经过一段时间的缺血缺氧，组织恢复血供，组织产生炎症反应，产生细胞膜和脱氧核糖核酸（DNA）的氧化损伤。这是大出血后存活者可能继续发展为多系统器官衰竭、脑损伤和死亡的一种机制。输血 / 复苏后的评估包括监测器官系统是否存在超氧化物和羟基自由基损伤 [92, 93]。器官系统功能障碍的复苏后评估包括持续的生命体征评估、临床评估和分析器官系统功能的实验室结果。动脉血气分析可用于评估当前的酸碱平衡、氧输送指数和碱缺乏水平，以评估复苏后需要补充的碳酸氢盐剂量或是否需要替代治疗。由于肾脏极易受氧合作用的影响，因此血和尿的肾功能分析可能有助于建立基础数据，以作为进一步分析比较肾脏损伤的依据。如果出血速度导致母体心动过速，心率超过 140 次 / 分，和（或）如果存在心电图变化并提示缺血（如 ST 段抬高、T 波倒置或异位搏动）或母体平均动脉压小于60～65mmHg 超过 10～15min 则通常需要评估心肌酶。大量输血后患者易出现感染、肠梗阻、电解质紊乱、肺水肿、脑水肿、急性呼吸窘迫综合征（ARDS）和其他后遗症 [92]。

（二）Rh 致敏

Rh 致敏可发生在 Rh（D）阴性患者输注了Rh（D）阳性血液制品时。如存在增加胎儿血液暴露于母体（胎盘早剥、胎盘异常）的风险时，Rh 致敏的风险可能更高。发生产后出血的 Rh（D）阴性患者输血后，需要测试母体血液中是否有胎儿细胞存在。用 Kleihauer-Betke 检验或流式细胞术进行母体血液分析，以确定抑制免疫系统和减少同种免疫抗 Rh（D）抗体产生所需的 Rh 免疫球蛋白（人）（RhoGAM）的量 [94]。

九、大规模产后出血的协同管理和患者安全

当前对产后出血等产科紧急事件的管理需要快速调动多学科团队，并且要具有清晰的沟通、强有力的领导和适当的决策，以促进患者良好的结局。这包括根据当前的实践建议努力建立机构导向的方案和快速响应能力。为了有效地应对大出血，推荐产后出血团队成员使用临床模拟训练。模拟培训在第 4 章进一步讨论。模拟培训的好处早已在其他行业明确，包括商业航空公司、核电和备灾等行业。当用于应对罕见但危及生命的临床事件（如产科出血）时，它可以减少响应时间、改善团队沟通并减少延迟患者护理的情况。当重复模拟时，模拟人员利用从过去经验中获得的知识继续改进方案，并将过去的经验教训应用于下一次实际事件的操作中。建议单位和医院制定出血临床指南，利用模拟培训作为教学工具来改善临床反应和患者情况，并解决出血复苏中涉及的各项具体挑战 [95]。此外，妇女健康护理患者安全委员会对产科出血安全的共识包括建议对高风险患者在护理前及护理过程中进行定时汇报 [23]。汇报是一次非正式的简短讨论，双方可以进行非评判性的交流 [96]。这些汇报是日常质量改进活动的一部分。团队汇报应该确定哪些方面的人为和非人为因素进展顺利，哪些方面可以改进，应该在汇报表中记录并与医院领导交流。在分娩前交流讨论产后出血的危险因素，并在第 2 或第 3 产后出血阶段进行汇报。AWHONN 开发的汇报表可能有助于指导这些合作讨论。AWHONN 产后出血汇报表如图 19-5所示 [19]。

AWHONN
PROMOTING THE HEALTH OF
WOMEN AND NEWBORNS

产后出血（PPH）即时汇报表

仅用于质量（QI）改进
遵循医院关于记录患者姓名和病历编号的 QI 政策

事件发生日期：_____

表格完成时间：_____

事件的类型：请选择一个

产后出血：　　　□第 2 阶段　　　□第 3 阶段

描述：在事件发生后立即采取集中的汇报有助于快速掌握事件重点并且确定需要改善的步骤。

协调者指南：
- 护士和主治医师搭档为协调者（护士主要负责召集并汇报，确保该家庭情况被汇报并且做好会议记录）。
- 无责会议
- 没有中断或侧面对话

临床汇报指南：
- 按照指示对所有产后出血第 2 阶段或第 3 阶段和其他紧急情况的孕产妇进行团队汇报
- 允许所有照顾该患者的团队成员参与
- 简短汇报，最多 15min。视具体情况而定

- 一旦患者稳定，尽快进行汇报
- 总结 RN 领导应和患者家属一起
- 简短汇报，最多 15min。视具体情况而定
- 通过分享什么情况下会变好以及注意点，从中吸取经验

汇报与会者：指出参加汇报的团队成员人数（#）

#	汇报与会者
	主要 RN
	护士长
	主管 RN
	其他 RN

#	医疗团队汇报参与者
	主要的 MD（MFM，OB，FP）
	OB 住院医师
	认证护士助产士
	其他

#	麻醉科和儿科的与会人员（MD 和 RN）
	新生儿医生 / 儿科医生
	麻醉师
	NICU RN
	其他

#	辅助人员汇报与会者
	单位秘书 / 文员
	OB 助理 / 外科手术人员
	其他部门
	神职人员或社会工作者

识别			
风险和出血识别	表现好	需要改进	注意事项
• 入院前、分娩前和分娩后进行的 PPH 风险评估是否有持续进行？	□	□	
• 是否迅速辨认紧急情况？	□	□	

准备			
资源和设备	表现好	需要改进	注意事项
• 该单位是否有足够的人员配备？	□	□	
• 是否有必要的用品和（或）设备？	□	□	
• 是否可以轻松获得额外的耗材和（或）设备？	□	□	

回应							
团队合作和临床管理	表现好	需要改进	注意事项	药物，失血和血液管理	表现好	需要改进	注意事项
• 团队是否及时动员起来？	□	□		• 给予适当的子宫收缩药物吗？	□	□	
• 根据出血政策，是否遵循了适当的临床决策？	□	□		• 通过直接测量来量化失血量？	□	□	
• 是否有其他干预措施，例如球囊填塞，及时使用 B–Lynch？	□	□		• 血液制品给予是否及时？	□	□	
• 要求获得额外帮助时是否及时？	□	□		• 血液容易获得吗？	□	□	

团队和家庭沟通	表现好	需要改进	注意事项	附加讨论	表现好	需要改进	注意事项
• 团队成员是否及时传达重要或有争议的信息？	□	□		1.	□	□	
• 患者和家属是否了解团队的护理计划情况？	□	□		2.	□	□	
• 团队是否满足患者和家属的精神和情感需求？	□	□		3.	□	□	

▲ 图 19–5　2017 年来源于 AWHONN 产科患者安全教育计划的 AWHONN PPH 汇报表

已识别问题	需要采取的措施	负责跟进的人员

NICU. 新生儿重症监护室；OB. 产科

▲ 图 19-5（续） **2017 年来源于 AWHONN 产科患者安全教育计划的 AWHONN PPH 汇报表**

经 AWHONN 的许可使用

表 19-6　产后出血管理常见错误

- 未能识别或延迟识别出血
- 未使用或延迟使用除缩宫素之外的宫缩药
- 没有呼叫或延迟呼叫请求帮助 / 通知管床医生 / 麻醉医生 / 二线外科医生
- 未能或延迟将患者移至手术室
- 未能或延迟识别提示产后出血的母体生命体征
- 未能或延迟将剖宫产后患者从麻醉后监护室移至手术室
- 未能或延迟交叉配血和提交配血单
- 未能或延迟给予血液制品
- 未能或延迟给予新鲜冰冻血浆和（或）血小板，直到输入大量的红细胞
- 医学、护理、实验室人员、血库人员、麻醉、血管外科等之间没有进行沟通或沟通不完整

引自 Maslovitz,S.,Barkai,G.,Lessing,J.B.,Ziv,A.,&Many,A.(2007).Recurrent obstetric management mistakes identified by simulation.*Obstetrics and Gynecology,109*(6),1295–1300; Lombaard,H.,&Pattinson,R.C.(2009).*Best Practice and Research Clinical Obstetrics and Gynaecology,23*(3),317–326;Gruen,R.L.,Jurkovich,G.J.,Mcintyre,L.K.,Foy,H.M.,& Maier,R.V.(2006).Patterns of errors contributing to trauma mortality: Lessons learned from 2,594 deaths.*Annals of Surgery,*244(3),371–380.

对发生产科出血患者的护理的临床错误和重大延误的分析是护理的组成部分，如果在出现重大延误后没有采用或实施相关护理，将导致孕产妇发病率和死亡率增加。表 19-6 列出了产科出血管理中的常见错误[97-99]。此外，两个国家工作组 [一个通过国际患者安全联盟和 AWHONN/ 孕产妇儿童健康计划协会（AMCHP）共同召集的专家组] 开发了孕产妇发病率和死亡率审查工具，以指导深入和系统地审查这些案例，这是为了促进团队学习，防止重复同样的错误[100]。

十、总结

产科出血仍然是全球区域和社会经济领域中孕产妇发病率和死亡率的重要原因[101]。可通过及时识别、及时启动适当的临床管理措施和多学科协作干预来预防并发症的发生。通过适当的教育和准备，医疗保健团队成员作为个人和医疗保健团队的一部分，可以显著降低这种常见的分娩并发症导致的不良后果。

妊娠期弥散性血管内凝血
Disseminated Intravascular Coagulation in Pregnancy

Melissa C. Sisson　Lewis Hamner Ⅲ　著
郭晓玥　徐晓楠　译
姜　海　校

第 **20** 章

由于弥散性血管内凝血（DIC）往往与一些妊娠合并症伴随发生，一个多世纪以来，产科相关文献对其均有描述。DIC 的临床表现和预后是复杂多样的，因此也使得该疾病的诊断和治疗面临重大的临床挑战。国际血栓形成和止血学会 DIC 小组委员会将 DIC 定义为一种获得性综合征，其特征是不同原因引起血管内激活凝血机制失效。DIC 可引起微血管受损，如果损伤严重，甚至可能出现器官功能障碍[1]。

妊娠期 DIC 的发病率各不相同，主要取决于潜在的产科并发症。Callaghan 等[2] 报道 DIC 的患病率为每 10 000 例住院患者中有 12.5 例。然而，妊娠状态下 DIC 的发生率可能更高。如对 53 例羊水栓塞（AFE）的病例进行的回顾分析显示，66% 发生 DIC[3]。而 Rattray 等[4] 对 49 例产科 DIC 的病例分析发现，37% 与胎盘早剥有关。Sibai[5] 报道，妊娠期发生溶血 – 肝酶升高 – 血小板降低（HELLP）综合征患者 21% 发生 DIC。

Callaghan 等在 1998—2009 年期间研究了全国住院患者样本（NIS）的数据，发现 DIC 的发病率显著增加，每 10 000 次住院分娩的患者发病率为 35%[2]。DIC 是引起严重母体并发症的第二大原因[6]。约 1/4 的孕产妇死亡归因于孕期 DIC[2]。因此，孕妇保健提供者必须了解 DIC，以便早期发现并及时治疗，以改善预后。

一、DIC 的病理生理学

由于许多凝血因子增加且纤维蛋白溶解活性降低，妊娠期处于高凝状态。与纤维蛋白溶解对应的是，促凝血活性增高，为防止失血提供天然保护[7]。第 13 章详细描述妊娠期间生理止血过程及凝血系统改变。

在 DIC 中，暴露于组织因子（TF）（也称为促凝血酶原激酶）通过经典的外源性途径形成最初的凝血酶，通过经典的内源性途径、炎症通路的平行激活以及足够的止血和内皮反应进行级联放大，从而导致凝血功能异常[7-10]。目前的理论是凝血主要由结合了活化因子Ⅶ（Ⅶa）的 TF 引发，继而形成复合物激活Ⅸ和Ⅹ因子，产生凝血酶，最终产生纤维蛋白凝块。这导致以下病理后果：播散性纤维蛋白血栓，导致血流阻塞，产生终末器官缺血和坏死；激活激肽系统，导致血管通透性增加、低血压和休克；激活补体系统，导致红细胞和血小板溶解，引起血管通透性增加和休克；释放细胞因子，包括白细胞介素（IL）–1 和 IL–6 以及肿瘤坏死因子（TNF）；纤溶酶诱导的纤维蛋白溶解，纤维蛋白降解产物（FDP）释放，凝血因子的进一步缺失，导致出血和休克[7-11]。

该过程是血凝块过度形成和出血之间的恶性循环。系统性炎症反应的激活可以通过促炎介质放大凝血，同样，DIC 可以放大炎症反应并使其不断恶化。继发于与内皮功能障碍相关产科并发症的 DIC 可能引起全身炎症反应综合征（SIRS），可能导致多器官功能障碍综合征（MODS）[13]，DIC 的病理生理学如图 20-1 所示。

DIC 可能发生在明显出血到血栓形成的全过程中。有人建议根据存在的高凝和高纤维蛋白溶解的程度，将产科 DIC 分为四种类型，即无症状型（限制性凝血和纤维蛋白溶解）、出血型（明显的纤维蛋白溶解）、大量出血型（高凝和高纤维蛋白溶解）和器官衰竭型(明显的高凝状态)[12]。

二、产科的危险因素

在正常妊娠中，由于多种促凝物质的产生和代谢增加，凝血和纤维蛋白溶解系统处于高水平动态平衡[7]。因此，有人认为妊娠期发生 DIC 的易感性增加。分娩期凝血的激活——表现在凝血酶原（PT）片段 1 和 2、D- 二聚体、凝血酶 – 抗凝血酶（TAT）增加，以及 FDP 增加导致的纤维蛋白原活化，提示分娩期实际上是一种低级别 DIC 的状态。DIC 的危险因素如表 20-1 所示。

（一）胎盘早剥

胎盘早剥是产科 DIC 常见原因，发生率为 1%。临床表现为显性剥离和胎死宫内者高达 40% 发生凝血功能障碍性产后出血（PPH），这是 DIC 导致死亡的最常见原因[14]。大面积胎盘早剥患者凝血功能障碍的发生率为 20%～30%[9]。当胎盘早剥导致胎死宫内（IUFD）时，更易发生严重的凝血功能障碍[9, 15]。当胎盘早剥严重时，凝血功能障碍与凝血因子的全身消耗和纤维蛋白溶解的激活有关，而不是只源于胎盘后凝血块的形成以及同时发生的凝血因子的局部消耗。蜕膜和胎盘组织中含有高浓度的 TF，TF 从破裂部位持续释放到体循环，导致弥漫性凝血因子消耗和继发性

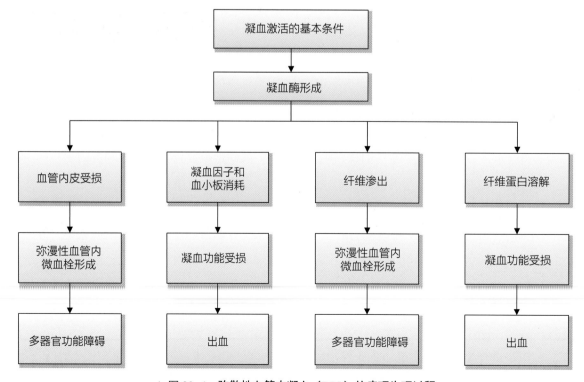

▲ 图 20-1　弥散性血管内凝血（DIC）的病理生理过程

表 20-1　弥散性血管内凝血（DIC）的诱发因素

- 胎盘早剥
- 重度子痫前期 / 子痫
- 溶血 - 肝酶升高 - 血小板降低（HELLP）综合征
- 羊水栓塞
- 感染
- 妊娠期急性脂肪肝
- 双胎之一胎死宫内 / 双胎胎死宫内
- 严重产后出血

纤维蛋白溶解[15]。TF 通过结合Ⅶ因子的经典外源途径激活凝血系统[3, 7, 9, 14]。血小板减少、抗凝血酶（AT）消耗、低纤维蛋白原血症以及 D- 二聚体升高的程度与胎盘早剥的严重程度有关，也与胎盘早剥和胎儿娩出的时间间隔有关。PPH 常伴随胎盘早剥发生。这可能与继发于广泛纤维蛋白溶解的 FDP 增加有关[3, 7, 9, 14]。在美国，胎盘早剥是孕产妇死亡的直接原因，占据妊娠相关死亡的 1.1%[2]。

（二）子痫前期

子痫前期或子痫最初可因血小板消耗而导致血小板减少，但很少引起严重的凝血功能障碍[9]。约 10% 的子痫前期或子痫患者，由于血管内皮损伤导致低级别代偿性 DIC[9]。子痫前期患者出现多种凝血功能异常，包括 AT 减低、TAT 复合物、FDP 和 D- 二聚体的水平升高。

在没有胎盘早剥或 HELLP 综合征的情况下，子痫前期或子痫患者很少发生 DIC[5, 9, 15, 16]。Sibai 报道，在没有胎盘早剥、产后出血和肝被膜下血肿的情况下，HELLP 综合征患者 DIC 发生率为 5%[5]。尽管许多子痫前期患者表现出亚临床凝血功能障碍，但是发生胎盘早剥或 HELLP 综合征等其他并发症的患者发生 DIC 的风险显著增加。

（三）羊水栓塞

羊水栓塞（AFE）也称为妊娠过敏反应综合征，是一种罕见的产科并发症，其经典特征是低

血压、低氧血症和凝血功能障碍三联征。由于其罕见性和缺乏诊断的金标准，关于 AFE 发病率的报告存在很大的差异。Clark[17, 18] 报道具有典型体征和症状的 AFE 的发病率为每 40 000 例分娩中有 1 例，其死亡率超过 60%。2006 年到 2010 年，疾病控制中心（CDC）报告 AFE 导致妊娠相关死亡的发生率为 5.3%[6]。83% 的 AFE 患者出现凝血功能障碍[17, 18]。第 22 章将对其进行全面介绍。

AFE 凝血功能异常的原因尚存争议。Clark[17, 18] 假定，胎盘早剥和胎盘植入导致的 AFE 出现的凝血功能障碍是由于母体循环暴露于胎儿抗原，同时与胎盘组织相关的血栓素样作用的凝血瀑布样激活。与之相关的凝血功能异常是消耗性的而不是稀释性的。考虑到 DIC、感染性休克和过敏性休克病理生理学的相似性，一些作者建议将 AFE 改名为"妊娠过敏反应综合征"[17]。Clark[17] 进一步指出，AFE 相关的可识别的临床症状、体征和中心血流动力学改变与过敏反应或 SIRS 和脓毒症类似，提示外来抗原物质引起促炎介质和促凝血活化。在回顾了 400 例病例后，Kanyana 和 Tamara 提出 AFE 呈现为两种类型：第一种开始于心肺衰竭，第二种开始于凝血功能障碍和子宫收缩乏力。这两种类型的病因与胎儿物质和液体进入母体循环，并导致肺脏等器官的微循环阻塞和过敏反应有关[19]。虽然 AFE 的结果众所周知，但其原因仍不明确。缺乏明确的诊断标准阻碍了 AFE 的研究，遵循标准的诊断方法有利于未来的研究[17]。

（四）产后出血

产后出血（PPH）是孕产妇患病和死亡的重要原因，但它在很大程度上是可预防的。PPH 最常用的定义是在阴道分娩后估计失血量（EBL）≥ 500ml，或在剖宫产后 ≥ 1000ml。然而，研究表

明 EBL 经常被低估[14]。PPH 发生率波动在 1/20 到 1/100，80% 由子宫收缩乏力引起[14]。

在没有合并症的产科出血患者中，有 25%～35% 发生 DIC[7, 15]。当出血严重时，低血容量性休克导致缺氧和血管痉挛，内皮下 TF 暴露并激活凝血[7]。失血早期仅用晶体和红细胞（PRBC）复苏，而不使用新鲜冰冻血浆（FFP）或冷沉淀物，将导致稀释性凝血功能障碍。晶体和 PRBC 不含凝血因子，并且由于它们在 DIC 过程中持续被消耗，剩余凝血因子的稀释加剧了 DIC 的消耗性凝血紊乱的发生[14, 15]。目前已证实，一旦凝血因子缺乏超过 50% 并且出血持续，每输注 1 个单位的 PRBC，需同时输注 1 个单位的 FFP 才能纠正稀释性凝血功能障碍。血液和血液成分输注在第 9 章中描述。

（五）脓毒症

脓毒症的发生是一个连续过程。当满足 SIRS 诊断标准并且存在多器官功能障碍时，被认为发生了严重的脓毒症[20]。SIRS 是由细菌或病毒感染引起的内毒素或外毒素的释放[15]。革兰阴性和革兰阳性细菌均可诱发败血症。由大肠杆菌或克雷伯菌引起的肾盂肾炎的尿脓毒症是孕妇败血症最常见原因[21]。致死性围产期脓毒症最常见的两种病原体是 A 组 β 溶血性链球菌和大肠杆菌。脓毒症在第 21 章进一步讨论。

炎症和凝血紧密联系，互相影响[10]。不受控制的炎症可以促进 DIC 的发生，脓毒症患者发生 DIC 往往提示预后不良[10]。脓毒症诱导的 DIC 是由 TF 介导的凝血酶生成和天然抗凝机制减弱引起的。AT、蛋白 C、组织因子途径抑制剂（TFPI）、纤维蛋白溶解受损和补体系统的激活可进一步加重炎症和凝血反应从而导致组织损伤[10]。这两个系统的过度激活是脓毒症者发生器官衰竭和死亡的重要原因。在心脏、肺、肾、肝和中枢神经系统中发生功能障碍的概率很高。

幸运的是，妊娠期严重的脓毒症和脓毒性休克很少见。美国 CDC 报告显示，2006—2010 年 4.2% 的妊娠相关死亡与妊娠期脓毒症相关[2]。

（六）妊娠期急性脂肪肝

妊娠期急性脂肪肝（AFLP）是另一种罕见且可能致命的疾病，其特征是线粒体功能障碍导致肝脏微脂肪变性[22]。超过 50% 的 AFLP 患者发生 DIC[9]。AT 活性显著减低，15% 的患者出现严重的低血糖[23]。1 万例妊娠者中有 1 例发生 AFLP[24]。AFLP 是由于导致长链 3- 羟基酰基辅酶 A 脱氢酶（LCHAD）（一种脂肪酸 β- 氧化酶）缺失的常染色体遗传性突变引起的[22]。最常见的导致 AFLP 的基因突变是 G1528C[20]。该突变导致胎儿和胎盘产生的代谢产物聚积，这些代谢产物对母体肝脏有毒性作用[14, 20]。

与 AFLP 相关的 DIC 主要源于肝功能障碍。随着病情恶化，由于肝脏凝血因子产生减少，PT 和部分凝血活酶时间（PTT）延长，纤维蛋白原水平下降[22-24]。消耗增加和 DIC 导致 AT 水平下降[22-24]。FDP 也升高[15, 22-24]。这表明除了肝衰竭引起的凝血因子缺乏外，还伴有消耗性凝血功能障碍。AFLP 是产科 DIC 的重要原因。如果能早期识别 AFLP，许多女性在分娩后肝功能可以逐渐恢复正常。

三、临床表现

如前所述，DIC 可能呈现出多样化的临床表现。症状和体征可能与鼻出血一样无害，也可能与大出血一样严重。暴发性 DIC 常与严重胎盘早剥、AFE 或两者相关，而慢性 DIC 更常发生于子痫前期或子痫的患者[9]。临床表现为非显性 DIC 的患者有进展为显性 DIC 的风险。

尽管出血通常是 DIC 发生的征兆，但血栓形成及伴随的器官功能改变往往在出血之前。患者可能有血栓形成的临床症状，包括外周血管疾病、肾功能损害、嗜睡、意识模糊、昏迷和心肺功能衰竭[11]。大小血管血栓形成、血流受损、局部缺血和终末器官损害，可能导致不可逆转的病变和死亡[11]。

通常发生 DIC 的患者存在至少三个不相关部位的出血[1, 15]。血液可能从静脉穿刺部位以及其他创伤部位渗出。鼻出血、瘀斑、紫癜、瘀点和其他异常的外表皮肤表现很常见[11, 15]。也可见大面积皮下血肿和深部组织出血。出血和激肽系统激活引起的低血压和心动过速几乎总是伴随着 DIC 发生[11]。

四、DIC 的诊断

对于出现大量出血的产科患者，需要收集和分析实验室数据进行有效的临床干预。然而，作为治疗的筛查工具和指导，实验室结果的解读至关重要。有通用和特定的实验室分子标记测试可用于测量凝血的变化，但没有金标准的检测方法可用于诊断 DIC[7, 16]。

最常用的凝血评估测试包括血小板计数、血清纤维蛋白原、PT 和活化部分促凝血酶原激酶时间（aPTT）。PT 能够反映外源性凝血，aPTT 反映内源性凝血，两个指标在 DIC 者中均延长。PT 和 aPTT 的诊断价值有限，因为与纤维蛋白原和血小板相比，50% 的 DIC 患者的 PT 和 aPTT 正常，而大多数 DIC 患者伴有纤维蛋白原和血小板减少[9, 12]。纤维蛋白原水平下降是 DIC 的一个标志[16]，纤维蛋白原水平低于 100mg / dl 时 DIC 临床表现明显[12]。

85%～100% 的 DIC 患者 FDP 升高[9, 16]。FDP 可作为纤维蛋白溶解的间接指标[9]，但是并无特异性，在其他情况下也可能会升高[3]。当纤溶酶溶解交联的纤维蛋白凝块时，D- 二聚体是特异的纤维蛋白降解片段[1]。FDP 在凝血级联反应中出现较早，通常在纤维蛋白交联之前，与凝血块破坏有关。D- 二聚体的出现说明存在凝血酶（凝块形成）和纤溶酶（凝块破坏）[3]。D- 二聚体被认为是非产科人群中可用于诊断 DIC 的最可靠的实验室指标之一[1]。然而，因为 FDP 和 D- 二聚体都存在于妊娠期并且随着孕周的增加而升高，轻度升高可能不适用于妊娠人群的实验室诊断[16]。不太常用的凝血分子标记包括 PT 碎片 1 和 2（PF1 和 PF2），AT，TAT 复合物和蛋白质 C[9]。PF1 和 PF2 和 TAT 复合物对凝血酶反应敏感且特异[9]。由于 AT 与血栓、凝血因子形成复合物，DIC 时 AT 降低。对于临床医生来说，DIC 时使用常用的实验室检测指标并连续监测即可。表 20-2 总结了 DIC 的实验室指标变化。

在没有明确的实验室指标诊断 DIC 的情况下，已经研究出复合评分系统用于诊断非妊娠人群中的 DIC[1, 25]。目前有三种 DIC 评分系统正在使用，但在妊娠人群中均未得到验证。这三个评分系统分别是日本卫生部劳动和福利部（JMHLW），于 1983 年出版；国际血栓形成和止

表 20-2　弥散性血管内凝血（DIC）的实验室指标

血小板	下降
纤维蛋白原	下降
抗凝血酶	下降
蛋白 C	下降
凝血酶原时间	延长
部分凝血活酶时间	延长
纤维蛋白降解产物	增加
凝血酶原片段 1 和凝血酶原片段 2	增加
凝血酶 - 抗凝血酶复合物	增加

血学会（ISTH），于 2001 年出版；日本急诊医学协会（JAAM），于 2005 年出版。三个系统均使用相同的参数用于评分，对 DIC 的诊断具有良好的预测价值，在非妊娠人群中用于识别濒临死亡的重症患者。

常用的两个主要评分系统是 ISTH 和 JAAM。有关评分系统的具体内容，请参阅表 20-3[1, 25]。ISTH 评分为 0~8 分，≥ 5 分提示典型的 DIC。在非妊娠患者中，该评分系统对 DIC 诊断的敏感性和特异性分别 93% 和 98%[26]。

JAAM 系统≥ 4 分可诊断 DIC。当排除血液系统恶性肿瘤导致 DIC 时，这两个系统诊断的一致性为 93%[27]。最近提到了两项改良的产科评分 [28, 29]。Erez 及其同事 [28] 开发了妊娠改良的

DIC 评分系统。他们调整了 ISTH 评分，以排除妊娠相关的显著变化成分。产科 DIC 评分见表 20-4。

日本产科学会提出了产科评分，包括临床症状和实验室检查结果。作者建议进行大规模前瞻性研究，以验证妊娠期 DIC 评分系统 [29]。

五、DIC 的临床处理

DIC 的治疗取决于明确并消除 DIC 的病因。例如，由子痫前期 / 子痫、胎盘早剥或继发于宫内感染的脓毒症等疾病引起的 DIC 患者，去除病因是治疗 DIC 的关键。然而，及时启动干预措施同样重要，以减少并发症、严重后遗症的发生及降低死亡率。

表 20-3　弥散性血管内凝血（DIC）评分系统内容

日本急诊医学协会（JAAM）评分系统	分　数	国际血栓形成和止血学会（ISTH）评分系统	分　数
全身炎症反应综合征标准 • > 3 • 0~2	1 0	血小板计数（10^9/L） • < 50 • 50~100 • > 100	2 1 0
血小板计数（10^9/L） • < 80 或 24h 内减少 50% • 80~120 或 20h 内减少 30% • > 120	 3 1 0	纤维蛋白相关的指标升高（如可溶性纤维蛋白单体 / 纤维蛋白降解产物） • 显著升高 • 中度升高 • 无升高	 3 2 0
凝血酶原时间（患者值 / 正常值） • > 1.2 • < 1.2	1 0	凝血酶原时间延长（s） • > 6 • 3~6 • < 3	2 1 0
纤维蛋白降解产物（mg/L） • > 25 • 10~25 • < 10	3 1 0	纤维蛋白原水平（g/ml） • < 100 • > 100	1 0
评分≥ 4 分诊断 DIC		评分> 5 分提示显性 DIC，需每天评分 < 5 分提示非显性 DIC，1~2 天评分一次	

表 20-4　产科弥散性血管内凝血（DIC）评分系统

实验室指标	权　重
（凝血酶原时间）PT 变化（s）	
• < 0.5	0
• 0.5～1	5
• 1.0～1.5	12
• > 1.5	25
血小板计数（10^9/L）	
• < 50	1
• 50～100	2
• 100～185	1
• > 185	0
纤维蛋白原（g/L）	
• < 3.0	25
• 3.0～4.0	6
• 4.0～4.5	1
• > 4.5	0

这种临床管理策略和干预措施的主要目标是改善血流动力学功能和氧运输，以改善组织氧合，降低终末器官功能障碍和衰竭的风险，并降低发病率和死亡率。第 6 章详细介绍与血流动力学、氧运输有关的概念、临床评估方法和具体管理策略。

继发于胎死宫内的慢性亚临床 DIC 或多胎妊娠中一个胎儿死亡导致的 DIC 可能需要终止妊娠才能促进疾病好转。一旦消除了对凝血系统的刺激，进行凝血功能监测、容量替换和连续的临床评估、监测即可。

急性暴发性 DIC 应采取更积极的方法。伴有低血压休克的急性出血可迅速导致心输出量不足，影响组织氧合，最终导致细胞损伤和坏死。因此，血液成分管理对于治疗效果至关重要。第 9 章和第 19 章介绍有关出血、休克和血液成分治疗的相关概念。

通过给予静脉补液改善前负荷对于成功治疗 DIC 导致的出血至关重要[9]。补液的目的是促进循环的迅速恢复，且不会导致容量负荷过重。这个概念是基于 Frank–Starling 前负荷和心输出量之间的关系，在第 6 章中有更全面的阐述。普遍认为，等渗晶体溶液是快速静脉扩容的主要液体。急性失血时，首先用晶体液扩容，如果仍有持续的心动过速、低血压和呼吸急促，则应输入 PRBC[9]。根据失血量按照 3∶1 的比例适时的快速输注温热晶体溶液[14]。对于大多数患者，使用添加血液制品（包括 PRBC 和 FFP）的晶体液足以进行容量复苏。

对有活动性出血 DIC 患者的治疗还包括改善氧合，可以通过改善血红蛋白功能恢复足够的心输出量、提高携氧能力来改善患者氧合状态[14]，一些患者可能还需要考虑进行气管插管和机械通气。第 7 章描述了孕期机械通气的相关内容，其中包括插管和机械通气的标准。一旦晶体液扩容成功，可以继续使用升压药维持血压，还可以给药增强心室收缩力。对于一些患者，也可以给予血管收缩药物。第 8 章详细介绍了用于治疗产科重症患者的药物。

因为 DIC 是血液过度凝集导致的疾病，所以已有学者研究用抗凝药物治疗 DIC。肝素并非治疗产科 DIC 的常用药物。肝素通过加速 AT 的活性来中和凝血酶，但由于急性 DIC 的 AT 水平已经耗尽，肝素治疗可能效果不佳。如需应用，应限于使用低剂量肝素，且仅限于血管系统完整无出血迹象的患者[9]。

美国妇产科医师学会（ACOG）主张为 DIC 提供医疗应急准备，包括建立预警系统，指定急救人员和执行演习[30]，同时他们还提出跨学科演习，以解决并发症等问题。

用于管理 DIC 的新策略包括即时检验重组凝血因子和抗纤维蛋白溶解剂。血栓弹力测定法（TEG）和旋转血栓弹力测定法（ROTEM）可用于指导血浆和凝血因子的补充。这些测试全面评估全血中凝血和纤维蛋白溶解的情况，并可在床旁完成。两种测试都使用黏弹性方法测试全血止血。TEG 能够计算凝块形成、强度和稳定性 [31]。在对脓毒性凝血病患者进行的研究发现 TEG 和 ROTEM 值均可预测死亡率 [15, 32]。这些试验已被证实可以识别纤维蛋白溶解增加的患者，这些患者可能与产科出血相关。还可以在 ROTEM 中添加特定试剂，如纤维蛋白原血栓重量法（FIBTEM），以提供更具体的数值 [15, 33, 34]。有病例对照研究显示，PPH 女性 FIBTEM 检测的中位凝块幅度明显低于对照组，且 5min 和 15min 的凝块振幅与纤维蛋白原浓度之间存在强烈的相关性 [33]。但还需要对产科的血栓弹力图进行更多的前瞻性研究，才能将这些测试作为预测产科出血的常规检查。

重组因子Ⅶa（rFⅦa）和 TF 形成复合物能够激活外源性凝血系统。人重组因子Ⅶa 已被用于 PPH 并发消耗性凝血功能障碍的治疗 [15]。rFVlla 起效很快，但有血栓栓塞的风险。105 名 PPH 患者接受 rFⅦa 治疗，94 例出血减少、输血量减少，1.9% 患有非致命性血栓栓塞事件 [35]。rFⅦa 适用于难治性凝血功能障碍、大出血或未及时进行血液成分治疗的患者 [14]。

在产科大出血时，由于稀释和消耗凝血因子，血浆纤维蛋白原减少。人类纤维蛋白原浓缩物已经得到美国食品和药物管理局（FDA）的批准。每瓶含有 900～1300mg 纤维蛋白原和白蛋白，纤维蛋白原浓缩物在低纤维蛋白原血症严重时有作用 [7]。在欧洲，纤维蛋白原浓缩物已被用于治疗由于消耗性凝血功能障碍引起的产科大出血。

PT 复合物浓缩物含有Ⅱ、Ⅶ、Ⅸ和Ⅹ因子以及蛋白质 C 和 S，它可以用作 FFP 的替代品，但是在产科人群中的使用仍然有限 [14]。

重组血栓调节蛋白（rhTM）是一种抗凝血剂，可通过减少凝血酶的过度活化来治疗凝血功能异常 [36]。在随机对照研究中，rhTM 与产科疾病引起的 DIC 患者的临床和实验室指标改善相关 [36, 37]。rhTM 具有抗纤维蛋白溶解、抗凝血和抗炎特性，主要是因为它能够结合凝血酶，将纤维蛋白原转化为纤维蛋白，从而产生微血管血栓。作者进一步假设在与 DIC 相关的产科情况下，rhTM 通过抑制这些途径对抗 DIC 的进展 [36]。对 66 例产科 DIC 患者进行的回顾性研究发现，与对照组相比，血小板计数、D- 二聚体水平、纤维蛋白原水平和凝血酶原 – 国际标准化比率（PT-INR）明显改善，PRBC 输注减少。他们建议进行多中心前瞻性队列研究以进一步验证。

AT 是一种蛋白酶，通过中和凝血酶来抑制凝血。在 DIC 中，由于消耗的增加, AT 水平降低。AT 浓缩物已被用于促进内皮愈合和降低纤维蛋白溶解活性 [16]。已显示 AT 浓缩物可降低 FDP 并增加纤维蛋白原和血小板计数。

2010—2016 年期间对 20 060 名孕妇进行的一项随机双盲对照的国际研究得出结论：氨甲环酸（TXA）能显著降低 PPH 相关的死亡率 [38]。在女性（世界孕妇抗纤维蛋白溶解）试验中，出生 3h 内给予 1g TXA 的 PPH 女性出血死亡率显著降低（实验组为 1.5%、对照组为 1.9%）。TXA 能够减少 1/3 因出血导致的孕产妇死亡。研究组中血栓形成事件并没有增加。

分娩后 1h 内，纤溶酶原激活物水平升高，促进纤溶酶原转化为纤溶酶，TXA 通过纤溶酶抑制纤维蛋白原和纤维蛋白的分解 [39]。建议将 TXA 纳入世界卫生组织的指南，在 PPH 发生后尽快使用 [38]。

护理意义

DIC 患者临床管理的最初目标是早期发现凝

血功能障碍并识别可能出现的后遗症。早期识别的关键是当存在产科高危因素时预测是否会有凝血功能障碍的发生。DIC 通常会出现低血压、心动过速和动脉血氧饱和度下降（SaO₂）。及时干预可能会改善患者的预后[40]。持续监测 DIC 的并发症很有必要，包括肺栓塞、脑、脾或肠梗死、肾衰竭或组织坏死。应持续、频繁地监测患者生命体征、指尖氧饱和度和尿量[41]。重视医护配合，早发现、及时处理、使用合理的护理级别，提高患者生存率[30]。

需要评估临床和实验室数据来进行异常凝血功能的监测。实验室筛查包括血红蛋白、血细胞比容、血清纤维蛋白原、血小板计数、PT、aPTT、FDP 和（或）D- 二聚体的基础水平[41]。实验室检查频率取决于是否出现其他异常。体格检查包括注意瘀点、瘀斑、血肿形成、阴道出血、牙龈出血、血尿和结膜出血。如果怀疑 DIC，应谨慎进行静脉穿刺、肌内注射、中心静脉通路和动脉穿刺等可能导致创伤的操作[41]。

在活动性出血的患者中，应尽可能量化失血量。必要时进行血液成分替换，详见第 9 章。血液管理的早期风险包括输血反应、传染病传播和循环容量超负荷。输血反应的特征是发作迅速，症状和体征可能包括寒战、胸部和腰部疼痛、循环衰竭和 DIC[43]。主要的溶血反应经常在输血开始后早期发生，因此，应密切评估患者的反应，如果发生不良反应，应立即停止输注，用生理盐水冲洗静脉输液管，并根据经验进行治疗[42, 43]。晚期输血风险还包括晚期免疫和非免疫并发症，包括细菌污染和传染病[40, 42]。输血相关的急性肺损伤（TRALI）是一种额外的输血风险，其原因不明，可通过积极通气和增加氧合来治疗[42]。

在给予血液制品时应严格核对患者信息。致命的溶血性输血反应的最常见原因是输入 ABO 血型不合的 PRBC[40, 42]。大多数急性和致命的输血错误都是记录错误[41, 43]。

血液制品的输入速度可能受其黏度和静脉导管内径大小的影响。禁止在同一静脉管中同时给予其他液体或药物，因为低渗溶液可能导致溶血。因此，血液制品应使用生理盐水预处理过的静脉管给药。加温输血可以避免低体温，并且可以将流速提高 2.5 倍[41, 43]。血制品温度过低可能导致体温过低和心律失常[41]。当多次输血时，可使用 20～40mm 的小孔过滤器，用于去除血小板和白细胞的微量聚集体[41, 43]。

容量不足伴出血是 DIC 患者死亡的主要原因。可以通过测量尿比重、血细胞比容和血红蛋白、肺毛细血管楔压以及出入量，评估液体复苏的必要性。许多因素会影响液体给药的有效性，包括静脉导管和管道的大小、液体的黏度和输液技术。应放置尽可能大的导管，因为流速和导管半径和管道长度相关。多腔导管延伸装置、Y 形连接器和背负装置可能降低流速。患者容量不足的程度决定了液体复苏的量和速率。液体复苏成功的最佳指标是休克的临床症状和体征消失、正常氧合恢复以及母体动脉血气恢复正常。

胎儿气体交换受损可能是由于产妇出血和休克导致子宫胎盘灌注减少。DIC 通常导致全身各器官系统受累，包括心血管、肾、肝、中枢神经系统和肺功能的损害，特别是失血量较大时。对于患者的护理应关注其体格检查、临床评估结果的解释和实验室检查结果的评估。及时识别患者状态的异常变化对于降低重要器官系统受损的风险至关重要。

除了评估产妇生命体征外，还应每小时评估一次尿量。每小时尿量超过 25ml 通常提示肾脏灌注良好[41]。血清肌酐和血尿素氮（BUN）与肾功能受损程度一致。应连续评估肝功能，注意天冬氨酸氨基转移酶（AST）、丙氨酸氨基转移酶（ALT）和胆红素的升高。恶心、呕吐和右上腹或肩部疼痛表明肝脏受累。密切评估患者的精神状态，因为神志的改变可能是由 DIC 引起的脑出血或血栓形成的早期表现。脑出血是与 DIC 相关的孕产妇死亡的主要原因[41]。肺部受累可能由于医源性心源性肺水肿或容量超负荷引起的心室衰竭。肺水肿患者常见呼吸困难、呼吸急促、呼吸杂音和发绀，指尖氧合和动脉血气检查可以用于评估患者情况。

六、总结

妊娠和分娩期特有的并发症可能会增加孕妇 DIC 的风险。DIC 的临床表现和预后是多种多样的，包括轻度消耗性凝血、休克，甚至是多器官系统衰竭、死亡。实验室和临床评估对于指导临床决策至关重要。患者护理计划包括注重消除潜在的发病诱因、启动适当和充分的血液成分治疗，以及血流动力学和氧合支持，以降低母儿出现并发症的风险。

妊娠期脓毒症
Sepsis in Pregnancy

Kellie N. Brown　Sonya S. Abdel-Razeq　**著**

陈　扬　唐天一　**译**

魏　瑷　**校**

第21章

感染所致的全身反应能够继发一系列的症状与体征，其统称为脓毒症。长期以来，脓毒症一直是成人重症监护病房（ICU）的首要死因，并且，据美国疾病预防控制中心（CDC）报道，也是美国最常见的死因之一[1-4]。在世界范围内，脓毒症都是孕产妇发病和死亡的重要原因[5]。由于通常难以将感染征象与孕期正常生理改变相鉴别，产科相关脓毒症的诊断和治疗愈加困难。

在1992年，学术界将一系列疾病进行了概括与阐述，并统一了该疾病的名称术语，即脓毒症。在此基础上，对脓毒症的框架达成了一定的共识。在此框架下又进行了研究工作，确定了脓毒症的诊断与临床治疗原则。基于此研究，专家们又建立了一套以时间为基准的临床诊疗目的，并将其细化、分类为一系列的治疗方案。这些治疗方案的目的在于促进医生在人群中尽早识别并治疗严重的脓毒症，其重点是需将患者转入重症监护病房，因为此类病房治疗资源充足并适于多学科合作诊疗。在本章中，将会回顾脓毒症的流行病学与病因学，尤其是在孕产妇人群中的发病情况，并阐述脓毒症相关的定义与重要的病理生理变化，介绍其严重合并症，阐述临床治疗策略，尤其是多学科合作的重要性。

一、普通人群中的发病率和流行病学

一个多中心的回顾性临床研究纳入了国家住院患者样本（NIS）中的数据记录，结果发现，2009—2012年美国脓毒症的发生率增加了11%[6]。在研究期限内，存在其他合并症的脓毒症患者比率逐步增长[6]。常见的合并症包括高血压、肾功能损害、糖尿病、肺部疾病以及神经系统疾病。在此项研究中，出现器官衰竭患者的比例占所有患者的近70%，常累及的器官包括肾、心血管和肺[6]。尽管脓毒症和合并症的发生率均有升高，但是此研究也发现，脓毒症的死亡率却从16.5%降至13.8%，平均住院时长也从6.7天降至5.9天[6]。住院日减少和死亡率降低，其原因是对脓毒症的认识、警惕、早期识别、早期以目标为导向的治疗（Early Goal-Directed Therapy，EGDT）等方面均有改善，下文将予以详述[6]。

自2011年以来，美国脓毒症在所有常见致死因素中排名第11位，在普通人群的医疗总费用中占比5.2%，即200亿美元[1-4]。NIS数据库中的CDC死亡记录表明，1999—2014年脓毒症相关的死亡率升高了31%，总死亡人数为2 470 666，占所有死亡人数的6%[7]。Liu及其研究团队回顾了NIS数据库中存有的1051家医院参与"卫生保健费用与利用"项目（Healthcare Cost and Utilization Project，HCUP），以及其他 21 家北加州医院 2010—2012 年的住院资料，得出每 2～3 例医院内死亡病案中即有 1 例受脓毒症影响的结论 [8]。

从全球范围来看，在普通人群中，每年有 3000 万脓毒症病例，并可导致 800 万人死亡 [3]。在发达国家，脓毒症的死亡率在 15%～30%，而在难以获得治疗、医疗资源有限的发展中国家，这一数字可上升至 50%[3]。与世界范围的研究相一致，美国本土的研究表明，在低收入人群中脓毒症的发病率与死亡率和伴随的合并症有相关性，不同种族的预后也存在差异 [9, 10]。对南卡罗莱纳州共 24 395 例大于 20 岁患者的回顾性研究表明，超过半数的重度脓毒症患者居住于医疗水平低下地区（Medically Underserved Area，MUA）[10]。MUA 的居民与富裕地区的居民相比，有更高的患病率（8.6/1000 vs. 6.8/1000）和死亡率（15.5/1000 vs. 11.9/1000）。MUA 的居民中非裔人群、获得初级保健医生机会有限、文化程度低、暴力事件发生率高更多见，合并症的发生率也更高。Wang 及其团队回顾了大学医院联合体(Health System Consertium，UHC）数据库中的数据，也发现在 2012 年共 450 万例出院患者中，农村地区、医疗资源有限的医院脓毒症的死亡率更高 [11]。但是，在此项研究中，最易发生重度脓毒症的患者则是 60 岁以上的高加索人种，疾病的总死亡率约为 8.8%。此研究中最常见的受累器官是肾、心血管，以及肺部。

二、产科人群的发病率

根据世界卫生组织（WHO）的统计，世界范围内，脓毒症是导致孕产妇死亡的第三大原因，仅次于出血与高血压疾病 [5]。不同区域的死亡率不同，在贫穷国家脓毒症的发生率更高。南亚地区脓毒症相关的死亡率占比最高，达到了 13.7%。在 2011—2012 年，南非的孕产妇脓毒症死亡率在 7.85/10 万 [5, 12-14]。在这些国家中，由于感染人免疫缺陷病毒（HIV）的人群仅有 1/3 接受了规范的抗病毒治疗，HIV 感染是令脓毒症发病率和死亡率升高的一个最重要的因素 [13]。

发达国家孕产妇的脓毒症死亡率则相对较低。在英国，一项纳入 214 家医院病例的前瞻性研究表明，重症脓毒症的发生率为 4.7/ 万例 [15]。2006—2008 年，英国的妇儿保健机构认为生殖道感染所致脓毒症是孕产妇死亡的首要直接因素 [16]，但是最近的报道表明，相比于 2006—2008 年 1.13/10 万人的发病率，2009—2012 年此类感染所致脓毒症病例极大减少，变为 0.5/10 万人，这是由于对脓毒症的识别和迅速治疗的水平均有了提升。目前，脓毒症是英国目前导致孕产妇死亡的第二大原因，次于静脉血栓栓塞（VTE）。而间接性的脓毒症或其他非产科因素感染所致的脓毒症发病率为 2.04/10 万孕产妇，其降低的幅度在研究中未显示 [17]。

美国疾控中心的研究表明，脓毒症是美国孕产妇死亡的第三大原因，次于心血管病和非心血管病，在 2011—2013 年，占所有孕产妇死亡案例的 12.7%[18]。3 项以 NIS 病例库为基础的研究都表明，近数十年孕产妇脓毒症的发病率和死亡率均有上升趋势 [19-21]。一项回顾性队列研究纳入了 1998—2008 年的共 500 万出生病例，并发现孕产妇脓毒症的发生率在 29.4/10 万例，死亡率则达到了 4.4/100 例 [19]。Bauer 团队则回顾了同一时间段共 4500 万出生病例，发现脓毒症发病率以每年 10% 的增速上升 [20]。Callaghan 团队 [21] 对 1998—2009 年的病例研究表明，产褥期脓毒症的发病率从 1.42/1 万例上升至 3.53/1 万例，同比增长了 148.8%。

在美国，对不同州病例的独立研究表明不同

地域之间的疾病预后也有差异。一项在密歇根州展开的研究纳入了 1996—2006 年共 1 047 857 例活产病例，发现其中有 15% 的孕产妇死亡由脓毒症引起，死亡率为 2.1/10 万例[22]。研究者发现了许多病例中存在发现、治疗脓毒症的延迟，尤其是应用抗生素的时机以及不恰当的护理级别降低都与脓毒症的死亡率相关。一项针对得克萨斯州的回顾性研究纳入了 2001—2010 年间共约 400 万因妊娠相关疾病入院治疗的患者，发现脓毒症所致的死亡病例占所有死亡病例的 1/4[23]。死亡报告中诊断为脓毒症的病例以每年 9.1% 的速度增加，在整个研究的时间段内共增加了 130%。此研究中的女性大部分为西班牙裔，妊娠年龄相对较大，且有医疗保险。而一个在加州进行的回顾性研究则调查了 2006—2008 年间共 160 万出生病例，报道其脓毒症的发生率为 4.9/ 万例，相比于 1991—2003 年报道的发生率翻倍。脓毒症和脓毒性休克占所有孕产妇死亡的 11.5%，而发生脓毒症的风险则是 10/10 万例。发生脓毒症的风险与孕产妇高龄和社会经济条件差相关。而主要的危险因素则是剖宫产分娩、初产、非裔美国人或少数族裔、有合并症、多胎妊娠，以及在相对小体量的医院中分娩[24]。

三、定义

在 1991 年，由美国胸科医师协会和美国危重医学学会建立了共识委员会，共同制定了四个名词的定义及相关的应对机制，即脓毒症、全身炎症反应综合征（systemic inflammatory response syndrome，SIRS）、重症脓毒症和脓毒性休克[25]。10 年后的会议中，欧洲危重医学学会、美国胸科协会和外科感染协会维持了该定义及诊疗策略[26]。但是，他们也认识到了当时的定义缺乏精确的诊断标准，且 SIRS 的诊断和许多其他疾病特征之间存在重合（以下各项中符合两项：体温高于 38.3℃ 或低于 36℃；白细胞计数大于 12 000/μl 或小于 4000/μl；呼吸频率大于 20 次 / 分；心率大于 90 次 / 分），对疾病快速诊断和治疗造成了障碍[26, 27]。在 2016 年，脓毒症 -3 协作组发现，SIRS 的定义仍有助于感染的诊断[28, 29]。而脓毒症目前的定义则是因感染引起宿主反应失调所致的器官功能障碍[28]。而"重症脓毒症"的定义则被删减，强调一切脓毒症均为严重的综合征。而脓毒性休克的定义则变为由脓毒症引起的一系列会危及生命的循环、细胞、代谢障碍[30]。目前脓毒症和脓毒性休克的定义和诊断标准见表 21-1[28-30]。

为了确定脓毒症的诊断标准，Seymour 及其团队回顾了 2010—2012 年共约 130 万份电子医疗记录，并对四种不同的筛查、识别可疑感染患者的不同方式做了对比 [SIRS、序贯器官衰竭评分（sequential organ failure assessment，SOFA，表 21-2）、快速序贯器官衰竭评分（qSOFA，表 21-2）与逻辑器官功能障碍评分（logistic organ dysfunction system，LODS）][28, 29]。在非 ICU 病房中，qSOFA ≥ 2 的患者院内死亡的风险升高 3～14 倍不等。而在 ICU 内，SOFA 与 LODS 则比 SIRS 或 qSOFA 更能够预测死亡风险。Raith 及其团队进行了一项大规模的回顾性队列研究，确定了在 ICU 中 SOFA 相较于 SIRS 和 qSOFA 对预测院内死亡及平均住院日升高的风险均更有优势[31]。但是，在非 ICU 病房，qSOFA 有更高的预测价值。Freund 团队对急诊科应用 qSOFA 和 SOFA 的价值进行了国际范围的前瞻性队列研究，发现 qSOFA 和 SOFA 都具有很高的敏感性、特异性和阴性预测值（70/79%、97/73%、70/97%）[32]。由于无须有创介入操作即可应用 qSOFA 对患者进行初步评估，因此在快速急诊科筛查识别中，qSOFA 可能是更加有效的手段[32, 33]。尽管 qSOFA 在妊娠期女性中的作用还未被证实，产科医生仍需要对 qSOFA 的评分方

表 21-1　定义

名　词	定　义	诊断标准
脓毒症	感染引起宿主反应失调所致的危及生命的器官功能障碍	可疑感染 + 存在器官功能障碍（SOFA 评分≥ 2）
器官功能障碍	由感染所致的 SOFA 总评分突然改变≥ 2 分（SOFA 评分见表 21-2）	若患者没有已存在的器官功能障碍，则基础 SOFA 评分为 0 分。SOFA 评分≥ 2 意味着对普通成年人群来说，疾病死亡率达到 10%。较轻的器官功能障碍可能会进一步恶化。因此立即发现并干预非常重要
脓毒性休克	脓毒症下属的定义，指脓毒症出现循环、细胞、代谢障碍，具有潜在的危及生命风险的部分病例	脓毒症合并持续的低血压，需要血管加压素维持平均动脉压≥ 65mmHg，且在充分液体复苏后血清乳酸水平仍 > 2mmol/L
快速 SOFA 评分（qSOFA）	在 ICU 之外迅速识别可疑感染并有可能需要长期住重症监护病房、院内死亡风险的患者	满足下述 2 点或以上 • 呼吸频率大于 22 次 / 分 • 神经精神状态改变（GCS < 15） • 收缩压 < 100mmHg

GCS. 格拉斯哥昏迷评分；ICU. 重症监护病房；SOFA. 序贯器官衰竭评分

引自 Singer, M., Deutschman, C. S., Seymour, C. W., Shankar-Hari, M., Annane, D., Bauer, M., et al. (2016). The third international consensus definitions for sepsis and septic shock (Sepsis-3). *JAMA*, 315(8), 801–810;Shankar-Hari, M., Phillips, G. S., Levy, M. L., Seymour, C. W., Liu, V. X., Deutschman, C. S., et al. (2016). Developing a new definition and assessing new clinical criteria for septic shock for the third international consensus definitions for sepsis and septic shock (Sepsis-3). *JAMA*, 315(8), 775–787; Seymour, C. W., Liu, V. X., Iwashyna, T. J., Brunkhorst, F. M., Rea, T. D., Deutschman, C. S., et al. (2016). Assessment of clinical criteria for sepsis: for the third international consensus definitions for sepsis and septic shock (Sepsis-3). *JAMA*, 315(8), 762–774.

法有所熟悉，因为多方证据均表明了其在 ICU 病房外的适用性。

脓毒性休克的诊断标准是由脓毒症 -3 协作组基于系统性回顾研究、Meta 分析、队列研究等数据中血压、补液量、血管加压素应用、乳酸水平、碱缺乏等与脓毒症死亡率之间的关系发展而来的 [30]。应用血管加压素或者充分容量复苏后血乳酸水平仍 > 2mmol/L 与 42.3% 的死亡病例有关，这就划定了合并器官功能障碍的脓毒症，与脓毒症休克之间的界限。脓毒性休克目前的定义，是在恰当液体复苏的情况下血乳酸仍 > 2mmol/L，且合并低血压，需要血管加压素来维持平均动脉压≥ 65mmHg[26, 30]。

许多产科相关的用于描述感染和脓毒症的术语定义仍然有待商榷，包括但不限于产褥期、生殖道、分娩期和孕产妇脓毒症或感染 [34]。在 1992 年，WHO 定义产褥期脓毒症为自胎膜早破或临产后至产后 42 天为止出现的生殖道感染，符合以下 2 种或以上标准：盆腔疼痛、发热、阴道分泌物异常、恶露异味或子宫复旧不良。需要注意的是，孕期或近期终止妊娠的女性是一切感染的高风险人群，无论是直接感染抑或是间接感染，疾病也不局限于生殖道或产褥期脓毒症 [35, 36]。

四、病理生理

我们目前仍未完全研究透彻脓毒症的病理生理过程，包括免疫系统在脓毒症中扮演的角色及宿主对感染的反应等方面仍有许多未解之处。这些方面也是目前争议的焦点和研究的热点所在。历史上来说，脓毒症治疗最主要的方面就是抗菌

表 21-2　序贯器官衰竭评分（SOFA）和快速序贯器官衰竭评分（qSOFA）

	SOFA					
	器官系统					
分　数	呼吸系统 PaO$_2$/FiO$_2$（mmHg）	凝血功能 血小板（10^3/μl）	肝功能胆红素（mg/dl）	心血管系统平均动脉压（mmHg）；血管活性药物 [μg/（kg·min）]	中枢神经系统 GCS 评分	肾肌酐（mg/dl）尿量（ml）
0	≥ 400	≥ 150	< 1.2	≥ 70mmHg	15	< 1.2mg/dl
1	< 400	< 150	1.2～1.9	< 70mmHg	13～14	1.2～1.9mg/dl
2	< 300	< 100	2.0～5.9	下述之一 • 多巴胺< 5μg/（kg·min） • 多巴酚丁胺	10～12	2.0～3.4mg/dl
3	< 200 且应用呼吸机	< 50	6.0～11.9	下述之一 • 多巴胺 5.1～15μg/（kg·min） • 肾上腺素≤ 0.1μg/（kg·min） • 去甲肾上腺素≤ 0.1μg/（kg·min）	6～9	3.5～4.9mg/dl < 500ml
4	< 100 且应用呼吸机	< 20	> 12.0	下述之一： • 多巴胺> 15μg/（kg·min） • 肾上腺素> 0.1μg/（kg·min） • 去甲肾上腺素> 0.1μg/（kg·min）	< 6	> 5.0mg/dl < 200ml

GCS. 格拉斯哥昏迷评分；FiO$_2$. 吸入氧浓度；PaO$_2$. 氧分压

引自 Singer, M., Deutschman, C. S., Seymour, C. W., Shankar-Hari, M., Annane, D., Bauer, M., et al. (2016). The third international consensus definitions for sepsis and septic shock (Sepsis-3). *JAMA*, 315(8), 801-810.

治疗。然而，尽管抗菌药物的应用和药物研究的广泛发展，脓毒症的死亡率却仍保持稳定的水平未曾下降。抗生素应用对死亡率的改变作用很小，这一现象也引导研究者们进一步探究免疫系统在脓毒症中的作用。一个受普遍认可的假说认为，脓毒症的病理生理变化与免疫系统的功能障碍或适应不良有关。免疫功能障碍的程度应当与以下几种因素有关，包括病原的繁殖能力、宿主的健康状况、宿主基因层面对感染的反应，以及感染的严重程度[37, 38]。

（一）免疫系统

受本章节的篇幅所限，无法对免疫系统进行全面透彻的解读，但是为使脓毒症的发病机制更加明晰，本文会对几个重要的免疫概念进行阐述。免疫系统的目标是预防与抗击感染，然而，其作用机制目前尚未完全明确。此外，不同个体的免疫系统对病原的应对能力也有所不同，在感染的发展中也起到了一定的作用。

在穿透表皮后，免疫的第一道防线由粒细胞、巨细胞和单核细胞等白细胞组成。抗原呈递细胞的表面受体被称作 Toll 样受体（Toll-like receptors，TLR），这些细胞包括粒细胞、巨细胞和单核细胞，他们能够特异性地识别病原微生物表面的结构（病原相关分子模式，pathogen-associated molecular patterns，PAMP）。TLRs 与病原相互作用，并释放激活免疫系统的物质[39]。不同的 TLR 能够识别不同类别的特定病原微生物，例如，TLR4 识别的是革兰阴性菌表面的脂多糖结构，而 TLR3 识别的是病毒。TLR 相互协作，能够对入侵的病原进行初步的识别和反应。但是，不同 TLR 的激活可能也部分解释了不同感染发展的不同路径。进一步的研究可能会发现监测 TLR 反应的手段，帮助我们鉴别病原的分类，提高对并发症的预测，并选择合适的治疗方式令免疫系统的作用最大化，尤其适用于免疫反应过度或缺失的部分病例[40]。

若上述的免疫机制无法控制病原的入侵，机体则会启动第二道免疫防线，即获得性免疫。获得性免疫由特定的抗原激发，并对该抗原有记忆功能。

这能够保证在再次接触此病原时能够获得快速的反应。这一反应是由细胞中的信号分子，即细胞因子所调节的。细胞因子能够调节炎症的发生发展，包括但不限于血管舒张、血管通透性、黏附因子的激活以及凝血。炎症反应的整体情况见图 21-1。细胞因子的释放可令完整的血管内皮遭到破坏，导致病理性的血管扩张和血管通透性增加。这一过程也可能包含对凝血级联反应的激活和对纤溶系统的抑制。血管通透性的增加和血管扩张的加重最终会导致被称为分布性休克的临床综合征，表现为低血压以及外周血管阻力的降低。氧气的传输随之受阻，终末器官功能障碍或衰竭的风险增加。凝血级联反应的激活则导致了在微循环中的血栓形成，阻挡氧合血红蛋白到达远端的毛细血管，进一步阻碍了氧

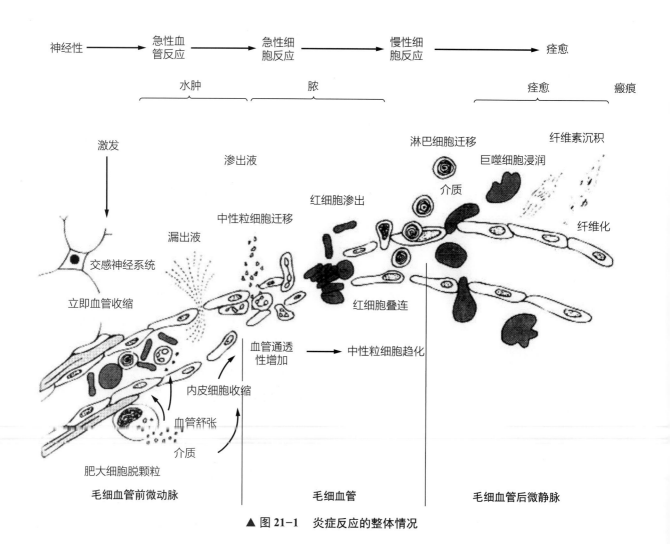

▲ 图 21-1　炎症反应的整体情况

气进入组织 [37, 38, 41]。

虽然免疫系统的功能障碍、应对不良可能是脓毒症病生理变化中重要的一环，但是许多抑制炎症激活因子的药物在临床试验中的结果却五花八门。炎症级联反应的调节因子和脓毒症发生之间的关系非常复杂。在未来，治疗的措施也许是有目的性的调整某个特定细胞因子的活性，但是为达到这样的目标，我们还需对细胞因子的作用机制有更透彻的了解 [42, 43]。

除了宿主具有特殊性的免疫系统之外，机体对感染的应答还有其他独立因素参与。总体的健康状态，包括有无合并症、有无免疫抑制疾病、基因易感倾向以及妊娠，都个体化地影响了免疫系统对感染的应答 [12, 41, 44-48]。无论是针对妊娠期或非妊娠期患者，许多研究都表明，存在如糖尿病、高血压、心血管疾病等合并症者，脓毒症发病率和死亡率均有上升 [10, 11, 15, 18-20, 24, 49, 50]。若存在慢性疾病，意味着机体处在慢性炎症反应的状态，因此，在感染应答时，免疫系统更倾向于向失调的状态发展 [9]。妊娠本身就模拟了一种免疫抑制，或者说免疫受调整的状态，及随之而来的炎症反应 [35]。在妊娠期，通常参与细胞免疫过程的 1 型辅助 T 细胞（T helper, Th）受到抑制。与之相反，与体液免疫相关的 2 型辅助 T 细胞则维持在稳定的水平，甚至被上调。T 细胞的不平衡是由于孕激素、人绒毛膜促性腺激素释放的增加导致，能够保护胎儿不受母体免疫系统的伤害，也保护母亲不受逐渐发育的胎儿免疫系统的损伤。然而，T 细胞的减少令炎症促进因子和抑制因子之间也出现了不平衡，且在不同的妊娠阶段有很大波动 [41, 44]。因此，感染和脓毒症的风险就和女性处于妊娠的哪个阶段、与何种病原接触相关 [35, 41, 44]。

（二）血流动力学改变

上节所述的病理生理改变首先影响的就是局部血流动力学 [35, 51-53]。首先，炎症因子会导致内皮的损伤，这会导致毛细血管的损伤，并随之令血管通透性增加。然后，血清中的蛋白通过毛细血管壁丢失，使胶体渗透压下降，组织间液随即增多，而血管内容量下降。随之而来的血流动力学改变包括严重的低血容量，尤其以前负荷降低为表现，或是心室舒张末期容积下降。前负荷降低影响了心输出量和氧的传输。对此种血流动力学改变的代偿机制包括心肌收缩力的增加和心率的增快。机体也会分泌某些特定的血管收缩因子，从而保证重要生命器官的血、氧和能量供应。此时若在肺动脉中置入光纤型的肺动脉导管，或在下腔静脉中置入中心静脉导管，会发现静脉氧饱和度（SvO_2）或中心静脉氧饱和度（$ScvO_2$）的下降，证明机体的初步改变是组织摄氧量的增加。SvO_2 与 $ScvO_2$ 的降低反映了细胞为应对组织对氧气的需求，对血红蛋白中所含氧的利用能力上升，这一能力在疾病的早期并未受损。对血流动力学、氧传输包括在妊娠期获得这些数据的有创监测手段，在本书第 6 章中有详尽叙述。

随着脓毒症感染程度的加重，代偿机制也可能会逐渐失灵，导致心输出量降低和氧气输送减少。特定的血流动力学改变与疾病的恶化有关，其中就可能包括多种代偿机制的失灵。心室收缩力可能会下降甚至衰竭，血管紧张性下降会导致低血压，母体的心率也可能会减慢，并出现严重的心律失常。最终，这些病理生理改变会导致心输出量和氧供显著降低，使终末器官功能不全甚至衰竭的风险明显升高。在这一阶段，SvO_2 和 $ScvO_2$ 也可显著降低。这是由于心输出量的降低令富含氧气的血液难以流入组织，也就造成肺动脉血液中氧含量的明显下降。为了适应这一现象，细胞对氧气的摄取和利用均会受损。而这一现象则可能会导致 SvO_2 和 $ScvO_2$ 反而大幅度上升，反映细胞对氧气利用已经产生了障碍。细胞线粒体难以利用组织中的氧气，也进一步加重了细胞损伤。

在低氧状态下，心肌细胞可能会出现休眠状态。在休眠状态中，细胞的功能减少至最基础的状态以维持生存。尸检发现，在脓毒症的情况下，细胞也会进入休眠状态[54]，然而，与其他低氧血症不同，在脓毒症时，即便有了充分的氧气供应，细胞仍不能从休眠状态中苏醒。

组织缺氧和细胞破坏最终会导致多器官功能的损害和衰竭，这也是重症脓毒症和脓毒性休克的标志性表现[55]。妊娠期女性对脓毒症继发的各种症状的耐受能力更差[41, 56]，尤其是妊娠期的肺部更容易因胶体渗透压的下降而继发肺水肿[53, 56]。妊娠所致高凝状态也是脓毒症中弥散性血管内凝血（DIC）和微血管血栓形成的高危因素[41, 53, 56]。对 DIC 的解读详见第 20 章。

五、病原体

脓毒症中的致病微生物可以是细菌、病毒或真菌。孕产妇脓毒症的常见致病病原是细菌或多种微生物的混合感染。但是，在某些病例中也可能无法确定感染源[12, 41, 52, 53, 57]。Bauer 团队的研究表明，仅有 40% 的孕产妇脓毒症病例最终识别出了致病原。而在所有识别出的感染源中，大肠埃希菌是最常见的一种[20]。这一发现也和其他许多研究的结论互相印证[15, 58–60]。2014 年一项在都柏林进行的前瞻性队列研究中，大肠埃希菌也是最常见的病原，在所有孕产妇脓毒症中占 37.3%[59]。大肠埃希菌与泌尿系感染（urinary tract infection，UTI）和肾盂肾炎有关[52, 53]。子宫内膜炎、宫内感染以及继发的生殖道相关脓毒症中，都经常可找到大肠埃希菌的存在[53, 58]。在一项 2014 年英国进行的研究中，Acosta 认为大肠埃希菌为致病原者占所有调查病例数的 21.1%。不过，这些病例

的分布更偏向于产后（44%）而非产前（33%）[15]。与 Bauer 的研究相类似，在这项研究的病例中，也有 16.4% 没有列出致病原或可疑的感染源[15, 20]。

虽然研究表明大肠埃希菌是最常见的病原菌，但是 A 族革兰阳性溶血链球菌（GAS）却和失代偿期的迅速进展、脓毒性休克以及孕产妇死亡有更强的相关性。在 Acosta 的研究中，在已知存在 GAS 感染的患者中，有 50% 会在 SIRS 出现首发症状的 2h 内急速恶化[15]。在对其他混杂因素如社会经济背景和分娩方式等进行校正之后，GAS 仍是与脓毒性休克发生率的增加相关性最强的因素。在 2011 年，英国的妇女儿童保健机构报告认为全英孕产妇脓毒症有一半是由 GAS 感染引起的[16]。最近一次该组织研究报告，在 20 例由生殖道脓毒症所致的死亡中，有 12 例是 GAS 感染所致。而在 18 例非生殖道感染所致脓毒症死亡病例中，有 3 例也是由 GAS 感染导致[17]。孕产妇对 GAS 的易感性部分是由于妊娠期免疫系统的改变，也有一部分是由于此病原的结构具有很高的侵袭性[41, 44, 46, 47]。GAS 细胞壁内就是毒素，在释放的时候能够导致炎症促进因子的释放，令一氧化氮的生成快速增多，继而出现毛细血管的损伤和低血压[41, 44–47]。坚固的细胞壁和 M 蛋白在免疫反应中保护了细菌[45]。GAS 很常见于坏死性筋膜炎以及中毒性休克综合征，并可最终导致截肢、器官衰竭以及死亡[16, 45, 53]。

产褥期女性易受 GAS 的感染，这可能是因为妊娠所致免疫抑制状态仍未消退，同时也有分娩应激、显著的血流动力改变等因素。由于存在撕裂或切口，组织的完整性也遭到破坏[44]。此外，在产后，阴道内的 pH 更加偏向于中性，也令细菌有了更多繁殖的机会。总的来说，产褥期 GAS 感染的发生率很低，仅为 6 例 /10 万出生病例[16, 44, 45]。Hamilton 及其团队[46]回顾了 1974—2009 年间出现的 GAS 感染，发现 85%（67 例

中的 57 例）在分娩后 4 日内出现。产褥期 GAS 感染更常见于阴道分娩（84%）。这些研究结果与 Deutscher 等 [61] 发布的 2010 年 CDC 报告相同，该报告也指出了相较于非孕期女性，产褥期女性 GAS 感染的发生率要高 20 倍。GAS 是经呼吸道飞沫和接触传染的病原，在每年的 12 月至次年 4 月达到传染的高峰期。院内感染 GAS 则相对罕见。近 1/3 的人群为无症状携带者，在儿童以及儿童保健服务者中最为多见。在这些病例中，喉咙痛是最常见的症状。而由于每人都有可能是潜在的携带者，因此必须采取并保持恰当的预防措施 [16]。医师需在整个孕期向孕妇宣教手卫生的重要性，尤其是在产后进行会阴或伤口护理的时候尤其需要注意，因为这是 GAS 感染的最高峰期。GAS 感染最典型的症状是皮肤红斑及应用麻醉类镇痛剂也不能缓解的逐渐加重的剧烈疼痛 [12, 16, 41, 44-46, 52, 59]。最近的临床研究也发现了其他常见的临床表现，包括皮肤损伤（青紫伴大疱或黑色坏死性斑块）、局部感觉麻痹（因坏死所致神经损伤）[52]。

病毒感染也能够导致孕产妇的脓毒症。根据 CDC 的报道，2009—2011 年间，感染是第三大致死因素，而在 2009—2010 年间 H1N1 流感病毒大流行，感染流感病毒致死的孕产妇占所有孕产妇死亡案例的 12%[18]，而英国妇儿保健机构的研究则表明，在大流行中有 43% 孕产妇死亡均与流感病毒有关 [13, 17]。研究也显示，在同一时期，H1N1 和流感疫苗的接种率也偏低，分别为 14.9% 和 25%[17]。这些数据也启发了预防的新思路，即进行疫苗接种。因为在 H1N1 疫苗投入市场之后死亡的女性均没有流感疫苗的接种记录 [17]。

六、危险因素

越来越多的研究识别出了孕产妇脓毒症发病率和死亡率的独立危险因素。种族、合并症、社会经济条件、吸烟史、输血史都是独立危险因素。许多研究都表明，少数族裔，尤其是非裔美国人中脓毒症的发生率不成比例升高 [15, 19, 20, 22-24, 50, 60, 62, 63]。一项由 Mohamed-Ahmed 团队 [50] 进行的基于人群的病例对照研究发现，相比较于正常人群，死于脓毒症的女性存在合并症的可能是 2.53 倍，其中经产妇的可能是 3.57 倍、贫血的可能是 13.5 倍、存在免疫抑制的可能则是 15 倍。Bauer 团队 [20] 的研究也发现，HIV 或系统性红斑狼疮所导致的免疫抑制状态和脓毒症的发生率升高相关，此外相关因素还有慢性心力衰竭、呼吸或肾衰竭。一项 2012 年在苏格兰进行的病例对照研究发现，脓毒症更有可能发生在非裔、经产妇，以及经阴手术产或剖宫产分娩的患者中。研究者也发现了贫血和脓毒症风险之间的关系，但是尚无法确定这是一个危险因素还是在促进疾病进展的因素。肥胖患者的脓毒症风险升高 2 倍。英美两国的肥胖率上升是不争的事实，因此这一研究结果需要受到足够重视 [34-36, 64]。Al-Ostad 及其团队 [19] 进行了一项回顾性研究，发现患糖尿病的女性发生脓毒症的风险为正常人群的 2 倍，若有输血史则是 3 倍，心血管疾病 5 倍。此研究中发现的独立危险因素是高龄孕产妇、非裔、社会经济条件差以及吸烟。在英国，Acosta 团队 [65] 发现社会经济水平与脓毒症的发生风险成反比。小于 20 岁或大于 40 岁的女性因脓毒症进入重症监护病房的风险升高。其他许多研究也从多方面证明了年龄是危险因素之一。总体来说，高龄孕产妇的脓毒症发病和死亡风险均升高 [15, 20, 23, 38, 50]。

在妊娠期的任一阶段，临产、分娩、产褥期，都可能存在妊娠相关或不相关的风险因素和发病因素。许多研究表明，产褥期脓毒症的发生率更高，并且分娩方式直接影响了发病风险 [15, 21]。感染和脓毒症的风险升高与所有阴道助产都有关，但是更高的脓毒症发病率出现在非计划性剖宫产患者中，尤其是在临产后转剖宫产的患者中[8, 15, 20, 41, 57, 66]。一项 2009 年在丹麦进行的持续 5 年的队列研究表明，尽管在术前常规应用了预防性抗生素，仍有 7.6% 的患者在剖宫产后 30 日内出现了继发感染的现象，而阴道分娩的患者此比例仅为 1.6%[67]。许多研究都表明生殖道感染是最常见的感染途径，并可发展为子宫内膜炎或绒毛膜羊膜炎，成为潜在的脓毒症发病原因[15, 16, 19, 22, 36, 38, 41, 44-47, 50, 52, 53, 57, 59-62, 64, 66]。介入性治疗如宫颈环扎、羊膜腔穿刺以及反复的阴道检查都令微生物进入生殖道的风险升高。其他生殖道感染的危险因素包括胎膜早破或临产后破膜的时间过长，以及产后或流产后宫腔残留[20, 41, 57, 66]。非产科相关的致病因素通常是腹腔、呼吸系统或泌尿系的感染。最常见的风险因素见表 21-3[15, 20, 34-36, 41, 50, 52, 53, 57, 65-67]。

由于妊娠期母体解剖学结构的改变，许多孕妇都曾经历泌尿系感染，感染可能会继发肾盂肾炎，尤其是当大肠杆菌为病原菌时此风险更高[20, 41, 52, 53, 57, 68]。但是，呼吸系统感染如流感和肺炎，通常更为严重[65, 69]。在 Acosta 的研究中，2016 年英国因脓毒症进入重症监护病房的孕产妇有近 40% 是呼吸道感染[65]。这些病例的平均住院日上升，且在所有孕产妇死亡中占 41%。在美国，一项 2017 年的回顾性研究表明，呼吸道感染是最常见的脓毒症病因[69]。

七、筛查与诊断

在成人人群中，筛查工具能够有效地帮助医生早期诊断并治疗可疑的脓毒症。这些筛查工具包括急性生理学和慢性健康状况评分（Acute Physiology and Chronic Health Evaluation，APACHE Ⅱ）、简化急性生理学评分（Simplified Acute Physiology Score，SAPS）以及 SOFA 评分。SIRS 被脓毒症 -3 协作组认为是一种对成人

人群来说不够合适的筛查和诊断工具[29, 31, 32]。由于 SIRS 的标准和正常的妊娠生理现象之间有很多的重合，因此在孕产妇中也不适宜应用[70, 71]。

不过，虽然不局限于脓毒症，还是有许多特为孕产妇设计的疾病筛查工具，如产妇早期疾病预警（Maternal Early Warning Triggers，MEWTS）和产妇早期预警标准（Maternal Early Warning Criteria，MERC），在英国还有妇儿保健机构推荐医院广泛应用的改良的早期产科预警系统（MEOWS）[16, 17, 41, 72]。在英国有数个不同版本的 MEOWS，区别在于其预警风险等级由数字或颜色划分[72, 73]。为确定不同评分系统对孕产妇脓毒症的预测能力，Edwards 研究组对 6 种不同的评分系统进行了回顾性研究，纳入了 2006 年 6 月至 2007 年 11 月共 913 例绒毛膜羊膜炎患者，并排除了生命体征记录缺失的 549 例患者[74]。这些评分系统在预测重症脓毒症方面各有不同，但由于对孕产妇疾病的许多定义彼此不一致，因此总体来说获得的结果都很不满意。在文章末尾作者也呼吁尽快建立广泛应用的标准化评分系统。

在美国，孕产妇安全工作组推荐使用 MERC。MERC 筛查工具是由 MEOWS 改良而成的，包含了相似的达到"红色警报"界限的生命体征阈值。但是，在这一标准中，体温和疼痛评分被排除了，因为起草者们认为这两个指标对发病没有特异性[75]。工作组也强调，若其中一个或更多的指标存在持续性的异常，则需要进行进一步的评估和更严密的监测护理。Bauer 团队发现 75% 的孕产妇死亡案例均表现出至少一项 MERC 评分异常，也由此认为，若在所研究的时段即存在并采用 MERC 系统进行评估，则能够避免很大一部分密歇根州孕产妇的死亡[27]。

MEWTS 将许多判断严重与否的指标界限进行了调整，以适应妊娠期的生理变化。MEWTS 需持续 20min，期间需对脓毒症与其他三种常见

表 21-3　产科风险因素和致病因素

风险因素	致病因素
产前风险因素 • 未足月胎膜早破 • 多胎妊娠 • 辅助生殖技术 　– 紧急性环扎 　– 羊膜腔穿刺 • 子痫前期 • 早产 **产时** • 胎膜早破 • 反复阴道检查 • 第二产程延长 **产后** • 宫腔残留 • 出血 • 分娩方式 　– 阴道助产 　– 剖宫产	**产科因素** • 生殖道感染 　– 绒毛膜羊膜炎 　– 子宫内膜炎 　– 感染性流产 　– 宫腔残留 • 切口感染 • 盆腔脓肿 / 血栓性静脉炎 **非产科因素** • 呼吸系统 　– 肺炎 　– 流感 　– 结核 • 腹部 　– 阑尾炎 　– 胆囊炎 　– 胰腺炎 　– 小肠损伤 • 肾脏 • 肾盂肾炎、泌尿系感染

引自 Acosta, C. D., Kurinczuk, J. J., Lucas, D. N., Tuffnell, D. J., Sellers, S., & Knight, M.（2014）. Severe maternal sepsis in the UK, 2011–2012: a national case–control study. *PLOS Medicine*, *11*（7）, e1001672; Acosta, C.D., Harrison, D. A., Rowan, K., Lucas, D. N., Kurinczuk, J. J., et al.（2016）. Maternal morbidity and mortality from severe sepsis: a national cohort study. *BMJ Open*, *6*, e012323; Albright, C. M., Mehta, N. D., Rouse, D. J., & Hughes, B. L.（2016）. Sepsis in pregnancy: identification and management. *Journal of Perinatal and Neonatal Nursing*, *30*（2）, 95–105; Bamfo, J. E.（2013）. Managing risks of sepsis in pregnancy. *Best Practice & Research Clinical Obstetrics and Gynaecology*, *27*, 583–595; Barton, J. R., & Sibai, B. M.（2012）. Severe sepsis and septic shock in pregnancy. *American College of Obstetricians and Gynecologists*, *120*（3）, 689–706; Bauer, M. E., Bateman, B. T., Bauer, S. T., Shanks, A. M., & Mhyre, J. M.（2013）. Maternal sepsis mortality and morbidity during hospitalization for delivery: temporal trends and independent associations for severe sepsis. *Anesthesia and Analgesia*, *117*, 944–950; Chebbo, A., Tan, S., Kassis, C., Tamura, L., & Carlson, R. W.（2016）. Maternal sepsis and septic shock. *Critical Care Clinics*, *32*, 119–135; Ford, J. M., & Scholefield, H.（2014）. Sepsis in obstetrics: cause, prevention, and treatment. *Current Opinion in Anesthesiology*, *27*, 253–258;Mohamed–Ahmed, O., Nair, M., Acosta, C., Kurinczuh, J. J., & Knight, M.（2015）. Progression from severe sepsis in pregnancy to death: a UK population–based casecontrol analysis. *BJOG*, *122*（11）, 1506–1515; Laughon, S. K., Berhella, V., Reddy, U., Sundaram, R., Lu, Z., & Hoffman, M. K.（2014）. Neonatal and maternal outcomes with prolonged second stage of labor. *American College of Obstetrics and Gynecology*, *124*（1）, 57–67; Leth, R. A., Moller, J. K., Thomsen, R. W., Uldbjerg, N., & Norgaard, M.（2009）. Risk of selected postpartum infections after Cesarean section compared with vaginal birth: A five–year cohort study of 32,468 women. *AOGS*, *88*, 976–983; Lucas, D. N., Robinson, P. N., & Nel, M. R.（2012）. *International Journal of Obstetric Anesthesia*, *21*, 56–67; Morgan, J., & Roberts, S.（2013）. Maternal sepsis. Obstetrics and Gynecology Clinics of North America, 40, 69–87.

的孕产妇疾病心血管功能不全、出血和子痫前期进行治疗[73, 76]。胎心率评估和护理的评估也是生命体征各参数的组成部分。一项由 Shields 研究组设计的持续 2 年的前瞻性队列研究表明，采用 MEWTS 作为筛查工具后，孕产妇总体发病率下降了 32%（重症下降了 18.4% 和混合因素导致的孕产妇发病率下降了 13.6%）[76]。脓毒症是最常被激活的预警系统，在所有进入 ICU 的孕产妇中占 38%。虽然对收入 ICU 病房的敏感性和特异性达到了 96.9% 和 99.9%，但总体的阳性预测值很低，仅为 12%，对于进入 ICU 的脓毒症预测值更低，仅 7%。作者也建议进一步调整并测试对脓毒症的筛查路径。在一项 Hedriana 团队进行的回顾性研究中，脓毒症是第二常见的转入 ICU 疾病，占 24%，也发现了与上述研究类似的结果[73]。存在 2 条 MEWTS 的患者，筛查发现并进入 ICU 的比率为 72%。但是，其假阳性率达到 20%。但是，若当时将 2 条 MEWTS 的评估从 20min 延长至 30min 甚至更长，就可以把假阳性率降至 4%。

与前述的孕产妇疾病筛查预警系统不同的是，孕产妇脓毒症评分（sepsis in obstetrics score，SOS）是专为孕产妇设计的评分，能够对急症就诊的孕妇进行脓毒症的筛查[77]。SOS 包含非产科的评分标准中的部分内容，如 SIRS、快速急诊评分（Rapid Emergency Medicine Score，REMS）和 APACHE Ⅱ。不过，SOS 还包括实验室检查的部分，如白细胞、中性粒细胞及乳酸水平，能够反映是否存在器官功能不全。Albright 团队[77]对此评分进行了回顾性的效果研究，发现 SOS 评分≥6 的患者，对转入 ICU 的敏感性为 88.9%、特异性为 95.2%、阳性预测值为 16.7%。SOS 评分的升高也与胎儿心动过速、住院时间延长以及血培养结果阳性相关。一项由 Aarvold 等[69]进行的回顾性研究发现，在预测孕产妇死亡方面，为器官功能衰竭所设计的评分，如多器官功能衰竭评分（multiple organ dysfanction score，MODS）和 SOFA 评分比 SOS 的效果更好。该项研究对比了产科 SOS 评分和非产科应用的 APACHE Ⅱ、SAPS、SOFA 和 MODS 评分预测死亡率的能力。但需要注意的是，该项研究对 SOS 评分系统进行了修正，排除了幼稚中性粒细胞计数这一项检查结果。为了确定 SOS 评分系统在孕产妇中的效价，还需要进一步的深入研究。而不同的孕产妇预警系统的介绍及其对改善孕产妇预后的效果，详见第 2 章。

脓毒症的筛查流程在不同的中心都不尽相同。无论应用哪种流程，最重要的是医师需要尽早进行疾病的筛查，通过各种临床征象快速识别可疑的脓毒症患者，并尽早开始进一步的检查和治疗。虽然某些评估手段需要进行有创的监测，但也有一些症状和体征仅靠常规的临床检查即可获得，例如体温、血压、心率、呼吸频率和强度、呼吸音以及动脉血氧浓度（SaO_2）。对病情的评估需包括尿量、皮肤外观、毛细血管充盈情况以及精神神经状态，以便于进一步评估组织的灌注情况。由于胎儿的异常多为母体情况出现很大改变的第一表现方式，因此根据患者孕周的不同，同时也需要对胎儿的情况进行恰当的评估。胎儿心动过速经常是母体感染后首先出现异常的几个指标之一[52, 77]。由母体脓毒症导致的子宫与胎盘之间的灌注不足，可能会导致胎心率变异（FHRV）减少与胎心晚期减速。其他评估胎儿的方法包括生物物理评分、脐血流检查以及患者自数胎动的情况。需要反复强调的是，要对患者进行反复多次、动态的评估，并记录生命体征情况，以迅速发现并处理脓毒症。若不对生命体征进行监测，或未持续监护，可能会错过进行治疗的时机。Bauer 团队发现脉氧情况是最易被忽略的生命体征，其次是呼吸频率。表 21-4 列举了常用于孕产妇筛查脓毒症的评估参数及其应用理由[22, 30, 47, 52, 53, 57, 70, 72–80]。

八、治疗

妊娠期重症监护的总体目标是首先稳定孕产妇的情况，这也和 2016 年 ACOG 的指南一致[81]。母体情况的稳定通常也对胎儿有一定益处。脓毒症的临床治疗目标是达到心输出量以及氧输送最大化，同时尽量避免多器官功能衰竭和死亡。

需要注意的是，心输出量是由前负荷、后负

表 21-4　常见产科参数

评估发现	原　理	考　虑
生命体征		
体温 < 36℃ 或 > 38℃(< 96.8 ℉ 或 > 100.4 ℉)	感染	硫酸镁治疗和硬膜外麻醉都可能使体温降低
心率 < 50 或 > 110~120 次 / 分	感染所致心输出量增加	妊娠期心率增快，临产或多胎妊娠时则更快
平均动脉压 < 65mmHg 或 收缩压 < 90mmHg	一氧化氮相关的血管舒张	• 36~38 周正常的平均动脉压是 85~95mmHg • 产后的正常平均动脉压是 69~94mmHg
呼吸 < 10 或 > 24 次 / 分	对酸中毒的代偿，也与低氧血症有关	分娩
SaO_2 < 95% 或需要氧疗才能保持 ≥ 95%	低氧血症所致周围组织灌注不足	
可疑感染部位的疼痛	可疑感染部位的疼痛	与分娩无关（如宫体压痛或肋脊角压痛）
系统回顾		
精神状态改变 GCS 评分 < 15；意识障碍、易激惹、呼之不应	灌注不足、低氧血症	
尿量 < 35ml/h × 2h	因器官灌注不足和组织缺氧导致的功能障碍	检查导尿管的位置避免被胎头的下降所压迫，并排除其他导致终末器官功能障碍的疾病（如子痫前期）
恶心和（或）呕吐	器官灌注不足导致的功能不全	在分娩时可能是正常表现
皮肤湿冷、花斑，毛细血管充盈时间延长	与灌注不足有关	皮肤可能因分娩用力、发热或分布性休克而出现潮红
水肿，在 24h 内增加 20ml/kg	因血管内皮细胞损伤和胶体渗透压降低所致	胶体渗透压降低可导致广泛水肿、肺水肿和部分局域的水肿，子痫前期也可导致血管内皮损伤，蛋白质与体液向血管间隙漏出
体液或分泌物的异味	由感染源引起	如阴道分泌物或伤口渗液
实验室检查		
乳酸水平 > 1mmol/L	高乳酸血症与灌注不足、组织缺氧、无氧酵解有关	在临产和分娩时，由于产程、分娩用力以及生产，母体的血乳酸水平较高。血乳酸升高也见于应用 β 类似物治疗的早产患者中
白细胞 ≤ 5.7 或 ≥ 17/mm³	免疫系统在应对感染	在妊娠期白细胞的水平有生理性上升： • 孕期 5000~12 000/mm³ • 临产后最高 14 000~16 000/mm³ • 分娩时及产褥期最高 25 000/mm³ • 剖宫产术后最高至 30 000/mm³

（续表）

评估发现	原 理	考 虑
未成熟中性粒细胞≥ 10%	宿主反应令所有生长阶段的中性粒细胞均释放入血液循环	未成熟中性粒细胞的阈值在妊娠期和非妊娠期的人群中是一致的
动脉血 pH ＜ 7.39～7.45	与血乳酸升高有关	
肌酐 ＞ 1.0mg/dl	肾功能不全	
胆红素 ＞ 4mg/dl	肝功能不全	
血小板 ＜ 100 000/mm³	因修复血管内皮损伤，血小板水平下降	
INR ＞ 1.5 或 aPTT ＞ 60s	为应对血管内皮损伤，激活了凝血级联反应	
血糖 ＞ 120mg/dl	严重疾病应激	不存在已知糖尿病的情况
胎心率		
胎心率基线 ＞ 160 次 / 分	对子宫胎盘血流改变或低氧血症的代偿	经常是母体感染的首发表现
胎心减速	胎盘灌注不足、低氧血症或酸中毒	
胎心率变异消失或微小变异	胎盘灌注不足、低氧血症或酸中毒	

SaO₂. 动脉血氧浓度；GCS. 格拉斯哥昏迷评分；INR. 国际标准比率；aPTT. 活化部分凝血活酶时间

引自 ACOG Practice Bulletin Number 145 (2014). Antepartum fetal surveillance. *American College of Obstetricians and Gynecologists*, *124*(1), 182–219; Albright, C. M., Ali, T. N., Lopes, V., Rouse, D. J., & Anderson, B. L. (2014). The sepsis in obstetrics score: a model to identify risk of morbidity from sepsis in pregnancy. *American Journal of Obstetrics and Gynecology*, *211*, 39.e1–8; Albright, C. M., Ali, T. N., Lopes, V., Rouse, D. J., & Anderson, B. L. (2015). Lactic acid measurement to identify risk of morbidity from sepsis in pregnancy. *American Journal of Perinatology, 32*, 481–486; Albright, C. M., Mehta, N. D., Rouse, D. J., & Hughes, B. L. (2016).Sepsis in pregnancy: identification and management. *Journal of Perinatal and Neonatal Nursing, 30*(2), 95–105; Barton, J. R., & Sibai, B. M. (2012). Severe sepsis and septic shock in pregnancy. *American College of Obstetricians and Gynecologists, 120*(3), 689–706; Bauer, M. E., Lorenz, R. P., Bauer, S. T., Rao, K., & Anderson, F. W. J. (2015). Maternal deaths due to sepsis in the state of Michigan, 1999–2006. *American College of Obstetricians and Gynecologists, 126*(4), 747–752; Bauer, M. E., Bauer, S. T., Rajala, B., MacEachern, M. P.,Polley, L. S., Childers, D., & Aronoff, D. M. (2014). Maternal physiologic parameters in relationship to systemic inflammatoryresponse syndrome criteria. *American College of Obstetricians and Gynecologists, 124*, 535–541; Brown, K. N., & Arafeh, J. M. R. (2015).Obstetric sepsis: focus on the 3–hour bundle. *Journal of Perinatal and Neonatal Nursing, 29*(3), 213–221; Edwards, S. E., Grobman,W. A., Lappen, J. R., Winter, C., Fox, R., Lenguerrand, E., & Draycott, T. (2015). Modified obstetrics early warning scoring systems (MOEWS): validating the diagnostic performance for severe sepsis in women with chorioamnionitis. *American Journal of Obstetrics and Gynecology, 212*, 536. e1–8; Hedriana, H. L., Wiesner, S., Downs, B. G., Pelletreau, B., & Shields, L. E. (2016). Baseline assessment of a hospital–specific early warning trigger system for reducing maternal morbidity. *International Journal of Gynecology and Obstetrics, 132*, 337–341; Maguire, P. J., O'Higgins, A. C., Power, K. A., Daly, N., McKeating, A., & Turner, M. J. (2015). Maternal bacteremia and the Irish maternity early warning system. *International Journal of Gynecology and Obstetrics, 129*, 142–145; Mhyre, J. M.,D'Oria, R., Hameed, A. B., Lappen, J. R., Holley, S. L, Hunter, S. K., et al. (2014). The maternal early warning criteria: a proposal from the national partnership for maternal safety. *Journal of Obstetric, Gynecologic & Neonatal Nursing, 123*, 1 9; Morgan, J., & Roberts, S.(2013). Maternal sepsis. *Obstetrics and Gynecology Clinics of North America, 40*, 69–87, Shankar–Hari, M., Phillips, G. S., Levy, M. L.,Seymour, C. W., Liu, V. X., Deutschman, C. S., et al. (2016). Developing a new definition and assessing new clinical criteria for septic shock for the third international consensus definitions for sepsis and septic shock (sepsis–3). *Journal of American Medical Association, 315*(8), 775–787; Shields, L. E., Wiesner, S., Klein, C., Pelletreau, B., & Hedriana, H. (2016). Use of maternal early warning trigger tool reduces maternal morbidity. *American Journal of Obstetrics and Gynecology, 214*, 527.e1–6; Singh, S., McGlennan, A.,England, A., & Simons, R. (2012). A validation study of the CEMACH–recommended modified early obstetric warning system.*Anaesthesia, 67*, 12–18.

荷、心肌收缩力和心率的情况所共同决定的。氧输送（DO_2）是由心输出量和动脉氧含量（CaO_2）决定的（详见第 6 章中对这些参数的解释）。在心血管系统中，前负荷是在舒张末期心室肌纤维的长度。决定心肌纤维长度的因素是在最大充盈期心室的血容量。正如前述，由于血管内皮细胞的损伤，血容量也随之减少，因此可能导致前负荷降低。增加前负荷的方式包括侧卧改变体位及静脉补充晶体液。若该患者需进行气管插管和呼吸机辅助通气，则应将床头抬高 30～45°，以防止呼吸机相关肺炎（ventilator-associated pneumonia，VAP）的产生。根据血红蛋白的水平，也可考虑输注悬浮红细胞。但是，若因脓毒症加重，继发了左心室收缩力损伤，则前负荷可能升高。在这类患者中可考虑应用正性肌力药物（如多巴胺）以增加心肌收缩力、改善前负荷，并增加心输出量。后负荷是指对抗收缩期心室射血的阻力或负荷。体循环阻力（SVR）是后负荷对左室施加的压力。SVR 是经平均动脉压和心输出量共同计算得来的血流动力学参数。因此，在无法经肺动脉导管（PAC）进行有创血流动力学监测的情况下，血压通常被作为评估或反映 SVR 的指标。低血压和低 SVR 可能指示患者脓毒症病情的进展。在这些病例中，若左心肌收缩力受损，则一线治疗是改善前负荷，随后是应用正性肌力药物。

若这些治疗手段均无效，则可考虑应用血管升压药。但是，若前负荷降低，代偿性的儿茶酚胺释放也可导致血管收缩和 SVR 上升。在这类病例中，治疗的目标是使前负荷最优化。

九、分娩

在某些情况下，可能很难将孕产妇的病情稳定住。此时，就需要考虑将胎儿娩出，以改善母体的状态。但是，胎儿娩出过程中可能会出现大量失血，继而会导致动脉氧含量（CaO_2）和氧输送（DO_2）降低。在胎儿和胎盘娩出后出现的血液重新分布不会极大地改变前负荷和心输出量。这些机体的改变可能会进一步加重脓毒症孕妇的病情，并增加产后出血、休克，甚至心搏骤停的风险。母体脓毒症也会增加胎儿脑部、肺部并发症的风险[82]。但是，子宫胎盘血流减少会导致胎儿酸中毒和胎死宫内[53, 77, 78, 82]。因此，需仔细评估并多学科讨论，决定最终的分娩时机。

十、拯救脓毒症运动

早在 2003 年，拯救脓毒症运动（SSC）就发布了国际性的脓毒症诊疗指南[26]。随着对脓毒症研究的深入，指南也在逐步更新。最新的 2016 年修订版回应了脓毒症 -3 协作组定义和指标的更新[83, 84]。针对 SSC 指南的随机对照临床研究表明，因对疾病的早期识别、立即启动抗生素治疗，以及迅速开始液体复苏、血管加压，并在有创血流动力学监测指导下应用正性肌力药物，或称为 EGDT，成人人群中脓毒症的预后有极大的改善[85]。Rivers 团队进行了一项随机临床对照研究，将存在脓毒症所致低血压或血乳酸升高的非妊娠期患者分别分为两组，在诊断后的 6h 内，一组接受 EGDT 治疗，另一组则接受传统治疗。EGDT 组的预后相较于对照组有显著性改善，包括：①平均动脉压升高；②终末器官损伤减少；③院内死亡率降低（59% vs. 38%）、28 天死亡率（61% vs. 40%）及 60 天死亡率（70% vs. 50%）降低；④存活患者的平均住院时长降低（18.4 天 vs. 14.6 天）。最近，Assuncao 研究组[86]进行了一项前瞻性队列研究，表明经 EGDT 原则治疗的患者相比对照组死亡率更低（38% vs. 57%）、住院花费更少，且预期寿命增加 3.2 年。与之相似，Shorr 团队的研究也发现应用 EGDT 后，出现显著性医疗花费减少和死亡率降低[87]。

虽然目前还没有任何针对孕产妇人群的 RCT 研究，仍推荐采用 SSC 指南指导治疗，因为许多研究都表明在普遍的成人群体中，早发现、早治疗能够显著改善预后[53, 85, 88]。但是对脓毒症孕产妇进行治疗时，也要综合考虑妊娠期出现的一系列明显的生理学改变。尤其是血流动力学、氧传输及呼吸系统生理学的变化，和随之而来的各项评估指标的改变。

SSC 指南有两个组成部分，初始复苏和维持治疗[83, 84]。初始复苏是在疾病最初的 6h 进行，在 3h 和 6h 进行复苏效果的评估。前 3h 的复苏目标包括寻找感染源、确定器官功能障碍的程度、开始抗生素治疗及启动容量复苏。在已经给予适宜的静脉容量复苏，但仍存在持续性低血压的脓毒性休克患者中，指南中讲明需应用血管加压素治疗，以维持平均动脉压 ≥ 65mmHg。指南还建议，若初始的血乳酸 > 4mmol/L，或出现难治性的低血压，则需要再次评估容量情况及组织灌注[83, 84]。如前所述，脓毒症 -3 协助组对脓毒性休克的诊断标准是难治性低血压和血乳酸水平 > 2mmol/L[30]，SSC 指南建议，若血乳酸水平 > 2mmol/L，则在 6h 内复测乳酸[83, 84]。

在脓毒症诊断的 6h 内，需完成血管加压素的应用和对血管内容量以及灌注情况的再次评估[83]。在 2016 年指南更新之前，推荐使用有创的监测手段，如测定中心静脉压（CVP）。但协作组引用了三个临床研究，其结果均无法支持 CVP 在评估中的优势地位。因此，在评估周围组织灌注时，推荐进行体格检查，监测生命体征并进行"从头到脚"的评估，包括毛细血管充盈情况、皮肤外观以及尿量。临床医师可以应用以下方式中的两种进行灌注和容量情况的评估，如床旁超声、任一被动腿抬高的动态评估、补液试验、测量中心静脉压或中心静脉的血氧饱和度（CVP/ScvO$_2$）（均需中心静脉置管）。

十一、实验室检查

实验室检查需包含全血细胞计数（CBC）和分类。需要注意的是妊娠生理变化也会影响实验室检查的正常值范围，例如白细胞计数的上升（具体见表 21-4）。在孕产妇中，幼稚中性粒细胞比值可能对感染更有指示作用，因这一比值升高并非是妊娠期的正常表现[53, 57, 77]。SSC 指南中非常重要的一条就是明确血乳酸的水平[89]。乳酸水平的升高反映了组织灌注不足、组织缺氧以及器官功能不全。在成人中，Shapiro 的研究组发现血乳酸水平升高与高死亡率相关。Albright 的团队进行了一项回顾性研究，发现乳酸水平升高与血培养阳性、胎心过速、早产、住院时间延长、转 ICU 病房的风险均有关。乳酸水平 ≥ 2.5mmol/L 对转 ICU 病房的预测敏感性为 63%、特异性为 85%[80]。在这一研究中血乳酸 ≥ 4mmol/L 的很少，说明对孕产妇人群血乳酸的阈值可能需相应降低，这也和脓毒症 -3 协助组的指南中一致[30, 80]。随着乳酸水平的升高，血液 pH 降低，出现代谢性酸中毒。因此，动脉血气分析（ABG）也可帮助评估组织灌注的情况。进一步监测肾功能、肝功能以及凝血功能，也是评估终末器官情况所必需的。

十二、细菌培养与感染源控制

留取培养能够明确致病菌及感染源。需经皮肤穿刺获得血培养的标本[27]。还需对其他可疑的感染源留取体液的培养，如尿液、羊水或痰液。组织培养的留取则需根据可疑的病源所决定，例如可疑子宫内膜炎或羊膜腔内感染时，留取宫颈、胎盘和子宫内膜的培养，若可疑呼吸道感染则留取鼻拭子或咽拭子[60, 90]。超声、核磁检查（MRI）、CT 检查及胸部 X 线片也可帮助进一步确定感染源[38, 52]。明确可疑的感染源能够帮助决定治疗途径、抗生素选择，以及控制感染的方法如手术切除。

抗生素

理想状态下，需在应用抗生素前留取培养。但是，无论有无培养，在诊断后的首个小时就开始抗生素治疗非常重要，许多研究都表明随着每一小时抗生素应用的推迟，都令死亡率逐步上升[22, 50, 53, 91]。

在脓毒症的患者中，出现初步临床表现时感染源通常还不明确。因此，需要使用广谱的抗菌药物，覆盖革兰阳性菌（包括 A 组和 B 组链球菌及金黄色葡萄球菌）、革兰阴性菌（包括大肠杆菌和克雷伯菌）以及厌氧菌属。若该患者感染前已经入院，则需考虑逐渐增多的院感菌属，如 MRSA、广泛耐药的革兰阴性菌以及真菌等[92, 93]。一旦感染源被确定，就需将抗生素更换为有效的窄谱抗生素，以避免菌群产生耐药性。但是，若孕产妇在临产后已经因感染（如宫内感染）进行了治疗，则需采用广谱抗生素进一步抗感染。需结合患者的体重进行计算，以达到药物的最佳剂量，并对器官功能进行监测避免中毒反应。

十三、液体复苏

血管内的液体使前负荷升高，保证了灌注，并可纠正低氧血症与继发的无氧酵解。对血容量复苏的详细阐述见第 9 章。SSC 指南针对成人，建议应用晶体液，经大直径静脉通路输注，输液速度为 30ml/（kg·h）[27]。在孕产妇中也推荐同样的复苏方式，但是需要进行更严密的监测，因为妊娠期和产褥期更易发生肺水肿和急性呼吸窘迫综合征（ARDS）[16, 52, 53]。由于妊娠期循环血容量较高所致白蛋白水平降低，因此胶体渗透压的降低是一种生理现象。脓毒症的病生理改变破坏了血管内皮，使胶体渗透压进一步降低。肺血管

上皮也同样受损，可能继发呼吸衰竭[68]。一项回顾性研究纳入了 1995—2010 年因脓毒症和脓毒性休克转入 ICU 的 24 名孕妇和 6 名产褥期妇女，发现 70% 存在 ARDS 和呼吸衰竭，这也是妊娠终止的首要原因[88]。在合并脓毒性休克的病例中，病情的恶化尤其迅速，病例中共 3 人（占样本量的 10%）最终死亡。作者指出，在转入 ICU 前 EGDT 治疗的延迟在死亡病例中很常见。这一研究再次证明了，静脉液体复苏在逆转脓毒症病理生理表现中的重要地位，且其重要性超过了可能导致呼吸衰竭的风险。相比于脓毒症相关的病死风险，呼吸衰竭是可治疗的[88, 94]。

十四、血管加压素治疗

若已经进行了充分的血容量复苏以改善前负荷，平均动脉压仍小于 65mmHg，则推荐应用血管加压素治疗。与其他血管加压素相比，去甲肾上腺素对心脏的影响最小，因此推荐为一线用药。肾上腺素或抗利尿激素可考虑作为二线用药[82]。无论应用哪种血管加压素，均可能导致血管收缩、子宫胎盘灌注不足。因此，需要对胎儿的情况进行监测，并警惕母体出现早产征象[61, 82]。若评估容量情况采取的是 SSC 指南推荐的无创方法，则需进行中心静脉置管，以指导血管加压素治疗的滴速。在非妊娠期的人群中，推荐的治疗目标是中心静脉压维持于 8～12mmHg。若静脉氧饱和度（SvO_2）或中心静脉氧饱和度（$ScvO_2$）分别小于 70% 或 75%（$ScvO_2$ 通常比 SvO_2 高 5%），则需输注悬浮红细胞，维持红细胞压积大于 30%。若中心静脉压（CVP）、肺毛细血管楔压（PCWP）、平均动脉压（MAP）和红细胞压积均已充分改善（根据治疗目标），但 SvO_2 仍小于 70%，则需考虑更改药物，选择多巴胺治疗。若无法通过治疗达到最佳的血流动力学状态，则需考虑进行机械通气和镇静治疗，以减少氧耗[27, 85, 95]。

表 21-5 列出了在护理脓毒症孕产妇时需要注意的重要问题 [27, 83, 84, 95]，表 21-6 则总结了维持治疗的推荐和建议。

十五、机械通气

若脓毒症合并存在非心源性肺水肿（也被称为急性肺损伤，ALI 或 ARDS），可考虑进行小潮气量的机械通气。这包括维持潮气量 4～6ml/kg（理想体重），并维持平台压小于 30cmH_2O。已有研究表明，在合并脓毒症相关 ARDS 的非妊娠期患者中，此类通气治疗可降低死亡率（39.8% 对比 31%）。在某些病例中，低潮气量可能会导致呼吸性酸中毒。这一情况可通过增加呼吸机的呼吸频率来改善。ARDS 学组的研究表明，若调整呼吸频率后动脉血气 pH 仍 < 7.15，则需应用碳酸氢盐纠正 [96]。在妊娠期女性中对小潮气量通气进行了研究。在妊娠期，理想的孕前体重即所需的潮气量很难以计算。维持平台压小于 30cmH_2O 可能有所帮助。需要周期性监测血气分析以及其他氧合指标，以确定呼吸系统的状态。虽然在非妊娠期患者中，轻度的呼吸性酸中毒可耐受，但其对母体和胎儿的影响目前尚不明确。

表 21-5 初步复苏的建议和推荐

推荐： • 无论患者在何处，立即启动初步复苏 • 临床目标 　－ 改善前负荷，提高左心室收缩力 • 在非妊娠期患者中，CVP 8～12mmHg（若心室顺应性下降或机械通气中，则 12～15mmHg） • 在妊娠期女性中，一些医师倾向于采用 PCWP 而非 CVP 以评估前负荷，若选择此参数，需放置肺动脉导管。PCWP 的目标是 10～12mmHg（若机械通气则 12～14mmHg） 　－ 平均动脉压 ≥ 65mmHg 　－ 尿量 ≥ 0.5ml/（kg·h） 　－ 氧疗 　　○ 非妊娠期女性：中心静脉氧浓度 ≥ 70% 或混合静脉血氧浓度 ≥ 65% 　　○ 妊娠期女性：SvO_2 > 65%～70% • 在应用抗生素前留取培养（若无法快速留取培养，切勿因此延误抗生素应用） 　－ 血培养（1～2 次，至少有一次经皮下穿刺获得） 　－ 在 48h 内，从每处静脉通路/监测装置抽血培养 　－ 留取所有临床相关部位的培养	• 利用影像学检查帮助确定感染灶及留取培养 • 在识别严重脓毒症或脓毒性休克第 1h 内开始对症抗生素治疗 　－ 对推测或已知感染部位可能性大的微生物使用 1～2 种广谱抗生素 　－ 每日重新评估最适合的抗生素 　－ 根据临床反应和情况决定抗生素应用时限 　－ 若病因提示非感染性，则及时停药 • 寻找感染灶 　－ 最好在 6h 内完成 　－ 根据感染的种类和位置制定治疗策略 　－ 针对感染选择的疗法需临床效果最佳而副作用最小 　－ 若可疑监测相关感染，则停用该有创监测 **建议**： • 若静脉氧浓度未达到前述标准，需考虑： 　－ 加用液体治疗 　－ 输血使血细胞比容 ≥ 30% 　－ 应用多巴胺 [最大剂量 20μg/（kg·min）] • 若患者为铜绿假单胞菌感染，或中性粒细胞减少，则考虑联合治疗 　－ 持续联合治疗 3～5 天 　－ 若药物反应良好，逐步降级

CVP. 中心静脉压；PCWP. 肺毛细血管楔压；SvO_2. 中心静脉氧饱和度

引自 Dellinger, R. P., Levy, M. M., Carlet, J. M., Bion, J., Parker, M. M., Jaeschke, R., et al.（2008）. Surviving Sepsis Campaign:International guidelines for management of severe sepsis and septic shock. *Intensive Care Medicine*, 34, 17n60;Dellinger, R. P., Levy, M. M., Rhodes, A., Annane, D., Gerlach, H., Opal, S. M., et al.（2013）. Surviving sepsis campaign: international guidelines for management of severe sepsis and septic shock: 2012. *Critical Care Medicine*, 41（2）, 580 Care Medicinee Sepsis Campaign.（2016）. Updated bundles in response to new evidence. Retrieved May, 2017, from http://www.survivingsepsis.org/SiteCollectionDocuments/SSC_Bundle.pdf;Antonelli, M., DeBacker, D., Dorman, T., Kleinpell, R., Levy, M., & Rhodes, A.（2016）. Surviving sepsis campaign responds to Sepsis-3.Retrieved May, 2017, from http://www.survivingsepsis.org/SiteCollectionDocuments/SSC-Statements-Sepsis-Definitions-3-2016.pdf.

表 21-6　继续治疗的建议和推荐

液体治疗

推荐

- 使用晶体液复苏
- 反复进行体格检查并记录，以评估血容量和组织灌注情况，或采取以下方式中的两种：
  - 床旁超声心动图
  - 被动腿抬高或补液试验
  - 非妊娠期：晶体液试验：1000ml 液体，30min 输注；胶体液试验：300～500ml 液体，30min 输注；若低灌注状态可能需更多的液体
  - 妊娠期：晶体液试验：250～1000ml，15～20min 输注，若低灌注，可重复进行。若需 2000ml 以上的液体，需考虑放置 PAC，监测 PCWP、CO、SvO₂，以及氧输送的参数
  - 若心脏充盈压力上升，而心输出量无改善，减少补液量
  - SvO₂
  - CVP
  - 非妊娠期：CVP 目标 ≥ 8mmHg；机械通气时 ≥ 12mmHg
  - 一些医师选择放置 PAC 以评估 PCWP。为保证心输出量最佳，PCWP 的目标是 10～12mmHg（若机械通气则 12～14mmHg）

血管加压素和正性肌力药物

推荐

- MAP ≥ 65mmHg
- 首选的血管加压素应为去甲肾上腺素或多巴胺，经中心静脉给药
- 不推荐低剂量多巴胺保证肾灌注
- 若应用血管加压素，立即行动脉置管
- 若心肌功能障碍，心脏充盈压升高心输出量降低，则应用多巴胺
- 避免心脏指数升高至超过正常范围

建议

- 避免选择肾上腺素、去氧肾上腺素，或抗利尿激素为一线药物
  - 可考虑在使用去甲肾上腺素的同时应用抗利尿激素 0.03U/min，其应用目标与单用去甲肾上腺素相类似
- 若对一线药物的反应很差，则肾上腺素为首选的二线药物

类固醇治疗

推荐

- 氢化可的松剂量 ≥ 300mg/d
- 除非内分泌情况需要，或既往应用皮质激素，否则在不存在休克的情况下不要用于脓毒症的治疗

建议

- 若充分液体复苏并使用血管加压素后低血压仍无好转可考虑静注氢化可的松
- 脓毒性休克患者不建议进行 ACTH 刺激试验
- 氢化可的松比地塞米松更好
- 若应用氢化可的松后没有显著的盐皮质激素作用，可加用氟氢可的松 50μg 每日口服
- 停用血管加压素后即可停用皮质激素

（续表）

血制品治疗

推荐

- 输注悬浮红细胞，维持血红蛋白水平 7.0～9.0g/dl
  - 特定的临床情况可能需要更高的血红蛋白水平，如严重低氧血症、出血、代谢性酸中毒、发绀性心脏病、心肌缺血等
  - 为保证充足的氧供，妊娠期可能也需要更高的血红蛋白水平
- 以下情况需输注血小板
  - 无论有无出血表现，血小板 < 5000/mm³
  - 若血小板计数 5000～30 000mm³ 且有严重出血风险
  - 若需手术或有创操作，计数需 ≥ 50 000/mm³
  - 若计划阴道分娩，计数需 >35 000～40 000/mm³
  - 若计划剖宫产，计数需 >50 000/mm³
- 除非存在出血的临床证据，或需进行有创操作，否则不要使用新鲜冰冻血浆治疗实验室检查提示的凝血指标异常
- 不要应用促红细胞生成素治疗脓毒症所致的低血红蛋白

建议

- 不要进行抗凝血酶治疗

针对脓毒症所致的肺损伤应用通气治疗

推荐

- 潮气量的目标是 6ml/kg 理想体重（若为妊娠期，则使用妊娠理想体重）
- 初始平台压上限 ≥ 30cmH₂O
- 可容许一定程度的高碳酸血症
- 非妊娠期：可容许 $PaCO_2$ 高于正常上限，以减少平台压和潮气量
- 妊娠期：若胎儿可耐受，产科医师与重症医学医师共同决定 $PaCO_2$ 的最高水平
- 给予呼气末正压，避免肺泡萎陷
- 除非存在禁忌证，在机械通气时采取半卧位，床头抬高 30°～45°（若妊娠期，侧卧位，以避免下腔静脉综合征）
- 常规评估是否可停止机械通气（应用脱机方案）
- 不使用 PAC 为常规监测手段
- 在孕产妇中考虑使用 PAC
- 若无组织低灌注的征象则采取保守的液体治疗方案

通气建议

- 非妊娠期：存在轻度呼吸衰竭的患者可考虑使用无创通气
- 妊娠期：避免应用无创通气
- 对于需要高水平 FiO_2 或平台压的患者，如患者可耐受体位改变，可考虑采取俯卧位（目前尚无对妊娠期患者俯卧位的研究，若需采取，使用体位辅助工具以避免母体对子宫的压迫）

镇静、麻醉及神经肌肉阻滞治疗

推荐

- 镇静方式和目标与病情严重需机械通气的患者相同
- 在镇静时选择持续泵入药物或间断给药，每日停药、减少用量以帮助苏醒
- 若非必须，尽量避免持续泵入神经肌肉阻滞药物；监测阻滞深度

（续表）

胰岛素治疗

- 在病情稳定后应用胰岛素治疗高血糖
- 采取治疗措施维持血糖水平 < 150mg/dl（非妊娠期）
- 对于妊娠期女性，请产科、母胎医学科医师会诊，确定母体血糖的目标范围
- 在应用静脉胰岛素和葡萄糖营养剂时，每 1~2h 监测一次血糖
- 由于动脉或血浆的血糖可能会出现测量值过高，因此快速血糖检查中显示的低血糖需谨慎处理

肾脏替代治疗

建议

- 间断透析治疗和持续静脉 – 静脉血液滤过（CVVH）的效果相同
- 血流动力学不稳定的患者应用 CVVH 更易管理
- 对妊娠期女性，需与母胎医学或产科专家会诊确定治疗方案，避免透析时出现低血压（或进行 CVVH 时），且需在治疗时进行严密胎儿监护

碳酸氢盐治疗

推荐

- 若存在低灌注所致的代谢性酸中毒（pH ≥ 7.15），不要应用碳酸氢盐以改善血流动力学或减少血管加压素的剂量

预防深静脉血栓治疗

推荐

- 若无禁忌证，可选择小剂量的普通肝素或低分子肝素
- 若存在应用肝素的禁忌，则使用弹力袜或机械式的外压迫装置

建议

- 对高风险患者可同时应用物理和药物治疗
- 对极高危患者应用低分子肝素而非普通肝素治疗

预防应激性溃疡治疗

推荐

- 使用 H_2 受体拮抗药或质子泵抑制药预防溃疡
- 预防上消化道出血的效果需与潜在的导致呼吸机相关肺炎的风险进行衡量

支持的局限性

推荐

- 向患者及家属告知治疗计划，以及可能的预后，建立合理的预期

PAC. 肺动脉导管；PCWP. 肺毛细血管楔压；SvO$_2$. 中心静脉氧饱和度；FiO$_2$. 吸入氧浓度；PaCO$_2$. 动脉血二氧化碳分压；ACTH. 促肾上腺皮质激素；MAP. 平均动脉压

妊娠期会出现的许多明显的生理学变化，均可以影响女性的肺和呼吸功能。这些变化能够改变妊娠期动脉血气分析的结果，例如，妊娠期正常的血气分析就会表现为代偿性的呼吸性碱中毒。在妊娠期也会出现母体氧和血红蛋白解离曲线的右移（血红蛋白对氧气的亲和力下降），以及胎儿氧和血红蛋白解离曲线的左移（血红蛋白对氧气亲和力上升）。这些改变能够维持正常的母胎氧气交换。面对需要机械通气治疗的妊娠期女性，医师在制定诊疗计划时一定要考虑到这些生理学改变。妊娠期的机械通气治疗在本书第 7 章进行详细讨论。

十六、当前研究范围

（一）指导下的皮质激素治疗

在许多年间，医师都在考虑应用皮质激素治疗脓毒症。许多 RCT 研究都表明，在重症脓毒症中，早期的大剂量激素治疗无法改善预后[93, 97]。一项 2017 年的 Meta 分析纳入了 22 项临床研究，包括 Cochrane 研究中的数据，对比了泼尼松治疗、静脉氢化可的松、地塞米松以及甲泼尼龙与安慰剂之间的效果[97]。在减少死亡率、降低住院时间、改善消化道出血或降低重复感染等方面，任一种药物都不具优势。但是，相比于安慰剂和甲强龙，氢化可的松在帮助改善脓毒性休克方面有一定效果。

目前，SSC 指南推荐在脓毒性休克应用血管加压素治疗效果不佳时，可考虑使用皮质激素治疗。但是，在非妊娠患者中应用皮质激素治疗脓毒症仍存在争议。其应用可导致相对的肾上腺功能不全。皮质激素药物的不良反应包括免疫系统抑制、伤口愈合不良以及高血糖。并且，在妊娠期应用皮质激素也和血糖水平升高、伤口愈合缓慢有关[56]。这一问题在合并脓毒症的妊娠期女性中尚无人研究。因此，在使用皮质激素之前，需

充分评估其风险和获益。不过，在 ACOG 的重症诊疗指南中，建议应用皮质激素促胎肺成熟治疗，此时其在脓毒症孕妇中的应用是合理的[81]。

（二）活化蛋白 C（APC）

活化蛋白 C（Activated Protein C，APC）是一种抗凝物质，已有研究尝试用于脓毒症的治疗。已经有六项 RCT 探究了 APC 对脓毒症的治疗效果，但均未能在发病率和死亡率方面获得显著性效果。不仅如此，APC 还和出血风险升高相关。在 2011 年，欧盟药监局进行了世界范围内的 APC 药物召回，RCT 研究也随之停止。因此，不推荐应用 APC 治疗孕产妇或普通人群[98]。

（三）严格血糖管理（胰岛素治疗）

一项 RCT 研究表明，在手术后病情危重的患者中，进行积极的胰岛素治疗能够降低死亡率。在脓毒症患者或孕产妇中，严格血糖管理的作用尚无人研究[57, 93]。ACOG 指南推荐对妊娠期、1 型 /2 型糖尿病患者或正在进行皮质激素促胎肺治疗的患者进行血糖监测。在这些患者中，进行严格的血糖管理对胎儿有益[99, 100]。脓毒症的情况特殊，需要更进一步的研究，以指导确定目标血糖水平，并据此精确调整、设计不同患者的血糖控制方案[38, 57]。

十七、多学科合作

一旦发现或诊断出脓毒症，需要尽快多学科合作，包括不同亚专科医师的会诊，共同及时制订有效的临床诊疗计划。多学科之间高效的沟通与合作能够建立有效的临床决策，包括护理级别、患者转入哪种病房、胎儿监测以及分娩时机。近期，妇幼保健协会（Association of Maternal and Health programs，AMCHP）与妇女健康和产儿护理协会（Association of Women's Health Obstetric and Neonatal Nurses，AWHONN）

组成了一个专家组，研究了 2004—2014 年上报至该机构的 125 例严重孕产妇发病和死亡案例[101]。协作组认为，沟通不足是导致这些不良事件发生的第二常见原因，仅次于人员因素。工作组也倡议提高各科室之间的沟通效果，包括应用标准化的沟通工具例如 TeamSTEPPS，并在沟通时目标明确（purposeful）、条理明晰（unambiguous）、互相尊重（respectful）并保持高效（effective），即 PURE。在交流中也需要包含目前情况（situation）、治疗背景（background）、病情评估（assessment）以及治疗建议（recommendation），即 SBAR。还要有"我在传递接力棒"的态度（I-PASS）。最终目标是在多学科之间创造一个有效的沟通环境。结构化的沟通方式能够令所有级别的医护人员都参与讨论，并优化治疗和护理，最终创造一种以患者安全为第一位的治疗文化。

理想状态下，在疾病得到诊断之前，医院就已经准备好合适的医疗资源和治疗计划。脓毒症可能在入院期间的任意时刻发生，这需要对所有医护人员进行充分的教学，使其了解筛查患者和初步复苏的相关知识。正如前文所述，EGDT 启动的时机非常重要，延误治疗会导致发病率和死亡率的上升[12, 15, 22]。在出现临床表现的时候立即进行复苏非常重要。最近的一项研究对比了医疗机构贯彻围产期脓毒症处理流程前后对 SSC 指南的依从性。医师及护士均对其同事进行了教学[94]。教学内容包括强制的 2h 课程、科室内的文献学习以及课后测试。对医师、注册护士以及医辅人员如应急处置小组、药师、管理人员等，均强调了早期发现和治疗的重要性。研究的结果是，在整个治疗流程中，血乳酸水平的维持和抗生素的及时应用情况均得到极大改善。

在再次评估时，医师即可决定下一步治疗的

病房和护理级别。ACOG 在 2015 年发布了对母体护理级别的新共识[102]。其中推荐，合并脓毒症的孕产妇需在一家具备影像学检查、母胎相关药物、麻醉、训练有素的重症护理团队以及成人 ICU 的医院进行诊疗。若患者在进行评估时，发现其结果在客观参数分类模型中提示异常，或因脓毒症需进一步的心血管或呼吸系统支持，则可考虑转入非产科 ICU。2016 年 ACOG 的重症指南强调在转诊之前首先要稳定病情，并在转院时使用脉氧仪、心电监护、生命体征以及有创血流动力学检查（若可获得）对患者进行严密的监测。妊娠期女性需保持左侧卧位以保持子宫的位置恰当，并在转诊途中持续吸氧[81]。

十八、预防

研究表明大多数孕产妇的死亡都是可避免的[10, 23]。对脓毒症的预防需要尽早启动，在围产期，甚至若可能的话在妊娠之前即开始预防。需要鼓励妊娠妇女进行初级的保健与孕检，早期识别并治疗可能存在的慢性疾病，如肥胖、吸烟等，这些均是脓毒症发生的独立危险因素[65, 69]。由于呼吸道感染导致的孕产妇脓毒症与更高的重症率和死亡率相关，因此需要鼓励孕妇在产前进行流感疫苗注射。需要自产前开始持续监测母体可能出现的感染征象以及其他疾病，直至产褥期结束。在孕期和产褥期对每个患者进行持续的宣教是最重要的。近期有研究调查了共 6 个机构中的 52 位产褥期专业护理人员，发现工作人员的知识和对孕妇的宣教情况差异很大[103]。调查中 25% 的护理人员无法识别出导致孕产妇死亡的前三位危险因素。缺乏针对患者的标准化教育文书，令医疗机构给患者提供的信息彼此不一致。有一些护士的宣教能够覆盖多种危险因素的信息，另外一部分则仅根据既往的临床经验进行患者宣教。这种做法非常危险，因为每一个产褥期女性都某种程度上存在患病及死亡的风险。针对这一问题，作者进一步设计了针对产褥病率和死亡率相关知识和警示的标准化出院宣教模板，并对其作用进行了探究[104]。尽管最终参与这一研究的比例较低（33%），但是其反馈非常有效。这一标准化的材料在患者出院宣教方面非常有效，尤其是在采用了"教学 – 反馈"的宣教方法后更加显著。目前需要进一步的研究来检验这些标准化产后宣教材料的效果。

从医院的层面上来讲，脓毒症的预防是从严格依从操作标准开始的。手卫生至今仍是预防感染的金标准。临床医师需要熟知导致脓毒症的独立危险因素和发病因素，以便在进行治疗时做有意识的预防，例如放置尿管时保证无菌原则，对已破膜的患者减少阴道检查的次数，以及在诊断感染后尽早开始抗生素治疗[35, 36, 53, 70]。剖宫产与脓毒症发生率升高有关。在 2017 年，妇女健康及患者安全协会发布了一项标准化操作共识，主要是针对妇科手术中减少手术部位感染的安全建议[105]。这一共识强调了术前术后对患者的宣教、加强跨专业的沟通、对患者进行风险评估、对术野充分备皮、保证体温正常以及调整抗生素应用时机。这一共识推荐在切皮前 30min 内开始预防性应用抗生素，通常为头孢类药物，若手术时间大于 2～3h，或出血 ≥ 1500ml，需考虑重复应用抗生素。近期，对 2013 位妊娠期女性进行的双盲 RCT 研究表明，在术前常规应用头孢类药物的同时加用一次阿奇霉素是有益处的[106]。阿奇霉素的应用与子宫内膜炎、切口处感染及其他母体不良事件的发生率降低均有关。

十九、结论

脓毒症是导致孕产妇发病和死亡的一个重要因素。为了在世界范围内减少脓毒症和脓毒性休克导致的死亡，我们建立了 SSC 组织，以指导临床医师对脓毒性休克高危或确诊的患者进行标准化的筛查和治疗。遗憾的是，SSC 并未提及孕产妇人群中治疗脓毒症的特殊性，也没有指导临床医师如何根据妊娠期变化对目前的诊疗方法进行适应和调整。因此，目前产科医生仍根据产科重症监护的标准对脓毒症患者进行诊治，其诊疗的焦点集中在支持治疗并使供氧最优化。目前，我们还需对孕产妇人群进行进一步研究，获得足够的数据，以解答目前的临床困惑，最终使 SSC 指南针对孕妇进行恰当的更新，而在此之前，还是推荐临床医师选择各种已被证实可改善母胎预后的支持疗法，同时也考虑纳入 SSC 的指南建议。此外，临床医师也需要持续关注并参与 SSC 今后的临床研究，并随时准备好进行多学科的合作，这能够显著地改善患者的预后。

羊水栓塞
Amniotic Fluid Embolism

Susan Drummond　　Edward R. Yeomans　**著**

郭晓玥　李璐瑶　**译**

姜海　**校**

第22章

羊水栓塞（AFE）是一种极度罕见的、灾难性的产科事件，是羊水和（或）羊水中成分进入母体循环产生一系列危及母体生命的反应[1]。AFE典型的临床表现包括以下一种或三种相关的突发事件：①严重低血压，可进展为心搏骤停；②呼吸困难或呼吸短促，导致缺氧及发绀，甚至呼吸骤停；③由消耗性凝血功能障碍引起的大量出血。

本章概述了AFE的基本概念。首先是对该疾病流行病学的最新回顾，之后历史性回顾该病早期的诊治经验。由于AFE罕见，研究困难，因此建立了登记和监控随访系统。最近，成立了一个全球基金会，旨在促进临床研究、拓展知识水平、增加认识以及为患者提供帮助。该章节探讨AFE相关的内容，包括疾病概述及病因、病理生理学、临床表现、诊断标准及临床管理策略，以及临床中多科协助、沟通及团队协助。

一、流行病学

AFE确切发病率未知，大概为1/10万。首先，它是一个排除性诊断，诊断标准存在国际差异。第二，至少有3种不同的方法用于数据收集：AFE注册中心、人群回顾性队列以及前瞻性监控系统（表22-1）[2-8]。第三，每个报告系统容易出现漏报、多报或者两者兼有的情况发生。该病的罕见性给研究带来了挑战，因此获得关于危险因素、发生率、结局的可靠信息非常困难。由于一些法医学的原因，羊水栓塞很有可能被过度诊断，因为AFE被广泛认为是孕产妇死亡的一个不可避免的病因。1948年Eastman[9]强调，"让我们小心，不要把它（AFE）当作分娩中无法解释的死亡病例的废纸篓"。

2011—2013年，羊水栓塞占美国妊娠相关死亡的5.5%[10]。曾有报道AFE导致的孕产妇死亡占61%～86%[2]。许多最新数据显示，AFE整体死亡率接近于20%[2-8]。许多可疑羊水栓塞的妇女在出现典型症状后1h内死亡。幸存者普遍结局不良，由于缺氧85%患者出现显著的神经系统损伤[2, 11]。死亡或出现永久神经系统损伤的妇女更有可能表现为心搏骤停[7]。

新生儿同样结局不良。新生儿死亡率大概在20%～60%，存活的新生儿中，仅50%无神经系统损伤[2, 3]。当孕妇因AFE出现心搏骤停时，及时分娩可以改善新生儿预后[12, 13]。羊水栓塞仍然是产科潜在的母体致命性并发症，具有不可预防和不可预测性。然而，一些重要的进展已经对这种复杂的疾病有了更好的理解。

表 22-1 羊水栓塞（AFE）流行病学

文献 #	作 者	发表时间	数据收集时间	方 法	国 家	病例数	发生率（每 10 万分娩）	病例死亡率（%）[b]
[2]	Clark	1995	1983—1993	注册	美国	46	—	61
[3]	Tuffnell	2005	1997—2004	注册	英国	44	—	29.5
[4]	Abenhaim	2008	1999—2003	人群队列	美国	227	7.7	21.6
[5]	Kramer	2012	1991—2009	人群队列	加拿大	120	2.5	27
[6]	Knight	2010	2005—2009	产科监控系统	英国	60	2.0	20
[7][a]	Fitzpatrick	2016	2005—2014	产科监控系统	英国	120	1.7	19
[8]	McDonnell	2015	2010—2011	产科监控系统	澳大利亚 / 新西兰	33	5.4	15

a. 文献 [7] 为文献 [6] 后续 5 年的拓展研究；b. 病例死亡率的显著下降可能由于更少危重病例的纳入

二、历史观点

1926 年 Meyer 首次报道羊水栓塞[14]。然而，早在 1789 年 Baillie 在报道一例子宫破裂的病例中就有了关于 AFE 的解剖学描述[15]。1941年，Steiner 和 Lushbaugh[16] 报道了一份经典的 AFE 病例，分娩或产后突然死亡。他们报道了 8例孕妇突然休克及肺水肿的尸检结果。所有的患者肺小血管中都发现了微小血栓，由可能来自胎儿的脂肪阳性聚集物及鳞状上皮细胞组成，详见图 22-1。每张图都显示了死于 AFE 妇女尸检时肺动脉血管中发现的鳞状细胞。

1969 年 Liban 和 Raz[17] 在一项后续的研究中指出，14 例死于羊水栓塞的病例中，细胞碎片出现在肾脏、肝脏、脾、胰腺和脑组织中。Attwood 及 Matthew 之后报道了在诊断为 AFE 病例中存在不完全子宫撕裂，这种裂伤可能为羊水或其他碎片组织进入母体系统提供了入口。直到1976 年，Resnik 报道了在一名可疑 AFE 并幸存患者的中心静脉血液中发现了黏蛋白及胎儿鳞状细胞[18]。类似的发现也存在于那些并没有诊断AFE 的病例中。因此，母体循环中存在胎儿成分并不一定发生 AFE，并且 AFE 病例中并不一定发生肺血流机械性梗阻[19]。图 22-2 显示了非

AFE 妇女中肺动脉导管血样的白膜层中的鳞状细胞。

自第一次 AFE 描述以来，文献中有超过 300例的报道，并且多数报道发生在分娩时[1]。

三、美国国家注册中心

Clark 等[2] 在 1995 年成立了羊水栓塞美国国家注册中心。注册中心的数据来自 1983 年至1993 年，包括了 46 例确诊的病例。数据分析表明，即使少量的羊水进入母体循环，也会在一些孕妇中触发类似于过敏反应和（或）感染性休克的表现。羊水作为外源性物质，类似于细菌内毒素或者特异性抗原，继而刺激一些初级及次级内源性介质释放，包括组胺、缓释肽、细胞因子、前列腺素、白三烯、血栓素以及花生四烯酸，释放入母体循环中。据推测，这些介质的释放与AFE 严重的生理后遗症的发生有关，包括严重缺氧、心肌抑制、心输出量降低、肺动脉高压以及弥漫性血管内凝血（DIC）。根据注册中心的数据分析，有些作者建议废除"羊水栓塞"的说法，急性围产期缺氧、血流动力学剧变以及凝血功能障碍的综合征应该使用一个更为描述性的词汇，如"妊娠期过敏反应综合征"[2]。这一术语并未被广泛采纳，而"羊水栓塞"这一术语，尽管不

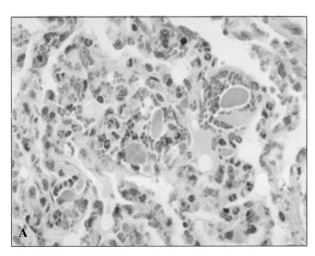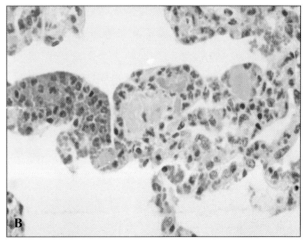

▲ 图 22-1　死于羊水栓塞（AFE）的妇女尸检时肺血管中的鳞状细胞

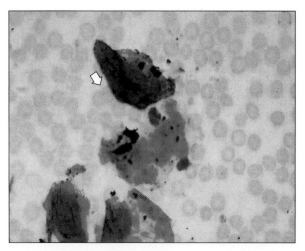

▲ 图 22-2 非羊水栓塞（AFE）妇女中肺动脉导管血样的白膜层中的鳞状细胞

图片由 Gary D.V. Hankins, MD 提供

够准确，仍然在医学文献中持续使用。

英国建立了一个产科监控系统，收集了许多产科并发症的数据。2005 年应用英国产科监测系统进行的一项基于人群的队列研究[6]，收集 AFE 相关数据，研究 AFE 相关的发生率、危险因素、治疗及死亡率。研究表明引产、多胎妊娠、35 岁以上的少数民族发生 AFE 的风险明显升高。几乎 50% 的羊水栓塞发生在产后，其中 75% 为剖宫产分娩。

一名 AFE 幸存者于 2008 年成立了 AFE 基金会，该基金会由临床医师、研究者、相关家庭及倡议者组成。2013 年，在得克萨斯州休斯顿市该基金会正式与贝勒医学院合作，成立了全球第一个 AFE 基金会患者注册中心。截止到 2015 年 7 月，共收到 116 份申请，根据经典的注册中心标准，34% 被认定为没有羊水栓塞[20]。

四、概述及病因

羊水中包括母体细胞外液、胎儿尿液、胎儿鳞状细胞、胎发、胎脂、黏液、胎便及花生四烯酸代谢产物，在晚孕期，前列腺素浓度增加[21]。这些液体及周围羊膜为胎儿发育起重要的保护作用。分娩前，正常情况下羊水不会进入母体循环，因为它储藏在羊膜囊内。据推测羊水可能通过以下途径进入母体循环：①羊膜破裂后经宫颈进入；②在胎盘分离处进入；③子宫创伤部位进入，通常发生在正常产程中、胎头下降及分娩时的裂伤部分。此外，羊水可能在胎盘早剥及伴随临床或亚临床胎膜破裂时进入母体循环。一旦屏障或胎膜破裂，压力梯度的改变可能导致羊水进入子宫血管及母体静脉循环[22]。

早期的一些报道表明强直性子宫收缩或催产素的使用可能与羊水栓塞有潜在联系。通过分析美国国家注册中心的数据[2]，有报道提出强直性子宫收缩与 AFE 初始表现有潜在联系。数据显示羊水栓塞中常见的强直性宫缩可能由于人体经受巨大生理上损害后启动初始血流动力学反应，释放儿茶酚胺入血[2]。这种情况下，特别是去甲肾上腺素，起到了强力的子宫收缩作用[2, 23]。尽管强直性宫缩可能与羊水栓塞相关，但是实际是由于羊水栓塞导致子宫强直收缩而不是相反。事实上，即使是中等程度的子宫收缩也会使子宫血流完全中断，因此，强直性宫缩在分娩时不可能有母胎之间的交换[1, 2]。在可察觉的母体或胎儿生理反应开始之前，子宫强直收缩可能是后续症状表现的标志，而非原因[24]。国家注册中心数据分析显示与普通人群相比，AFE 患者并没有更频繁使用催产素，在羊水栓塞前也没有发现由于催产素诱发的子宫强直收缩[2]。因此，两者之间的因果关系已经被相关数据及生理学基础的证据所推翻。

五、病理生理学

羊水栓塞的病理生理机制目前尚不清楚。分娩时母体与胎儿之间进行物质交换。分娩前羊水抗原物质进入母体可以引起强烈的病理生理反应，但原因不明，且大多孕妇表现为良性反应。缺乏确切的危险因素或预警症状来预测和预防这种灾难性时刻。有研究表明，胎儿碎片的数量或某些成分可能是母体发生羊水过敏反应的原因[1]。AFE 该综合征似乎是由一系列复杂的事件引发的，这些事件导致了与全身炎症反应综合征类似的促炎介质系统的异常激活[25]。花生四烯酸代谢物参与脓毒症和过敏反应中的炎症反应，并且可能在 AFE 病例中的类似反应中起到一定作用[26]。花生四烯酸代谢物在动物模型中能引起类似于在人类 AFE 中观察到的生理和血流动力学变化[26]。此外，在 AFE 动物模型中，用白三烯合成的抑制剂进行预处理可以预防死亡[21]。在脓毒症和过敏反应中有一些临床表现，也常出现在 AFE 病例中，包括凝血功能障碍、左心衰竭和血流动力学损害。显然，脓毒症和过敏反应的其他临床表现与 AFE 不同。发热是脓毒性休克特有的表现，过敏反应中皮肤表现更为常见。尽管如此，存在明显的相似性，这表明相似的病理生理机制。图 22-3 阐述了这个概念[2]。关于脓毒症和脓毒性休克的病理生理学概念的详细描述见第 21 章。

六、临床表现

AFE 的主要表现为缺氧、低血压性休克、精神状态改变和消耗性凝血功能障碍。AFE 的症状和体征最常在分娩期或产后即刻出现。表 22-2 描

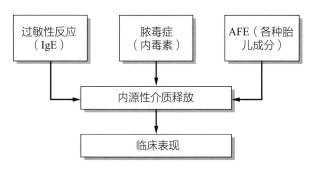

▲ 图 22-3 AFE、过敏反应和脓毒症之间可能的病理生理关系

IgE. 免疫球蛋白 E；AFE. 羊水栓塞

引自 Clark, S. L., Hankins, G. D. V., Dudley, D. A., Dildy, G. A., & Porter, T. F. (1995). Amniotic fluid embolism: Analysis of the national registry. American Journal of Obstetrics and Gynecology, 172, 1158–1169.

述了 AFE 患者的临床症状和体征[2]。经典的羊水栓塞，患者表现为急性发作的缺氧和低血压，然后心搏呼吸骤停。初始发作后常继发进展为 DIC。

AFE 的临床过程通常包括三个阶段。这些阶段见表 22-3[2]。第一阶段包括肺血管痉挛引起的呼吸窘迫，继而导致急性缺氧和心肌功能障碍。有些患者以癫痫发作或癫痫样活动为临床表现。其他可能的症状包括胎儿心动过缓、咳嗽、发绀、肺水肿、焦虑、呕吐和寒战，继而病情迅速恶化甚至死亡。第二阶段，经历过初始损害后，继而出现左心衰竭和心输出量减少。第三阶段为组织缺氧、休克和消耗性凝血功能障碍，伴发多器官系统衰竭[2]。在这个阶段，死亡率可能高达 50%[27]。必须强调的是，不是所有患者都有典型的三阶段表现[2]。一项对 53 例确诊的 AFE 病例的回顾性研究表明，7.5% 的病例在没有发生心肺功能紊乱的情况下发生 DIC[28]。这种综合征的临床差异可能与抗原暴露或母体反应的差异有关。

（一）缺氧

与 AFE 相关的缺氧与阻塞性、心源性和炎症等原因有关，在疾病中表现多变。在美国国家 AFE 注册中心，93% 的患者早期即出现缺氧，是呼吸骤停和发绀初期症状的一部分[2]。早期由于强烈的肺血管收缩导致严重的通气和灌注不足，从而出现缺氧症状[23]。在最初的创伤中存活下来的患者可能随后发展为非心源性肺水肿。这种继发的肺血管损伤，使蛋白质通过毛细血管膜渗漏到肺血管外间隙。这种非心源性肺水肿可导致严重的继发后遗症——急性呼吸窘迫综合征（ARDS）。在最近的一份报告中指出，ARDS 导致 AFE 死亡排名第二[29]。在 AFE 的两个阶段，缺氧都可能导致广泛的神经损伤或死亡。

（二）血流动力学障碍

在 AFE 的第一阶段，出现低血压和心力衰

表 22-2　羊水栓塞妇女的症状及体征

症状或体征	例数（%）
低血压	43（100）
胎心异常 [a]	30（100）
肺水肿或 ARDS [b]	28（93）
心脏呼吸骤停	40（87）
发绀	38（83）
凝血功能障碍 [c]	38（83）
呼吸困难 [d]	22（49）
抽搐	22（48）
无力	11（23）
气管痉挛 [e]	7（15）
一过性高血压	5（11）
咳嗽	3（7）
头痛	3（7）
胸痛	1（2）

ARDS. 急性呼吸窘迫综合征

a. 包括事件发生时所有宫内活胎

b. 18 名妇女没有存活到这些诊断被证实的时候

c. 8 名妇女没有存活到这些诊断被证实的时候

d. 一名妇女在事件发生时接受了插管，无法进行评估

e. 有 6 名妇女在心搏骤停时出现呼吸困难，1 名妇女出现喘息

引自 Clark, S. L., Hankins, G. D. V., Dudley, D. A., Dildy, G. A., & Porter, T. F. (1995). Amniotic fluid embolism: Analysis of the national registry. American *Journal of Obstetrics and Gynecology, 172*(4), 1158–1169.

竭。5 例已发表的 AFE 病例，包含肺动脉导管的血流动力学数据，分析显示左心衰竭的证据[26]。该研究在临床症状出现 1h 后进行记录。在另一份报告中，经食管超声心动图显示，AFE 患者在 30min 内出现严重的肺动脉高压、急性右心衰

竭和严重的三尖瓣反流[30]。因此，目前的证据表明 AFE 的血流动力学反应有两个阶段：初期肺血管阻力增加、右心衰竭，随后左心衰竭[23]。第 6 章详细描述了血流动力学和氧气运输的生理学概念，包括数据解释。在这个过程的后期，与 DIC 相关的低血容量也可能导致休克。肺动脉导管和超声心动图的记录已经证实了存在左心室功能障碍。图 22-4 说明了这个概念。左心充盈压力升高，肺动脉和肺动脉关闭压力增加，心肌收缩力下降。如心动过缓、心脏停搏、室颤和无脉电活动（PEA）等心律失常可能随之发生。由于炎症反应，患者也容易出现类似感染性休克的症状。

（三）凝血功能障碍

在 AFE 的最初阶段存活下来的患者可能会死于继发性的消耗性凝血功能障碍[12]。临床表现为大出血。已有研究表明，由于羊水的促凝活性，其进入母血循环后会引起血液高凝状态[31]。众所周知，羊水具有直接的 X 因子激活的特性以及凝血酶原效应[32]。羊水中还含有大量的组织因子，可启动外源性凝血途径。羊水中的磷脂酰丝氨酸是一种磷脂和凝血酶激活的纤溶抑制剂（TAFI），

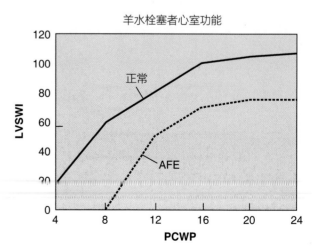

▲ 图 22-4　羊水栓塞（AFE）妇女中左心室收缩力（LVSWI）与左心室充盈压（PCWP）间的关系

表 22-3　羊水栓塞的三个阶段

阶　段	病理生理学	症状与体征
第一阶段	• 羊水进入母体肺血管	• 低氧血症 / 呼吸性酸血症 / 发绀 　– 呼吸困难 　– 咳嗽 　– 支气管痉挛 　– 肺水肿 　– 呼吸窘迫
第二阶段	• 释放炎症因子 • 心肌抑制 • 肺损伤 • 神经损害	• 急性肾衰竭 / 低血压 / 休克 • 心力衰竭 / 左心室损伤 / 心律失常 • 癫痫发作 / 神志改变
第三阶段	• 凝血通路的免疫激活	• 血管内淤血 / 出血 / DIC

DIC. 弥散性血管内凝血

可导致 DIC[32]。实验室检查出现以下情况时要考虑消耗性凝血功能障碍，包括纤维蛋白原降低、D- 二聚体升高、纤维蛋白降解产物升高、凝血酶原和部分凝血酶原时间延长。在一些患者中，DIC 可能是不典型 AFE 患者主要的或唯一可识别的重要临床表现。改良的国际血栓和止血协会评分系统针对妊娠期 DIC 的标准如框 22-1 所示[33]。近期，Nelson 对孕期 DIC 相关重要概念进行深入描述[34]，详见第 20 章。

框 22-1　改良国际显性弥漫性血管内凝血（DIC）患者血栓形成与止血评分系统

• 血小板计数
　– > 100 000/ml=0
　– < 100 000/ml=1
　– < 50 000/ml=2
• 凝血酶原时间或国际标准化比值延长
　– < 25% 增加 =0
　– 25%～50% 增加 =1
　– > 50% 增加 =2
• 纤维蛋白原水平
　– > 200mg/L=0
　– < 200mg/L=1
评分≥ 3 分与妊娠期典型的弥漫性血管内凝血相关

（四）神志改变

脑病是由左心室衰竭继发的心输出量下降引起的供氧减少所致。50% 的 AFE 患者会出现癫痫样发作[2]，而癫痫样发作也会加重神经损伤。

（五）胎心率异常

胎心率（FHR）的异常通常会出现在产前或产时母体发生 AFE 的体征和症状之前或同时出现。由于母体低血压引起子宫灌注不足导致晚期减速或胎儿心动过缓。为保证心脏和大脑的血流灌注，血流重新分布，外周血管和腹部脏器血管收缩血流减少，导致子宫血流减少，从而导致胎儿缺氧[35]。胎儿对缺氧的耐受逐渐处于失代偿状态。图 22-5 显示了 AFE 孕妇的 FHR。胎儿宫内复苏可能包括母体供氧、血管内容量补充和子宫侧移。还应考虑做好迅速分娩的准备。

七、诊断

及时识别羊水栓塞相关的临床体征和症状对于改善母婴结局至关重要。过去，一般通过肺动脉导管远端或尸检发现可疑胎儿来源的细胞碎片

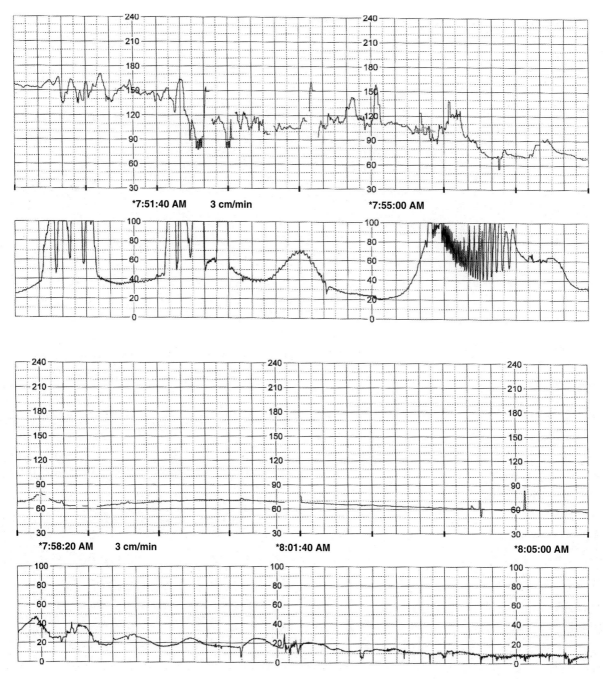

▲ 图 22-5　1 例羊水栓塞（AFE）产妇胎心率表现
AM. 上午

作为诊断羊水栓塞综合征的组织学证据[1, 12]。然而，正如本章前面所述，有报道在正常孕妇血液样本中发现了胎儿碎片，而羊水栓塞患者中并不是都能发现异常[1]。来自 AFE 美国国家注册中心分析数据显示，50% 的 AFE 患者在肺动脉导管中发现胎儿碎片，75% 的 AFE 患者尸检发现胎儿碎片[2]。发现胎儿碎片的比率随着所获得的组织学组织切片的数量而变化。此外，通常需要多种特殊的染色来发现这些碎片[12]。例如，在对死于 AFE 的妇女进行尸检时，曾报道肾脏、左心室和室间隔有局灶的间质出血。Alcian blue 和 periodic acid-schiff（PAS）显示黏蛋白和油红 O，证实肺血管中的脂质[36]。Kobayashi 及同事[37] 采用单克隆抗体 TKH-2 与羊水中的胎粪和黏液反应，对疑似 AFE 患者的肺组织进行染色。他们的报告表明，TKH-2 免疫染色法检测 AFE 患者肺部黏蛋白可能比传统阿利新蓝染色法更灵敏。

虽然有支持作用，但在母体循环中发现胎儿碎片对 AFE 的诊断既不敏感也不特异。相反，AFE 的诊断仍然是一个临床诊断，产妇在围产期出现低血压和（或）心搏骤停、呼吸窘迫、DIC、昏迷和（或）癫痫需高度怀疑该诊断。应考虑的鉴别诊断见框 22-2。

框 22-2　鉴别诊断

- 肺血栓栓塞
- 空气栓塞
- 出血
- 误吸
- 麻醉并发症
- 败血症
- 心肌梗死
- 心肌病
- 子痫
- 胎盘早剥
- 子宫破裂

最近，由母胎医学会（SMFM）和羊水栓塞基金会的成员共同组成的委员会为 AFE 的研究报告制定了统一的诊断标准。委员会建议，任何关于 AFE 妇女研究性质的报告应符合框 22-3 所列的标准[2, 33, 38]。制定统一诊断标准的目的是避免将实际上患有其他诊断的患者如肺栓塞、感染性休克或低血容量性休克纳入 AFE 数据收集中。更精确的诊断将提高数据收集的准确性，从而提高识别危险因素的能力。

八、临床管理

羊水栓塞是一种临床急症，需要医疗团队所有成员的协作、有效沟通和团队合作。这一紧急

框 22-3　羊水栓塞研究报告的统一诊断标准

1. 突发心搏呼吸骤停或低血压（收缩压 < 90mmHg）和呼吸衰竭 [呼吸困难、发绀或周围毛细血管氧饱和度（SaO₂）< 90%)]
2. 在出现这些最初的症状或体征后，使用 ISTH 科学和标准化委员会 DIC 评分系统，妊娠改良版 ª
3. 临床发病于分娩时或胎盘娩出后 30min 内
4. 分娩时无发热（≥ 38.0℃）

a. 参考框 22-1 的 ISTH 妊娠期改良评分系统

SaO₂. 动脉血氧饱和度；ISTH. 国际血栓和止血协会；DIC. 弥散性血管内凝血

情况可以使孕妇和胎儿的状况急剧恶化。床旁的产科护士往往是心搏呼吸骤停的第一发现者，如果发生这种情况，迅速的紧急处理必不可少。护士应立即进行基本生命支持（BLS）与胸部按压，同时迅速启动整个复苏团队。复苏时应采用人工左侧子宫移位来减轻主动脉的压迫。若胎儿在产妇心搏呼吸骤停后 4～5min 内分娩，产妇和新生儿的预后最佳[13]。第 25 章阐述了妊娠期心肺复苏。

临床管理的主要目标是优化血流动力学、心输出量和氧气输送，以改善整体组织氧含量、降低终末器官衰竭的风险以及降低发病率和死亡率。第 6 章详细介绍了血流动力学功能、氧气转运生理学、临床评估方法以及具体管理策略。这些目标和管理策略总结在框 22-4 中[1]。下面简要描述实现这些目标的策略。

（一）氧合

低氧血症应始终被认为是心搏骤停的原因之一。孕妇的氧气储量较低、代谢需求较高，因此，早期通气支持至关重要[13]。氧气的转运依赖于心输出量和动脉血氧含量（CaO₂）。因此，优化心输出量是改善氧合的重要措施。CaO₂ 依赖于与血红蛋白化学结合的氧气量（动脉血氧饱和度，SaO₂）以及在血浆压力下溶解的氧气量（氧气分压，PO₂）。溶入血浆的氧含量明显低于与血红蛋

框 22-4 治疗目标及临床管理策略

治疗目标

- 优化血流动力学、心输出量和氧气输送
- 维持收缩压 ≥ 90 mmHg，尿量 ≥ 30ml/h，SaO$_2$ ≥ 90%，动脉血 PO$_2$ ≥ 60mmHg
- 纠正凝血异常
- 临床管理策略
- 启动心肺复苏（如有指征）
- 高浓度给氧。如果没有自发性呼吸，则使用气囊、瓣膜和面罩或气管导管对患者进行通气，并给予 100% 氧气（FiO$_2$ 为 1.0）
- 评估胎儿状况。如果 FHR 异常，立即进行宫内复苏。根据产妇的情况，考虑分娩
- 改善前负荷。如果左心室收缩力下降，应考虑心肌支持。血管加压素可用于容量复苏及心肌支持后仍难以纠正的低血压
- 肺动脉插管记录血流动力学和氧转运的情况，在指导特定的血流动力学管理下应考虑
- 治疗 DIC。输全血和成分血治疗
- 按照指示进行咨询
- 考虑每 6h（2 剂）氢化可的松 500mg 静脉应用
- 评估关键实验室值：动脉血气、全血计数、血小板计数、纤维蛋白原、纤维蛋白降解产物、凝血酶原时间和部分凝血酶活化时间

SaO$_2$. 动脉血氧饱和度；PO$_2$. 氧气分压；FiO$_2$. 吸入氧浓度；FHR. 胎心率；DIC. 弥散性血管内凝血

白结合的氧含量。因此，纠正母体贫血和优化血红蛋白是改善氧输送的有效策略。为了实现这一目标，可以考虑输红细胞（PRBC）。

如果疑似 AFE 患者有自主呼吸，应立即开始补充氧气。如果气道通畅，可以面罩给氧。气管插管和随后的通气和氧合支持是必要的。妊娠期机械通气在第 7 章讨论，包括插管和机械通气的适应证、模式、辅助、设置和临床管理策略。对可疑 AFE，氧合治疗的初始目标是 SaO$_2$ ≥ 95% 以及动脉氧分压（PaO$_2$）≥ 60mmHg。

羊水栓塞或其他补体系统激活和（或）DIC 并发症的妇女中，由于氧运输减少组织氧合明显受到损害，而氧亲和力的改变可能进一步损害组织氧合。氧亲和力体现了血红蛋白与体外氧结合与解离的关系。在过敏反应、脓毒性休克和 AFE

组织严重缺氧时血红蛋白向器官系统释放氧气的能力下降。因此，虽然氧总体输送能力可能会改善，但组织可能会因提取或利用现有氧气的能力受损而持续缺血。这一机制可能有助于解释为什么 AFE 后成功复苏的患者表现出明显的神经系统后遗症。

（二）循环

如前所述，氧运输依赖于心输出量。相反，心输出量取决于前负荷、后负荷、心肌收缩力和心率。优化前负荷的干预措施包括等渗晶体溶液静脉输注和改变体位以最大限度地保证静脉血液回流到心脏。为改善左心室功能和增加心输出量，肌力支持可能是必要的。通过肺动脉导管启动中心血流动力学监测，可能有助于确定和纠正某些异常的血流动力学。根据患者对最初干预的反应，使用其他血管活性药物。第 8 章描述了妊娠妇女急性期的常用药物，包括给药适应证、操作方法、剂量指导和对治疗反应的临床评估。第 9 章进一步讨论容量复苏。

在疑似 AFE 的产妇心搏呼骤停事件中，最常见的心律失常是 PEA。根据目前美国心脏协会指南，应立即开始产妇复苏。孕期的心肺复苏详见第 25 章，包括干预措施、妊娠期间调整和无脉心律的算法。

（三）成分输血

成分输血用于治疗继发 AFE 的消耗性凝血功能障碍，其比率达 83%。第 20 章详细描述了 DIC，包括纠正凝血功能障碍的策略。第 16 章深入描述了与产科出血相关的重要概念，包括病因、继发并发症、临床评估和管理策略。

（四）分娩

在产前疑似 AFE 的病例中，应仔细评估胎儿状况。如果孕妇血流动力学不稳定，但尚未发

生心搏呼吸骤停，努力稳定孕妇状态也能改善胎儿状态。让一个循环不稳定的孕妇接受剖宫产是一个困难的决定，每个病例必须由在场的医师进行个体化处理[1]。做出这样一个决定显然反映了处理危重孕产妇许多相关的临床和伦理面对的挑战。

在疑似 AFE 的孕妇发展为心搏呼吸骤停时，情况则完全不同。无论采用何种治疗方法，母体完整存活的可能性都极低。剖宫产也极不可能改变产妇的结局。怀孕期间即使对孕妇进行适当心肺复苏，也只能提供正常心输出量的 30%。因此，氧气输送严重减少。在这种情况下，可以合理地假设血液向子宫和其他内脏分布的比例接近于零[1]。因此，事实上，母体心搏呼吸骤停的情况下胎儿极有可能缺氧。产妇从心搏骤停到分娩的时间间隔与新生儿的结局直接相关，建议在复

苏失败后 4min 开始剖宫产，5min 后分娩。这段时间间隔将神经损伤的风险降低至最小，如果没有自发循环的恢复，则在心搏骤停 4～6min 后开始发生神经损伤。以如此快的速度完成紧急剖宫产需要多学科合作。分娩过程中因任何原因导致的心搏呼吸骤停非常罕见，因此，应在产科进行紧急情况的模拟演练。产科团队培训可以显著提高团队反应和专业技术能力[39]。

九、总结

AFE 继续挑战着世界各地的临床医生。它仍然是不可预防和不可预测的。在临产、分娩或产后出现的急性缺氧、发绀和低血压，应高度怀疑 AFE，应迅速调动资源和采取生命支持措施，可能会避免对母、儿或两者造成灾难性后果。

妊娠期创伤
Trauma in Pregnancy

Donna Ruth　Hugh E. Mighty　**著**
陈　扬　宫晓丽　**译**
卢　契　**校**

　　妊娠期间的创伤是产妇死亡的主要非产科原因之一。美国大约有 7% 的妊娠受到创伤的影响[1, 2]，根据美国疾病控制和预防中心（CDC）数据，美国每年报告的出生人数仅为 400 多万[3]，如果受创伤影响的有 7%，就相当于每年约有 30 万女性受创伤影响。虽然大多数送往医院的孕妇所受损伤较小，对妊娠结局几乎没有任何不利影响，但每 12 名孕妇中就有 1 名患有严重创伤[4]，孕产妇创伤的常见原因包括机动车撞车事故（motor vehide crashes, MVC）、家庭 / 亲密伴侣暴力事件（intimate partner violence, IPV）、跌倒、烧伤、凶杀、自杀和穿透性创伤[5]。

　　孕产妇创伤也会影响胎儿，胎儿的发病率和死亡率是母体创伤所致严重后果。母亲创伤增加了自然流产、未足月胎膜早破、早产、子宫破裂、剖宫产、胎盘早剥（PA）以及胎儿或新生儿死亡的发生[6]，这是一个公共卫生问题，对产科和创伤临床专业人员（HCP）都有影响。

　　了解创伤对妇女和胎儿的影响，掌握妊娠的解剖和生理变化，熟悉孕产妇创伤评估技能以及时启动临床干预和治疗措施，促进对孕妇创伤及时和适当的护理。上述问题，包括对有效协作的跨专业合作的内在需求，都将在本章中讨论。

一、母体适应和创伤护理的关系

　　母体和胎儿损伤的机制，孕周和继发的合并症决定了母体和胎儿对创伤的反应。妊娠导致的解剖和生理学变化影响了其对创伤的反应，这些变化可能掩盖了母体的严重紊乱，也可能影响损伤的模式。妊娠期发生创伤的患者与医务人员的首次接触通常是在急诊室（emergency department，ED），ED 通常缺乏对产科治疗原则及与妊娠相关的正常变化的认知，相反地，产科医务人员可能也不熟悉创伤管理原则。因此，采用跨专业团队合作的方法，利于提供高临床治疗质量。

　　对与正常妊娠相关的生理变化进行全面讨论超出本章的范围。然而，下文概述了可能会影响妊娠期间创伤管理的重要生理和解剖变化。

（一）心血管系统适应性

　　妊娠期间孕产妇心血管系统发生了广泛的变化，如血容量增加 50%、红细胞体积增加 30%、心率增快 10%～15%、心输出量增加 30%～50%。这些适应性的变化结果是增加了将血流、氧气和营养物传递至生长的子宫和发育中胎儿的能力。HCP 必须快速意识到血容量增加会掩盖初期的出血，导致母儿严重不良结局。妊娠期间子宫的血流量增加，每 8～11min，母体总的循环血流量都会通过子宫胎盘床一次，任何腹部创伤都可能导致严重的出血，胎儿难以耐受任何导致子宫灌注显著减少的情况。

妊娠被认为是一种高排低阻的状态。在黄体酮的影响下，妊娠期间周围血管平滑肌松弛，导致孕中期全身血管阻力（SVR）和血压降至最低。随着妊娠的进展，SVR 和母体血压逐渐升高，孕晚期血压恢复到孕前水平。在妊娠期间，子宫胎盘床是一种扩张、被动、低阻的系统，灌注压力决定流向子宫的血流量，在正常情况下，子宫胎盘血管不会收缩阻碍血液流动。任何导致母体血压下降的情况，如出血或血容量不足，都会导致子宫动脉血管收缩，血液分流到重要器官，这种从子宫胎盘床分流的血液具有以牺牲胎儿为代价维持母体血压的代偿作用。妊娠期间增加的血容量和生理分流使孕妇能够保持相对稳定的生理状态，不会表现出心动过速或低血压，除非发生导致大量失血的创伤。当出现失血的特征症状时，可能会延迟复苏抢救、稳定情况的干预措施[7]。妊娠创伤患者的心动过速和低血压需要着重评估。完成创伤检查前，HCP 必须警惕不要将这些症状仅归因于妊娠的正常生理变化[8, 9]。

母亲的体位也会影响血压和子宫血流量。当孕妇在妊娠 20 周后处于仰卧位时，其子宫会压迫下腔静脉，导致心输出量减少 30%[10]。子宫从下腔静脉移开后，回流至右心室的母体静脉血液增加，随后增加心输出量和改善子宫灌注[11, 12]。当需要进行心肺复苏时，通过侧卧或仰卧时向左侧抱起腹部，可以进行更有效的胸部按压[13]。孕妇躺在脊柱板上并向一侧倾斜时，在排除脊柱受伤前需保持脊柱固定并成一条直线。这些简单的操作可以非常有效地缓解仰卧位低血压及其对子宫血流的影响。

（二）肺脏适应性

肺脏显著的适应性变化也可能影响孕妇的创伤管理。这些变化是为确保发育中的胎儿有足够的氧气输送。本书第 12 章讨论了肺脏的适应性。肺脏的适应性使怀孕期间发生慢性代偿性呼吸性碱血症，反映在动脉血气（ABG）值中。肺部适应导致肺泡储备减少（通过功能残余容量减少）和血液缓冲能力降低。在照顾怀孕的创伤患者时，应评估任何的酸碱紊乱，并记住在酸碱平衡上已有的主要的正常变化。这使得孕妇容易患低氧血症，并在发生酸血症时不能代偿。

显著的解剖适应包括母体横膈位置的变化。随着子宫的增长，母体横膈位于其正常位置上方 4cm 处。如果需要放置胸腔引流管，则使用较高的插入点以避免损伤膈膜。胸腔引流管应插入第一和二肋之间的肋间隙，高于非妊娠成人的第三和四肋间[2, 14, 15]。

（三）胃肠道系统变化

随着孕周增大，增大的子宫导致腹腔内器官向头侧移位[16]，最终结果是损伤后疼痛的位置可能发生变化，因此，在体格检查时，尽管存在明显的损伤，但可能没有腹部压痛、反跳痛或拒按。

受妊娠期间黄体酮和平滑肌松弛的影响，胃肠蠕动减少，导致胃排空延迟，加之增大的子宫对胃的移位和压迫又加强了这种效果。黄体酮水平升高和子宫生长压力也会降低食管括约肌的能力。这使得孕妇易受酸性胃内容物和胃反流的影响，建议早期放置鼻胃管进行胃肠减压。另外，在面罩吸氧或插管期间，环状软骨压力可用于降低反流和误吸的风险。必须注意的是，在确认不存在脊柱不稳定性和损伤之前，禁止使用环状软骨压迫。

（四）泌尿系统适应性

妊娠期间，膀胱受生长的子宫影响向前和向上移位，膀胱基本上成为腹部器官，更容易受伤。肾盂和输尿管扩张继发于平滑肌的松弛和子宫的压迫，妊娠子宫可能会妨碍或阻止尿排出，使肾血流量增加，导致肾小球滤过率（GFR）增加、肌酐清除率增加。妊娠期间，在非妊娠成人中被认为是正常的血清肌酐值可能反映严重肾功能受损，需要进一步评估[16]。

如前所述，孕妇的循环血量增加，而血容量增加大于红细胞质量，导致妊娠期的生理性贫血[8, 17]。此外，由于促凝和抗凝血途径的改变，妊娠被认为是相对高凝的状态，白细胞的数量也增加。这些是造成大出血或创伤后感染的因素，孕妇易患消耗性凝血病，如弥散性血管内凝血（DIC）[18]。

（五）生殖系统适应性

随着妊娠的进展，子宫的大小会急剧增加。到妊娠 12 周时，子宫长出骨盆并成为腹部器官，使其易受伤害。此外，由于妊娠期间子宫血流量增加，任何子宫损伤或骨盆创伤都会显著增加出血的可能。继发于妊娠期间的解剖和生理改变，使妊娠期创伤患者存在潜在的临床问题。框 23-1 列出了潜在的问题。

二、妊娠期创伤患者的评估

创伤评估在院前救治时开始，持续到患者被送往 ED 后。在 ED，评估需要多学科团队的参与，包括急诊科医师、创伤专家、产科医师、母胎医学专家、新生儿医师及产科、新生儿科和创伤护理团队[14]。到达 ED 后，将启动初步检查，目的是确定任何危及生命的情况，启动或继续在创伤现场就开始的复苏措施，并根据需要开始其他治疗，初步检查完成后，将进行第二次检查。第二次检查需仔细地从头到脚进行，处理未危及

框 23-1 妊娠创伤患者的潜在问题

母体血流动力学不稳定
- 继发于外伤的产妇出血和休克
- 继发于子宫损伤的产妇出血和休克
- 继发于胎盘早剥的产妇出血和休克
- 继发于穿透伤的产妇出血和休克
- 继发于心输出量减少的产妇氧输送减少

母体肺功能不全
- 与高凝和不动相关的静脉淤滞和肺栓塞
- 与肺挫伤相关的气体交换受损
- 与胸膜腔有关的通气改变损伤
- 与骨性胸腔积液相关的通气改变骨折
- 血气胸

胎儿损害
- 继发于母体休克的胎儿低氧血症
- 继发于子宫损伤的胎儿低氧血症
- 继发于胎盘早剥的胎儿低氧血症
- 胎膜早破
- 早产出现
- 继发于母体创伤的直接胎儿损伤
- 继发于穿透伤的胎儿损伤
- 继发于胎儿损伤和（或）子宫或胎盘损伤的紧急分娩
- 子宫胎盘灌注改变与继发于母体定位改变所致心血管损害有关

社会心理健康的改变
- 孕产妇和家庭焦虑与突发性孕期意外住院有关
- 孕产妇和家庭焦虑与手术治疗相关程序和可能的胎儿损伤或死亡有关
- 母婴结合改变与母体损伤和临床状况有关
- 母婴关系的改变与产妇伤害与临床状况

生命的损伤，并持续评估母胎状况，完整的胎儿评估在二次检查中完成。

（一）院前治疗

最初的院前救治应包括女性临床状况的评估。如果已知该妇女怀孕，应安排运送到具有产科救治能力的一级创伤中心，特别是存在血流动力学不稳定、意识丧失或胎儿存活的情况。当无法与患者沟通，没有明显怀孕的表现或身体情况（如肥胖）使得难以估计胎龄时，可能无法进行

此评估。

在可能的情况下，初次接诊者应寻找与怀孕有关的信息，并将其传达给接收患者的机构，这样可以有时间通知产科和新生儿团队，以便在到达创伤中心后立即开始全面的多学科救治，观察生命体征并评估症状，并需知道孕妇的症状可能与非妊娠成人的症状不同。

如果怀疑出血，应放置两个大口径（14 号或 16 号）静脉导管进行容量复苏，使用面罩供给高流量氧气。当孕妇被限制在脊柱垫板上时，应保持板向左侧倾斜 15°，避免妊娠子宫压迫腔静脉和主动脉。若不能明确出血位置，则可能导致子宫胎盘灌注减少以及其他重要器官灌注不足。

（二）初步检查

初步检查是根据美国外科医师学会创伤委员会高级创伤生命支持课程提出的方案对创伤患者进行系统评估[19]，在几分钟内对重要和直接威胁生命的伤害进行评估和干预。初始评估目的是评估母体气道、呼吸和循环，并启动干预以建立母体心肺稳定性。评估和治疗优先事项见框 23-2。

框 23-2　高级创伤生命支持（ATLS）初步评估

气道
- 评估和维护（这一关键步骤不能被低估或最小化）

出血
- 出血评估，包括出血量和出血源

循环
- 评估，包括出血控制和低血容量性休克的治疗

残疾和移位
- 神经功能评估
- 孕妇子宫移位至避免子宫压迫腔静脉和子宫主动脉以及仰卧位低血压

暴露
- 为妇女脱衣服，以评估受伤情况
- 避免体温过低

初步检查一般从评估患者的气道开始，包括"看，听和感觉"空气的流动。对于有意识的患者，气道评估一目了然；也就是说，说话或喊叫反映了具有开放完整的气道。与非妊娠成人相比，孕妇存在气道管理问题和插管困难的风险更大[20]，体重增加、呼吸道黏膜水肿、功能残气量下降、呼吸系统顺应性降低、气道阻力增加和需氧量增加都是妊娠相关的变化，这些问题使受伤的孕妇面临难以维持呼吸道通畅和充分换气的风险[21]。

保护气道至关重要，可能需要充分通气和氧合来保持气道通畅。早期，为避免低氧血症应积极给予母体通气支持，通过高流量面罩补充氧气，以维持母体血红蛋白氧饱和度（SaO_2）大于95%，由于胎儿对母体低氧血症很敏感，因此即使没有明显的呼吸窘迫症状，也应使用此方法。应用脉搏血氧仪评估 SaO_2 及检测氧合血红蛋白的去饱和作用。

妊娠期间氧气需求增加，创伤进一步增加了这种需求。呼吸频率低于 12 次 / 分或超过 28 次 /分的孕妇可能需要额外的干预和支持。如果怀疑气道不通畅，可以使用如口咽通气道之类的简单装置辅助。然而，通常需要完全控制气道来保证充分的母体氧合。因此，每当出现气道问题时，应考虑早期气管内插管。由于孕妇在气管插管期间容易发生快速氧饱和度下降[7]，气管内插管前预吸氧是必要的。气道不安全的孕妇吸入胃内容物的风险增加，特别是在插管期间，小心放置鼻胃管是避免误吸的重要保障。在插管期间应考虑到环状软骨压迫以降低胃内容物反流的风险。这些措施和评估及呕吐时的快速干预可降低误吸风险。

在初步检查期间需同时评估出血和循环情况。心率、脉搏和毛细血管再充盈等参数都反映了母体灌注情况。值得注意的是，对于出现低血

容量性休克症状的女性，可能不需要进行耗时的传统动脉血压评估。例如，可触及颈动脉搏动表明收缩期动脉血压至少为 60mmHg，可触及股动脉搏动表明收缩期动脉血压至少为 70mmHg，可触及桡动脉搏动表明收缩期动脉血压为至少 80mmHg。在时间允许的情况下，应对产科创伤患者进行传统的动脉血压评估。

在评估循环状态时，妊娠的生理变化不容忽视。与正常妊娠相关的母体血容量增加可能掩盖低血容量性休克，直至发生显著的失血。HCP 对出血进行评估，并在出现出血症状时开始适当的治疗。除非有其他的解释，否则低血压被认为继发于低血容量[22]，由于生理性分流是为了保持心脏、肺、脑和肾脏的血供，因此即使母体动脉血压正常，也可能存在子宫血流的减少。

如果还未到达医院，应建立两个大口径（14～16 号）静脉通路，这有利于快速输注晶体液、扩容及血液和血制品的输注。生理盐水是快速扩容的常用液体，当出现持续失血和母体循环不稳定时，应立即使用 O 型 RH 阴性血，直至有特定类型或交叉配型的供体血液可用。有关容量复苏的完整讨论，请参阅第 9 章。

如前所述，仰卧位可能会加重休克，合适的体位为向左倾斜或妊娠 20 周后用手将子宫移位。

一般来说，血管加压药物对治疗低血容量性休克没有作用，特别是对子宫胎盘灌注有不良影响[23]，正确的容量复苏是首选方法，目的是减轻前负荷并改善心输出量。血管加压药物，特别是在液体复苏前使用时，会使子宫血流减少，导致向胎儿输送的氧也减少。除了子宫胎盘床的灌注减少之外，其他母体终末器官的灌注也会减少，增加了终末器官功能障碍或衰竭的风险。由于血管加压药物只是改善了症状，并没有解决血容量不足的问题，只能作为维持血压的最后手段。通过补充和维持母体循环血容量可以最好地恢复子

宫的血流。HCP 必须考虑所有潜在的出血原因。框 23-3 列出了创伤患者的常见失血源。

框 23-3　创伤患者严重失血的可能原因

- 胸部
- 腹部
- 腹膜后区
- 骨盆
- 长骨
- 皮肤
- 孕妇的子宫胎盘床

接下来的评估是针对致残和移位问题。简单的神经系统检查用以评估意识水平和感觉运动功能。如果已知该妇女怀孕，则应在此次检查时将子宫移位（如果之前未做过）。

格拉斯哥昏迷量表（Glasgow Coma Scale，GSS）是评估和监测神经系统状态的方法。GCS 见表 23-1。该方法依赖于客观评估和持续治疗。对于患者治疗中涉及的团队成员，应避免对描述性术语（如昏昏欲睡、迟钝或植物人）出现不同的解释。早期评估很重要，建立基线有助于判断恢复迹象。在评估的三个组成部分中选择最佳反应的数值并计算总分来得出分数。GCS 评分若为 8 分或更低，则意味存在着神经系统损伤，需要紧急插管。

对于有意识的女性来说很容易评估感觉运动功能。在无意识的女性中，对疼痛刺激的反应说明功能水平。去大脑的姿势伴随着大脑深部或上脑干损伤。在意识水平改变的女性中，脊髓损伤及任何伴随的神经性休克都难以诊断。当出现难治性低血压、没有明显的出血源、无心动过速和四肢发热时，应高度怀疑神经损伤。

初步检查需完全暴露身体并从头到脚仔细检查。在检查过程中应注意避免体温过低，使用暖毯、对流空气加热器、流体循环加热毯、反射毯和温静脉液体、血液制品进行保温。在暴露期

表 23-1 格拉斯哥昏迷（GCS）评分

眼睛	4	自主睁眼
	3	接受口头命令睁眼
	2	疼痛刺激睁眼
	1	没有回应
最佳运动反应 口头命令： 疼痛刺激：	6	服从命令
	5	局部疼痛
	4	屈曲 - 退出
	3	屈曲 - 去皮层
	2	屈曲 - 无意识
	1	没有回应
最佳口头回应	5	正常交谈
	4	言语错乱
	3	不恰当的话
	2	听不懂的声音
	1	没有回应

间，应对任何明显的伤害进行评估。在进行这一步时，若判断为孕妇，应对妊娠情况进行初步评估。

孕产妇评估和复苏先于胎儿。在大多数情况下，存活胎儿的短期和长期发病率与母亲创伤的直接和间接后果有关。为了提高胎儿的存活率，所有的努力都应针对母体的稳定。早期认识到母亲代偿，快速进行孕产妇复苏可能会降低孕产妇死亡率，即可降低胎儿的死亡率。

（三）进一步检查

当初步检查和初始复苏完成后，就会开始更加完整的进一步检查，包括对每一个系统进行完整的检查，对孕妇的进一步检查需做出一些修改，包括评估是否存在阴道出血，羊膜破裂，子宫收缩，胎盘早剥的体征或症状，直接胎儿或子宫的损伤以及胎儿损伤。

对腹部的评估是进一步检查的关键部分，尤其是对孕妇。妊娠的子宫和其他腹部器官可能发生严重的创伤。因此，应检查腹部是否有异常膨大，这可能表明有出血或游离液体[14]，评估宫底高度、子宫形状、张力或压痛，在必要时进行适当的跟进和干预。创伤重点超声评估（focused assessment with sonography for trauma，FAST）检查用于检测腹腔内出血。在一项 147 名妊娠创伤患者的研究中，发现 FAST 检测此类出血的敏感性为 83%[24]，此时也可以进行产科超声检查（US）以评估胎龄、胎心、胎盘位置、羊水量、胎位和胎儿活力。超声检查不是诊断小面积胎盘早剥的可靠工具，因此不应根据超声排除发生早剥的可能性。

值得注意的是，出于对胎儿暴露于电离辐射的风险的担忧，一些 HCP 不愿意对妊娠期创伤患者进行额外的影像学检查。这些担忧不符合影像学指南推荐的做法，理论上任何有指征的放射学检查都不应排除或延迟[25, 26]，美国妇产科学会（ACOG）关于妊娠和哺乳期诊断成像指南建议使用超声和磁共振成像（MRI）解决临床问题，并且在临床需要时不应避讳电子计算机断层扫描（CT）[27]。

进一步检查还包括窥器检查，目的是评估阴道出血、羊膜破裂、子宫颈扩张和消失、阴道或宫颈裂伤的鉴别以及与骨盆骨折相关的其他损伤。在排除前置胎盘之前，不应进行阴道指诊。

在进一步检查时需通过影像学检查评估骨盆。骨盆骨折的处理很复杂，对孕妇可能需要进行一些修改。胎儿和母体状况良好时，经皮和开放式固定均可用于骨盆骨折[28]，骨盆骨折还有腹膜后出血的风险。值得注意的是骨盆骨折与胎盘早剥的关系，会使母亲和胎儿的发病率和死亡率增加[29, 30]。骨盆骨折可能需要进行放射影像诊断成像，例如 X 线片，并不能因为担心胎儿暴露于辐射而推迟[27]，应尽可能地屏蔽子宫，尽量减少胎儿的暴露。如果需要进行多次射线检查，需要咨询放射科医师，以便准确估计累积暴露量[31]。

泌尿生殖系统损伤很少见，但尿道中的血和阴唇血肿可能表明有损伤。如果存在以上任何一种情况，则暂缓留置导尿管，直到明确诊断。如果两种情况均未观察到，可以放置导尿管以评估尿量并排除肉眼血尿。如果存在肉眼血尿，HCP 应考虑并评估膀胱、尿道或肾脏损伤。这可以通过增强 CT 或膀胱造影来完成。

实验室检查通常按方案进行，包括全血细胞计数、血清电解质、血型和交叉配型。如果不包括在方案中，无论是否怀疑胎盘早剥都要进行凝血检测，并能为 DIC 发生时提供基线信息。需要根据妊娠后的正常参数来评估实验室结果。HCP 应对妊娠期间纤维蛋白原水平和凝血因子Ⅶ、Ⅷ、Ⅸ 和 Ⅹ升高保持警惕，当上述指标在孕妇中处于非妊娠成人的正常水平时可能是孕妇已发生胎盘早剥和 DIC 征象[16]，凝血因子的增加会在一定程度上帮助减少出血，但也会增加孕妇静脉血栓栓塞性疾病的风险。母体和胎儿都容易缺氧，应根据女性的情况查血气，并根据妊娠期的血气值进行评估。

Rh 阴性的女性无论妊娠期受伤的严重程度如何，均应进行 Kleihauer–Betke（KB）检测。妊娠期间即使轻微的创伤也可能导致过敏性胎母输血。一些研究表明，对 Rh 阴性母亲常规给予抗 D 免疫球蛋白后，Rh 的同种免疫减少。因此需对所有 Rh 阴性的妊娠创伤患者注射抗 D 免疫球蛋白[32–35]。KB 试验通过检测母体循环中胎儿 RBC 的存在来诊断胎母输血综合征。在受伤后 72h 内给予单次 300μg 剂量的抗 D 免疫球蛋白

（RHOGAM），可预防高达 30ml 的胎儿血液在母体循环中致敏。在超过 90% 的损伤中，胎儿血液的体积小于 30ml[36, 37]。

通过心理社会评估和家人或支持人员的情感支持来促进妊娠创伤患者的治疗。虽然创伤评估和复苏需要严格关注孕妇的身体状况，但也要尽可能的确定女性的情绪状态、支持系统，并让她放心，因已经对胎儿进行了积极的创伤救治和复苏，为胎儿的生存提供了最好的机会。巨大的身体压力和恐惧会影响生理功能，并且与子宫活动增加有关。应该让女性及其家人了解病情和胎儿的状况，使他们在合适的环境中表达恐惧和焦虑，鼓励家庭成员留在患者身边，也可以考虑早期转诊给精神卫生专业人员。

（四）子宫和胎心率评估

对于估计胎儿孕龄大于 23～24 周的所有妊娠创伤患者，在不干扰必要的孕产妇诊断检查或治疗前提下[38]，都应尽快评估子宫和监测胎心率（FHR）。子宫评估包括宫底测量、触诊子宫质软或发硬、子宫张力、外部监测宫缩的频率和持续时间。如果估计的孕龄小于 23 周，应听诊 FHR。如果估计的胎龄≥ 23 周（通常指发育的孕周），则可以使用外部电子胎心监测（EFM），评估包括基线 FHR、变异以及是否存在加速或减速。如果孕妇的病情无须紧急剖宫产，那么在母体稳定初期，持续 EFM 的意义值得讨论[2]，在这种情况下，胎儿评估应限于对胎龄和胎儿存活证据的评估。更多的评估应尽快开始但不能先于母体复苏。在评估过程中具有产科和胎儿监测专业知识的医疗和护理人员应积极参与。

母体创伤后连续 EFM 的理想时间尚未确定，推荐时间为 2～48h。ACOG 建议至少在创伤后 2～6h 内使用[39]。加拿大妇产科学会（SOGC）建议所有怀孕创伤患者监测 4h；对有以下危险因

素的患者，如子宫压痛、明显腹痛、阴道出血、每 10min 超过 1 次收缩（4h 监测期间）、胎膜破裂、非典型或异常 FHR、高危受伤机制或血清纤维蛋白原低于 200μg/dl，在住院的 24h 内需间歇性监测[14]。监测 4h 足以排除没有上述危险因素的低风险女性的主要创伤相关并发症[40, 41]。由于胎盘灌注和氧合直接依赖于孕妇心肺功能，一旦开始复苏干预，特别是孕妇发生急性呼吸窘迫综合征、严重肺损伤以及心律失常的情况下，建议持续使用 EFM[42]。

（五）胎儿发病率和死亡率

孕产妇创伤中胎儿死亡的最常见原因是孕产妇死亡。胎儿死亡的第二个主要原因是胎盘早剥。Pearlman 及其同事[36]认为，如果产妇受伤危及生命，胎儿死亡率为 41%，如果产妇伤害没有生命危险，则胎儿死亡率为 1.6%。HCP 应该意识到即使孕妇没有明显的伤害也可能发生胎儿死亡，尽管此不常见。孕妇创伤严重程度评分恶化、母体液体需求增加、母体缺氧和酸中毒都可能是胎儿死亡率和发病率的预测因素。

由于母体软组织、子宫、胎盘和羊水都会吸收并分散直接冲向腹部的力，因此胎儿通常可以被很好地保护免受直接伤害，在大多数轻微创伤的情况下，胎儿不会受到影响。直接胎儿损伤更容易发生在子宫壁变薄、羊水较少的妊娠晚期；也更常见于穿透性腹部创伤，例如刺伤和枪伤。

孕晚期胎头可能已衔接，发生腹部或骨盆创伤时胎头与母体骨盆相撞易发生颅骨骨折、脑损伤及硬膜外或硬膜下血肿。

（六）胎盘早剥（PA）

胎盘早剥（Placental Abruption，PA）是严重的母体损伤和（或）轻微创伤后的主要并发症。PA 可能是一种灾难性的并发症，需要积极的孕妇复苏和紧急分娩。由母体创伤引起的 PA 发病

率为 5%～50%[36]，可根据出现的体征和症状、体检结果、与出血相关的实验室检查和超声进行诊断。值得注意的是超声检测 PA 的敏感性约为 50%，而结果阴性的超声不能排除早剥。

PA 在钝器创伤后最常发生，例如 MVC、跌倒和攻击（包括来自人的暴力）。损伤的机制是快速减速导致压迫，随后子宫扩张，产生的剪切力将没有弹性的胎盘从有弹性的子宫壁剥离出来。这种剥离导致出血并减少了胎盘和胎儿的血流量。如果剥离面积很大，可能会迅速发生胎儿死亡。当胎盘剥离面积大于 50% 时，胎儿预后极差。

对于 PA，体格检查可以了解子宫压痛、腹部触痛、子宫收缩、腹肌紧张和阴道出血，若无这些体征也不能排除早剥。最敏感的 PA 指征是 FHR 异常和子宫收缩伴有子宫静息张力升高。因此，建议在入院后尽快对妊娠妇女持续 EFM，包括子宫活动的监测。持续的 EFM 优于间歇性听诊 FHR，因为后者仅有听诊时间的 FHR。提示 PA 的 FHR 变化包括胎儿心动过速，变异减少，反复性晚期减速或正弦基线。如果存在 FHR 异常或规律子宫收缩，应持续监测该孕妇直至好转或分娩。

大多数 PA 发生在受伤后 4～6h 内，并且几乎全部发生在 24h 内[43, 44]，收缩频率、强度增加和子宫张力增大提醒 HCP 应注意发生 PA 的可能。在一项前瞻性研究中，对于 EFM 至少 4h 的孕妇创伤患者来说，大多数患者的子宫活动在 4h 内有所下降。当宫缩停止或小于每 15min 一次时即可出院。一项回顾性研究表明，子宫活动对预测早剥的敏感性为 100%[36]，对与 SOGC 列表类似的一组高风险患者进行至少 24h 的监测是足够的[45]。另外，在一项对 317 名轻微创伤（跌倒）患者的研究中，14% 的患者在 10min 内的收缩频率超过 1 次，并且需要观察 24h，只有 1 例出现了远离创伤部位的 PA[46]。

（七）子宫破裂

子宫破裂很罕见，不到所有孕产妇创伤的 1%。子宫破裂可致孕产妇死亡，常发生胎儿死亡[14]，大多数子宫破裂病例涉及宫底损伤，并且随着孕龄的增加风险也增加。在有子宫手术史的女性中更为常见。在没有子宫手术史的女性中，子宫后壁更容易发生破裂，这使检查更加困难[47]，表现的体征和症状包括难以忍受的腹痛、不对称的子宫形状、通过腹壁可触及胎儿、突然异常的 FHR 和（或）严重的母体低血容量休克。子宫破裂的女性需要立即进行外科手术以控制出血促进复苏。

（八）濒死剖宫产

当发生母体心搏骤停并可能有胎儿存活时，应该进行濒死的剖宫产手术。如果在产妇心搏骤停的 4～5min 内行手术并分娩，胎儿可能会获得最佳结局。关于妊娠期间心肺复苏的详细讨论，包括濒死剖腹产，见第 25 章。该程序最初由 Katz[48] 在 1986 年提出，后续数据表明，剖宫产减轻了主动脉压迫、促进了静脉回流、增加了心输出量，可以改善母体的生存率。2005 年，Katz 等发表了一篇后续的研究，他们发现在所有因心搏骤停进行的 38 例剖宫产中，34 名婴儿和 13 名妇女存活。当心搏骤停的原因是创伤时，母亲和胎儿结局更差，在 9 例此类病例中，只有 3 个婴儿存活，没有产妇存活[49]。创伤后母体心搏骤停的发生率约为 3%[50]。若需要进行此类手术，相应的设施设备都需准备好。同时也有人建议用"复苏性剖宫产"代替"濒死剖宫产"，可能会对母儿结局有益[51]。

三、损伤机制

（一）钝挫伤

钝性创伤是孕妇最常见的创伤机制。钝器创伤可能是由于机动车事故（MVC）、来自人的暴力和跌倒造成。子宫的增长导致腹部器官位置的变化，因此腹部钝性创伤的损伤模式可能与非妊娠成人的损伤模式有所不同。评估腹部钝挫伤的孕妇与非妊娠成人相似。脾脏和肝脏的损伤在此类创伤的孕妇中更常见，肠损伤较少见。

可能出现上腹部疼痛，当存在明显的膈下血肿时，肩部疼痛可能与脾或肝损伤有关。FAST 可用于识别继发于出血的腹腔游离液体。当患者的病情复杂时，CT 扫描有助于诊断。

（二）机动车事故（MVC）

MVC 是孕产妇死亡的主要原因，除 PA 外，孕产妇死亡是导致胎儿死亡的主要原因[12]，在一篇关于非产科因素导致 351 例孕产妇死亡的综述中，72% 被认为是 MVC 的结果[52]，MVC 是与母亲创伤有关的胎儿死亡的首要原因[53]，在 50%～70% 的 MVC 引起母体受伤的病例中，PA 导致了胎儿的死亡[54]，MVC 的结局从无伤害到严重创伤和死亡，伤害的严重程度取决于多种因素，包括事故的机制和特征以及安全带和安全气囊的适当使用。

众所周知，佩戴安全带可以降低 MVC 受伤的风险[55]，在妊娠期间，安全带的使用是有具体建议且是法律规定的，正确佩戴时降低从车中弹出的概率。弹出与孕妇和胎儿受伤的严重程度增加有关头部受伤预示着孕妇和胎儿的不良后果[56]。

HCP 必须尽早并经常在产前向孕妇强调正确使用安全带的重要性，同时也是解除孕妇对妊娠期间对使用安全带的安全性误解的好时机[57]，正确放置腰带和肩带对于预防伤害非常重要，腰带应置于子宫下和大腿上，肩带应该位于乳房之间的胸部，错误地放置在子宫底部的安全带可能导致减速损伤，引起 PA 或子宫破裂。正确放置的三点约束系统（腰带和肩带）可以限制突然减速对子宫的伤害。

在妊娠期间使用安全气囊也有助于防止在 MVC 中受伤。气囊在近宫底处强有力的，快速的膨胀使得安全气囊的放置与 PA，子宫损伤和胎儿受伤有关。然而，这些伤害也可能是由于发生 MVC 时的撞击力而不是安全气囊展开的结果[42]，Metz 和 Abbott 研究了安全气囊展开与 PA 之间的关系，他们发现 PA 在安全气囊展开时的发生率非常低[58]。

1. 跌倒

跌倒是妊娠期间导致创伤的第二大常见原因[42]，由于重心变化，随着妊娠进展，跌倒的发生率也增加。受伤程度与跌倒的具体情况有关，包括距离和首先着地的身体部位。妊娠期间大多数跌倒发生在站立位。由于先前描述的加速 / 减速的损伤机制，跌倒并损伤腹部 / 子宫的女性发生 PA 和早产（preterm labor，PTL）的风险增加。应询问跌倒女性的具体细节，并对所有有 PA 风险的患者进行适当的监测和评估。

（三）人为暴力

妊娠期间人为暴力对孕妇和胎儿都有危险，但不常见。身体攻击通常集中在腹部、乳房和生殖器，即所谓的"泳衣"区域。当攻击针对腹部时，PA、子宫损伤和出血的风险增加，攻击也可能变得越来越暴力，包括刀伤、枪伤和凶杀。妊娠期间受到殴打的受害者中，产妇死亡率增加[60]，如果 HCP 怀疑产妇受伤可能与暴力有关，应使用筛查工具评估孕妇和胎儿。筛查和询问应在没有伙伴在场的情况下进行[59]。另外，如果怀疑暴力是导致产妇伤害的原因，必须立即进行酌情报告。

（四）穿透性腹部损伤

两种最常见的穿透性腹部创伤类型是枪伤和刺伤。孕妇枪伤和刺伤后的死亡率低于未怀孕妇女的死亡率。这与子宫生长相关的解剖学变化有关，产妇腹部器官向后向头侧移位，妊娠子宫

有保护其他腹部器官免受穿透射弹的作用。然而，子宫和胎儿更容易受到直接伤害。在穿透性腹部创伤的情况下，胎儿发病率和死亡率为 40%～70%，并且通常是由于子弹直接造成的胎儿损伤或受伤后早产造成的[61-63]。经历穿透性腹部创伤的孕妇应该进行彻底的评估并接种破伤风疫苗。

上腹部是腹部刺伤最常见的部位。刺伤后完整的评估包括局部伤口探查、FAST 检查、CT 扫描、腹腔镜检查或紧急手术探查[16]，通常建议进行手术探查，因为可能存在小肠和膈肌的损伤。

怀孕期间的枪伤越来越常见。当孕妇发生枪伤时，需评估以下内容，包括子弹的路径、所有子弹伤害的位置、用于定位子弹和（或）碎片的射线检查以及近端损伤的位置或类型。手术探查通常在有腹部枪伤的孕妇中进行。

当腹部探查穿透性腹部损伤时，需仔细检查子宫有无损伤，应避免造成子宫血流减少的操作如牵拉或扭转子宫，如果出现以下情况，可考虑在手术探查期间进行剖宫产手术：妊娠子宫妨碍修复母体损伤的充分暴露；宫底或子宫体有直接损伤；胎儿受伤广泛且严重；有证据表明胎儿受损和胎儿很有可能存活[16]。其他考虑的因素包括胎龄、胎儿直接损伤、母亲的预后、胎儿的预后以及基于母体损伤的子宫切除术的需要。创伤外科医生、新生儿科医生、儿外科医生、产科医生或母胎医学专家之间的沟通最好在手术探查之前进行，包括分娩时间的讨论。如果确诊 PTL，可使用硫酸镁在短时间内保胎，避免使用 β- 拟交感神经药物以防止对母体血流动力学的影响，也应避免使用非甾体类抗炎药物，因为它们会影响血小板功能。

（五）烧伤

烧伤可能由热源、化学制品或电源引起。随

着总体表面积(total boby surface area，BSA)增加，孕产妇和围产儿发病率和死亡率增加 [64]，严重烧伤的孕妇也会遭受非妊娠人群的烧伤并发症，包括心血管不稳定、呼吸窘迫、脓毒症、肾衰竭和肝衰竭 [65]，结局取决于烧伤深度和总 BSA。当总 BSA 超过 40% 时，孕妇和胎儿的死亡率接近 100% [66]，脓毒症是烧伤患者死亡的主要原因 [67]，吸入烟雾时孕妇和胎儿的死亡率也会增加 [68]，胎儿存活的最佳机会是母体的生存。总体而言，妊娠状态不会改变烧伤的治疗方法。

最初的治疗应以气道管理、补液和疼痛管理为中心。在计算烧伤 BSA 的百分比时，如涉及妊娠的腹部，需将 5% 加到总分中。在适当的时候将患者运送到烧伤中心。

气道管理至关重要，如果怀疑孕妇吸入性损伤或无法充分通气氧合，可能需要进行气管内插管。持续脉搏血氧仪可用于评估氧合状态。然而，脉搏血氧仪在一氧化碳中毒方面不可靠，因为该技术无法识别和测量不同形式的血红蛋白。对碳氧血红蛋白即血红蛋白与一氧化碳结合，脉搏血氧仪会错误地测量血红蛋白氧饱和度为 90%。这个错误的高 SaO_2 值显示在脉搏血氧仪上，但实际上组织没有足够的氧气，乳酸水平增加随之发生代谢性酸中毒。当怀疑一氧化碳中毒或酸血症恶化时，尽管 SaO_2 水平高于 90%，仍需获得血气样品并用测量血液中各种类型和数量的血红蛋白的联合血氧仪进行分析。吸入的一氧化碳可自由地穿过胎盘，胎儿血红蛋白与一氧化碳的亲和力增加，这可能阻碍氧交换并使胎儿易于缺氧。吸氧是首选的治疗方法，建议使用 100% 氧气进行通气。

液体丢失和交换会引起流向子宫和胎盘的血流量减少，导致胎儿低氧血症和酸血症。应仔细评估女性血容量不足，采取积极的补液治疗，妊娠烧伤患者需要的液体复苏超过非怀孕患者，需要侵入性血流动力学监测以准确评估血流动力学和氧运输状态。

随着烧伤的 BSA 增加，早产的风险也增加，如果低血压、缺氧和败血症的情况迅速逆转，早产的风险可能会降低。足量的镇痛是必要的，使用与非妊娠人群相同的方式进行管理，没有数据支持对孕妇禁止或减少止痛药的使用。应根据胎龄、胎儿受损的情况和母体状况决定终止妊娠的时机。分娩方式应以产科适应证为基础，尽可能选择阴道分娩。

四、总结

对遭受创伤的孕妇提供治疗是急诊、创伤和产科人员的临床挑战。医院应制定产科独立的创伤方案，标明优先处理的事项，分配救治人员的角色和责任，进行团队协作，包括来自护理、医疗和其他健康管理团队人员。方案应至少包括初始治疗和稳定的先后顺序、何时以及如何评估胎儿健康状况、发生母体或胎儿恶化情况下的分娩指征以及心肺复苏期间的紧急剖宫产等。

治疗怀孕的创伤患者需要熟悉妊娠期间发生的正常解剖和生理变化以及这些变化如何影响护理和治疗。了解损伤机制以及准确评估孕产妇和胎儿健康状况对于在创伤后提供救治至关重要。团队协作方法对包括来自急诊、创伤、产科和新生儿科的护士和医生进行跨学科培训，可以在为孕产妇提供治疗时减轻痛苦，改善认知和管理水平。每个学科都为孕产妇人群提供专业的救治方法，将会提高母儿生存率。

产科麻醉急症

Anesthesia Emergencies in the Obstetric Setting

Patricia M. Witcher　Justin C. Scott　著

陈　练　张舒沁　译

魏　瑷　校

麻醉相关的孕产妇死亡率在过去的三十年里稳定下降，2015 年占美国所有妊娠相关死亡的 0.1%[1]。1987—1990 年麻醉并发症在所有孕产妇死亡中占 2.5%，2006—2010 年占 0.7%[2, 3]。整体孕产妇死亡率下降很可能归因于在产科人群中更多采取了区域麻醉而不是全身麻醉[4, 5]。同时随着全世界范围内对于麻醉相关的孕产妇死亡进行评审，继之临床实践也发生了一些变化。通过脉搏、血氧饱和度和二氧化碳监测，以及增加对喉罩气道、困难气道管理等相关培训，减少了全麻的不良事件[4, 6]。

停用高浓度丁哌卡因、对局部麻醉的全身毒性和鞘内注射的意识增强、增加硬膜外注射剂量都有助于减少区域麻醉的不良事件[6]。虽然孕产妇麻醉的总体死亡率下降，但与普通人群相比，产科人群发生不良事件的频率仍然较高[7]。全身麻醉导致的并发症死亡率始终高于腰麻。但是腰麻仍有严重、暂时性或永久性损伤的风险。大多数与麻醉相关的孕产妇死亡发生在剖宫产过程中[6]。

妊娠期间明显的生理适应性变化、合并其他疾病的发生率较高，尤其是合并肥胖以及需要全身麻醉的紧急剖宫产，这些都与产科人群不良事件的高发生率密切相关[8-10]。

一、全身麻醉

当孕产妇需要全身麻醉时，麻醉诱导通常使用快速起效的静脉诱导药物（如异丙酚或硫喷妥钠）和快速起效的肌松药（如琥珀酸胆碱），保证适当的肌肉放松状态。如果不能很快建立良好的气道，诱导剂引起的呼吸抑制很快会导致严重的低氧血症。由于使用肌松药而失去气道保护及咽反射，胃内容物反流导致误吸的风险增加。喉镜检查和气管插管时，由于口咽部受到刺激而产生的暂时性高血压和心动过速而引发的其他并发症包括高血压患者出现卒中与蛛网膜下腔出血的风险增加[4, 11]。孕产妇全麻的死亡率是普通人群的 10 倍[7]。往往紧急手术采取全身麻醉的情况较为多见，或者区域（硬膜外或蛛网膜下腔）麻醉存在禁忌或失败[12, 13]。90% 以上的剖宫产是在神经阻滞（区域）麻醉下完成的[5]。约 1/3 的产科全麻是神经阻滞麻醉失败以后迫不得已采取的[14]。肥胖者硬膜外麻醉失败转为全麻的风险增加[15]。与计划全麻相比，非计划全麻剖宫产增加了产妇和新生儿不良结局的可能性[10]。虽然不常见，但是气管插管失败是全身麻醉导致产妇死亡的主要原因[6]。

（一）插管困难或失败

1. 诱发因素及病理生理结果

很多先天或后天的身体特征会使接受全麻的人出现插管和通气困难。这些包括先天性或手术导致的面部或上呼吸道畸形、短或厚颈等[16]。孕妇插管和通气困难的具体因素包括咽部水肿、体重增加、乳房增大和全麻诱导所致的低氧血症[17]。导致插管困难或失败的诱因见表 24-1[14, 16, 17]。肥胖孕妇插管失败的发生率为非肥胖孕妇的 8 倍[18]。在肥胖人群中维持气道和插管尤其困难，这是因为颈部和肩部脂肪沉积增加、乳房肥大、舌头肿大、上颚和咽部软组织过多而导致气管插管时喉镜的视野有限[9]。因体重增加而引起的血流动力学和肺生理性补偿进一步导致通气功能受损。膈下或胸腹腔脂肪沉积增加，降低了胸壁顺应性。由于肺扩张减少，呼气储备容积（ERV）（正常呼气后可呼出的额外空气量）和功能残余量（FRC）（正常潮气量呼气后留在肺内用于气体交换的空气量）均减少。为了满足更高体重的代谢需求，心脏负荷增加。增加氧气消耗和二氧化碳的产量会促进代谢性酸中毒，除非有相应的心血管代偿或心脏输出量增加来维持代谢需求。这些变化导致缓冲能力降低、氧储备减少，增加了诱导和全身麻醉时发生血流动力学不稳定或氧合受损的易感性。任何进一步降低肺顺应的情况，如仰卧位导致膈肌上抬或换气不足，都会导致动脉氧饱和度下降甚至酸中毒[19]。肥胖相关的问题在第 17 章有更全面的讨论。

2. 妊娠特有的诱发因素

孕妇插管失败的发生率是普通人群的 8 倍[14, 19]。妊娠期间的某些生理变化，加上存在各种产科急症，更容易造成困难气道和（或）插管失败。妊娠期激素变化会导致乳房充血胀大，如果增大的乳房向后方压迫其颈部，可能会使插入喉镜更为困难[17]。循环血容量的增加和外周动脉的血管扩张导致鼻黏膜血管充血，引起口、鼻、咽、气管水肿。这些变化可能导致仰卧位时鼻腔阻塞，喉镜下喉部视野模糊，或阻碍通气[12, 17]。尤其是子痫前期时，由于内皮细胞损伤和毛细血管通透性增加，进一步增加喉部水肿[13, 20]。在第二产程中，长时间的屏气用力可能会使喉部水肿进一步加重[13]。雌激素水平的升高会导致上呼吸道的血管增生，这可能会增加孕妇在喉镜检查时出血的可能性，影响气管插管时解剖结构的辨识[12, 13, 18]。插管困难或失败可能导致通气不足和（或）呼吸暂停时间过长，导致低氧血症[21, 22]。

表 24-1 插管困难或失败的危险因素

预先存在的风险因素	妊娠特异性危险因素	气道评估期间提示困难气道相关的患者特征

• 关节强直
• 退行性骨关节炎
• 声门下狭窄
• 舌侧甲状腺或扁桃体肥大
• Treacher-Collins，Pierre Robin 或唐氏综合征
	• 咽部，喉部和气管水肿
	  – 子痫前期
	  – 第二产程屏气用力
	• 体重增加
	• 乳房增大
	• 上呼吸道血管增生
	• 伴有呼吸暂停的低氧血症快速发作
		• 长的上门牙
		• 重度深覆合
		• 上下颌切牙不能形成反颌关系
		• 短缩的切牙间距（小于 3cm）
		• 坐位伸舌时无法看到悬雍垂（Mallampati 分级 3 或 4 级）
		• 高度拱形或非常狭窄的上腭
		• 僵硬，硬化，下颌骨空间或被肿块占据
		• 短颈
		• 颈围增加
		• 下颏尖端无法触及胸部或伸展的颈部

孕妇尤其容易出现低氧血症，因为他们在怀孕期间呼吸系统的很多生理变化导致氧气储备显著减少。如前所述，妊娠子宫的膈肌向上移位会降低 ERV 和 FRC。这些生理上肺体积的减少会促进小气道的关闭和肺不张[23]。加上正常妊娠期间耗氧量的增加，这些变化导致呼吸暂停或低通气时动脉氧饱和度迅速降低。当耗氧量进一步增加时，如在活跃期或仰卧位时，由于膈肌进一步向上移位，FRC 进一步降低，由此产生的氧合受损的可能性也会持续存在[23]。仰卧位下腔静脉受压会降低心输出量，增加血流动力学的不稳定性。这就需要在全身麻醉下，在右侧腰骶部放置一个至少 15° 的楔形物，使子宫侧向一方。血流动力学不稳定进一步导致母体和胎儿在低通气期失代偿。由于妊娠引起过度通气和二氧化碳分压下降，对妊娠期间呼吸性碱血症代谢性代偿作用将导致 pH 缓冲能力下降，在氧合减少或灌注不足的情况下更容易导致代谢性酸中毒[23]。

3. 已知或预期的困难气道的管理

气道紧急情况往往在全麻前没有预料到[22]。美国麻醉医师协会（ASA）建议，在开始麻醉或气道管理之前，尽可能对与困难气道相关的解剖和生理因素进行筛查。识别困难气道的风险，制定计划，并确保预期出现困难时需要的辅助设备和人员，协助建立气道和确保有效通气。需要对多种因素进行评估来确定面罩和气管内插管（ETT）通气的能力、喉镜下观察和气管内插管的顺畅度。口咽检查包括气道视诊和气道的分类，以确定困难插管的风险（Mallmapati 分级）。麻醉医生尝试可视化患者的扁桃体基柱、悬雍垂和软腭。最大限度地识别这些结构会产生较低的 Mallampati 评分（Ⅰ级），随着这些结构的较少可视化（直到Ⅳ级）评分逐渐增加。分级为Ⅲ或Ⅳ级者通常判定为插管困难[14]。甲颏距离即从下颌骨顶端到甲状腺软骨顶端的距离，提供了喉头是

否可以向前移位的征象，甲颏距离缩短表明了存在前移，可能会导致插管困难。评估下颌骨和甲状腺软骨上部之间组织的顺应性，以决定是否可以用喉镜移位舌头。绷紧的组织表明喉镜检查时可能无法移动舌头，这可能会导致插管时声带的暴露困难。颈部活动受限可能影响插管的最佳位置。颈部活动可通过女性伸出头来直视天花板的能力来评估[16]。在肥胖的情况下，气管插管应特别考虑头部和上半身的距离。喉镜视野可以通过位置调整来优化，如利用枕头或折叠的毯子升高头部和上半身的高度或调整手术台的位置使外耳道与胸骨上切迹在同一水平面。[9, 13, 32]。

区域麻醉可减少孕妇全麻并发症风险[12]。麻醉师主张分娩过程中可早期放置硬膜外导管镇痛，尤其是对有剖宫产风险的孕妇（如多胎妊娠、肥胖、子痫前期或预期的困难气道），因为它不仅可以缓解疼痛，也可以迅速达到紧急剖宫产麻醉所需要的有效浓度[24]。尽管剖宫产术中普遍使用神经阻滞麻醉，但仍有可能需要全身麻醉，因此需要有保持气道管理和通气的技能，并预想到可能出现的气道问题[7, 22-25]。如果麻醉前发现区域麻醉的限制或禁忌证（表 24-2），且发现气道困难，则必须考虑非常规的全麻方法[26]。

ASA 建议麻醉医师对困难或失败的插管和（或）无效的通气进行有策略的规划。策略包括声门上气道（SGA）通气或插管装置（如 LMA™）、可视喉镜、光纤引导插管或清醒插管[16]。LMA™ 是应用最广泛的 SGA。LMA™ 是一种带有一个充气袖套的软管，可以盲插入咽部。膨胀的袖口位于喉部入口上方，不需要插入气管以支持通气。当所有其他方法都失败且无法插管时，LMA™ 通常提供一个开放的气道。LMA™ 可作为气管插管的导管，通常在纤维支气管镜的辅助下使用。插管 LMA™（ILMA™）是第二代 SGA，当患者无法通过直接喉镜插管时，可用于保护

表 24-2　椎管内麻醉的禁忌证

禁忌	• 严重的凝血功能障碍 • 穿刺区域感染 • 颅压升高
可能的限制或需要考虑的情况	• 无出血的血小板减少症（血小板为 80 000～100 000mm³） • 抗生素治疗前脓毒症 • 进行性神经系统疾病（如多发性硬化） • 脊椎异常（如腰椎融合术或 Harrington 棒） • 低血容量 • 心输出量固定的心脏病变（如主动脉瓣狭窄）

气道。ILMA™ 具有其独有的特征，它可以提供比标准 LMA™ 更好的插管条件。另一种类型的 LMA™ 是双管型的 LMA™。这款 LMA™ 具有改良的袖套和引流管，旨在将消化道和气道隔离，由于孕妇胃反流误吸的风险增高，这一特点尤其适用于产科人群[1]。可视喉镜可更好地显示声门，可以直接代替喉镜进行初次插管尝试，也可以作为初次插管失败后再次尝试的辅助工具[27-30]。一个灵活的支气管镜可以直接看到声带，并提供一个导管插入 ETT。清醒插管再全身麻醉可以维持正常的气道反射，并允许孕妇在插管时继续自然通气。这种方法费时，并且需要充分的患者准备和配合。清醒插管通常使用柔性纤维支气管镜进行。

4. 意外困难气道的处理

即使有充分的气道评估，大多数插管失败都是意外的[14]。这种情况可能会迅速恶化为紧急情况，需要迅速调集用品和资源以协助麻醉医师。重要的是，产科医生应熟悉困难气道相关设备的位置，并在一个麻醉医师或其他麻醉医师无法立即到场时，协助麻醉医师。产科护理人员可能会被要求协助麻醉医师进行面罩通气，或者在插管和（或）紧急情况下的通气时被要求压迫环状软骨。

孕妇在初次尝试气管插管时无法插管，通常

伴有母体低氧血症。这需要立即干预，通常是通过给予 100% 氧气的有效正压面罩通气和适当压迫环状软骨之后再次尝试插管来进行迅速的逆转。虽然压迫环状软骨有益，有助于麻醉师给麻醉患者插管，但如果应用不当，它也可以成为一个难以克服的障碍[31, 32]。环状软骨加压是通过定位环甲膜来实现的，环甲膜是位于甲状腺软骨或喉结下的凹陷。然后，拇指和食指放在环状软骨的外侧，对环状软骨（喉部唯一真正的软骨环）施加有力的向后压力，向颈椎的方向压迫下方的食管。施加的力度与按压鼻梁两侧引起疼痛所需的力度相似。环状软骨加压是在麻醉医师的要求下（通常是在患者失去知觉之前）启动的，并且维持整个诱导期，直到 ETT 气囊充气，麻醉医师确认了合适的 ETT 放置位置，并通知助手不再需要环状软骨加压。如果 ETT 放置不成功，在面罩通气时仍保持环状软骨加压。环状软骨加压有助于防止胃内容物被动反流。然而，如果患者正在呕吐，则应释放对环状软骨的压力，因为呕吐时施加在环状软骨的压力可能导致食管破裂[22, 32]。在气管插管成功和 ETT 气囊适当充气之前，气道一直处于无保护状态，因此，对被麻醉的产科患者维持环状软骨加压直到气道得到保护是非常重要的。

重复的、不成功的喉镜检查有可能增加喉部

水肿和（或）出血。如果患者无法插管，而孕妇及其胎儿稳定，一种选择是继续氧气面罩通气、唤醒患者[14]。但是如果孕妇和（或）胎儿不稳定，其他的选择包括使用前面提到的任何一种方法进行全身麻醉。如果不能通过其他的方法维持气道，则可能需要环甲膜或气管切开术，然后固定气道，采用传统方法或喷射通气[7, 16]。环甲膜切开术最严重的并发症不是技术性的，而是不可逆的缺氧脑损伤。这可能发生在已进行几次试图维持气道的尝试和失败之后才决定继续进行环甲膜切开术时。图 24-1 总结了意外困难气道的处理[7, 16]。

（二）围术期吸入性肺炎

1. 诱发因素和病理生理学

全麻过程中胃内容物被动反流是吸入性肺损伤的主要危险因素[33, 34]。产科医生柯蒂斯·门德尔松[34]，在 20 世纪 40 年代一份具有里程碑意义

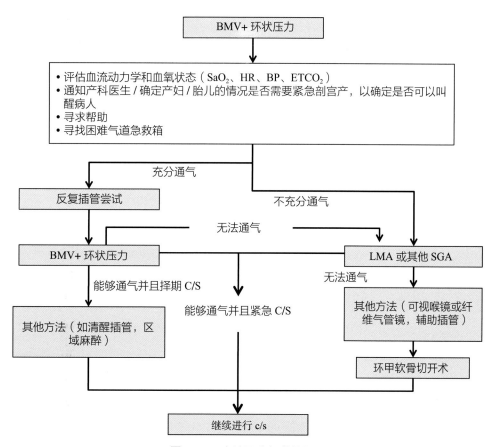

▲ 图 24-1　意外困难气道的处理

环状加压在不影响通气的情况下持续进行。用于固定气道的替代方法包括但不限于可视喉镜、替代喉镜刀片、使用喉罩气道或将喉罩气道插管作为插管的导管（带或不带纤维光学引导）、纤维光学插管、光棒或盲口或鼻插管

BMV. 袋式面罩通气；SaO_2. 脉搏血氧仪测定的血红蛋白血氧饱和度；HR. 心率；BP. 血压；$ETCO_2$. 呼气末二氧化碳；OB. 产科；C/S. 剖宫产；LMA. 喉罩气道；SGA. 声门上气道

引自 American Society of Anesthesiologists Committee on Standards and Practice Parameters. (2013). Practice guidelines for management of difficult airway: An updated report by the American Society of Anesthesiologists Task Force on Management of the Difficult Airway. *Anesthesiology*, *118*(2), 251–270;Balki, M., Cooke,M. E., Dunington, S., Salman, A., & Goldszmidt, E. (2012). Unanticipated difficult airway in obstetric patients: Development of a new algorithm for formative assessment in highfidelity simulation. *Anesthesiology*, *117*(4), 883–897.

的出版物中报道了一组产科患者的误吸发生率，主要是进行全身麻醉的产妇。他描述的这种疾病以他的名字命名，即门德尔松综合征。门德尔松正确地假设，胃误吸的发病率和死亡率主要取决于三个变量，即吸入物的化学性质、吸入物的物理性质以及吸入量。

吸入物酸度的增加（pH 小于 2.5）、吸入物中颗粒物以及吸入量的增加（胃容积大于 0.4ml/kg）单独地以及共同地与不良结局发生率的增加有关[34]。吸入酸性胃内容物会引起肺泡水平的细胞损伤，并使持续的炎症反应延伸到急性期以后。肺泡毛细血管损伤和表面活性物质破坏引起肺间质水肿和细胞的破碎（如纤维蛋白、中性粒细胞），从而降低肺顺应性、增加肺内分流，导致低氧血症。肺泡内的细胞碎片可能部分阻塞气道，从而使低氧血症持续存在。细胞死亡后立即发生继发性肺部炎症反应，通过释放氧自由基和蛋白酶造成更多的肺损伤。随着吸入量的增加和（或）酸度的增加，最终进展为急性呼吸窘迫综合征（ARDS）的可能性更大。ARDS 在第 12章中讨论。吸入颗粒物加重了肺损伤的严重程度（尤其是如果吸入物是酸性的），由于支气管阻塞和炎症介导的渐进性损伤，从而导致低氧血症和高碳酸血症。虽然吸入中性非颗粒物的病理生理结果不那么严重，但短暂的支气管痉挛和受损的表面活性物质的活性受损会降低氧合，也可能导致进一步的低氧血症[18]。

虽然是罕见事件，但因为胃肠系统的生理变化，孕妇围术期吸入性肺炎的风险增加[5, 14]。子宫增大改变了食管远端相对于膈肌的正常解剖位置，削弱了食管下括约肌（LES）的功能，从而导致孕妇胃内容物反流。妊娠期黄体酮水平的升高降低了 LES 的张力。LES 是一种肌肉瓣膜，位于食道底部，连接胃的顶部。当 LES 关闭时，它可以防止食物和液体回流到食道，并消除胃内容

物吸入气管的可能性。腹内压升高也可能损害 LES 的功能，使孕妇容易出现胃内容物反流。妊娠期间体重增加，在很大程度上导致肥胖，会增加腹内压。分娩疼痛和（或）分娩镇痛同时使用阿片类药物可能会延迟胃排空，是导致产科人群腹内压升高和胃容量增加的因素[13]。最后，胎盘产生胃泌素，刺激胃分泌盐酸，进一步增加妊娠期间胃内容物的酸度[35]。上述任何一种诱发因素，加上全麻时减弱的咽反射，都会增加孕妇围术期误吸的风险。围术期误吸的危险因素见表 24-3[24, 36-38]。

2. 吸入预防

以往，麻醉学家认为 pH 小于 2.5、胃容积大于 0.4ml/kg（约 25ml）的颗粒性胃液是吸入性肺炎的主要危险因素。门德松在 65 年前倡导的四项基本原则今天仍然为麻醉实践提供了基础：①分娩时禁食固体食物；②剖宫产或输卵管结扎前服用非颗粒性抗酸剂；③手术时区域麻醉优于全身麻醉；④积极管理全麻[24, 34]。

虽然妊娠与没有其他危险因素的胃排空延迟是否有关是有争议的，ASA 工作组在产科麻醉学会 ASA 工作组与产科麻醉和围产期学（SOAP）为了降低围术期吸入的风险对于吸入的预防给出

表 24-3　围术期误吸风险

易感风险因素	• 困难气道 • 既往食管手术史（如气管造口术） • 食管病变（如肿瘤） • 同时使用阿片类药物 • 术前短期内经口摄食 • 肥胖 • 糖尿病 • 意识水平低下 • 急诊手术
妊娠特异性危险因素	• 妊娠子宫增大致使胃向上移位 • 胎盘产生的胃泌素导致胃酸分泌增加

了具体的建议[24, 36-38]。ASA 和 SOAP 产科实践指南强调了分娩、阴道分娩和剖宫产期间的麻醉管理。尽管 ASA 产科麻醉和 SOAP 特别工作组得出结论，分娩期间摄入纯液体不会增加产妇麻醉并发症的风险，但剖宫产的必要性和（或）时机并不总是可以预测的，这导致分娩和分娩期间口服液体摄入量受到了特定的限制。在分娩期间和计划剖宫产或产后输卵管结扎术的 6～8h 内不鼓励摄入固体食物，这取决于食物的类型（如高脂肪含量的食物在手术前需要较长的排空时间）和摄入的食物量。ASA 和 SOAP 产科实践指南认为，与颗粒物质相比，胃容量并不那么令人担忧。因此，在分娩过程中，摄入中等量的纯液体是可以接受的。如果可能的话，在诱导全身麻醉前 2h 保持空腹（如安排剖宫产或产后输卵管结扎）[39]。吸入的其他危险因素，主要是气道困难的诱发因素（表 24-1），肥胖或糖尿病可能需要在分娩期间进一步控制。麻醉医师将制订个体化的服务计划。

针对降低胃酸的药物常规或者选择性包含在孕妇的围术期准备中（基于是否存在其他危险因素）。这些药物包括非微粒抗酸药（如柠檬酸钠或碳酸氢钠）或 H_2 受体拮抗药（如西咪替丁、雷尼替丁和法莫替丁）。非颗粒抗酸剂是直接中和胃酸的碱性药物。H_2 受体拮抗药抑制胃酸的分泌进入胃，减少胃酸的量和酸度[34]。

3. 初步临床表现和管理

吸入通常发生在插管困难的患者术中。因此，当胃内容物回流到下咽时，麻醉医师通常积极管理孕妇的气道。尽管有合格的麻醉医师尽了最大的努力预防，胃里的反刍物仍经常直接从下咽吸入气管，然后进入肺部。支气管痉挛是麻醉医师认识的第一个临床症状，发生在患者将反流物质吸入肺部之后。很快就会发生严重的低氧血症。吸入颗粒物可能需要用硬支气管镜清除大颗

粒，以减轻气道阻塞[36]。低氧血症，特别是动脉血氧饱和度（SaO_2）无法维持在 90% 以上时通常伴有心动过速。支持性干预的第一步是恢复氧合。如果吸入量大且充满颗粒物，可能会无法维持足够的氧合，导致血流动力学不稳定。恢复氧合是主要的支持性干预，其次是达到正常状态（如静脉输液和血管升压药）。大多数患者术后需要机械通气。血管升压剂可在给予晶体液优化前负荷后在手术室维持血流动力学稳定时使用。可能之后需要入住 ICU。术后可能需要短暂或较长时间的机械通气和血流动力学支持。第 6 章阐述了血流动力学评估，第 9 章讨论了容量复苏，第 7 章讨论了机械通气。

插管时胃反流误吸很少见，这可能是气道管理改善的结果[5, 14]。它更有可能发生在术后拔管或在麻醉后护理期间[14]。这需要密切评估意识水平以及头部和上半身的位置，以防止误吸。在意识完全恢复并能够保护自己的气道之前，应保持孕妇处于去枕头侧卧位。

二、区域麻醉和镇痛

区域麻醉是接受外科手术的产科患者的首选麻醉，因为它能显著降低产妇因全身麻醉引起的气道并发症和死亡率。神经阻滞可通过改变局麻药的种类、改变局麻药浓度或在局麻药中添加不同的药物如阿片类药物或肾上腺素，从而提供不同程度的感觉和运动阻滞。通过硬膜外针或硬膜外导管给予更大量的局麻药，可以提高硬膜外麻醉的感觉水平。区域麻醉可减轻分娩时的疼痛，并通常延伸至由第 10 节胸椎（T_{10}）所发神经支配的与脐对应的皮肤区域段。剖宫产的区域麻醉需要更密集的感觉阻滞，这通过更集中的局部麻醉完成，必须延伸到对应于乳头线的 T_4 皮肤区域。

脊髓麻醉是指在蛛网膜下腔或硬脑膜内附着有脊髓和脑脊液（CSF）的腔内，在有或没有阿

片类药物的情况下，单次注射局麻药。在脑脊液中注射局麻药，能迅速且容易进入无鞘覆盖的神经纤维，从而迅速形成异常密集的神经阻滞。起效速度快、麻醉时间短，非常适合剖宫产或产后输卵管结扎时进行区域麻醉。剖宫产麻醉医师可能也喜欢这种方法，因为它涉及的技术技巧比硬膜外阻滞更少。

硬膜外阻滞是通过放置在硬膜外间隙（脊椎支持韧带和硬脑膜之间的间隙）的导管，在有或没有阿片类药物和（或）肾上腺素的情况下使用局部麻醉剂。硬膜外阻滞起效较慢，但有利于在分娩过程中持续或更长时间的止痛。与脊髓麻醉相比，硬膜外麻醉较慢的交感神经阻滞可降低低血压的发生率和严重程度。然而，与脊髓麻醉相比，在实现感觉镇痛之前，需要更大的局部麻醉药量，以便穿透神经的保护层。如果不小心将局麻药注入全身循环或蛛网膜下腔，可能会产生严重的不良反应和潜在的危及生命的并发症。脊髓 – 硬膜外联合麻醉（CSE）融合了脊髓麻醉快速起效和（或）镇痛的优点，在蛛网膜下腔注射局麻药和（或）阿片类药物后，通过硬膜外导管将局部麻醉剂量注入硬膜外腔 [38]。

（一）神经介导的低血压

交感神经切除术可导致脊髓或硬膜外麻醉时皮肤或周围神经感觉阻滞，在分娩过程中接受区域麻醉的孕妇中有 5%～30% 引起低血压 [40]。交感神经张力降低介导静脉和动脉扩张。静脉扩张的作用占主导是因为静脉系统的血液充盈能力增加和静脉系统维持自主张力的能力有限。静脉扩张导致回流到右心房的血压减少，心室充盈减少，引起心输出量减少，表现为低血压。妊娠子宫压迫下腔静脉进一步阻碍静脉回流。母体心输出量的减少导致子宫胎盘灌注减少，通常表现为胎心率减慢或心动过缓。母体对心输出量减少的

代偿机制包括牺牲非必要器官（如子宫胎盘系统），使血液流向心脏和大脑。在母体心输出量减少的情况下，子宫血管系统无法进一步调节子宫胎盘血流，可能在母体无低血压的情况下导致胎心率异常，子宫胎盘灌注的减少可在循环血容量减少的情况下进一步加重 [40]。图 24-2 显示了神经轴介导的低血压 [38]。

给予硬膜外麻醉后交感神经阻滞的血流动力学效应是可预测的 [20]。低血压通常持续时间短，易于治疗。血管内容积扩张可降低低血压的发生率。在启动神经阻滞麻醉前可以考虑水化作用，但在最初给予初始麻醉剂量时不需要固定的容量 [24]。随着神经阻滞麻醉的开始，同时也可能发生血管内晶体液容量增加 [20]。对子痫前期的患者应考虑一些额外措施来预防血管内容量增加可能导致的肺水肿。肺水肿可能是由于内皮细胞损

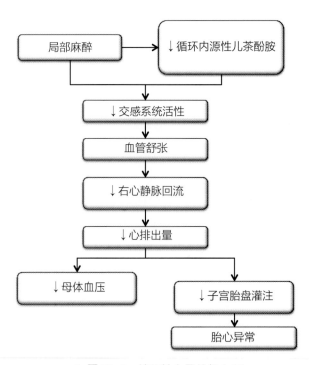

▲ 图 24-2　神经轴介导的低血压

引自 Hawkins, J. L., & Bucklin, B. A. (2017). Obstetric anesthesia. In S. G. Gabbe, J. R. Niebyl, M. B. Landon, H. L. Galen, E. R. M. Jauniaux, D. A. Driscoll, V. Berghella, & W. A. Grobman (Eds.), *Obstetrics: Normal and problem pregnancies* (7th ed., pp. 344–367). Philadelphia, PA: Elsevier Saunder.

伤、毛细血管通透性增加或左心室功能障碍引起的潜在血管内容量减少所致[41]。因此，指南中关于预水化更倾向于选择低容量的静脉晶体液（如 500ml）。其他预防措施包括分娩时产妇侧位或剖宫产时在右髋下放置楔形物以减轻下腔静脉压迫，逐步减少麻醉剂量，不断评估产妇血压和胎心率[42]。如果初始静脉输注不足，低血压的治疗包括进一步补充静脉容量以及（或）使用血管升压药，如去氧肾上腺素（静脉注射剂量为 50～100μg）或麻黄素（静脉注射剂量为 5～10mg）[38]。这两种药物都可用于治疗神经介导的低血压。麻黄素刺激受体 α 和 β。因此，血管收缩引起的血压升高可能伴有心动过速。去氧肾上腺素介导血管收缩对心脏没有影响。因此，去氧肾上腺素可能对伴有低血压的孕产妇反射性心动过速更有帮助[24, 42]。

（二）高位脊髓阻滞

脊髓高位阻滞是区域麻醉最常见的不良反应[5, 10]。2004—2009 年，一项对 30 家医院提交给严重并发症资料库（SCORE）的质控数据的 5 年回顾报告了 4336 种麻醉药中有 1 种发生了高位脊髓阻滞[5]。当局麻药剂量超过了局部镇痛或麻醉的剂量时，就会发生这种情况。原因可能是剂量计算错误，也可能是不小心在鞘内注射了脊髓麻醉药[38]。SCORE 项目报告的 25% 的高位阻滞或全脊髓阻滞显示，在硬膜外或联合硬膜外（CSE）过程中[5]，可能在未察觉或无意的情况下通过硬脑膜进入蛛网膜下腔。硬膜外麻醉需要比脊髓阻滞更大剂量的局部麻醉来获得用于剖宫产需要的足够的麻醉平面。如果正在进行硬膜外麻醉的麻醉医师误将硬膜外针或导管插入蛛网膜下腔并继续注射更高剂量的局部麻醉药物，则发生高位脊髓阻滞的风险会增加。有人建议通过新插入的硬膜外导管注射测试剂量来评估硬膜外导管的放置情况，以确保硬脑膜没有被刺破，或者硬

膜外导管没有意外地插入蛛网膜下腔[38]。然而，为了测试硬膜外导管可能的误置，广泛使用稀释的局麻药溶液和回抽脑脊液或血液的抽吸并不能保证硬膜外导管正确放置[5]。

识别和初期管理

硬膜外阻滞和脊髓阻滞呈节段性上升。高位麻醉的潜在后果是呼吸肌麻痹，包括膈肌。膈肌由起源于第 3 至第 5 颈椎（C_3～C_5）的膈神经支配。呼吸肌麻痹通常首先发生在 C_6～C_8 水平，通常表现为恐惧、焦虑和呼吸困难。当麻醉水平从 C_5 上升到 C_3 时，患者完全丧失了呼吸能力，再也不能保护其气道，因此成为全节段麻醉。双侧膈肌麻痹的结果是呼吸停止。呼吸抑制或衰竭可伴有循环衰竭。极高水平的交感神经阻滞，实际上可以进展到完全的交感神经阻滞，可通过广泛的动脉和静脉扩张导致的严重低血压，随后心输出量下降[39]。如果不治疗，严重的低血压会迅速发展为心搏呼吸骤停[43]。图 24-3 所示描述了高位脊髓阻滞的生理学[38]。

区域麻醉后立即出现呼吸困难的患者需要紧急评估以排除高位脊椎阻滞。评估从氧合和血流动力学状态以及麻醉水平开始。手指和手的麻木和无力表明麻醉水平已上升到颈部 C_6～C_8 水平，接近膈神经支配水平。应评估母体的生命体征，最重要的是血压和通过脉搏血氧饱和测定（SaO_2）评估的动脉血氧饱和度（SaO_2）。如果血压正常、SaO_2 大于 95%，保证和抬高床头到一个半坐卧位的位置是合适的。如果患者血流动力学不稳定（如低血压、心动过速、心动过缓或无脉搏），应降低床头，以增加心脏静脉回流，从而提高心输出量。此外，对于适当建立一个开放的气道并紧急提供面罩通气、降低床头是必要的。如果患者失去意识或不能再保护她的气道，需要插管和机械通气。如果发生心搏呼吸骤停，立即开始硬板支撑下胸外按压和人工侧移子宫。紧急剖宫产是

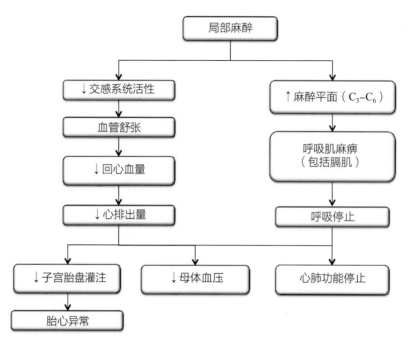

▲ 图 24-3 高位脊髓阻滞的生理学

引自 Hawkins, J. L., & Bucklin, B. A. (2017). Obstetric anesthesia. In S. G. Gabbe, J. R. Niebyl, M. B. Landon, H. L.Galen, E. R. M. Jauniaux, D. A. Driscoll, V.Berghella, & W. A. Grobman (Eds.), *Obstetrics:Normal and problem pregnancies* (7th ed.,pp. 344–367). Philadelphia, PA: Elsevier Saunders.

为了促进产妇循环系统的自然恢复过程以及保证新生儿神经系统免受损伤[44]。第 25 章详细介绍了妊娠期间的心肺复苏。图 24-4 显示了高位脊髓阻滞的初始治疗。

高位脊髓阻滞需要快速识别，立即复苏干预旨在恢复血流动力学稳定和保证氧合[43]。因此，为孕妇提供区域镇痛和麻醉的专业医务人员必须掌握评估麻醉水平、识别和治疗血流动力学不稳定以及用 100% 氧通气的技能。完成这些流程所需要的设备和药物应立即可用并功能正常。

（三）局麻药的全身毒性

全身毒性是局部麻醉实施过程中发生的一种不寻常的并发症，当局部麻醉不小心被注射入血管而不是硬膜外腔时，或者当局部麻醉药通过放置的导管被注射部位系统性吸收时，就会发生全身毒性[45]。妊娠期间的生理适应性变化可能导致妇女易受局部麻醉药物全身毒性的影响。妊娠时心输出量增加可能会促进系统性的吸收。此外，

正常妊娠时蛋白结合率的减少可能会增加血管内麻醉药物的可用性。正常妊娠期间额外的静脉扩张可能会增加导管移位并进入硬膜外血管的可能性。可能是因为以低剂量逐步给药的流行，这是一种罕见的事件。局麻药全身毒性影响中枢神经系统（CNS）和心血管系统。中枢神经系统症状可能出现在心搏呼吸骤停之前，也可能没有。中枢神经系统毒性通常以剂量依赖的方式进展。女性通常会在最初主诉耳朵里有铃声或金属音。接着是说话含混不清、兴奋、行为怪异而迷失方向，最后是强直性阵挛发作。有时局麻药的初始血药浓度大到引起惊厥作为神经毒性首发的临床症状[46]。使用含有肾上腺素的局麻药可能会导致首发心血管毒性，表现为高血压和心动过速，然后是低血压和心律失常。在不使用肾上腺素的情况下进行局部麻醉也可能导致心律失常或心搏骤停，这是心血管毒性的第一个迹象。中枢神经系统或心血管受累均可迅速恶化为心搏呼吸骤停[45, 46]。

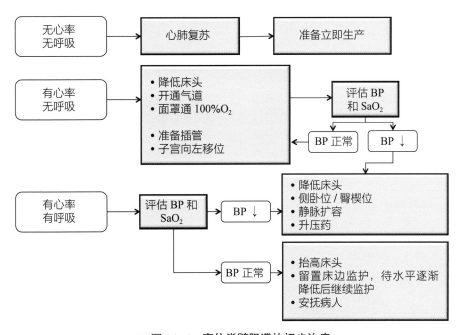

▲ 图 24-4　高位脊髓阻滞的初步治疗

HOB. 床头；BP. 血压；SaO₂. 脉搏血氧饱和度测定血红蛋白中的氧饱和度；O₂. 氧气

初始处理

局部麻醉药物毒性治疗的目的是减轻全身效应、保护和维持气道，以 100% 的氧提供有效通气，促进血流动力学稳定。当报告耳鸣或行为改变时立即停止注射局麻药。惊厥的治疗最初采用支持性干预措施，如维持气道通畅和补充氧气，然后静脉注射苯二氮䓬类药物（2~5mg 咪达唑仑）、异丙酚（30~50mg）或硫喷妥钠。应预料到呼吸抑制和（或）停止，因为癫痫发作导致 PaCO₂ 水平急剧升高，导致高碳酸血症和随后的缺氧，因此需要立即准备面罩通气和气管插管。如果初步的干预措施不能终止癫痫的发作，可能需要琥珀酸胆碱来减少增加的肌肉活动，并提供麻痹状态进行插管。肌肉松弛剂如琥珀酰胆碱，可阻断癫痫发作时周围肌肉骨骼的活动。但不能阻止中枢神经的癫痫发作。

血流动力学和心血管支持包括扩大血容量、血管升压剂，以及在心血管完全衰竭时进行胸部按压。只有在孕妇的心率稳定下来以后，才能对胎儿心率进行评估。应考虑在孕妇心搏呼吸骤停后 4~5min 内将胎儿顺利分娩[44]。

Ⅳ类脂质乳剂可用于对标准复苏措施没有反应的局部麻醉药物毒性的治疗。Ⅳ类脂质乳剂通过直接与局麻药结合逆转局麻药诱导的心肌抑制，从而降低局麻药的血浆游离水平[45, 46]。起始时间和剂量尚未达成充分共识，然而，为了获得更好的结局，早期使用脂质乳剂输液用于局部麻醉毒性患者的复苏中。脂质乳剂治疗的指南应用方案是，初始静脉注射 1.5mg/kg 20% 脂质乳剂超过 1min，然后连续注射 0.25ml/kg。对于心血管衰竭的患者，可以重复 1~2 次大剂量注射，如果患者仍有低血压，则可重复注射 0.5ml/kg。血流动力学稳定后继续输注 10min，建议上限为 10ml/kg[46]。

（四）硬膜外血肿

阴道或剖宫产后局部麻醉造成的神经损伤，包括瘫痪是罕见的。通常很难断定神经损伤的病因是麻醉相关还是产科相关的 [如体位和（或）牵引造成的压迫神经损伤]。脊髓硬膜外血肿压迫脊髓造成的神经损伤是在硬膜外或脊髓麻醉后发生的，是与区域麻醉相关的神经损伤的重要原因之一。如果及早发现并纠正，它很可能会解决。硬膜外血肿最可能发生于硬膜外血管意外穿刺[47]。妊娠期由于妊娠子宫导致硬膜外静脉丛充血，意外穿刺的风险增加。在症状和体征变得明显之前，血管充血可以容纳更多的血液。在区域麻醉过程中发生的硬膜外血肿，大多由凝血异常引起，这些异常可能源于本身的病理情况，也可能是使用了抗血小板或抗凝剂所致[48]。

硬膜外血肿可在硬膜外导管插入或取出过程中进展和（或）扩大[49]。因此，通常会采取一些预防措施来避免这种并发症。血小板减少可增加硬膜外血肿的风险。尽管关于血小板计数是否有助于预测这一并发症的数据有限，但血小板计数的测定可能对存在凝血功能障碍风险的患者是有帮助的，包括妊娠期高血压病患者。研究还不能支持禁止区域麻醉的血小板计数绝对的特定阈值 [如（80～100）×10^9/L][50]。进行区域麻醉的决定由麻醉师决定，根据患者的病史、体格检查评估孕妇容易出现凝血异常的临床征象，麻醉医师决定是否给予区域麻醉[24, 51]。

常规入院评估包括明确患者所述抗血小板药物的用药史，如阿司匹林或布洛芬以及抗凝剂，以确定是否需要对患者的凝血状态进行进一步的实验室评估。这种评估也可能决定该女性是否适合区域镇痛 / 麻醉。虽然没有运用抗血小板药物的时机和区域麻醉的具体建议，美国区域麻醉协会建议注射预防性剂量的低分子量肝素（LMWH）（如伊诺肝素 40mg 每日一次）至少推迟 10～12h 或高剂量 LMWH（采用适量或治疗剂量，如伊诺肝素 1mg/（kg·12h）推迟 24h 后进行区域麻醉[52]。术后低分子肝素的注射应当在阴道分娩或导管取出至少 12h 后，或者剖宫产 24h 后。区域麻醉应在最后一次给予皮下（SQ）剂量的普通肝素（UH）后的 2h 或停止静脉肝素输注后 1h。分娩后，普通肝素可在硬膜外或脊髓导管取出后 2～4h 开始使用，低分子肝素应在产后 12～24h 开始使用，阴道分娩后预防剂量的使用可在更早时间启动。表 24-4 总结了硬膜外或脊髓导管取出后开始区域麻醉和开始药物抗凝的建议[52]。第 13 章进一步阐述了预防和调整抗凝剂的剂量。

识别和初期管理

硬膜外血肿压迫脊髓会干扰感觉和运动神经功能。硬膜外血肿压迫脊髓的临床症状包括肌力下降、下肢感觉丧失和（或）排尿困难[53-55]。不幸的是，这些临床症状和体征与无硬膜外血肿形成时的区域麻醉效果一致。区域麻醉中感觉或运动阻滞的持续时间因人而异，与个体特征、使用的局部麻醉剂以及是否在局部麻醉剂中添加其他药物，如肾上腺素或阿片类药物。局部麻醉后硬膜外血肿往往存在诊断延迟，因为局部麻醉的持续时间因人而异，无法准确鉴别，故而一个适当的区域阻滞和硬膜外血肿与脊髓压迫所产生的临床表现往往难以区分。因此，最好的建议是进一步观察特定局麻药之后是否出现与通常情况不同的感觉或运动阻滞；通常，这基于与该机构和麻醉医师临床实践规范和经验做出判断[38]。

术后感觉和（或）运动障碍是在区域麻醉后的正常现象。在将患者从麻醉恢复室送至产后区域之前，需要评估麻醉水平的恢复和感觉运动阻滞的逐渐消退。如果在出麻醉恢复室时区域阻滞尚未完全消除，产后观察期间，产科护士应至少每 2h 评估一次感觉和（或）运动障碍的消退情况。麻醉水平未能显示持续消退、持续的运动或感觉阻滞超过预期的麻醉时间，或在这种退化发生后出现新的运动或感觉障碍，需要立即通知麻醉医师。及时的识别和告知麻醉师有利于硬膜外血肿的早期诊断，并可以预防永久性的神经功能损害。如果怀疑是硬膜外血肿，麻醉医师通常会

表 24-4　药物抗凝下的区域麻醉

药物抗凝	从最后剂量到开始区域麻醉的可接受时间间隔	从导管取出到药物抗凝血药开始的可接受时间间隔
普通肝素	最后一次皮下注射剂量后 2h	2～4h
	停止静脉输注后 1h	导管拔除后评估感觉运动功能 12h
低分子肝素	预防剂量后 10～12h	阴道分娩或导管拔除后 12h（以最后者为准）
	高剂量后 24h： • 依诺肝素每 12 小时 1mg/kg 或每日 1.5mg/kg • 达肝素每 12 小时 120U/kg 或每日 200U/kg • 肝素每日 175U/kg	剖宫产后或应用较高剂量的阴道分娩后 24h
		术后 6～8h 取出导管，最后一次给药后 10～12h，低分子肝素需要在取出导管前开始
华法林	在开始区域麻醉前 4～5 天停止	如果在停用硬膜外或脊髓导管之前启动华法林，当 INR 小于 1.5h 移除导管并评估感觉运动功能 24h
	当 INR 小于 1.5h，可以启动区域麻醉	

INR. 国际标准化比值

引自 Horlocker, T., Wedel, D. J., Rowlingson, J. C., Kayser, E. F., Kopp, S. L., Honorio, B., et al. (2010). Regional anesthesia in the patient receiving antithrombotic or thrombolytic therapy: American Society of Regional Anesthesia and Pain Medicine Evidence–Based Guidelines (Third edition). *Regional Anesthesia & Pain Medicine*, 35(1), 64–101.

进行全面的神经系统检查，然后进行磁共振成像（MRI）或计算机断层扫描（CT）。若证实硬膜外血肿导致脊髓受压应立即要求神经外科会诊。治疗可能包括应用皮质类固醇和物理疗法来保守处理硬膜外血肿，极少情况下需要急诊行椎板切除术和手术引流血肿[48]。

三、总结

在产科手术中，区域麻醉取代全身麻醉导致后与麻醉相关的孕产妇死亡率明显下降。尽管死亡率降低，但区域镇痛和麻醉仍与临床严重不良结局有关。妊娠所致生理性变化，增加了麻醉相关并发症发生的可能性，产科医生和麻醉医生都应进行必要的准备，尽可能考虑到所有的应对策略。了解妊娠期生理变化对麻醉的潜在影响，了解孕产妇保持血流动力学稳定、气道管理、通气和氧合的基本知识，对于为孕妇提供产科麻醉护理的所有专业人员都是至关重要的。这种准备和对于基础知识的理解也有助于麻醉科和产科团队成员之间的合作，以保障母胎安全。

孕妇心肺复苏
Cardiopulmonary Resuscitation in Pregnancy

Julie M. R. Arafeh Gillian Abir **著**

陈 扬 付文扬 **译**

魏 瑗 **校**

近年来产妇心搏骤停（maternal cardiac arrest，MCA）的发生率逐渐增加，产科医疗中心的医务人员极有可能在其职业生涯中遇到此类情形[1]。加拿大 MCA 发病率为 1∶12 500（2002年4月至2015年3月），生存率为 71%[2]。在英国孕期 MCA 发病率为 1∶36 000（2011年7月至2014年6月），如增加分娩后 24h 内发生病例，其发病率上升至 1∶16 000（2013年7月至2014年6月），总生存率为 58%[3]。在美国，对全国住院患者的回顾样本（NIS）显示住院分娩时 MCA的发病率为 1∶12 000，在所回顾的时间段内（1998—2011年）[4]，存活率提高了 58.9%。NIS数据库按照特定标准对于特定医院的所有住院患者进行筛选，其中包括经历过 MCA 的妇女的数据。校准孕产妇年龄、医疗和产科条件后，MCA在少数民族妇女（与白人妇女相比）和接受医疗补助保险的妇女（与私人保险相比）中更常见[4]。

美国的孕产妇死亡率（MMR）从 1990 年每10 万活产 12.4 人死亡大幅上升到 2013 年每 10万活产 18.5 人死亡，在发达国家中发病率最高[5]。MMR 的增加可能与怀孕年龄增加及缺血性心脏病、糖尿病和肥胖等疾病发病率增加有关。与小于 35 岁的女性相比，年龄在 45 岁及以上的女性会出现更多的合并症和产科并发症，并且在分娩

时死亡的可能性更大[6]。总体而言，统计数据表明，1990—2015 年 MMR 在低收入国家的发病率相较高收入国家显著下降（分别为 51% 和 27%）[7]。第 1 章进一步讨论孕产妇死亡率。

预防是避免情况恶化的关键，预防的重点是通过早期预警提醒医务人员关注产妇情况的恶化[8]。识别高风险孕产妇、及时发现病情的恶化、及早纠正问题是产科医疗质量改进的标志。使用预警评分系统有助于提醒医护人员产妇病情发生变化[9]。一旦发生 MCA，明确心搏骤停的原因决定了应答的有效性和结果。医务人员和团队应该能够立即开始复苏工作，采取措施以支持孕产妇灌注和通气，掌握现有的母体心肺复苏（cardiopulmonarg resuscitation，CPR）标准的知识，能够在出生后适当提供新生儿复苏，并很好地应对突发事件[10, 11]。

2014 年，产科麻醉和围产医学会（Society for Obstetric Anesthesia and Perinatology，SOAP） 发布了关于妊娠期心搏骤停管理的多学科共识，对2010 年美国心脏协会（American Heart Association，AHA）指南进行了更新[12]。2015 年，AHA 首次发布关于妊娠期心搏骤停的共识，其目的是对MCA 的研究进行回顾，包括证据相关内容和专家共识[9]。这些共识声明弥补了孕妇心搏骤停的知

识进展与临床处理滞后之间的差距。然而，由于MCA的偶发性，差距是存在的[13, 14]。常规的生命支持课程如基本生命支持（basic life support，BLS）和高级心脏生命支持（advanced cardiac life support，ACLS）并不包括妊娠相关内容，因此，医务人员没有接受过（或非常有限）如何进行产妇的复苏培训，从而无法做到快速有效的复苏[1, 13-17]。

本章回顾了MCA的病因、生命支持复苏的妊娠生理变化、生命支持的特定妊娠改变以及应对MCA的团队培训策略。

一、产妇心搏骤停的原因

早期识别心肺功能恶化是预防MCA的第一步。了解导致MCA的最常见病因有助于提醒医

务人员发现高危情况。有关MCA的常见原因，请参见表25-1[9]。

MCA的常见潜在病因包括产后出血（PPH）、心力衰竭、羊水栓塞（AFE）、脓毒症和麻醉并发症[2, 4]。麻醉相关并发症、子痫、肺水肿 / 心力衰竭的生存率较高，而急性心肌梗死、夹层动脉瘤的生存率较低，急性心肌梗死的生存率最低[2]。在MCA中肥胖作为一项危险因素较其他项增加5倍[2]。AHA妊娠期心搏骤停的专家共识在线版本包含一个附录，其中详细说明了MCA常见病因的诊断和治疗[9]。

了解MCA的常见原因有助于医务人员在患者发病时进行原因分析。确定发病的原因有助于指导恢复自主循环（return of spontaneous circulation，

表 25-1 产妇心搏骤停的原因举例

	状 况	举 例
A	意外事故（创伤）麻醉相关	钝性创伤，跌倒，枪伤，车祸伤，自我伤害吸气，气道损失，呼吸停止或抑制，低血压，高（或全）椎管 / 硬膜外阻滞，局部麻醉全身毒性
B	出血	子宫原因（收缩乏力、胎盘残留、破裂），凝血功能障碍，胎盘原因（破裂、前置、植入），对血液制品的反应，手术创伤
C	心血管	急性心肌梗死，获得性或先天性心脏病，夹层主动脉瘤，心肌病，心律失常
D	药物	过敏反应，用药错误（催产素、硫酸镁、胰岛素、阿片类药物），消遣性药物使用
E	栓塞	空气，羊水，静脉血栓栓塞，肺动脉栓塞
F	发热	感染，脓毒症
G	其他	与ACLS有关的缺氧、血容量不足、高 / 低钾血症、低热 / 高热、酸中毒、低血糖及创伤、毒素、心脏压塞、张力性气胸、血栓栓塞、血栓形成
H	高血压	子痫前期，HELLP，子痫，颅内出血

ACLS. 高级生命支持；HELLP. 溶血、肝酶升高、血小板减少

改编自 Jeejeebhoy, F. M., Zelop, C.M., Lipman, S., Carvalho, B., Joglar, J., Mhyre, J. M., et al; on behalf of the American Heart Association Emergency Cardiovascular Care Committee, Council on Cardiopulmonary, Critical Care, Perioperative and Resuscitation, Council on Cardiovascular Diseases in the Young, and Council on Clinical Cardiology. (2015). Cardiac arrest in pregnancy:A scientific statement from the American Heart Association. *Circulation*, *132*(18), 1747–1773; Lipman, S., Cohen, S.,Einav, S., Jeejeebhoy, F., Mhyre, J. M., Morrison, L. J., et al. (2014). The Society for Obstetric Anesthesia and Perinatology consensus statement on the management of cardiac arrest in pregnancy. *Anesthesia and Analgesia*, *118*(5), 1003–1016.

ROSC）。在 ACLS 训练中，心搏骤停的常见原因被称为"H 和 T"，包括血容量不足、缺氧、酸中毒、低血钾或高钾血症、低血糖、体温过低和毒素、心脏压塞、张力性气胸、血栓形成（冠状动脉或肺部）和创伤[9, 12]。由于妊娠的生理变化，应该及早考虑、评估并纠正缺氧和血容量不足。处于危险状态的孕妇易发生酸中毒，最适当的纠正措施是增加灌注和通气。因此，MCA 管理的关键原则是通过有效胸部按压、根据需要的容量复苏来确保灌注和充分通气[12]。建议尽早由有经验的医师进行气管内插管如果没有受过插管培训的医师，则可以使用面罩（bag valve mask，BVM）通气，需要通过听诊呼吸音来评估通气效果[10, 18]。然而，若缺乏经常性练习，BVM 通气很难单手完成。因此，BVM 通气时，需要一人确保面罩密封良好，一人挤压氧气袋进行有效通气[9]。

二、妊娠期生理变化对基础生命支持和高级生命支持的影响

（一）气道和呼吸

产科患者插管失败率大约是非产科患者的 10 倍（分别为 1 : 224 和 1 : 2230）[19, 20]。孕妇插管困难和失败率高与妊娠期生理和解剖学的改变有关。

孕产妇出现反流和误吸的风险增加。在妊娠期，胃的解剖位置向上并朝向横膈的左侧移位，并且食管的腹腔部分移位到胸腔，导致其张力降低。由于黄体酮的增加，食管下括约肌的力量也减弱。这两种改变都降低了阻止胃内容物回流的屏障作用。妊娠期应用阿片类药物（静脉内和硬膜外给药）后胃排空延迟，也容易导致分娩时胃容量增加[21]。

孕妇氧气储备少，如麻醉诱导后、插管困难和（或）失败及出现 MCA 时，其呼吸暂停期间低氧血症进展迅速。因此，呼吸暂停的时间需要尽可能缩短，例如在 MCA 期间，母体气道需要保证有确定的通道（在声带水平以下的带套管的气管导管），以免误吸并实现有效通气和氧合。由于妊娠子宫影响，妊娠期功能残气量下降 20%，而孕妇仰卧时下降 30%。补呼气量和残气量在怀孕期间也相应减少。由于代谢率增加，耗氧量增加 25%，由于过度通气、宫缩和母体的身体活动在分娩时耗氧量增加了 75%[21]。妊娠期的每分通气量增加（源于激素水平变化以及耗氧量增加导致的二氧化碳增加）导致容易出现呼吸性碱中毒，血清碳酸氢盐浓度降低进行补偿。碳酸氢盐浓度降低限制母体缓冲代谢性酸中毒的能力，例如在发生 MCA 时，代谢性酸中毒的纠正尤为困难。

由于孕期的乳房增大和体重增加 / 肥胖，插管时可能喉镜很难顺利插入。由于全身胶体渗透压降低、组织间液增加引起气道水肿，喉镜下的视野较差。由于鼻腔和口咽部的毛细血管充血，气道操作过程中黏膜容易出血，进一步影响喉镜检查时的视野[22]。

（二）循环

与妊娠相关的心血管变化具有高心输出量和低全身血管阻力，推动了高流量、低阻力状态。子宫血流量从大约 50ml/min（非妊娠状态）增加到足月妊娠时的 700~900ml/min（心输出量的12%）[21]。大约 90% 的子宫血流灌注绒毛间隙（满足胎儿需求），其余部分流入子宫肌层[21]。

有效的心肺复苏可能受到妊娠期结构和生理变化的阻碍。在仰卧位时，妊娠子宫压迫下腔静脉，尽管通过侧支循环，血液能够通过静脉回流到心脏，心输出量也会降低（腹主动脉受压，尤其是在产妇低血压时）。孕 13~16 周即可出现下腔静脉受压[21]。因此，胎盘子宫灌注（自主调节功能非常有限）和胎儿氧合作用可能会明显减少，因此在孕妇心肺复苏期间，将子宫向左移位以增加静脉回流和心输出量至关重要。

（三）胎儿生理

胎儿几乎没有氧气储备，因此胎儿的氧合情况取决于孕妇心输出量和动脉血氧含量（CaO_2）。反过来，CaO_2取决于与母体血红蛋白结合的氧气量，母体血氧分压（PaO_2），以及母体和胎儿血液之间的压力梯度。如前所述，母体疾病可以导致低血压和缺氧，从而使子宫胎盘灌注进一步减少，继之胎儿氧合受损导致严重的胎儿酸中毒。

胎儿血红蛋白对氧的亲和力大于成人血红蛋白，并且随着氧合血红蛋白解离曲线的左移，在相同的动脉氧压下，胎儿比母体血液中的动脉血氧饱和度更高[23]。胎儿血红蛋白到成人血红蛋白的迁移变化约在孕 32 周时开始出现，而孕足月后成人血红蛋白约占总血红蛋白的 25%，并在出生后完全为成人血红蛋白[23]。充分通气和恢复组织灌注是心搏骤停期间维持母体和胎儿酸碱平衡的基础，成人心搏骤停中并不需要常规给予碳酸氢钠溶液。

三、妊娠期生命支持及高级生命支持的变化

MCA 非常罕见，无法进行传统的复苏和预后研究。因此，只能对于既往不断增加的数据反复进行回顾，继而为寻找最佳方法提供依据[18]。依据最初参与复苏第一响应者人数，尽可能安排同时执行任务，而不是按顺序执行任务。因此至少需要四名第一响应者完成所有初始的必要任务[9]。表 25-2 列出角色和任务，假设有四名医务人员在第一时间回应，其中两名是注册护士（registered nurses，RN），一名是专家以及一名呼吸治疗师，并提供了相应的执行内容[1, 10, 18, 24-27]。相关指标也适用于模拟抢救和模拟训练。在有四个以上响应者的情况下，角色和任务可以分散。

呼救时要通知包括所有需要参与急救的团队，包括成人急救团队、产科团队以及新生儿或儿科团队[9, 28]。在应对 MCA 时，有随时可用的包含具体行动并且易于医务人员理解和使用的流程[9]。除少数情况外，BLS 和 ACLS 与非妊娠成人的推荐一致[9, 12, 18, 26]。

非妊娠成人正确的胸外按压可以为提供约正常心输出量 30%。但即使胸外按压方法正确，由于妊娠期的解剖学变化导致提供的心输出量甚至更低[10]。当胸外按压停止时，正向血流停止。需要多次完整的胸外按压才能恢复正向血流。因此，建议在心搏骤停进行胸外按压时尽量减少灌注的间歇[10, 18]。

理想情况下，最有效的胸外按压以仰卧位为宜。在妊娠期，由于妊娠子宫对下腔静脉的压力，仰卧位还是略倾斜侧卧位尚有争议。美国心脏协会发布的妊娠期心搏骤停的声明建议采取仰卧位，将子宫向左推移[9]。此后的一项研究显示子宫左侧推移能保证最有效的胸外按压效果，并且操作者更容易进行按压[29]。若站在患者的左侧，应将手放在子宫上方并将子宫向左上提起。若站在孕妇的右侧，应双手将子宫向左上推。应避免将子宫推向下腹部，因其会阻碍静脉回流至心脏，导致胸外按压时灌注不足[9]。

连续二氧化碳波形图可协助确定正确的气管插管位置，从而评估胸部按压的充分性。尽管目前的 AHA 指南强调胸外按压是心肺复苏的关键，但足够的通气对于任何病因所致 MCA 都至关重要，尤其是合并低氧血症时[10]。由于妊娠期的气道变化特点使得额外的气道辅助设备，例如可使喉镜和喉罩气道等[10, 26]。即使对于有经验的医务人员来说，妊娠期的气管插管也颇具挑战性，因此 MCA 时，应由最有经验的医务人员进行插管[10, 18, 26]。困难气道的管理已在第 24 章有进一步阐述。

快速分析心律情况以确定是否需要除颤。自动体外除颤器可以协助决定是否需要除颤[14, 18]。如果确定心搏停止，应该检查其他导联的波形以排除细的心室颤动。静脉和动脉置管应置于子宫

表 25-2　检查表：孕产妇心搏骤停时的角色和任务

第 一 响 应者（初级护士 – 确认脉搏消失人）	□向病房呼救 　快来人—产妇心搏骤停，带上急救车	
	□开始胸外按压，如果可以的话置患者体位为 CPR 模式*	*要点：在诊断脉搏消失的 60s 内开始胸外按压
	□记录诊断脉搏消失的时间	
	□在响应者到达时分配任务或指定 RN 为领导者后分配任务	
病房响应者（至少三人以组成四人抢救团队）	□胸外按压：100 次 / 分，用力、快速按压*（RN，tech）	*要点：由除颤器反馈胸外按压效果
	□向左移动子宫，由注册护士（领导者，直到有更多帮助人员到场）完成或可以替代 RN 的 tech，并使其担任其他角色	
	□呼叫产科医生 呼叫产科医生并通知成人抢救团队，OB/ 麻醉医师 /MFM，NICU/ 儿科医生	
	□气囊 / 面罩通气 ^a（RN 或 RT）	
	□抢救车：放置背板和贴纸，分析心律，并在必要时进行除颤。* DC IV 药物，准备肾上腺素，管理并进行 IV 冲入（RN）	*要点：通过诊断脉搏消失的 3min 内分析心律并除颤
其他响应者	□由最有经验的插管人员进行气道管理*（麻醉师，ED / ICU 医师）	*要点：通过持续呼气末二氧化碳图，以确认按压的位置和充分性
	□辅助麻醉师（RN，tech）	
	□ RN：开放第二条大口径静脉通路，移除胎心监护	
	□记录者 / 汇报者：记录并汇报时间：脉搏消失，休克和给药；心律检查；交替胸外按压；复苏性子宫切开术	
	□ OB/ MFM：在 4min 或以内确定分娩方式，准备复苏性子宫切开术	
	□ RN 或其他工作人员：支持患者家庭	
	□打开保暖 / 准备新生儿复苏位置，向新生儿复苏团队汇报	
	□ CPR 指导者	
初始任务	□确定领导者	
	□确保所有角色到位	
	□确保所有任务正确完成	
	□确定发病原因，采取措施逆转发病原因	

（续表）

正在进行的任务	□每 2min 重新分析一次心律，根据需要进行除颤	
	□根据需要更换按压人员，保证足够的按压效果	
	□每 6s 呼气一次，保证足够的通气	
	□每 3min 注射一次肾上腺素	
	□每个 AHA 流程使用 ACLS 药物	

a. 通气和按压人员每 2min 更换一次，直到更多的帮助人员到达

CPR. 心肺复苏术；RN. 注册护士；tcch. 在 BLS 接受过培训的技术人员或辅助人员；DC. 停止；IV. 静脉注射；OB. 产科；RT. 呼吸治疗师；MFM. 母胎医学；NICU. 新生儿重症监护室；ED. 急诊科；ICU. 重症监护病房；ACLS. 高级心脏生命支持；AHA. 美国心脏协会

引自 Eldridge, A. J., & Ford, R. (2016). Perimortem caesarean deliveries. *International Journal of Obstetric Anesthesia, 27*, 46–54; Suresh, M. S., Mason, C. L., & Munnur, U. (2010). Cardiopulmonary resuscitation and the parturient. *Best Practice and Research Clinical Obstetrics and Gynecology, 24*(3), 383–400; Cobb, B., & Lipman, S. (2017). Cardiac arrest: Obstetric CPR/ACLS. *Clinical Obstetrics and Gynecology, 60*(2), 425–430; Katz, V., Balderston, K., & DeFreest, M. (2005). Perimortem cesarean delivery: Were our assumptions correct? *American Journal of Obstetrics and Gynecology*, 192, 1916–1921; Hui, D., Morrison, L. J., Windrim, R., Lausman, A. Y., Hawryluck, L., Dorian, P., et al. (2011). The American Heart Association 2010 guidelines for the management of cardiac arrest in pregnancy: Consensus recommendations on implementation strategies. *Journal of Obstetrics and Gynaecology, 33*(8), 858–863; Bennett, T., Katz, V. L., & Zelop, C. M. (2016). Cardiac arrest and resuscitation unique to pregnancy. Obstetric Gynecologic Clinics of North America, 43, 809–819; and Jones, R., McMurtry Baird, S., Thurman, S., & Gaskin, I. M. (2012). Maternal cardiac arrest: An overview. *Journal of Perinatal and Neonatal Nursing, 26*(2), 117–123.

水平以上，以避免液体和药物被阻挡在下半身，并更准确地反映心脏周围的压力 [30]。ACLS 的药物治疗原则不会因妊娠而改变 [9, 30]。应停用具有潜在毒性的药物，如硬膜外局部麻醉剂和硫酸镁 [10, 26]。诊断影像如经食管超声心动图（TEE），除了确定肺栓塞、心肌损伤或可能导致心搏骤停的血液或空气异常等胸腔内问题外，还可提供胸外按压和容量情况 [9, 31]。

（一）复苏性子宫切开术

MCA 最具挑战性的是有两名患者需要复苏，即母体和胎儿。在胸外按压时，减轻妊娠子宫对母体大血管的压力可增加母体灌注 [10]。除了其他代偿机制外，由于胎儿血红蛋白对氧气的亲和力和血红蛋白浓度更高，胎儿可以在缺氧期间存活。然而，及时解除长时间缺氧状态可降低远期损害的风险 [11]。由于这些原因，AHA 和欧洲复苏委员会建议在子宫处于脐部或更高水平时紧急分娩胎儿 [1, 9]。MCA 期间不建议进行胎心监护，因为胎心率情况并不影响复苏女性所需的操作 [9]。MCA 期间胎儿的分娩有多种名称，而针对本次讨论的目的，使用了术语复苏性子宫切开术（resuslitature hysterotomy，RH），因为它反映了与胎龄相关的手术对孕妇和胎儿的复苏 [32]。在 1986—2012 年，没有针对执行 RH 者的法律诉讼，但是有两起针对不执行 RH 者的法律诉讼案件 [33]。

在 2011—2014 年向英国产科监测系统（UKOSS）报告的所有 MCA 病例的回顾中，MCA 存活率与 RH 启动时间相关 [3]。1985—2004 年报告的关于 RH 的 38 个病例中，几个病例缺少重要信息。35 例中，20 名患者发病原因可逆，13 名患者复苏成功 [1]。RH 后有 12 名灌注情况立即改善，此外，另有两名女性在复苏后情况有所改善。故作者建议对考虑发病原因可逆且脉搏消失 5min 内的患者启动 RH [1]。如果发病的原因是致命的，那么仅在试图抢救胎儿时实施 RH [24, 33]。一项研究对 1980—2010 年间回顾性综述中 94 个有意义的案例进行了分析，以确定 RH 对母体预

后的影响，结果显示 RH 获益明显，并且没有一个案例显示 RH 对母体有害[34]。

"4～5min" 规则中，紧急分娩应在确定脉搏消失后 4min 开始，在无脉搏的 5min 内分娩以促进 ROSC。在 RH 期间，持续进行高质量的 CPR 至关重要。这个 4min 的时间跨度使抢救团队能够确定女性是否能对可逆的生命支持行为做出反应，对于宫底处于脐部以上者意义更大。分娩方式由产科医生或其他医生确定。也可以选择阴道分娩，但通常需要同时进行 RH[9, 24]。现有人认为确认母体脉搏消失后应尽快分娩以改善母体和胎儿复苏效果[32]。对 "4min 规则" 的另一个质疑是母亲和胎儿因心搏骤停而缺乏灌注的时间越长，二者损伤的可能性就越大，因此应尽快完成分娩[35]。

RH 中最大的阻碍在于患者转运至手术室（OR）并遵循外科手术标准在无菌区域进行手术。在发病现场进行 RH 并且无须进行无菌操作更早启动分娩是有意义的[1, 3, 18, 36-37]。为了在确定脉搏消失的 5min 内完成 RH 和胎儿的分娩，产妇复苏的相关人员需要了解护理目标，并有特定的设备来完成分娩[10]。标准化且便于获取的 RH 设备协助快速分娩[8, 11, 18, 27]。一家公司开发了 RH 套件，置于急救车的底部抽屉中，可以快速获取。该套件包括胎盘标本容器以及手术刀、两个脐带夹、一把剪刀和一个婴儿毯[38]。

荷兰 RH 的经验报告中提到 "产科急救和创伤管理" 的教育计划，该计划的实施导致复苏期间 RH 次数增加，尽管 RH 次数增加，但没有一个 4～5min 内完成[39]。强调培训在促进指南实施中的意义。值得注意的是，据报道，在培训期间强调 RH 对母体和胎儿的益处已经影响了医生对分娩的处理。由于他们对 Pfannenstiel 方法的经验，本报告中的产科医生倾向于行下腹横切口进行分娩而不是垂直正中切口[33, 39]。切口类型的选择取决于手术医生[33]。

（二）持续性心搏骤停与可逆病因

如果在预期可逆转的情况下行 RH 后仍处于心搏骤停状态，生命支持需要维持时间很难判定。文献中报道了 1 例 ACLS 治疗 55min 后 ROSC 的患者，其神经系统预后良好[31]。长期心搏骤停的并发症包括胸外按压导致的骨骼和内脏损伤以及血容量变化引起内皮损伤致的器官损伤[30, 31]。抢救团队也可以考虑直接心脏按压。使用 TEE 等诊断成像技术有助于确定其他致死原因或采取治疗方法，如体外膜肺氧合（ECMO）[26]。

（三）复苏后护理

复苏后管理团队应该包括产科或母胎医学（MFM）专家，麻醉师和（或）重症医学。由于妊娠期的生理变化，产科医生和（或）MFM 专家和（或）麻醉师将成为 MCA 管理和治疗方案的团队的一部分。对产科医生和 MFM 专家进行 ACLS 培训，使他们能作为心搏骤停孕妇复苏和复苏后管理的领导者[14, 40]。

复苏后护理的目标包括：稳定血流动力学和通气以保证足够的灌注，明确心搏骤停原因，调整管理方案以防止再次发病，制定一个促进神经系统康复的远期计划。有个案报道中提及低温治疗法[10]。有个案报道接受低温治疗的孕妇，母胎临床结局尤其神经系统的状况良好[41]。虽然 AHA 关于妊娠期心搏骤停的声明没有推荐使用 ECMO，但 Biderman 等[42]报道了 11 名女性接受 ECMO 生命支持，其生存率为 64%，接近普通成年人。另外有报道 5 名妇女在 PPH 后接受 ECMO 治疗，生存率为 80%[43]。

（四）培训策略

MCA 虽罕见，但通过积极干预，与非妊娠成人人群相比，孕妇的生存率较高[2, 44]。但有报道称，妊娠期 MCA 的应对不佳与不良结局有关[9]。与其他产科急症如出血或肩难产相比，MCA 在大多数临床环境中并不常见，可能不是培训的重中之重。然而，所有医院工作人员都必须至少获得 BLS 培训，并且大部分人应接受 ACLS 培训。尽管如此，在 MCA 期间将 BLS 和 ACLS 转换为高度可靠的实践效果仍然具有挑战性。传统上，生命支持训练很少将医务人员作为一个团队来进行，而是要求工作人员参加一个涵盖非产科专用内容的通用训练[8, 11, 14-16, 31, 33, 40, 45]。作为生命支持培训的一个组成部分，模拟训练已被证明可以在整体上及 MCA 培训期间提高表现和对复苏指南的遵循[18, 40, 45]。模拟培训在第 4 章中有详细介绍。

一篇收集 114 篇出版物的 Meta 分析中关注了复苏培训期间应用模拟训练及没有模拟训练的区别，发现模拟训练是成功的，尤其在掌握技能方面。建议将团队技能配合纳入培训，包括培训后的情况汇报和定期重复实践的机会[46]。另一项 ACLS 项目的研究报告显示，与没有产科特定信息的项目相比，包括针对产妇心搏骤停的建议和 MCA 情景的"超级代码"的 ACLS 项目在遵守产妇急救指南方面表现更好[15]。虽然模拟仅仅是一种强大的培训方法，目前看来，从改善临床结果上看，仍是效果最好的[47]。

在 2010 年发布 MCA 指南后，AHA 召集了一个专家小组，对实施策略达成共识，以传播并正式推广指南。这些建议包括建立 MCA 所需的整个团队的快速响应机制，响应者包括成人急救团队、产科医生和护士、麻醉师和麻醉技师以及新生儿科医生和护士；简单易行的针对 MCA 制定的基于 ACLS 的处理方案；备有急救车内或附近 RH 需要的器械；新生儿复苏用品和设备；对可能参与孕产妇复苏的所有医务人员进行培训，特别强调 RH 的时间；确立复苏后管理计划，包括提供者、护理地点和潜在的有益疗法；病例回顾机制便于确定哪些步骤合理，哪些方面有改进[25]。这种实施策略对于无成人急救团队的儿童医院和（或）没有产科或小儿科专业的一级创伤指定医院尤为重要。

在任何模拟训练开始时，先告知模拟参与者其表现与工作绩效评估无关。因为大多数产科人员很少有机会进行相关的培训。模拟训练的目标需要明确说明，共同的目标是快速并同时启动复苏，包括胸部按压、通气、除颤、按 ACLS 流程推荐的给药、液体支持和 RH，以便为孕妇提供最佳的生存机会[9, 14, 31]。基于 AHA 建议提出的要点和评价为医务人员提供了一个基准，用于比较他们的成绩以确定需要在哪些方面进行改进。例如，胸外按压应该在诊断脉搏消失的 60s 内尽快开始，并且必须有效、有限地中断。如果缺乏练习，极少面对心搏骤停的医务人员难以实现完美的胸部按压。在模拟练习之前回顾技能方法可使在模拟过程中能应用技能[48]。一种称为刻意练习的模拟训练需要重复执行技能，直到掌握为止。在模拟之前采用诸如刻意练习之类的训练方法有助于提高在情景中的表现和技能的记忆[49]。除了通常与传统生命支持相关的技能之外，工作人员应该花时间练习在人体模型上准备和执行 RH[47]。

模拟训练提供参与者练习团队技能的机会，如沟通、任务分配和领导力。相应 MCA 急救的人员不可能是一个团队，因此，整体的人员技能培训是非常重要的，以实现不论团队的组成人数如何，仍然可以进行高质量的复苏工作[16, 48]。产科医生可能不熟悉 MCA 期间的领导角色，因此模拟训练使他们有练习的机会[40]。通常抢救现场中医务人员仅掌握各自熟悉的一部分知识时，领导者的工作可能会变得困难。例如，产科医生了解妊娠特有的生理变化，麻醉师和重症监护医师在领导复苏团队方面经验丰富。因此，跨学科模拟训练允许所有三个专业参与者进行沟通以更好地管理 MCA[9]。

领导者的角色在 MCA 中可能相当复杂。指派另一名团队成员负责确保高质量的胸外按压通常可以减轻领导者的一些责任，且仍能达到 AHA 标准。如果需要，分配到领导者角色的工作人员负责评估表现，并在需要时提供口头校正以改善复苏效果[50]。一项前瞻性随机模拟研究探讨了团队技能（如沟通）对胸外按压不当表现的影响。在对团队技能进行回顾后，该团队更有可能纠正不能充分实现的胸外按压。

复苏的另一个关键位置是记录员和播报员。除了记录复苏事件外，还会从核查表或其他认知辅助工具中汇报时间和相关信息，以帮助遵守指南[1]。这个角色非常重要，可以通过模拟训练使医务人员做好在 MCA 或其他产科急症期间承担这一角色的准备。"高风险"罕见事件中的压力会影响到思维和表现。模拟训练时可以使用能提高应对罕见事件表现的工具，例如易于获得的核查表[8]。核查表或认知辅助工具需要清晰、简洁、易于遵循[4,8,25]。在演练过程中使用核查表允许"播报员"练习使用安全核查表等辅助工具，从而进行相关的改进[8]。核查表也可用于汇报模拟训练结果。将团队表现与核查表进行比较，特别是留有场景录像时，团队可以据此来确定表现是标准还是非标准。对于团队来说，讨论行动完成（如使用了明确的沟通或角色促进了任务完成）以及哪些行动没有执行（如果相关）至关重要。此类讨论可用于开发完成任务的最佳方法，并让团队深入了解可以采取的不同方式。可以记录团队在完成核查表时面临的与医院或系统相关的问题，并将其提供给单位管理层，以确定医院如何在 MCA 期间提供更好的支持[8,11,14,16,25,48]。此类培训和总结已被证明可以提高表现和临床结果[1,8,28,47]。它也可以用来让员工在实际 MCA 后进行情况汇报[1,26]。

每家医院均需要考虑如何通过模拟训练改善对 MCA 的应对，提高治疗效果，并需要反复强调对于 MCA 的重视[47]。可以利用已有的生命支持的资源，和相关的培训，加以改造纳入 MCA 中。首先，MCA 的建议可以纳入传统的生命支持计划中，包括 MCA 的"超级代码"模拟。另一种方法是将所有强制性生命支持培训合并为一个方案。在线生命支持培包括新生儿复苏计划（Neonatal Resuscitation Program，NRP）对相关人员进行独立完成 BLS、ACLS 和新生儿复苏的培训，然后进行孕产妇和新生儿复苏的团队线下技能和情景的训练。这种类型的练习，以团队为基础，要求来多学科工作人员一起完成强制性训练，更能体现他们在实际的 MCA 中的工作职责[14,17]。这种混合训练强调及时通知新生儿团队的重要性，并允许成人急救和产科医生有机会进行新生儿复苏练习，此外还考虑在 MCA 地点准备新生儿复苏的管理工作[14,17]。产科和新生儿团队需要在可能发生 MCA 的地点进行联合 MCA 模拟训练，使学员有机会提前计划和解决模拟过程中发现的系统问题[14,45,48]。

产妇心搏骤停可能发生在非产科区域，如急诊科、重症监护室或 OR。产科团队以外的培训人员需要确保所有参与救治人员在发生 MCA 时熟悉 RH 的指南和程序。

四、总结

对于孕妇及其家庭以及医务人员来说，MCA 是一个罕见的灾难性事件[2]。最近关于 MCA 已经提出孕产妇救治的行动指南[9,12,25]。跨学科训练侧重于实践，且已被证明可以改善实践效果[10]。然而，仍然存在临床实践和复苏后管理的具体问题。由于 MCA 的罕见性且无法进一步进行随机对照试验研究，我们需要对 MCA 病例的数据进行回顾和分析[2,8,11]。麻醉质量研究所中有至少一个此类事件的登记处称为麻醉事件报告系统（Anesthesia Incident Reporting Systerms，AIRS）[51]。广泛传播 AIRS 登记数据的研究结果将有助于完善管理标准并进一步保证患者的安全[2]。

附录 实践指南
Practice Resources

Valerie Yates Huwe   Andrea Lorraine Puck   Julie Vasher   Suzanne McMurtry Baird

Patricia M. Witcher   Nan H. Troiano   著

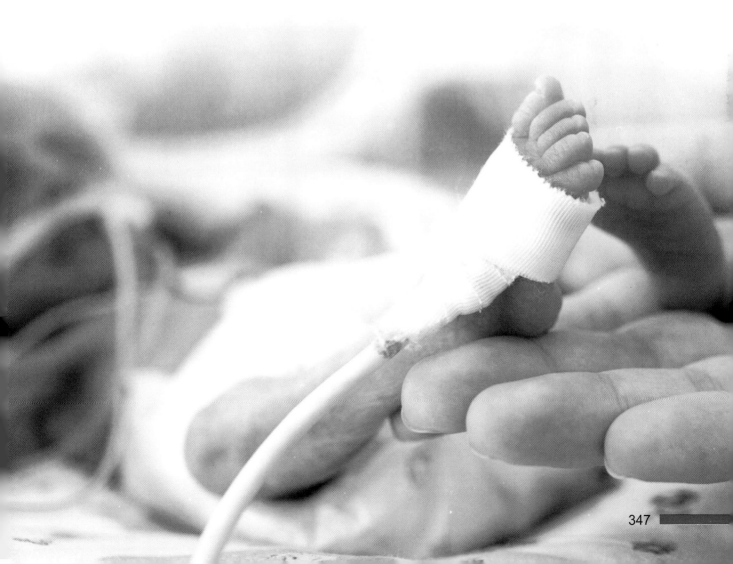

附录A

妊娠期高血压患者护理指南

Guidelines for the Care of the Patient with Hypertension During Pregnancy

陈 扬 顾珣可 译
卢 契 校

一、背景

1. 在美国，多达 10% 的孕妇并发高血压（HTN）。在过去的二十年中，美国子痫前期的发病率增加了 25%。

2. 在美国和加拿大，子痫前期是孕产妇围产期发病和死亡的主要原因。

二、治疗目标

1. 预防惊厥发作。

2. 控制血压（BP）。

3. 优化终末器官灌注。

三、妊娠期高血压疾病的分类

1. 高血压：收缩压（SBP）持续升高 ≥140mmHg 或舒张压（DBP）≥90mmHg，至少 2 次，至少相隔 4h。

2. 子痫前期：妊娠 20 周后出现新发的 HTN，以及以下任何一项。

(1) 蛋白尿；不是诊断的必要项。当无蛋白尿时，有以下情况之一。

① 血小板减少症。

② 肝功能受损。

③ 新发肾功能不全。

④ 肺水肿。

⑤ 新发脑或视觉障碍。

3. 慢性高血压

(1) 既往已有的 HTN（妊娠前）或妊娠 20 周前出现。

(2) 产后仍持续存在的 HTN。

4. 慢性高血压合并子痫前期：符合慢性 HTN 和子痫前期的诊断标准。

5. 妊娠期高血压：妊娠 20 周后新出现的 HTN 且存在以下情况之一。

(1) 无蛋白尿。

(2) 缺乏与子痫前期一致的多器官障碍。

四、有严重表现的子痫前期 / 子痫的诊断

1. 具有严重表现的子痫前期包括以下一项或多项。

(1) SBP ≥ 160mmHg 或 DBP ≥ 110mmHg，2 次至少间隔 4h。

注意：在达到诊断标准之前，应对急性、重度 HTN 进行降压治疗；不应延迟治疗以达到诊断标准。

(2) 血小板减少症（血小板 < 100 000/μl）。

(3) 肝功能受损（血清转氨酶是正常值的 2 倍或更多）。

(4) 新发肾功能不全（血清肌酐≥ 1.1mg/dl）。

(5) 肺水肿。

(6) 新发脑（头痛）或视觉障碍。

2. 子痫：子痫前期患者新发惊厥大发作。可能发生在产前，产时或产后。

五、初步评估

1. 产妇病史，包括过去的 HTN 或子痫前期史，风险因素和药物。

2. 孕产妇身体状况，合并症，体重指数（BMI），从头到脚的全面评估。

3. 子痫前期体征和症状的存在：头痛（尤其是非处方药无法缓解），视力障碍，上腹痛，呼吸急促，深部肌腱反射（DTR）增强，阵挛的存在，蛋白尿。

4. 获得基线生命体征并评估胎儿心率。

5. 初步实验室评估。

(1) 全血细胞计数（CBC）。

① 血液浓度可表现为血细胞比容升高。

② 外周血涂片上的裂细胞或毛刺细胞提示溶血。

(2) 肝功能：转氨酶（AST/ALT）水平。间接胆红素水平升高提示溶血。

(3) 血清肌酐：妊娠期间肌酐通常是 0.4～0.8 mg/dl（35～70μmol/L），这是由于正常妊娠期间肾小球滤过率（GFR）生理增加所致。

(4) 蛋白尿

① 尽管子痫前期被诊断出患有新发高血压和新发蛋白尿，但蛋白尿不再是诊断子痫前期必要条件。

② 定性 1+ 以上的尿蛋白需要通过定量测量确认：a.24h 尿蛋白 300mg 诊断蛋白尿。b. 尿肌酐比值≥ 0.3mg/dl 也符合蛋白尿标准。

六、继续的评估

1. 生命体征

(1) 检测生命体征的频率（血压、脉搏、呼吸频率和动脉血氧饱和度）随高血压疾病的类型、患者状况、临产和特定的医嘱而变化。至少：

① 产前：Q4h（清醒）～Q8h（睡觉）。

② 产程中：Q1h。

③ 第四产程（产后前 2 h）：Q15min。

④ 产后（有 / 无静点硫酸镁）：Q4h～Q8h。

⑤ 硫酸镁（负荷剂量）：2h 内 Q15min。

⑥ 静点硫酸镁（维持）时

　　a. 临产活跃期 Q15min。

　　b. 第二产程 Q5～15min。

　　c. 产后：Q1～2h。

(2) 以下情况时通知医生：

① SBP ≥ 160mmHg 或 DBP ≥ 110mmHg

② 呼吸频率＜ 12（此时停止输注硫酸镁）

③ 氧饱和度＜ 95%

(3) 神经系统

① 意识情况、腱反射和有无阵挛：

　　a. Q4～8h，具体取决于患者状况和机构指南。

　　b. 输注硫酸镁期间 Q 1h。

② 头痛和视力障碍。报告止痛药无法缓解的头痛。

(4) 患者安全：镁治疗期间置床挡。

(5) 呼吸道

① 数 60s 的呼吸次数。

② Q4～8h 听诊呼吸音。如果使用硫酸镁，每 2h 听诊一次呼吸音。

③ 硫酸镁输注过程中连续动脉血氧饱和度（SaO_2）监测。

④ 评估肺水肿的体征和症状，包括主诉胸痛及 SaO_2 ＜ 96%、咳嗽、气短、呼吸困难、呼吸急促（呼吸频率＞ 24/min）、心动过速（心率＞ 100/min）、肺部杂音。

(6) 出入量

① 将所有静脉输液放置在输液泵上。

② 产时输硫酸镁期间每小时总结记录入量，对于无严重表现且未用硫酸镁的产前和产后患者，每 8h 总结记录入量。记录每 24h 的总入量。

③ 如果使用硫酸镁，则插入留置导尿管。

④ 尿量＜ 30mL/h 时通知医生。

⑤ 记录 24h 总出量。注意：肾功能不良的患者发生镁中毒的风险更高

2. 胎心和宫缩监测

(1) 胎儿存活，产时和使用硫酸镁期间持续胎心监护。

(2) 监测频率：

① 产前：监测的频率取决于高血压疾病的类型，治疗方案，患者的敏锐度，硫酸镁输注和具体的医嘱。

② 产时：

 a. 第一产程：Q 15min。

 b. 第二产程：Q 5min。

(3) 评估基线率和变异性

注意：由于硫酸镁使胎儿中枢神经系统抑制，胎心监护可能出现微小变异

(4) 持续的减速类型（迟发、变异、延长的减速），强直宫缩或宫缩过频可能是胎盘早剥的表现。

七、急性高血压的治疗

1. 测量并确认重度高血压：SBP ≥ 160mmHg 或 DPB ≥ 110mmHg。

2. 15min 内重复测量血压。

(1) 血压在此范围内持续 15min 可诊断为重度 HTN。

(2) 对未分娩的存活胎儿开始持续电子胎心监测。

3. 诊断重度 HTN 后通知医生。

4. 在诊断为重度 HTN 的 30～60min 内进行降压治疗。

5. 依照医生的指示进行降压直至达到目标血压（SBP 在 140～150 mmHg，DBP 在 90～100 mmHg）。

(1) 拉贝洛尔

① 初始剂量：20 mg 静推＞ 2min。

② 再次测量 BP：10min。

③ 后续剂量：40mg 静推＞ 2min。

④ 再次测量 BP：10min。

⑤ 后续剂量：80mg 静推＞ 2min。

⑥ 再次测量 BP：10min。

⑦ 将药物更改为：肼屈嗪 10mg 静推＞ 2min。

⑧ 再次测量 BP：20min。

⑨ 如果血压仍然升高，请继续执行以下后续治疗。

(2) 肼屈嗪

① 初始剂量：5 或 10mg 静推＞ 2min。

② 再次测量血压：20min。

③ 后续剂量：10mg 静推＞ 2min。

④ 再次测量血压：20min。

⑤ 将药物更改为：拉贝洛尔 20mg 静推＞ 2min。

⑥ 再次测量血压：10min。

⑦ 后续剂量：拉贝洛尔 40 mg 静推＞ 2min。

⑧ 再次测量血压：10min。

⑨ 如果血压仍然升高，请继续执行以下后续治疗。

(3) 口服硝苯地平

① 初始剂量：10mg PO。

② 重复测量血压：20min

③ 后续剂量：20mg PO。

④ 重复测量血压：20min。

⑤ 后续剂量：20mg PO。

⑥ 重复测量血压：20min。

⑦ 将药物更改为：拉贝洛尔 40mg 静推＞ 2min。

⑧ 如果血压仍然升高，请继续执行以下后续

治疗。

6. 难治性高血压的后续治疗：母胎医学（MFM）医生、麻醉医生和重症医生及时会诊。

7. 一旦达到目标血压阈值，监测血压的频率：

(1) Q 10min × 1h

(2) Q 15min × 1h

(3) Q 30min × 1h

(4) Q 1h × 4h

(5) 此后 Q 4h

八、硫酸镁治疗时的管理程序

1. 硫酸镁适用于在产前和产后期间有严重表现的子痫前期患者中预防惊厥发作。硫酸镁是预防和治疗子痫的首选药物。

2. 尽管不推荐在无严重表现的子痫前期患者中普遍使用硫酸镁，但某些体征和症状（头痛，精神状态改变和视觉变化，阵挛，上腹痛）可能需要开始治疗。

3. 硫酸镁被认为是与患者不良预后相关的"高警戒"药物，特别是在毒性范围内血清镁水平升高导致的呼吸停止或心肺停止。输注该药物时，应实施有关高警戒药物的机构指南。

4. 复核硫酸镁的医嘱以及特定的负荷和维持剂量。第二个护士应独立检查医嘱，验证溶液，泵设置以及从远端部位到输液袋的静脉输液管。

5. 硫酸镁由输液泵通过静脉内给药。此通路中不得使用其他药物。

6. 药物剂量

(1) 负荷剂量：在 15～20min 内注入 4～6g 负荷剂量。

(2) 维持剂量：通过输液泵以每小时 1～2g 的速度注入。

7. 硫酸镁经肾脏排泄。在尿量减少或肾脏疾病（血清肌酐＞ 1.1mg/dl）时，考虑减少剂量。

8. 每小时评估镁中毒的体征和症状，例如腱反射减弱或消失、呼吸频率降低（＜ 12/min）或意识下降。

9. 评估频率

(1) 在负荷剂量期间：最初 1h，Q15min 评估血压、呼吸频率、SaO_2、意识状态（LOC）、腱反射和胎心率（或根据患者状况或医生的要求可更频繁）。

(2) 在治疗的第 2 个小时：血压、呼吸频率、SaO_2、意识水平和腱反射 Q30min。

(3) 维持量输液时：Q1h 评估血压、呼吸频率、SaO_2、意识水平和腱反射（或根据患者状况或医生的要求可更频繁）。

10. 以下情况通知医生：腱反射消失，尿量减少＜ 30ml/h，呼吸≤ 12/min，或 SaO_2 ≤ 95%。

11. 如果怀疑有硫酸镁中毒，停止输注硫酸镁，提供呼吸支持（按要求），通知医生，并获得检测血清硫酸镁水平的医嘱。

(1) 每 5min 监测一次血压、脉搏、呼吸、意识水平，直到稳定。

(2) 解毒剂：葡萄糖酸钙。通常的剂量为 1g（10ml 的 10% 溶液），静脉推注＞ 2min

12. AWHONN 镁输注过程中的人员配置指南建议，在输注的最初 1h、产时以及产后 2h 内，护士与患者的配比为 1：1。在产后病房中，1 名护士可护理另外的不超过一对产妇及新生儿或另外一名患者。

九、子痫患者的评估和护理

1. 治疗目标包括但不限于：

(1) 改善产妇氧合并预防产妇创伤。

(2) 预防反复发作。

(3) 产妇稳定后评估终止妊娠。

① 如果宫颈成熟，则引产 / 阴道分娩是合理选择。

② 妊娠 32～34 周，宫颈不成熟，选择剖宫

产是合理的。

③ 存在产科指征需剖宫产（例如，宫颈停止扩张或Ⅲ类胎心监护）。

2. 惊厥发作时的评估

(1) 最初突然失去意识。

(2) 强直期（约1min）：可能出现发绀，手臂、腿、胸部和背部的肌肉僵硬。

(3) 阵挛期（1～2min）：肌肉开始急促痉挛和抽搐，口吐泡沫和血水。

(4) 发作后期（惊厥发作后10～20min内）：停止抽搐，进入深度睡眠状态并在完全有反应之前逐渐觉醒。

3. 惊厥发作期间的干预措施

(1) 保护患者并寻求帮助

① 留在床头

② 固定患者

   a. 偏向一侧

   b. 床头下降

③ 拉起床挡

④ 通知医生和快速反应团队

(2) 打开吸引装置，氧气

4. 惊厥发作后立即

(1) 评估气道和呼吸。

① 呼吸暂停时：打开气道，立即开始气囊/面罩通气，启动心搏呼吸骤停的治疗流程。

② 有自主通气时：通过紧密的非循环呼吸式面罩供氧。

③ 按要求吸引并清理分泌物。

(2) 评估孕妇生命体征

① 血压，脉搏，呼吸频率（计数60s）Q 5～15min直至稳定。

② 连续监测SaO_2直至稳定。

(3) 评估胎儿状况。

对存活胎儿做电子胎心监护。评估胎心延长减速，胎心的变异性及基线异常。

(4) 评估神经系统状态。

5. 硫酸镁给药：

(1) 15～20min静脉输注负荷量4～6g。

① 需要输液泵给药。

② 负荷剂量完成后，维持量2g/h。

③ 如果没有静脉通路或静脉通路建立延迟，可以每边臀部深部肌注5g（共10g）。

(2) 输硫酸镁时惊厥发作：

① 5～10min内2g静脉推注

② 了解血清镁水平以评估亚治疗水平

③ 继续维持输注并观察镁的毒性

6. 硫酸镁难治性惊厥：以下之一

(1) 预期进行插管以保护气道。注意：可能需要镇静药和肌松药。

(2) 需要其他药物治疗。

注意：镇静剂可能会降低评估神经系统状态的能力。如果使用镇静剂，请评估呼吸抑制并保护呼吸道。

① 咪达唑仑：1～2mg静脉用。可能会在5～10min内重复。

② 劳拉西泮：2～5min静脉注射4mg。可能会在5～15min内重复，在12h内最大剂量8 mg。

③ 地西泮（安定）：5～10mg缓慢静脉推注。可能每15min重复一次，最大剂量为30 mg。

④ 苯妥英钠：＞20min静脉用1000mg。

十、患者/家庭教育

1. 护理计划。

2. 使用电子胎心监护。

3. 子痫前期的病程、疾病体征和症状要报告及治疗。

4. 硫酸镁的给药、作用、不良反应及持续时间。

5. 特殊检查—生物物理评分、超声及实验室化验。

6. 出院指导应包括以下警戒体征。

(1) 严重头痛，对药物或休息无反应．

(2) 视觉障碍。

(3) 意识改变或惊厥发作。

(4) 卒中的症状和体征，例如言语不清，肌肉无力，瘫痪或反应迟钝。

(5) 气促。

十一、对护理的影响

1. 准确测量血压对于诊断和治疗至关重要。袖带尺寸必须适合患者。患者应坐位，手臂保持心脏水平。记录手臂的最高血压（左或右）。避免在宫缩期间或患者说话时测量血压。如果患者在医院卧床，重点是要遵循与坐姿相同的程序来准确测量血压；测量血压的动脉必须位于心脏的高度。

2. 卒中是孕产妇死亡率和发病率的重要原因（64%），其中大多数是出血性（87.5%）。严重高血压（收缩压 ≥ 160mmHg 或舒张压 ≥ 110mmHg）增加出血性卒中的风险。收缩压低至 155 mmHg 的出血性卒中已有报道。

3. 子痫发作不需要剖宫产分娩。剖宫产的决定取决于产科适应证（例如产程进展，胎心状况）。

4. 妊娠期高血压疾病增加了胎盘早剥或子宫胎盘灌注减少的风险。在有危险因素的情况下，应根据建议评估胎心。

5. 子痫前期患者产后仍易出现不良结局，包括子痫、脑血管意外和肺水肿。

附录B

产科糖尿病酮症酸中毒患者护理指南

Guidelines for the Care of the Obstetric Patient with Diabetic Ketoacidosis

陈　扬　盛　晴　译

卢　契　校

一、背景

1. 糖尿病酮症酸中毒（diabetic ketoacidosis, DKA）发生在少数妊娠期糖尿病患者中。

2. 一般来说，DKA 是 1 型糖尿病（DM）的一个标志；然而，它也发生在控制不良的 2 型糖尿病和妊娠期糖尿病（GDM）女性。

3. 妊娠期糖尿病风险最高的两类人群是肥胖的非裔美国人和西班牙裔或拉丁裔后裔。

4. 肥胖、高龄产妇和多胎妊娠率的上升导致 GDM 患病率的增加。

5. DKA 期间的代谢紊乱包括明显的多尿、脱水、低血容量、电解质失衡和严重的酸中毒。

6. 如果没有及时的诊断和治疗，DKA 可能对孕妇和胎儿造成生命威胁。

二、治疗的目标

1. 多学科团队共同讨论制定有针对性的治疗方案，不仅仅是母胎医学医生，还包括产科医生、麻醉医师、重症医学医师和内分泌医师等。

2. 补液。

3. 纠正酸中毒。

4. 降低血糖水平至正常。

5. 纠正电解质紊乱。

6. 去除病因治疗。

三、初步评估

1. 孕妇病史、糖尿病病史（包括血管并发症）、糖尿病类型、目前的胰岛素治疗方案、自我监测血糖方式、每日总热量摄入、近期血糖水平趋势、糖化血红蛋白（HbA1c）、近期恶心、呕吐、腹泻、感染（最常见）和用药（如胰岛素、类固醇、咪唑类药物等）。

2. 产妇身体状况、合并症、体重指数（BMI）、目前饮食量是否充足。

3. 获取基线数据如孕妇生命体征及胎儿心率。

4. DKA 存在的体征和症状包括多尿、多食、消化不良、脱水、恶心、呕吐、疼痛、胃潴留、肠梗阻、呼吸频率增加、Kussmaul 呼吸（深而费力）、丙酮呼吸、精神状态改变、昏迷。

5. 床旁定时监测血糖。

四、治疗

1. 基线数据

(1) 评估母体的生命体征包括体温。

(2) 需首次评估的实验室指标，包括全血细胞分类计数、血清电解质、尿素氮、肌酐、血糖、碳酸氢盐、酮体、动脉血气、尿常规（如有需要行尿培养）。

(3) 其他实验室评估可能包括血清或毛细血管 β- 羟基丁酸盐水平、肝功能、寻找感染源或脓毒症的检查 - 血清乳酸盐、血培养、胸透、痰培养等。

2. 血流动力学

(1) 前 4h 应进行严密的血流动力学监测，包括生命体征和实验室指标变化。

(2) 每 15～60min 根据患者情况进行血压、脉搏、呼吸等监测。

(3) 通过脉搏血氧仪连续监测氧饱和度。

3. 留置导尿管，监测并记录每小时尿量。

4. 考虑动脉置管进行连续血压监测、每小时血气分析及血清实验室检测。

5. 低血容量评估，包括血压低、脉搏加快、毛细血管充盈延迟、中心血流动力学值改变（如心输出减少、前负荷、左心室收缩力、氧气输送和消耗）。

6. 呼吸

(1) 保持气道通畅。

(2) 保持血氧饱和度持续大于 96%。

(3) 如果血氧饱和度低于 96% 或 $PaO_2 <$ 92mmHg，给予面罩吸氧 10L/min。

(4) 如果气道堵塞则需要气管插管和机械通气。

7. 如果鼻塞、呕吐或气管插管后，考虑放置鼻胃管。

8. 出入量

(1) 开放大口径周围静脉通路。

(2) 可开放第二条外周静脉输注胰岛素。

(3) 每小时记录出入量，并计算 24h 出入量，如果尿量少于 30ml/h，通知医生。

9. 补液

(1) 目标是在第 1 个 24h 内补充液体缺乏的 75%（6～8L）。

(2) 在第 1 个小时内（500～1000ml/h）给予 0.9% 的生理盐水 1～2L。

(3) 在接下来的 2h（250ml/h）。

(4) 在接下来的 4～6h 内继续以 250ml/h 的速度补液。

(5) 根据水化、血电解质结果及血流动力学稳定情况，一旦血糖水平低于 13.9mmol/L（250mg/dl），静脉注射 5% 葡萄糖溶液。

10. 监测肺水肿的症状和体征，包括呼吸困难、呼吸急促、喘息、咳嗽。

11. 胰岛素治疗

(1) 遵循美国安全医学实践学会（Institute of Safe Medicine Practice，ISMP）对高度警惕的医疗事故的建议，包括：

① 静脉通路贴标签，包括使用彩色标签。

② 第 2 名护士再次确认。

(2) 可以通过静脉输液和 / 或静脉输液泵给予胰岛素。

(3) 静脉给予胰岛素的常规剂量约为 0.1U/（kg·h）。

(4) 开始有规律的胰岛素持续静脉输注，5～10 U/h。如血糖在 2h 内未降低 25%，可加倍输液速度。

(5) 预计输液速度降低到 1～2U/h，血糖水平下降到低于 8.3mmol/L（150mg/dl）。

(6) 在输注胰岛素期间每小时监测血糖水平（每次可使用实验室校正）。

(7) 监测低血糖症（血糖水平低于 3.3mmol/L）的体征和症状，如头痛、严重饥饿、焦虑、出汗、皮肤温度低、潮湿、苍白或神志不清。

12. 监测脑水肿的症状和神经状态，包括头痛、呕吐、精神状况恶化，瞳孔对光反射减弱，心动过缓和 / 或脉压增大等。

13. 纠正电解质失衡和酸中毒

(1) 获得心电图数据，注意 ST 段压低、T 波改变、QRS 波改变和 / 或心律失常。

(2) 评估动脉血气 pH 值和血清或动脉血碳酸氢钠水平，仅在 pH < 7.0 时给碳酸氢钠。

(3) 监测血清电解质水平：预期在 2～4h 内补充钾；尿量足够后，考虑将氯化钾 20～40mmol/L

添加到主要的静脉输液中；如果持续少尿可减少约 50% 的剂量。

14. 预防感染：预期使用广谱抗生素，等待脓毒症检查结果和培养结果（如有）。

15. 胎儿和宫缩监测

(1) 对于可存活的胎儿考虑持续胎心监测，根据孕妇情况决定是否干预。

(2) 在 DKA 的急性期，胎心率监测可能显示微小或变异缺失，反复变异减速或晚期减速。胎儿的生物物理评分也可能是异常的。

(3) 根据 DKA 的严重程度和持续时间，胎儿状况恢复可能需要 4～8h。

(4) 在母体稳定之前的紧急分娩会增加母体的发病率和死亡率，也导致低氧、酸中毒和不良预后的早产。

(5) 孕妇侧位。

(6) 监测宫缩。

(7) 在 DKA 被纠正之前，避免使用 β 受体激动剂和皮质类固醇。

(8) 只有在母体代谢稳定后才考虑分娩受损胎儿。

五、静脉注射胰岛素的程序

1. 准备标准的常规胰岛素混合溶液：100U 常规人胰岛素加至 0.9% 生理盐水 100ml 中，1ml=1U 胰岛素，静脉管中冲洗 20～30ml。

2. 通过第 2 条静脉路通用输液泵或主静脉通路按规定速度单独给药胰岛素溶液。

3. 胰岛素静脉滴注期间每小时监测血糖水平，按规定滴注胰岛素至预期血糖水平。

4. 评估低血糖发作

(1) 提醒医生低血糖的体征或症状。

(2) 血清葡萄糖浓度低于 3.3mmol/L，立即停止静脉点滴胰岛素。

(3) 口服 20g 速效葡萄糖：每片 5g 的葡萄糖片或 6 盎司果汁。

(4) 如果患者丧失意识 / 不能吞咽，给予胰高血糖素 1mg 皮下注射或 50% 葡萄糖 25ml 静推。

(5) 每 5min 监测一次脉搏、呼吸和血压，直到稳定。

(6) 每 5～15min 复测一次血糖，直到稳定。

(7) 评估高血糖发作

① 咨询医生。

② 按医嘱给胰岛素。

③ 1h 后复测血糖。

④ 监测 DKA 的体征和症状。

六、护理对治疗的指导

以下情况汇报医生。

1. 收缩压持续 ≥ 140mmHg 或 < 90mmHg。

2. 舒张压持续 ≥ 90mmHg 或 < 50mmHg。

3. 持续心动过速，心率 > 120 次 / 分，呼吸频率小于 14 次 / 分或大于 26 次 / 分

4. 初始血糖值异常。此后，如果出现以下情况，应注意。

(1) 血糖值在第 1 个小时下降不到 10%。

(2) 血糖值在前 2 小时内下降不到 20%。

(3) 血糖值下降速度超过每小时 4.2mmol/L（75mg/dl）。

5. 低血糖的症状或体征。

6. 尿量 < 30ml/h。

7. 尿酮出现后出现血清酮体。

8. 神经状态的改变。

9. 显著的系统变化。

10. 胎儿状况异常。

11. 即将分娩。

12. 患者 / 家庭教育。

13. 护理计划。

14. 胎儿电子监护。

15. 低血糖、高血糖、DKA 的体征和症状。

病理性胎盘附着（胎盘植入）患者的护理指南

Guidelines for the Care of the Obstetric Patient with a Morbidly Adherent Placenta

陈 练 盛 晴 译

赵扬玉 校

附录 C

一、背景

1. 胎盘植入是妊娠期一种潜在的危及生命的并发症，它与孕产妇不良结局、产科出血和早产儿发病率显著相关。

2. 植入性胎盘是指胎盘绒毛异常附着于子宫壁，缺乏正常的基底层蜕膜和尼塔布赫层。通过胎盘附着的深度将胎盘植入分为三个类型。

(1) 粘连型：胎盘粘连于肌层。

(2) 植入型：胎盘穿入子宫肌层。

(3) 穿透型：胎盘穿过子宫肌层、浆膜，或延伸到周围器官，如膀胱或肠道。

3. 在过去的 40 年里，随着剖宫产率的上升，胎盘植入的发病率持续上升。

4. 最重要的危险因素是前次的子宫手术史，特别是剖宫产和前置胎盘。每增加一次剖宫产，胎盘植入的发生风险则成比例增加。

5. 应权衡新生儿早产的风险与产妇发病率和死亡率的风险。

6. 建议在妊娠 34～36 周终止妊娠，终止妊娠方式为剖宫产手术，并建议剖宫产手术同时行胎盘在位子宫切除术。

二、治疗目标

1. 制定术前、术中和术后的多学科管理计划。

2. 分娩准备包括但不限于：在机构中建立一个有经验的团队（包括外科、麻醉学、血库、护理和新生儿重症监护）并确定分娩日期和相关资源。

3. 预测宫缩乏力和产后出血的潜在风险。

4. 母体损害的早期预警迹象的识别和沟通。

5. 恢复足够的血管内前负荷和组织灌注。

6. 控制出血。

7. 积极输血和成分输血治疗严重大量产后出血。

8. 术中预防低体温。

三、入院和产前管理

1. 将孕妇转入有产科重症监护和具备处理大出血能力的上级医院。

2. 告知胎盘植入救治小组患者入院的信息。注：由于出血、产前监护和 / 或纠正血红蛋白水平等目的，许多胎盘植入的患者将在分娩前提前入院。

3. 如果事先没有确定，则制定并记录多学科管理计划。

4. 根据患者情况、机构政策和流程以及医生的医嘱进行胎心率（FHR）和宫缩的监护。

5. 在妊娠 35 周 5 天之前给予单疗程的产前皮质类固醇药物。

6. 促进多学科的医患沟通，包括但不限于麻醉学、产科、泌尿外科，同时患者在知情同意书上签字。

7. 生命体征

(1) 阴道活动性出血或生命体征不平稳的妇女：每 5～15min 监测一次脉搏、呼吸、血氧饱和度和血压。

(2) 生命体征稳定的孕妇：积极干预治疗期间每 30～60min 监测一次脉搏、呼吸、血氧饱和度和血压，在期待治疗期间每 4h 监测一次。

(3) 如胎膜完整，则每 4h 测一次体温，如胎膜破裂，则每 2h 测一次体温。

8. 阴道出血的评估

(1) 了解出血的发生、量、颜色和出血特点；诱发因素；是否有宫缩或与出血相关的疼痛。

(2) 病情稳定后每隔 4h 检查一次外阴（了解是否有出血），并根据情况增加检查的频率。

9. 实验室检查

(1) 入院时，按医生要求进行全血细胞计数（CBC，包括血细胞比容、血红蛋白、白细胞、血小板）、血型和筛查 / 交叉配型。

注意：分娩前应补充铁以升高血红蛋白水平。有关静脉补铁方案的示例，请参见第 18 章。

(2) 根据医院管理和医生医嘱，酌情每 72h 重复一次血型和筛查 / 交叉配型。

(3) 在有阴道出血或即将分娩的情况下，按医生医嘱完成凝血相关检查如 CBC、PT、PTT、纤维蛋白原。

(4) 监测实验室结果的变化趋势。

10 宫颈检查

(1) 避免对已知或疑似前置胎盘进行宫颈指诊的检查。

(2) 可由医生进行无菌窥器检查，以评估宫颈扩张或获得分泌物培养。

11. 出入量管理

(1) 开放大口径（18 号）外周静脉通路，根据病人的情况考虑开放第二条静脉。

(2) 如果计划分娩，在手术前提前放置中心静脉导管。

(3) 如有阴道出血，留置尿管。

(4) 测量并记录所有的出入量。

(5) 计算累积出血量（QBL，ml 为单位）。

12. 活动

(1) 如果患者反复阴道出血且病情不平稳需严格卧床休息。

(2) 其他由医生允许和符合机构管理流程的活动。

(3) 为卧床休息患者提供下肢静脉泵。

四、术前和术中管理

1. 回顾既往实验室结果及酌情进行额外的化验检查。

2. 通知血库，在手术开始前启动大量输血方案，确保手术室一级冷却器可用。大量输血方案指南——血液替代疗法（附录 E）。

3. 获得快速输血装置。

4. 通知血液抢救小组，以便准备设备。

5. 准备好通路，协助麻醉师建立中心静脉通路、中央血流动力学导管和动脉导管的放置。参见需要中央血流动力学监测的产科患者护理指南（附录 G）和需要动脉内导管的产科患者护理指南（附录 F）。

6. 放置输尿管支架，采取的体位根据外科医生的偏好而定。

7. 测量产妇体温，并在术前和术中使用机械毯装置主动加热。

8. 通知新生儿团队要进行剖宫产。

9. 确保分娩后立即可用宫缩剂治疗宫缩乏力。

10. 术中定时监测，以获得快速化验值，减少治疗延误。

五、术后护理注意事项

1. 根据患者的情况，将患者送入麻醉后监护病房（PACU）或重症监护病房（ICU）。

2. 评估

(1) 气道，呼吸，呼吸音。

注：产后大出血及容量复苏后应继续机械通气。

(2) 生命体征

① 脉搏（外周脉搏的频率和特点）、呼吸、氧饱和度、血压，前 2h 每 15min 一次，后 24h 每 1h 一次，发现异常值则增加监测频率。

② 持续心电监护。

③ 入院监测体温，然后每 4h 监测一次，持续 24h，用主动加热来预防或纠正低体温。

(3) 意识水平，精神状态。

(4) 组织灌注：肤色和温度，毛细血管充盈。

(5) 产后每 15min 计量一次出血，持续 2h，然后根据患者情况每 2～4h 计量一次（阴道出血及腹腔内出血的体征和症状）。

(6) 监测化验指标的变化趋势，并将异常值通报给医生。

3. 给患者和家庭提供支持。

4. 促进母婴联结。

5. 提供母乳喂养指导和支持。

六、护理的影响

报告临床结果

(1) 报告过程应标准化，并有多学科团队参与。

(2) 包括血液制品的管理、不良患者事件、并发症或来自多学科团队的考虑。

(3) 为员工提供持续的教育，以改善孕产妇和新生儿的预后，支持质量改进措施。

(4) 评估患者、家属和转诊机构的满意度。

产后出血治疗指南

Guidelines for the Care of the Patient with Obstetric Hemorrhage

郭晓玥　徐晓楠 **译**

赵扬玉 **校**

一、背景

1. 在美国，产后出血是最常见的严重母体疾病，大多数出血导致的孕产妇死亡是可避免的。

2. 美国妇产科学会（ACOG）将产后出血定义为：无论何种分娩方式，产后24h内累积出血量达到或超过1000ml（包括产程中出血）伴有低血容量的症状或体征。

3. 产后出血的原因包括子宫收缩乏力、宫颈或阴道裂伤、外伤、胎盘残留、异常胎盘植入、子宫破裂、子宫内翻或凝血功能障碍。

4. 快速识别并及时处理能够有效预防产后出血的发生。

5. 妊娠期正常的生理变化可能导致血容量迅速减少。

6. 产后出血早期，如果出现低纤维蛋白原血症，往往预示着严重的产后出血。

7. 识别产后出血的危险因素有助于早期准备，但是部分产后出血的患者并没有危险因素。

二、治疗目标

1. 及时发现并妥善处理产后出血的原因。

2. 为避免低估出血量，应将出血量量化（quantify blood loss, QBL）。

3. 根据失血量、生命体征或是否活动性出血对产后出血进行分期。

4. 在处理产后出血的过程中，需要多学科合作，包括麻醉科、介入科、产科、血液科以及妇科肿瘤外科手术医师共同干预和管理。

(1) 确定出血源。

(2) 积极的液体复苏，维持血压大于90/50mmHg或平均动脉压大于60mmHg。

(3) 合理使用血液制品，如果需要，早期使用能够降低凝血功能异常的发生。

(4) 在以上方法均不能将平均动脉压稳定在60mmHg以上时，可以考虑使用血管活性药物。

三、初步评估

1. 产妇入院时、第二产程前和胎儿娩出后均应评估其发生产后出血的风险。

(1) 低危：单胎妊娠、阴道分娩次数≤4、非瘢痕子宫、无产后出血病史。

(2) 中危：瘢痕子宫、阴道分娩次数>4、多胎妊娠、羊膜腔感染、使用催产素或促宫颈成熟药物引产或催产、硫酸镁、子宫过度扩张（例如多胎妊娠、巨大儿、羊水过多）或既往1次产后出血病史。

(3) 高危：有2个或以上上述中危因素、胎盘植入（粘连型、植入型、穿透型）、其他活动性出血、凝血功能异常、既往产后出血病史大于1次、血细胞比容小于30%或血小板计数小于100 000/mm³。

2. 确定生命体征的基础水平、实验室检查和目前尿量情况。

3. 产后立即量化出血量（QBL），同时监测出血量变化。

4. 当阴道出血量增加时，首先明确是否存在宫缩乏力，如果子宫软大，立即经腹进行子宫按摩。

5. 若患者出现低血容量症状，及时告知医生进行床旁评估，明确出血原因，制定进一步诊疗方案。

四、处理

1. 基线

(1) 了解生命体征的基线水平和风险评估，包括血压、心率、体温和呼吸。

(2) 监测病情变化。

(3) 回顾胎心监护图像，观察是否有胎盘功能不良的表现。

(4) 通知儿科医生，做好新生儿输血的准备。

2. 血流动力学

(1) 持续监测患者生命体征及血流动力学，根据患者情况每15～60min测量一次血压、心率、呼吸。

(2) 当需要观察以下指标时可考虑进行中心血流动力学监测，包括心输出量及其影响因素（前负荷、后负荷、收缩力、心率）、携氧能力，通过获得的数据决定干预措施以及患者对液体复苏的反应。

(3) 如需持续监测血压，可考虑放置动脉导管。

(4) 在液体复苏过程中，合理使用血制品。

3. 体温正常

(1) 低体温的定义为体温低于35℃或95.0 ℉。

(2) 严重的酸中毒、低血压、出血以及氧合曲线左移都与低体温的发生相关。

(3) 低体温状态影响血小板功能。

① 当体温低于36℃时可以考虑开始使用升温装置。

② 从36.5℃开始，体温下降会抑制血小板活性，体温每降低1℃，凝血功能下降10%。

③ 每次采血标本时都应标注患者体温。

4. 出入量

(1) 留置尿管，在急性出血期及恢复早期每小时监测尿量。

(2) 准确记录液体和血制品入量。

5. 液体复苏

(1) 至少开放两条静脉通路（14g、16g或18g）。

(2) 72h内应进行的实验室检查，包括血常规、凝血（纤维蛋白原、凝血时间、D-二聚体）、ABO血型、Rh分型。

(3) 如有条件可进行中心静脉置管。

(4) 在等待血制品时，可以先用等渗、非糖的晶体液进行液体复苏。

6. 宫缩药物

(1) 缩宫素10～40U入500～1000ml液体，10U/10～15min的速度静脉滴注，或10U肌内注射。需要注意的是，快速静脉滴注催产素可能导致低血压或呕吐，故速度请勿超过10U/10min。

(2) 甲麦角新碱每2～4h肌内注射0.2mg。

(3) 欣母沛每15～90min肌内注射0.25mg，最大剂量为8次。

(4) 米索前列醇600～1000μg口服、舌下含服或肛塞。

7. 氨甲环酸

(1) 对于产后出血诊断明确的患者，如果对以上治疗反应不佳，可考虑联合使用氨甲环酸治疗，且在产后 3h 内应用效果最佳。

(2) 剂量：1g 静脉滴注，如果持续出血可在 30min 后再次使用。

8. 输血治疗

(1) 及时、积极的处理能够明显改善患者预后。早期液体复苏不积极、低灌注、低体温可能导致乳酸性酸中毒及全身炎症反应综合征（SIRS）的发生，进而出现多器官衰竭及凝血功能异常。

(2) 根据患者生命体征和失血情况决定是否需要输血，不应因等待实验室检查结果而延误输血时机。

(3) 如失血超过 1500ml、进行性出血或生命体征不平稳，应开始大量输血。

(4) 如果发生输血反应，应及时通知医生处理。

(5) 注意监测实验室指标，尤其钙离子和其他电解质水平。

(6) 详见大量输血的指南（附录 E）。

9. 胎儿监测

(1) 胎儿娩出前，应开始并持续胎儿监护，评估胎儿情况。

(2) 密切监测胎盘功能不全的迹象，如子宫收缩过频或强直收缩，可能发生子宫破裂或胎盘早剥。

五、治疗措施

1. 首先，双手按摩子宫，应避免剧烈的按摩损伤阔韧带的大血管。

2. 手取胎盘。在手术室进行可充分暴露视野。

3. 宫腔水囊填塞。适用于子宫下段收缩乏力的患者，可使患者免于手术。

4. 子宫内翻是产科急症，需要立即处理。

(1) 立即告知其他医生可疑子宫内翻。转移至手术室在麻醉下复位子宫。

(2) 硫酸镁、特布他林或其他药物例如硝酸甘油、卤代麻醉药等宫缩抑制剂能够松弛子宫和宫颈，利于复位子宫。

5. 有介入放射治疗条件者可以考虑行子宫动脉栓塞。

(1) 转运前患者需处于血流动力学稳定状态。

(2) 产科医生必须陪伴患者前往以评估显性和隐性失血。

(3) 在栓塞过程中医生能够随时提供护理和评估。

6. 当保守方法无法止血时，需要考虑外科手术，包括但不限于以下方法：

(1) 动脉结扎——目的是减少子宫灌注从而减少失血。

(2) 子宫加压缝合（如 B-lynch），对于子宫收缩乏力者适用，通过双侧加压缝合保留生育力。

(3) 非计划紧急子宫切除——妇科专家到场。子宫需送病理检查。

六、步骤

1. 随着出血量的增加，需进一步评估患者状况包括生命体征或意识水平变化。

2. 评估并计算累计出血量。

3. 早期呼叫上级医师是成功的关键。

4. 由于患者依旧处于复发出血、脑心肾低灌注损伤、感染、持续性凝血功能紊乱、血液管理并发症、垂体坏死（席汉综合征）的高危状态，应持续监测生命体征、动态监测实验室检查指标。

5. 启动家庭支持。

七、护理

1. 告知医生提示血流动力学不稳定的临床信号：

(1) 心率≥ 110 次 / 分。

(2) 血压≤ 85/45mmHg 或降低 >15%。

(3) 氧饱和度＜ 96%。

(4) 体温＜ 36℃。

(5) 持续失血。

(6) 尿量＜ 30ml/h。

2. 患者 / 家庭教育

(1) 护理计划。

(2) 持续的管理和干预。

(3) 对于产后贫血（血红蛋白低于 8g/dl），300mg 蔗糖铁（300mg/250ml 0.9% 生理盐水）60～90min 内静脉输注。

3. 患者及家庭支持

(1) 母婴同室。

(2) 对母乳喂养的产妇，评估与产后出血相关的母乳延迟分泌。提供母乳喂养相关教育和支持。

(3) 评估严重出血后的创伤后反应。

(4) 提供社区资源和随访计划。

4. 工作人员教育。

5. 符合以下任一情况的病例要上报并进行系统性回顾管理：出血≥ 1500ml，血制品输注≥ 4 单位，非计划性子宫切除，非计划性 ICU 入住。

6. 模拟培训和总结，以利于系统性的改进及后续的教育需求。

大量输血方案——血液替代治疗

Massive Transfusion Protocol— Blood Replacement Therapy

郭晓玥　徐晓楠　**译**

赵扬玉　**校**

一、背景

1. 大量输血是指 1h 内输注 ≥ 4 个单位的悬浮红细胞，同时预计 24h 内输注 10 个单位或以上的悬浮红细胞，或者全血容量置换。

2. 大量输血方案（MTP）是指在突发严重出血时使用预先按一定比例准备的血制品组合包进行抢救，以便在实验室结果出来前进行输血。这个过程使血库能够更高效地保证血制品的供给，用来补充红细胞、凝血因子以及血小板。

3. MTP 在以下情况是适用的：需要大量悬浮红细胞或其他血制品，预计在 2h 内要替换 50% 或者更多的血容量，输红细胞 4 个单位后仍有持续性出血，或在难治性出血时出现收缩压低于 90mmHg 伴心率超过 120 次 / 分。

4. 预后与早期有效的血制品补充密切相关。在实验室结果出来之前，应根据生命体征和失血量来进行有效的血制品补充。

5. MTP 的实施需要多学科共同完成，包括产科 / 母胎医学专科医师、护士、麻醉师、血液科医师以及血库。

二、治疗目标

1. 避免产后出血时血制品输注的延误，以预防或纠正弥散性血管内溶血（DIC）。

2. 避免或逆转低血容量性休克。血容量不足会导致低血容量休克、难以逆转的凝血功能障碍、终末器官衰竭最终导致死亡。

3. 早期措施应包含包括 MTP 方案在内的应对紧急产后出血的有序应答。

三、初步评估

1. 失血量评估（QBL）。

(1) 累计失血量 >1500ml 时考虑启动 MTP。

(2) 持续评估失血量直至出血停止。

2. 生命体征

(1) 充分评估母体生命体征，包括每 5min 测一次血氧饱和度（SaO$_2$）直到数值正常。

(2) 每 5min 重复评估一次生命体征。

四、措施：输血及药物治疗的步骤

1. 悬浮红细胞（PRBC）

(1) 4～6 单位红细胞提高携氧能力。

(2) 输注比例：红细胞：新鲜冰冻血浆（FFP）：血小板 =1：1：1，模拟全血替代。

2. 新鲜冰冻血浆

(1) FFP 包括几乎全部的凝血因子，保存得当可以在解冻后 24h 内进行输注。

(2) 在输注 2 个单位 PRBC 后开始输注 FFP（与创伤后出血存活率的提高一致）。

3. 血小板（PLT）

(1) 当血小板计数低于 10 万且出血持续时考虑输注血小板，或用于 1∶1∶1（RBC∶FFP∶PLT）比例输血时。

(2) 单供体血小板或单采血小板（4～6 单位全血中得到的血小板）。

4. 冷沉淀和纤维蛋白原（FIB）

(1) 当 FIB 水平 <100～125mg/dl 且伴随持续性出血或怀疑 DIC 时，考虑在输注 FFP 之外输注 FIB。

(2) 每个单位冷沉淀能提供 ≥ 150 mg 的 FIB。

(3) 严重的胎盘早剥或可疑羊水栓塞时往往伴随严重的低纤维蛋白原血症，应使用 FIB。

5. 钙

(1) 在启动 MTP 的产后出血中，低钙血症是临床上常见的电解质紊乱。

(2) 钙离子是凝血过程和心肌收缩所必需的。

PRBC 和 FFP 中都含有结合钙的抗凝剂柠檬酸盐。

(3) 柠檬酸盐能被肝脏清除。肝功能可能由于严重的低血压、低体温、大量的血制品输注而受损。

6. 氨甲环酸（TXA）

(1) TXA 被视为产后出血的辅助治疗，在出血开始前 3h 使用更为有效。

(2) 1g（100mg/ml 溶液 10ml）静脉输液 10～20min，输液速度应 < 1ml/min，否则容易引起低血压。

(3) 如果出血持续，在第一次给药后 30min 可重复给药 1g。

7. 推荐的产科 MTP 比例如表。

五、护理的启示

1. 当失血患者需要大量快速输血 / 血制品（>6 单位）的时候，MTP 需要麻醉师、外科医师或内科医师来启动。

2. MTP 优先于所有其他正在处理的血制品

产科 MTP 示例					
输血包	悬浮红细胞（U）	新鲜冰冻血浆（U）	冷沉淀（U）	血小板（U）	其他药物 / 制品
1	6	6	10	6	FIB 2～3g 静脉注射（如果有）来维持 FIB 水平在 150～200mg/dl 以上，FIB 可继续加量
2	6	6	19	6	
3	6	6	10	6	TXA 1g 静脉注射超过 10min
4	6	6	10	6	30min 后重复 TXA 1g 静脉注射（如果出血持续）

重复输血包 1～4 直到出血控制

实验室评估：根据临床情况决定实验室检查间隔
• 全血细胞计数、凝血（包括 FIB）
• 基础血清电解质水平

改编自 Pacheco, L. D., Saade, G. R., Constantine, M. M., Clark, S. L., & Hankins, G. D. V. (2016). An update on the use of massive transfusion protocols in obstetrics. *American Journal of Obstetrics and Gynecology, 214*(3), 340–344;WOMAN Trial Collaborators(2017). Effect of early tranexamic acid administration on mortality, hysterectomy, and other morbidities in women with post–partum haemorrhage (WOMAN): An international, randomized, double–blind, placebo–controlled trial. Lancet, 389(10084), 2105–2116.

需求。

3.最初接受 O 型 RH 阴性红细胞输注的患者，一旦获得血型交叉试验结果，再次输血应选择血型相符的血制品。

4. 低体温是容量复苏的并发症，会降低止血效果、加重酸中毒、导致凝血功能紊乱。应当持续监测体温，并使用保温装置防止低体温的发生。

产科动脉置管患者护理指南

Guidelines for the Care of the Obstetric Patient Requiring an Intra-Arterial Catheter

郭晓玥 严 欣 **译**
陈 练 **校**

附录 F

一、背景

1. 直接测量血压需要动脉置管，通常称为"动脉导管"。动脉置管可以连续测量血压，泵入血管活性药物，动脉置管也为重症患者血气分析和采集其他实验室检查标本提供通路。

2. 动脉置管首选为桡动脉，其次为尺动脉或肱动脉。由于穿刺置管感染风险增加，一般不选择股动脉。

二、治疗目标

1. 确保需要动脉置管的患者获得最佳护理和管理。

2. 实施促进安全和降低感染风险的措施。

三、管理

1. 置管前准备

(1) 除非情况紧急，否则应取得患者知情同意。

(2) 设置床旁血流动力学监测。

(3) 设置冲洗液和主压力管系统。

注意：由于妊娠高凝状态，可考虑使用肝素化生理盐水（2500U 肝素至 0.9% 生理盐水 500ml）；有关其他信息，请参阅第 6 章。

(4) 用非通气帽替换所有旋塞，确保没有空气进入。

(5) 将冲洗液置于压力袋中并充气至压力为 300mmHg。压力维持在 300mmHg 以确保每条压力管的输注速度为 3～5ml/h。

(6) 以女性静脉血管压力为基线设置参考。

(7) 床旁准备利多卡因。

(8) 进行 Allen 测试验证外周血管和神经血管完整性。

① 在尺骨和桡动脉上施加压力。

② 将患者的手举到高于心脏水平，直到手部组织变白。

③ 将患者的手放置低于心脏水平，充盈尺动脉。

④ 观察周围组织颜色和感觉的迅速恢复，手应该在 6s 内恢复正常颜色。

⑤ 有以下任何一种情况均需告知：a. 脉搏减少或缺失；b. 四肢外观苍白，花斑样或发绀；c. 肢体远端冰冷；d. 毛细血管重新灌注时间大于 4s；e. 感觉迟钝或消失；f. 运动功能减弱或缺失。

(9) 根据医院的规章制度，对患者、地点和流程进行确认。

(10) 根据动脉置管的定位，让患者选择合适的姿势。患者应能够舒适地保持此姿势 15min。

① 桡动脉：背屈，30°，并向外稍旋转。在手腕后放一条毛巾，将手腕伸展到位后胶带固定。

② 肱动脉：将患者的肘部放在卷起的毛巾上，稍过伸并将手臂旋转至肘部处于解剖位置但略微外旋。

③ 股动脉：患者置于仰卧位，腿部伸直。

2. 置管协助

(1) 按照医院流程进行手消毒并穿上无菌个人防护装备（PPE）。应使用最小号的帽子、面罩、无菌手套和小的无菌洞巾。

(2) 如果患者焦虑，在手术过程中无法保持固定的姿势可酌情予镇静。

(3) 放置导管后，将导管连接至连接器上。

(4) 将动脉气液接口旋塞调平至静压轴，以确保监视器的气液界面与患者的参考点保持一致。

(5) 固定动脉导管以防止导管移位或脱落。

3. 波形分析

(1) 动脉波对应于心动周期。

(2) 应每小时进行波形分析及记录。

4. 持续监控和护理

(1) 每个医院制定动脉置管的管理规范（例如管道、换药）。如果没有观察到感染迹象，则不应常规更换导管。

(2) 在初始设置时，无论何时断开传感器和（或）监视器电缆，或者当前数值与患者的临床资料冲突时，都要对传感器进行调零。

(3) 除非禁忌，否则应在动脉导管侧肢体按照

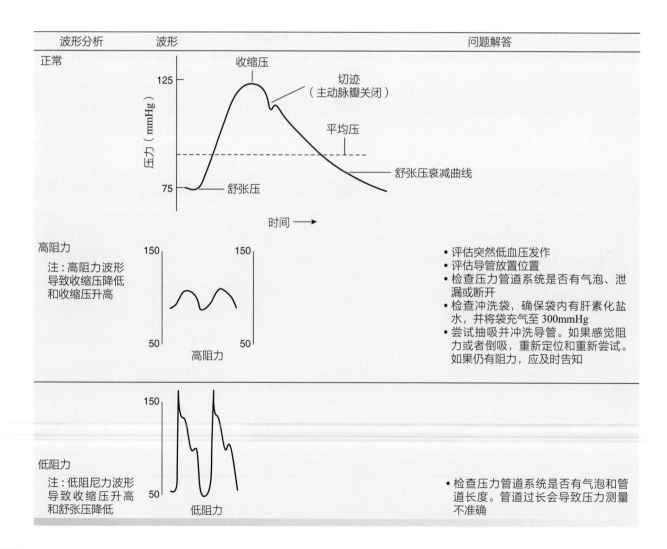

波形分析	波形	问题解答
正常		
高阻力 注：高阻力波形导致收缩压降低和收缩压升高		• 评估突然低血压发作 • 评估导管放置位置 • 检查压力管道系统是否有气泡、泄漏或断开 • 检查冲洗袋，确保袋内有肝素化盐水，并将袋充气至 300mmHg • 尝试抽吸并冲洗导管。如果感觉阻力或者倒吸，重新定位和重新尝试。如果仍有阻力，应及时告知
低阻力 注：低阻尼力波形导致收缩压升高和舒张压降低		• 检查压力管道系统是否有气泡和管道长度。管道过长会导致压力测量不准确

医院规定定期测量和记录间接血压。

(4) 置管部位护理

① 当局部感染或换药后应每小时评估动脉内导管插入位置和导管完整性。

② 应至少每小时评估动脉导管插入部位的远端肢体循环。

(5) 如果需要进行凝血检查，在血气分析之前取血，以防止血气分析注射器中的肝素对凝血检查样本的影响。

(6) 最大限度地减少多余的管道和旋塞。

5. 导管拔除

(1) 根据临床医师的要求，临床不需要时拔除动脉内导管。

(2) 如果存在风险，在拔除导管前评估患者的凝血功能。

(3) 去除敷料或固定导管的装置，必要时拆除缝线。

(4) 关闭旋塞以冲洗溶液。

(5) 1～2 个手指按压动脉置管部位。

(6) 拔除动脉内导管并用无菌纱布覆盖穿刺部位。

(7) 继续按压穿刺部位止血。

(8) 记录患者的反应。

产科患者中心血流动力学监测的应用指南

Guidelines for the Care of the Obstetric Patient Requiring Central Hemodynamic Monitoring

郭晓玥　曲启明 **译**

陈　练 **校**

一、背景

1. 中心血流动力学监测是用于护理危重患者的一种辅助手段。

2. 从该辅助手段获得的数据可以帮助临床医生对血流动力学、携氧能力进行评估，从而进一步诊断、制订和实施合适的护理计划、评估患者反应。

3. 在产科中的应用需要注意以下几点，包括妊娠生理改变对血流动力学和携氧能力的影响、监测设备的技术、相关的评估方法、对获得的数据进行适当的解释、根据患者的临床情况应用。

二、目标

1. 评估血流动力学和携氧能力。

2. 识别血流动力学及携氧能力决定因素的异常。

3. 实施干预措施纠正异常状况，以优化血流动力学和携氧能力。

4. 评估患者对干预措施的反应。

三、建立中心静脉的步骤

1. 置管前准备

(1) 除非情况紧急，否则应确保获得患者的知情同意。

(2) 确定是否需要镇静和止痛，按照规定和步骤进行。

(3) 保持平卧位和（或）头低脚高位，在患者臀部下方放置一个垫子缓解子宫对下腔静脉的压迫。

(4) 中心静脉置管时，中心静脉导管通过导引器插入并通过右心室，可能会发生心室的异常节律，因此在置管之前，应行心电图连续监测，以检测心室异常节律。

(5) 备利多卡因 1.0mg/kg，必要时抑制室性异常节律。

(6) 设置床边血流动力学监测仪，并根据制造商和血流动力学导管的规格进行校准。

(7) 根据需要插入的导管 [如中央静脉压（CVP）和肺动脉（PA）端口]，建立冲洗液和主压力管系统。注：由于妊娠高凝状态，可考虑肝素化盐水（2500 单位肝素至 500ml 的 0.9% 生理盐水中），详见第 6 章。

(8) 用非通气帽替换所有旋塞，确保没有空气进入。

(9) 将冲洗液放入压力袋中，充气至 300mmHg。压力保持在 300mmHg，以确保每条通路的输液速度为 3～5ml/h。

(10) 以女性静脉血管压力为基线设置参考。

(11) 如果要插入肺动脉导管，检查肺动脉球囊是否通畅。

2. 置入中心血流动力学导管及置入后

(1) 根据医院规定确定取出时间。

(2) 将传感器连接到远端端口，观察导管的波形和压力。

(3) 记录并保存插入波形跟踪。导管尖端在右心房时开始记录。如果插入 CVP 导管，获得 CVP 波形并测量压力。如果插入 PA 导管，应获得右心房压（CVP）、右心室压、肺动脉压（PAP）和肺毛细血管楔压（PCWP）波形和压力。

(4) 插入 PA 导管后，将气囊放气，固定导管并用无菌敷料覆盖穿刺部位。除敷料潮湿、松散或污染外，应根据医院规定更换敷料。

(5) 根据要求行胸部 X 线检查，以确认导管位置。注：应每日行胸部 X 线，检查导管放置位置。

(6) 除冲洗液外，任何液体都不应注入远端 PA 端口。当导管插入肺动脉时，不要冲洗远端端口。

(7) 由医生或指定的高级执业护士来操作医学影像存档及通信系统（PAC）。显示自发闭塞波形的 PAC 可由训练有素的注册护士紧急重新定位，方法是排空球囊缓慢拔出导管，直到 PAP 波形没有问题。

四、血流动力学监测

1. 波形

(1) 每次更换时，通过进行方波测试来验证传感器 – 患者界面的准确性。

(2) 所有波形应连续显示在数字显示器上，并应经常检查配置的变化。注意：可能会出现 CVP 波形读取间歇性中断的情况（例如容积复苏、心输出量测量或药物治疗）。

(3) 如果波形配置合适，可以通过数字显示器进行评估。对呼气末正压（PEEP）大于 10cmH$_2$O 的机械通气患者中，所有评估均应在呼气末图形记录中进行。

2. 一般血流动力学评估原则

(1) 应在患者舒适且心输出量充足的体位下进行血流动力学的监测。体位改变后，应重新调零后重新读数。对于床头抬高或侧卧的女性，以右心房的位置作为基点。

(2) 机械通气的患者，所有的压力测量数据都是使用呼吸机时获得的。

(3) 警报限制应该设置好并保证时刻开启状态。

(4) 传感器应根据患者的体位进行校正。

(5) 血流动力学评估频率由患者的情况决定。

① 每小时监测：未分娩或产后 12h 内。

② 每 4h 监测：产后 12h 以后。

(6) 在下列情况下，可以适当增加评估频率：

① 血流动力学不稳定（异常中心或动脉血压）。

① 静脉使用血管活性药物。

3. 获得肺毛细血管楔压（pulmonary capillary wedge pressure，PCWP）（当使用 PA 导管时）

(1) 仅使用配套的注射器（容量 1.5ml），使用最少的空气量，以获得楔形压力波形。

(2) 慢慢地给球囊充气，如果遇到阻力，不要继续充气。

(3) 在结束时获得 PCWP 读数。

(4) 尽量缩短导管插入的时间，不要超过 10～15s 或 2 个呼吸周期。

(5) 让球囊被动放气，不要回抽空气。

(6) 监测气囊放气后的 PA 波形，以确保导管的位置。如果没有观察到 PA 波形，请立即通知医生。

(7) 球囊上的旋塞阀应该保持关闭状态。

4. 获得心输出量值（CO）（使用 PA 导管时）

(1) 利用热稀释法进行 CO 的评估可按以下常规进行。

① 每 2h 监测：未分娩或分娩后 12h 内。

② 每 4h 监测：分娩或分娩 12h 后。

③ 如果血流动力学不稳定，可以增加评估的频率。

(2) 使用 10ml 冰水（0.9% 氯化钠），温度在 6～12℃，注入近端 CVP 端口来观察 CO。进行一系列测量，测量值的平均值波动范围在 10% 以内，以确定心输出量。

(3) 测量 CO 的计算常数是 PAC 特定的，应该事先确定（在 PAC 包装上列出）。

(4) 注射量应作为摄入量被记录。

5. 光纤（SvO₂）PAC

(1) 对于没有连续 SvO₂ PAC 的患者，可以从远端 PA 取混合静脉血，并使用血氧仪进行分析。

(2) 如果使用光纤导管，则应按照制造商说明在插入光纤导管之前进行体外校准。

(3) 体内校准应通过从 PA 口获得混合静脉血气样本进行：

① 如果没有进行体外校准，则应在插入后尽快进行。

② 所有 AM 实验室患者每 24h 检查一次，或按照制造商的说明进行检查。

(4) 如果需要中断监视，则应在输入插孔处断开电缆。如果光学模块发生断开或断开时间超过 4h，应进行体内校准。（具体型号 PAC 见厂家说明）

(5) 在记录 SvO₂ 之前，应根据制造商的建议验证适当的信号质量指数（SQI）。

血流动力学监测参数		
参　数	缩　写	公　式
中心静脉压	CVP	
肺动脉压	PAP	
其他		
脉压差	PP	BP sys–BP dias
平均动脉压	MAP	[Sys BP+（2 × diasBP）] ÷ 3
心输出量	CO	HR × SV
心脏指数	CI	CO ÷ BSA
心搏量	SV	（CO ÷ HR）× 1000
心搏指数	SI	SV ÷ BSA
体循环血管阻力	SVR	[（MAP – CVP）÷ CO]× 80
肺血管阻力	PVR	[（MPAP – PCWP）÷ CO]× 80
左心室每搏功	LVSW	MAP × SV × 0.0136
左心室每搏做功指数	LVSWI	LVSW/BSA

BSA. 体表面积

产科患者机械通气护理指南

Guidelines for the Care of the Obstetric Patient Requiring Mechanical Ventilation

陈 练 李璐瑶 **译**

魏 瑷 **校**

一、背景

1. 妊娠期的生理变化会导致肺系统的改变，从而加重母体的失代偿和急性呼吸衰竭。

2. 妊娠期急性呼吸衰竭可由产科相关疾病引起，如子痫前期伴有严重症状、羊水栓塞；非妊娠情况如肺炎、哮喘和格兰-巴雷综合征。

3. 孕妇插管失败的发生率是非孕妇的 8 倍。

4. 需要长时间机械通气的孕妇所占比例不足 0.2%，占孕产妇总死亡人数的 15%。

5. 正压机械通气是危重症孕妇通气支持的主要方式。在一些对传统机械通气支持难以耐受的病例中，可以考虑使用一氧化二氮、高频振荡通气和体外膜氧合（ECMO）。

6. 妊娠期因腹压增高、食管下括约肌松弛、胃排空延迟，发生误吸的风险增加。

二、治疗目标

1. 机械通气的主要目的是维持足够的氧合和通气，使动脉血气值正常，减少呼吸做功，提高患者在呼吸障碍期间的舒适度。

2. 保持母体 SaO_2 大于 95%。

3. 维 持 $PaCO_2$ 在 27～32mmHg，PaO_2 大 于 60mmHg，动脉 pH 在 7.40～7.45。

4. 除了目标动脉二氧化碳压力（$PaCO_2$）的差异，孕妇和非孕妇机械通气的大多数方面是相同的。

5. $PaCO_2$ 低于 30mmHg 可能会降低子宫血流量，应避免这种情况。

6. 在极少数情况下，为了肺恢复，可考虑允许性高碳酸血症（$PaCO_2$ 超过 60mmHg）。

三、初始评估

1. 进行全面的呼吸评估。

2. 发现异常时通知医师。

3. 提前和准备气管插管和机械通气。

四、过程

气管插管

(1) 应立即提供下列插管用品。为了方便和整理，可以考虑将所有需要的物品集中放置到一个移动车中。

① 戴面罩连接氧源的人工复苏包。

② 医嘱药品。

③ 局部麻醉（必要时）。

④ 无菌吸引导管包。

⑤ 喉镜柄和叶片和（或）可视喉镜。

⑥ 气管内导管（ETT）。

⑦ 无菌导管。

⑧ 黏合剂。

⑨ 胶带或 ETT 固定装置。

⑩ 皮肤贴膜。

⑪ 鼻胃管（NGT）。

⑫ Yankauer 吸引管。

⑬ 比色仪用于检测呼出二氧化碳。

⑭ 经口气管导管。

(2) 呼吸机应在床边，调至合适的操作模式。

① 机械通气模式取决于呼吸衰竭原因和患者个体因素。

② 大多数正压容量循环呼吸机使用 SIMV 模式，并为产科患者提供压力支持。

(3) 确保床头有可以快速使用的吸痰管和手动袋 / 面罩复苏装置。能够提供指定的 PEEP, 及 FiO_2 为 1.0（100%）。

(4) 根据医嘱准备所需药物。

(5) 放置心电图导联和脉搏血氧仪，以便持续评估患者。

(6) 确保静脉通路。

(7) 除非紧急插管，否则按机构规定进行操作前准备。

(8) 摆正体位，以利于喉镜下暴露妇女声带

① 对于 BMI 大于 40 或已知困难气道的女性，考虑使用肩部和头部楔状支撑来改善体位，使外耳道与胸骨上切迹在同一水平面上对齐。

② 预氧合应在插管前用密闭面罩进行，以便最大程度氧合。

(9) 插管过程中的协助者，应注意：①以面罩取出 / 最后一次呼吸作为开始时间。②如果持续时间 30s 后仍未给患者插管，协助者保持喉镜位于患者气道内：口头告知操作者，"已经 30s 了"，汇报心率和 SaO_2。③在第二次尝试前，及时使用 FiO_2 为 1.0（100%）的储氧袋 / 面罩通气，以达到基础值 / 状态。④如果决定重新尝试插入 ETT,

请考虑额外的工作人员协助（二线麻醉师），并获得困难气道插管所需的用品，例如声门上气道装置，专门的纤维插管设备，和（或）视频喉镜，以协助可能困难的气道管理。

(10) 一旦放置 ETT，使用两人法将管道固定到位。

(11) ETT 的位置应通过胸部 X 线检查来确认。

(12) 在插管和机械通气支持开始后，每 15min 重新评估患者一次。

五、持续评估

1. 评估呼吸困难、呼吸机问题及呼吸状况恶化的迹象。

(1) 评估和记录：ETT 的大小和女性牙齿的位置、放置日期以及呼吸音。

(2) 每隔 2h 应注意通气设备的设置（模式、速率、FiO_2、V_t、PEEP、PSV、PIP），并在通气设备设置发生任何变化后进行记录。

(3) 保持通气管路无冷凝现象发生。

(4) 在改变呼吸机设置后，监测患者的反应和 SaO_2；根据医嘱，获取和评估动脉血气值。

2. 如果需要机械通气超过 4h，插入一个 NGT。连接 NGT 至低间歇性吸痰。

3. 观察是否有过多的口腔分泌物，并在必要时设置最低压力进行间歇吸痰以清除分泌物。将吸痰时间限制在 15s 以内。

(1) 吸痰的临床体征和症状：SaO_2 降低、PIP 升高、存在啰音、咳嗽或 ETT 中可见分泌物。

(2) 吸痰前通过提高氧合，减少吸痰引起的微小肺不张和低氧血症的可能性。

(3) 吸痰后进行过氧合处理，使血氧饱和度维持在 95%。

(4) 吸痰前避免常规使用生理盐水冲洗。

4. 观察人机不同步情况；抵抗或与呼吸机失同步。

(1) 评估触发装置灵敏度、吸气流量、吸气时间、潮气量和呼气阶段。

(2) 患者应表现出自主呼吸和呼吸机同步的舒适状态。

5. 非药物学方法可能有利于防止无意中拔出气管插管，并且优于腕部束缚。

柔软的手腕束缚需要有医师依据机构政策和指导方针下达的书面医嘱。

① 按机构规定记录申请使用和去除。

② 宣教患者及其家属有关束缚的适应证和预期使用时间。

6. 观察机械通气相关的并发症（如 ETT 移位、机械功能障碍、分流、气压伤、气胸），这些并发症可能需要医生立即进行床边评估。

7. 观察躁动情况，并按医嘱提供镇静。

8. 胎心率（FHR）和宫缩监测

(1) 对于存活胎儿，根据孕妇的情况、胎龄、干预措施的护理计划，建立合理的电子胎心率及宫缩监测方案。

如果孕妇情况危急，胎心率描记异常（持续性减速：晚期、变异、延长减速），医师可能不建议抢救胎儿。

　　a. 让患者和家属参与决策。

　　b. 考虑精神科医师来帮助患者和家属。将此作为危重症妇女通气支持决策的一个重要方面重新考虑。

(2) 如果妇女情况危急，评估的频率可能被调整为轮班一次。

9. 确定胎儿的分娩标准：

(1) 每日保持各学科的共识，包括分娩时间（首选孕周）、分娩方式和环境。

(2) 观察分娩的迹象和症状。

(3) 针对意外的或快速分娩和潜在需要新生儿复苏的情况，确定通知产科和新生儿医师 / 工作人员。

(4) 为高危早产配备所有必要的设备。

六、管理

1. 气道护理

(1) 每 8h 评估一次 ETT。

当 ETT 需要重新定位或改变长度时，应咨询医师者。

　　a. ETT 自患者嘴唇外露的长度最长为 5cm。

　　b. 对于意外拔管，应立即使用 ETT 或气管切开术管。

2. 确认通气设备设置与书面医嘱一致。

(1) 呼吸速率 – 人工计算呼吸速率，并注意如果女性呼吸过度，注意设置的呼吸机频率。

① 咨询呼吸护理医护人员，并按照医嘱指示改变呼吸机设置。

② 按要求评估动脉血气分析。

(2) 确认 FiO_2，V_t，PIP 和 PEEP。

(3) 注意二氧化碳波形为正方形，监护器正在记录患者呼出的 $PaCO_2$（呼气末 CO_2）。

3. 处理呼吸困难和不同步。

(1) 如果发现严重呼吸窘迫，将患者脱机，开始人工复苏，FiO_2 为 1.0（100%）

(2) 检查呼吸机的设置，机械回路，寻找问题。

(3) 观察患者是否咬闭 ETT，并注意 V_t 或 PIP 是否受到影响。

① 鼓励患者不要咬闭。

② 考虑使用牙垫和（或）镇静剂。

4. 镇痛和镇静

(1) 有关镇静药物的详细信息见第 8 章。

(2) 在紧急护理期间，阿片类药物被认为是可以接受的。长期使用阿片类药物可能会使新生儿面临戒断综合征（NAS）的风险。考虑 NAS 筛查。

(3) 非甾体类抗炎药（NSAIDs）应避免在妊娠 32 周后使用，并限制在 48～72h，因为有动脉导管提前闭合和羊水过少的风险。

(4) 根据医院推荐的量表和指南评估镇静。

5. 神经肌肉阻滞

应避免使用神经肌肉阻滞剂，除非该妇女在积极镇静的情况下仍有难治性呼吸衰竭和动脉血气异常。

① 评估神经肌肉对麻痹剂的反应。

② 妊娠期为了达到治疗性机械通气，需要使用药物性麻痹时，关于选用哪种神经肌肉阻滞剂这方面的资料很少。

6. 呼吸机相关性肺炎（VAP）的预防

(1) 在血流动力学耐受的情况下将床头抬高 30°～45°

(2) 每 4h 用 12% 的氯己定溶液进行口腔护理。

(3) 每天更换吸入设备："Yankauer、管路和容器。

(4) 按照医嘱给予 H_2 受体抑制剂以预防消化性溃疡。

(5) 在允许的情况下，每 1～2h 更换一次体位。

7. 营养

(1) 确认 ETT 气囊充气正常。

(2) 在进行肠内营养前，确认 NG 管位置正确。

8. 通过连续压迫装置预防深静脉血栓形成（DVT）。根据危险因素酌情使用抗凝药物。

9. 社会心理支持

(1) 尽量减少疼痛和躁动。

① 使用疼痛 / 躁动量表帮助评估和治疗疼痛 / 躁动。

② 维持 ETT 稳定，避免不必要的操作。

    a. 改变体位时，指派一人管理人工气道和导管。

    b. 当重新连接呼吸机适配器或吸痰时，单手固定 ETT。

③ 家庭成员在场，提供安慰。

(2) 减少压力

① 提供沟通工具（如沟通板）来解决问题 / 询问。

② 提供安心的周围环境。

③ 考虑非药物安慰措施，如音乐、意象引导和注意力分散。

(3) 促进睡眠

① 降低闹铃音量，将听觉过载降到最低。

② 减少来自工作人员、患者、设备和电话的外来噪音——提供耳塞或降噪耳机。

③ 调暗灯光，营造宁静环境

10. 每天与多学科团队共同建立脱机标准。制定包括患者和家属的护理计划。

11. 为妇女和家庭成员宣教每日护理计划、设备、检测结果、康复过程、活动禁忌和预期的住院时间。

七、护理影响

1. 机械通气可能导致 PEEP、潮气量和 PIP 增加。这些治疗干预措施可能影响其他器官系统，需要经常进行有针对性的评估。

(1) 心血管——由于前负荷不足，心输出量降低的可能。

① 评估生命体征，发现心率升高和低血压。

② 评估灌注不良的证据。

(2) 肺 - 分流、增加解剖无效腔、气压伤可能。

① 评估氧合和动脉血气。

② 评估气胸的症状。

(3) 肾 - 液体潴留、容量过负荷、心脏失代偿可能。

① 评估入量和出量（I&O）。

② 将出入量不平衡和异常生命体征通知医师。按医嘱或要求使用降低后负荷药物。

2. 由于数据有限，补充氧气对胎儿的影响尚不明确。为了避免不必要的胎儿伤害，用最少的氧气来达到预期的效果。

3. 对于需要机械通气的妇女，应制定一份综合性多学科计划，包括妇女和新生儿所需的所有设备，并在发生紧急早产时随时可用。

定义

容积循环通气（VCV）：一种机械通气方式，每一次呼吸机通气都有一个预先设定的容积。成人重症监护设定中最常用的类型。用于任何一种辅助控制，每个呼吸机的提供设定的潮气量；或者 SIMV，即设定的潮气量以设定的速度传送——患者可以根据自己的潮气量进行额外的自主呼吸。

压力循环通气（PCV）：一种机械通气方式，每一次呼吸机的通气都是在预先设定的压力下进行的——每个呼吸的潮气量是不同的。可与辅助控制或 SIMV 一起使用。

压力支持通气（PSV）：机械通气的一个辅助设备，可增强患者的自主呼吸。减少呼吸做功，提高患者舒适度。

持续气道正压通气（CPAP）：一种无创机械通气方式。患者自主呼吸周期中气道开口处始终保持正压。通过一个特殊的紧密贴合的面罩进行通气。患者保持高水平的呼吸做功。

缩略语

ETT, Endotracheal tube 气管内导管

FiO$_2$, fraction of inspired oxygen 吸入氧气的浓度

PaCO$_2$, arterial carbon dioxide pressure 动脉二氧化碳分压

PaO$_2$, arterial oxygen pressure 动脉血氧分压

PEEP, positive end-expiratory pressure 呼气末正压

PIP, peak inspiratory pressure 吸气压力峰值

SaO$_2$, arterial oxygen saturation 动脉血氧饱和度

SIMV, synchronized intermittent mandatory ventilation 同步间歇指令通气

VAP, ventilator-acquired pneumonia 呼吸机相关性肺炎

V$_t$, tidal volum 潮气量

呼吸机检修说明

问 题	原 因	方 法
患者焦虑	• 呼吸机故障 • 需要吸痰 • 需要镇静以放松	• 尝试修复 • 通知医师 • 如果需要，用手动自充气复苏囊启动通气
低压报警	• 可能是管路泄漏	• 通知医师 • 按照指示使用袋/面罩通气直到问题解决
高压报警	• 管路阻塞（冷凝） • 患者咬闭 ETT • ETT 中有黏液栓	• 按指示引流管路 • 按指示，放置牙垫 • 按指示吸痰 • 通知医师 • 按照指示使用氧气袋/面罩通气直到问题解决
低分钟通气量报警	• 呼吸暂停 • 呼吸机脱离	• 尝试修复 • 通知医师 • 使用氧气袋通气直到问题解决
意外拔管		• 确保给氧袋与氧气连接 • 氧气袋/面罩通气 • 通知医师 • 停止管饲、镇静 • 吸引 NGT 和口咽部（如果需要）

产科创伤患者护理指南

Guidelines for the Care of the Obstetric Trauma Patient

陈 扬 叶圣龙 **译**
卢 挈 **校**

一、背景

1. 有 5%～8% 的女性在妊娠期间经历过创伤。机动车撞击和亲密伴侣暴力是造成大多数孕产妇创伤的原因。

2. 妊娠的生理变化影响几乎所有的身体系统，最显著的是最初的出血可能会被掩盖，并使女性易受低氧血症和酸碱失衡的影响。与非妊娠创伤患者相比，受到创伤的孕妇临床管理时需考虑优先临床问题，如果忽略了这些优先问题，可能对产妇和胎儿造成进一步伤害。

3. 存活胎儿的短期和长期发病率通常与母亲创伤的直接和间接后果有关（如低血压、缺氧、胎盘早剥、早产），因此母体治疗可能会改善胎儿结局。

4. 跌倒是妊娠轻微损伤的最常见原因。

5. 在继发于母体创伤所致胎儿丢失中，高达 50% 都发生在仅受了看似轻微或不重要创伤的女性中。

二、治疗目的

根据产妇状况和孕产妇区域管理规定，可将其运送至具有孕产妇救治能力的创伤中心。

1. 初步目标

(1) 评估孕产妇气道。

(2) 确保呼吸和气道通畅。

(3) 保持足够的循环灌注。

(4) 识别母体的伤害程度。

2. 二级目标

(1) 建立母体心肺稳定性。

(2) 控制出血。

(3) 修复产妇损伤。

(4) Rh 阴性患者，预防出现同种免疫。

3. 胎儿目标

(1) 评估胎儿损伤程度。

(2) 最大限度地提高胎盘灌注。

三、初步评估

1. 院前护理

(1) 如有可能，了解孕期情况（孕龄、胎儿数量、妊娠合并症等），并与接收医院沟通。

(2) 了解生命体征并评估症状。

① 孕妇的症状可能与非孕妇不同。

② 由于妊娠特殊性，创伤孕妇可能在大量失血情况下，仍能维持正常血压（BP）。一旦出现低血压，失血可能已很严重。

2. 胎儿存活时的轻微创伤处理

轻微创伤患者可能不需要住院治疗。评估通常在产房或产科诊区进行。

(1) 获得完整的医疗和产科病史

① 当前妊娠情况，包括的症状和体征有羊水渗漏、阴道流血、腹痛或痉挛、子宫收缩（强度和频率）和胎动（事故发生之前和之后）。

② 获取事故详情：

　　a. 事件性质。

　　b. 事件发生的日期和时间。

　　c. 受伤时的情况和症状。

　　d. 现有临床症状。

　　e. 在没有任何家人或朋友在场的情况下，询问孕妇在家中的人身安全，特别是怀疑是亲密伴侣暴力时。

(2) 体格检查评估包括：

① 生命体征，包括动脉血氧饱和度（SaO_2）

② 全面的从头到脚的身体评估

③ 胎儿 / 子宫评估：

　　a. 至少 2～6h 的电子胎儿监护（EFM）

　　b. 根据子宫收缩、阴道出血、子宫压痛、基线胎心率异常、胎心率变异性缺失或轻度变异、胎心减速或胎膜破裂的情况延长监测。

　　c. 胎儿血红细胞外周涂片检查（Kleihauer–Betke, KB 试验）测定胎母 / 经胎盘出血（决定 Rh 阴性妇女的 Rh 免疫球蛋白剂量）。

3. 创伤初步评估：严重创伤（在急诊室进行）

(1) 气道

① 评估气道，看、听、感觉空气流动

② 如果患者在说话、喊叫，可认定气道完好。

③ 如果失去知觉，使用改进的推动下颌关节的动作来打开气道并评估是否梗阻。

④ 在不能排除颈椎损伤的情况下，需假定可能有颈椎损伤，除非有证据排除该问题。

(2) 呼吸

① 通气和呼吸功能：

　　a. 呼吸的频率、节律和深度。

　　b. 动脉血气了解血氧饱和度及其他指标。

　　c. 呼吸窘迫的症状和体征包括尽管气道开放仍不能呼吸空气、胸部不对称偏移、呼吸浅或疼痛、呼吸困难、使用辅助肌肉出现三凹征或者呼吸急促。

② 评估气管：定位或偏离中线（可能有气胸或大量血胸的迹象）。

③ 胸部视诊：

　　a. 挫伤。

　　b. 不对称的移位。

　　c. 反常呼吸（提示可能连枷胸）。

　　d. 开放式胸部伤口（表明可能有开放性气胸）。

④ 听诊双侧呼吸音：

　　a. 高共振（提示可能气胸）。

　　b. 浊音（提示可能的血胸），如果注意到呼吸音减弱或消失，可叩诊胸腔。

⑤ 胸部触诊：

　　a. 疼痛的存在。

　　b. 肋骨不稳定。

　　c. 皮下气肿（提示可能的连枷胸）。

(3) 循环：

① 评估心输出量是否充足

　　a. 触诊脉搏估计血压；以下存在：i. 颈动脉：表示收缩压约为 60mmHg。ii. 股动脉：表示收缩压约为 70mmHg。iii. 桡动脉：表示收缩压约为 80mmHg。

　　b. 评估颈静脉：i. 平坦可能表明低血容量继发的低血压。ii. 扩张可能表明张力性气胸或心脏压塞。

c. 评估毛细血管充盈。

d. 注意皮肤颜色和温度。

② 评估出血：a. 外出血。b. 内出血证据。

③ 听诊心脏声音遥远或低沉（表示可能的心脏压塞）。

(4) 神经系统状态

① 进行简短的神经系统评估，以揭示意识水平和感觉运动功能。

② 确定格拉斯哥昏迷（GCS）评分，8 分或以下可能表明正在发生的神经病变，需要紧急插管。

(5) 损伤评估

① 从头到脚检查是否有明显的受伤迹象。

② 在患者暴露检查期间保持体温（保温毯、对流式空气加热器、流体循环加热毯、反光毯，以及使用加温静脉输液和血液制品）。

4. 再次评估

(1) 产科专科评估包括阴道出血、胎膜早破、子宫收缩、提示胎盘早剥的体征或症状、直接的胎儿或子宫损伤和胎儿受累。

(2) 病史

① 描述损伤机制和可能的隐蔽损伤。

② 获取既往病史（如患者情况允许）。

③ 获得产科病史，包括既往妊娠史、并发症（胎膜早破、阴道出血、腹部绞痛或疼痛、子宫收缩、创伤事件后是否有胎动）和分娩方式。

(3) 体格检查

① 头面部

a. 神经状态：随着时间的推移会发生显著变化。应该持续进行检查并记录在案。

b. 感觉运动功能：i. 对疼痛刺激的反应。ii. 存在弛缓性麻痹。iii. 格拉斯哥昏迷评分。

c. 面部检查：i. 触痛、畸形、出血及异物。ii. 目测并触诊头皮是否有破损。

d. 头部检查：i. 挫伤、撕裂和骨骼畸形。ii. 基底颅骨骨折的体征和症状：检查耳朵或鼻子出血；检查 Battle 征，即耳后肿胀和变色；检查"熊猫眼"眶周水肿和瘀斑。

② 颈部：

a. 继续稳定颈部以防存在背部或颈部受伤，直到影像学检查明确损伤。

b. 检查并触诊受伤迹象。

③ 胸部：

a. 检查并触诊整个胸壁，胸骨和锁骨。

b. 预测要预约胸部 X 线检查。

④ 腹部：

a. 应检查腹部是否有异常胀大，这可能表明出血或游离液体。

b. 创伤重点超声评估（FAST）检查，以检测游离的腹膜内液体或出血。

c. 评估宫底高度、子宫形状、过度肌紧张或压痛的存在。按照指示启动适当的后续行动和干预措施。

⑤ 泌尿生殖系统：

a. 窥器检查评估阴道出血、胎膜破裂，子宫颈检查扩张和消失，阴道或宫颈裂伤的鉴定以及与骨盆骨折相关的其他损伤。

b. 病史缺失或怀疑前置胎盘患者按要求阴道检查。

c. 可以放置导尿管来评估尿量并排除肉眼血尿（如果尿道出现血液或存在阴唇血肿则推迟，可能提示尿路损伤）。

⑥ 肌肉骨骼

a. 骨盆骨结构在临床和放射学上进行评估：i. 骨盆骨折可能需要放射影像诊断成像研究；ii. 应尽可能地遮蔽子宫，以尽量减少对胎儿的暴露。

b.评估并注意以下内容：i.软组织损伤。ii.骨骼损伤。iii.受累肢体的神经肌肉功能，如感觉、运动、肤色、肿胀。

⑦ 皮肤：

a.评估撕裂伤、擦伤、瘀斑、血肿及皮下积液形成。

b.不要忽视头皮、腋窝皱褶、会阴、腹部褶皱、背部、臀部皱褶及后部头皮。

c.皮肤破损时应按照指示进行破伤风预防。

(4) 辅助检查

① 放射影像检查

a.不应出于对胎儿暴露于辐射的担忧排除或延迟指示要做的放射学评估。

b.根据美国妇产科学会（ACOG）妊娠和哺乳期诊断成像指南，妊娠期间使用钆造影剂增强 MRI 来提高诊断性能，对改善孕产妇或胎儿结局是必要的。

② 实验室检查

a.全血细胞计数。

b.血清电解质。

c.血型和交叉配血。

d.当怀疑胎盘早剥时，需做凝血功能组合（在 DIC 的情况下提供基线信息）。

e.根据母体状况查动脉血气。

f.对于所有 Rh 阴性的女性，无论伤害的严重程度如何，都应进行诊断胎母输血的 KB 检测。i.在受伤后 72h 内给予单次 300μg 剂量的抗 D 免疫球蛋白，可对母体循环中高达 30 ml 胎儿血液的致敏反应提供保护。ii.KB 检测的结果将有助于判断是否需要额外的剂量（取决于母体血液循环中的胎儿血液量）。

③ 超声：当怀疑腹腔内受伤时，创伤重点超声评估（FAST）可以快速检测出腹部出血而不会使胎儿受到辐射。它应该包括在严重创伤患者的

再次评估中。

(5) 胎儿 / 子宫评估

① 如果胎儿的估计胎龄（EGA）> 23～24 周，则在次要检查期间开始持续胎儿和宫缩监测（EFM）[若会干扰基本的孕产妇诊断检测和（或）治疗则延迟监测]。

② 子宫评估

a.宫底高度。

b.触诊压痛 / 松弛度 / 宫缩。

c.宫缩间期触诊。

d.宫缩的出现、消失、频率及持续时间。

③ 胎儿评估

a.在评估过程中具有产科和胎儿监测专业知识的医疗和护理人员应积极参与。

b.EGA < 23 周：听诊胎儿心率。

c.EGA ≥ 23 周：一旦母体开始稳定并基于新生儿复苏计划，按要求持续 EFM。

d.胎儿 EFM 评估包括：基线 FHR，变异性，是否存在加速或减速。

④ 持续 EFM 的维持时间

a.理想的持续时间尚未确定，建议持续时间为 2～48h。

b.ACOG 建议创伤后至少 2～6h。

c.以下情况需住院延长治疗：每 10min 宫缩 > 1 次；胎膜破裂；异常基线 FHR，缺乏或微小 FHR 变异性，或 FHR 减速；腹痛或压痛，或血清纤维蛋白原低于 2g/L。

⑤ 胎儿超声

a.确定孕周。

b.显示胎儿心率和节律。

c.定位胎盘（排除前置胎盘）。

d.了解羊水及测定羊水量。

e.测量宫颈长度：用于评估子宫胎盘灌注的辅助胎儿评估，如生物物理评分、多

普勒血流。

f. 确定可能的胎儿损伤。

g. 确认胎儿死亡。

(6) 心理社会支持和评估

① 一旦产妇身体状况允许，确定她的情绪状态和支持系统。

② 让患者及其家人了解她的病情和胎儿状况。

③ 鼓励家庭成员留在患者身边，支持患者和家人表达他们的恐惧和焦虑。

④ 考虑转诊心理健康门诊。

四、治疗

1. 血流动力学

(1) 使用大口径（14 至 16 号）导管建立两个外周静脉通路。应在横膈膜上方建立静脉通路，以确保静脉容积扩张不受妊娠子宫的阻碍。

(2) 妊娠 > 20 周，将子宫从下腔静脉和腹主动脉移位，以最大化母体静脉回流和心输出量。

① 侧卧位，或

② 仰卧、左倾，或

③ 通过向患者左侧及向上推动或移动腹部来手动移位子宫。

(3) 如果补液后低血压无改善，则可以用升压药物治疗母体低血压。

(4) 如果使用防震服，不要给其腹部的部分充气，因为有减少胎盘灌注的风险。

2. 呼吸

(1) 由于孕妇易受快速氧饱和度下降的影响，因此插管前需要进行预给氧。

(2) 孕妇建议使用小号的气管插管。

(3) 保持氧饱和度高于 95%。

3. 创伤的产科并发症

(1) 胎盘早剥

① 症状和体征包括腹痛、子宫压痛、子宫收缩、快速收缩、阴道出血和胎心异常。

② 评估凝血功能。

③ 紧急剖宫产通常适用于母亲或胎儿受损，但当胎心正常、母体血流动力学稳定、持续评估和纠正异常凝血状态时，阴道分娩是合理的选择。

(2) 子宫破裂

① 体征和症状包括产妇休克、腹胀、子宫不规则轮廓、可触及的胎儿部位、胎心异常、胎儿出现部位上升和腹膜刺激征（腹肌紧张、肌卫和压痛）。

② 按照紧急手术程序来诊断和管理。

(3) 早产

① 如果胎儿有活力，评估早产的体征和症状。

② 按要求提供初始治疗（如皮质类固醇和宫缩抑制药），并根据区域化方案和（或）产科能力进行转诊。

③ 为胎儿或母体结局可能需医源性早产。

(4) 直接胎儿损伤

① 根据胎龄，由于子宫的膨胀扩张，子宫和胎儿更容易受到直接损伤的影响。

② 由于子宫壁较薄且羊水较少，在妊娠晚期穿透性伤口（枪伤或刺伤）更常见。

③ 胎头衔接时的盆腔或腹部创伤使胎儿容易受到颅骨骨折和其他脑损伤。

④ 未衔接的头部也可能发生减速伤害。

4. 创伤性损伤的其他考虑因素

(1) 产妇穿透性创伤

① 刺伤评估包括：a. 局部伤口探查。b. 创伤重点超声评估（FAST）。c. CT。d. 腹腔镜。e. 手术探查。

② 枪击

a. 评估子弹的路径和弹道伤害的位置。可能需要进行射线照相来定位子弹和碎片，近端损伤的位置/类型。

b. 在进行手术探查之前，协助获得创伤外科医生、新生儿科医生、儿外科医生和产科医生或母胎医学专家之间的咨询。

c. 手术探查通常包括仔细检查子宫是否有损伤，同时避免牵引/扭曲子宫（可能会减少胎盘血流量）。

③ 以下情况可以考虑剖宫产

a. 妊娠子宫妨碍母体损伤的充分暴露，影响修复。

b. 子宫底或子宫体受到直接损伤。

c. 胎儿受伤广泛且严重。

d. 胎儿受损并可能存活。

④ 按要求进行破伤风疫苗预防接种。

(2) 人为暴力：如果怀疑人为暴力是导致产妇伤害的原因，那么每个医院和州的指导方针都需要恰当的报告和转诊。

(3) 机动车撞车事故：评估与安全带和（或）安全气囊有关的伤害。

(4) 摔伤：评估胎盘早剥和早产的体征和症状。

(5) 电创伤

① 产妇初步评估包括：a. 心电图。b. 主要肌群损伤而行的尿检。c. X线。d. CT。

② 胎儿存活的产妇，若意识丧失、心电图异常或已知有心脏疾病时持续24h胎心监测。

③ 孕妇有意识且心电图正常，或者损伤是低电压，则不太可能立即产生胎儿影响。

(6) 烧伤

① 可能需要额外的液体复苏和血流动力学监测，以便持续准确评估烧伤孕妇的血流动力学状态。

② 早产风险随着全身体表面积的增加而增加。

五、心肺复苏和复苏性剖宫产术的流程

1. 遵循AHA针对一般人群发布的CPR指南：

(1) 胸部按压。

(2) 除颤方案。

(3) 药物剂量和给药。

2. 怀孕期间CPR指南的修改

(1) CPR期间手动移位子宫

① 在整个复苏过程中，应将子宫抬起并手动移位至左侧，直至分娩。

② 在心搏呼吸骤停现场准备紧急分娩。

3. 准备用于复苏性剖宫产术的无菌用品。

(1) 手术刀（首选10#刀片）：必需的。

(2) 两个Kelly或Mayo钳，首选但不是必需的。

(3) 拉钩（Richardson，陆军/海军，或Balfour的低端），首选但不是必需的。

(4) 外科手套。

(5) 关腹的闭合器。

(6) 新生儿复苏用品和辐射保暖台。

4. 在心搏呼吸骤停发作后4min内进行腹部切口，以便在心搏呼吸骤停5min内实现紧急分娩。在发病地点进行，不必将患者移到手术室。

5. 为了最大限度地提高新生儿存活率，在开始CPR后立即呼叫新生儿团队。

6. 在CPR期间无须胎心监测，因为无论胎儿状态如何都执行紧急分娩。

六、影响护理的因素

1. 在孕妇稳定后的初始，主要决策者确定是否进一步转诊，咨询或转移护理。

2. 产妇稳定

(1) 母体稳定优先于对胎儿的关注，其中包括可能对胎儿造成风险的诊断方法或治疗。

(2) 根据创伤的严重程度和胎龄，决定评估及治疗的方式。

需要转运的产科患者的护理指南

Guidelines for the Care of the Obstetric Patient Requiring Transport

陈 扬 史晓明 **译**

卢 契 **校**

一、背景

1. 为了孕产妇和胎儿的安全，当需要更高水平的医疗救治，包括先进医疗资源和医护人员，但现有设施及条件无法满足时，需进行孕产妇转运。

2. 根据孕产妇区域化管理和转运机制，可将产妇运送到有救治条件的医疗机构，以处理复杂的产妇、胎儿和 / 或新生儿并发症。最佳的围产期保健需要分娩中心和医院之间的协作，确保孕产妇和新生儿转运机制，建立良好合作机制来管理有并发症的孕妇。

3. 大量研究证实，对孕产妇进行风险分级，并根据分级建立相应转运机制可改善新生儿结局。产妇受益的证据尚不充分。

4. 美国妇产科学会（ACOG）和美国儿科学会（AAP）已经发布了围产期转运的标准指南。

5. 每一家医院都应充分了解自身处理疑难孕产妇的能力，并应明确规定需将妇女转运至上级医疗机构的具体标准。

6. 危重孕产妇在转运过程中需行持续监测和护理。

7. 产妇转运的一般指征包括但不限于以下情况。

(1) 早产或未足月胎膜早破。

(2) 重度子痫前期。

(3) 出血（明显高危因素或病情稳定后）。

(4) 母体合并症，如糖尿病控制不佳、急性肾损伤、镰状细胞危象、脓毒症等。

(5) 预期可能出现产后并发症（如妊娠期高血压疾病或心血管疾病）。

(6) 多胎妊娠。

(7) 胎儿异常。

(8) 重度胎儿生长受限、羊水过多或羊水过少。

(9) 出生时需要立即手术或干预的胎儿异常（如脊髓脊膜膨出、膈疝、法洛四联症）。

(10) Rh 同种免疫。

二、目标

1. 专门团队将应对并发症或风险，并提供安全、及时和有效的转运服务，为危重孕妇、胎儿或新生儿提供必要的护理。

2. 转到其他医院时应遵守《紧急医疗救治和分娩法》（Emergency Medical Treatment and Labor Act，EMTALA）。当获益大于转运风险时，EMTALA 要求在转运前保持患者病情稳定。

三、紧急医疗和分娩法（EMTALA）

1. 除非特殊情况，否则在转运前需保持患者病情稳定。

2.费用支付等不应延误孕妇的适当医疗检查和治疗。

3.患者拒绝

(1)告知患者转院的好处和留在目前医院的风险。

(2)在被告知转院的风险、益处和替代方案后，患者可以拒绝转院。

(3)在文件中包括拟转运目的和转院的理由。

(4)如果转诊医院没有所需的相应设施或人员，则应将拒绝转诊的风险和获益在文件列出后签署并存档。

四、转院注意事项

1.产前胎儿转院优于新生儿转院。

2.转诊医院和接诊医院都有各自的职责，需相互沟通和理解。

3.在产妇转院不安全或不可行的情况下，则可能需要安排新生儿转院。

4.如果即将分娩，则应推迟到胎盘娩出后再行转院。

5.交通方式包括地面（救护车）、飞机、直升机。

(1)航空运输可能节省时间，但动员时间能抵消此时间差。

①固定翼或旋翼飞机并不总是立即可用。

②其他因素包括：

　　a.航空运输的额外费用。

　　b.潜在的风险，特别是旋翼飞机。

　　c.尽管需要持续的重症监护，但空间有限。

　　d.噪音和震动对患者的生理产生不良影响。

　　e.设备和通信。

　　f.动员时间长。

　　g.受天气状况影响。

③转院距离超过 50 英里可考虑直升机。

④距离 150 英里以上可考虑固定翼飞机。

(2)地面运输具有整体成本低、动员时间快、较少受天气条件限制、发生生理性干扰的可能性小、更易监测和处理患者等优点。

(3)个别患者应根据临床判断进行选择。

五、转运前的护理

1.危重孕妇在整个转运过程中应持续监测。

2.一般评估

(1)转院原因。

(2)神经系统评估。

①意识水平及定向力。

②头痛 / 视觉障碍。

③根据患者的情况进行进一步的神经学检查。

④腱反射。

(3)呼吸功能评估

①气道通畅。

②呼吸频率及效率。

③氧分压变化趋势。

④呼吸系统受损的迹象和症状。

⑤转运过程中需要补充氧气。

⑥需要机械通气的患者在转运前确认气管内导管的位置并固定。

(4)血流动力学功能评估

①生命体征：体温、心率、血压。

注：由于转运过程中存在振动和移动，进行无创血压监测往往较为困难。

②脉搏强度、黏膜颜色、毛细血管充盈时间。

③血流动力学受损的迹象和症状。

(5)其他评估（包括但不限于以下情况）

①实验室指标异常或有异常趋势。

②肾功能：注意当前尿量和既往指标数据及变化趋势。

③ 胃肠道：肠鸣、腹部压痛、胃痛、恶心、呕吐、腹泻。

④ 非分娩痛：

    a. 使用疼痛量表来量化疼痛。

    b. 描述疼痛特征：类型、持续时间、部位。

(6) 母体病情变化。

3. 分娩评估

(1) 估计孕龄。

(2) 产程进展。

① 宫缩频率、持续时间和强度。

② 子宫松弛度。

③ 宫颈情况。

④ 胎儿胎位及先露。

⑤ 是否有阴道出血。

⑥ 胎膜情况，若有胎膜破裂，请注意以下情况：

    a. 胎膜破裂时间。

    b. 羊水颜色及羊水量。

4. 胎儿评估。转运过程中连续胎心率（FHR）监测或宫缩压力监测的应用价值尚无研究报道。

(1) 监测胎心率（FHR）

① FHR 基线率和基线变异。

② 是否存在加速或减速。

③ FHR 模式随时间的变化。

(2) 一些转运小组已采用最近开发的连续电子胎心监护（EFM）设备。

注：持续监测 FHR 可能是有益的；然而，到目前为止，还没有发表的数据支持这一建议。

5. 护理干预措施

(1) 根据患者情况和孕龄不同置孕妇于侧卧位或半卧位，使子宫移位，避免下腔静脉综合征，促进子宫胎盘血供。

(2) 评估静脉通路通畅性

① 若无静脉通路，可考虑留置 16 到 18 号的静脉导管。

② 可根据诊断和病情酌情留置第二条外周静脉通路。

6. 测量并记录出入量。按医嘱留置尿管。

7. 启动特定诊断产妇的护理指南。咨询一线医师及母胎医学专家的医嘱建议。

(1) 阴道出血

① 评估胎盘早剥和（或）低血容量性休克的迹象或症状。

② 必要时注意超声报告显示的胎盘位置。

③ 根据需要考虑静脉输注晶体液和血液制品来代偿失血，按医嘱在转院前和途中行输血。

(2) 早产 / 未足月胎膜早破

① 考虑使用宫缩抑制剂和 / 或倍他米松。

② 考虑应用抗生素。

(3) 重度子痫前期和 / 或子痫

① 考虑应用硫酸镁预防抽搐

    a. 遵循美国安全医学实践学会（ISMP）对高危药物的建议，包括：i. 标注静脉输液管。ii. 注册护士二次核查。

    b. 葡萄糖酸钙（镁中毒的解毒剂）

② 降压药（静脉用拉贝洛尔、静脉用肼屈嗪、口服硝苯地平）治疗重度高血压：收缩压 ≥ 160mmHg 或舒张压 ≥ 110mmHg，目标血压为收缩压 140～155mmHg，舒张压 90～105mmHg。

(4) 诊断后所需要额外的药物 / 设备。

8. 设备（注：个别州或区域指南规定了转院孕妇行重症监护的设备要求。推荐以下设备）

(1) 生命体征及血氧饱和度监测设备。

(2) 多普勒监测胎儿心率。

(3) 静脉给药设置为 1000ml 乳酸钠葡萄糖林格注射液，1000ml D_5 0.9% 氯化钠注射液（生理盐水）注射液，1000ml 乳酸钠林格注射液和 / 或 1000ml 0.9% 氯化钠注射液。

(4) 呼吸设备

① 转院过程中有氧气。

② 产妇气道管理包、紧急插管设备、球囊通气装置、便携式吸引设备。

(5) 每条输液管具备输液泵，有备用电池。

(6) 药物及静脉输液必需品包括注射器和各种针、胶带、止血带、酒精擦拭。

(7) 阴道分娩工具包／托盘，胎盘和医疗废物处理袋。

(8) 婴儿复苏设备包括吸耳球、夹子、剪刀、毯子。

(9) 带氧源的新生儿保育箱（必要时）。

(10) 隔离帘、隔离衣、手套、口罩、护目镜（分娩时需要臀垫、液体吸收护理垫）。

9. 社会心理评估和干预

(1) 向患者和家属／陪护人员解释转院原因和过程。

(2) 充分理解患方对转院产生的顾虑，并回答所有相关问题。

(3) 经常向患者和家属／陪护人员报告产妇和胎儿的情况。

(4) 告知患者家属到达接诊医院的路线、可用交通工具和联系方式。

10. 必备资料

(1) 获取产前记录的副本，包括姓名、电话号码、产前护理者的地址（如果与接诊者不同）。

(2) 取得即时产科资料的医疗纪录副本，包括：

① 相关的临床资料，包括入院志和查体情况。

② 治疗措施。

③ 化验及结果。

④ 超声或其他检查及结果。

⑤ 放射学影片及报告（如有需要）。

⑥ 已用药物。

(3) 胎儿状况——既往胎儿监护结果副本。

(4) 产程进展。

(5) 入量与出量。

六、转院过程中的护理

1. 孕妇护理

(1) 除非特殊要求，一般每 30min 评估一次血压、脉搏、呼吸和体温。

(2) 每小时测量并记录出入量。

(3) 如果产妇正在接受硫酸镁输液，每小时评估腱反射。如果由于安全限制而无法评估膝腱反射，则评估上肢反射。

(4) 每 15～30min 触诊评估子宫收缩频率、持续时间和强度。

(5) 评估阴道出血或羊水流出情况。如果腿部活动受限，可嘱孕妇感觉流液或潮湿时及时反馈。

(6) 根据医院指南评估转院过程中的胎儿心率。

2. 药物应用

(1) 在转院过程中使用计划内的药物（如皮质类固醇、已开具的抗生素）。

(2) 必要时给止吐剂，治疗转运过程中的"晕车"。

(3) 止痛药和其他必要时给药物。

3. 护理干预措施

(1) 体位

① 保证在转运过程中清楚地观察并靠近患者。

② 侧卧位或半卧位（根据患者情况和偏好）。避免仰卧位，预防产妇腔静脉综合征。

(2) 在转运过程中使用经批准的安全限制措施。

(3) 面罩给氧（必要时）。

(4) 继续使用转运前启用的护理指南对患者进行护理。

(5) 根据产妇的情况制定护理指南。

4. 心理社会评估和干预

(1) 继续提供前文所述的社会心理支持。

(2) 必要时考虑社会服务转诊。

5. 必备资料

(1) 启动转运文档工具。

(2) 产妇及胎儿评估。

(3) 启动患者护理指南。

(4) 与转诊及 / 或接诊医生 / 医院进行沟通。

(5) 护理和医疗干预措施以及孕妇的反应。

(6) 已用药物。

(7) 完成随访报告，并寄给转诊医生和医院。

七、交接和沟通

抵达接收医院后，建议进行以下做法：

1. 接诊人员应准备处理转运过程中任何尚未解决的问题或紧急情况。

2. 转运小组向接诊人员报告该妇女的病史和临床状况。

3. 接诊人员在接诊时将该名妇女的病情通知其家属、陪护人员和转诊医院的工作人员，并在此后定期通知反馈。

八、护理交接

报告临床结局

(1) 包括任何患者不良事件、并发症或由转运团队采取的干预措施。

① 应用血制品。

② 无法控制的严重高血压。

③ 在到达接收医院前意外分娩。

(2) 报告过程应标准化且需多学科参与。

① 注意在转运过程中有严格时间限制的处理措施是否有延迟。

② 为员工提供继续教育，以改善高危母 / 婴转运的质量。

(3) 评估患者、家属和转诊机构的满意度。

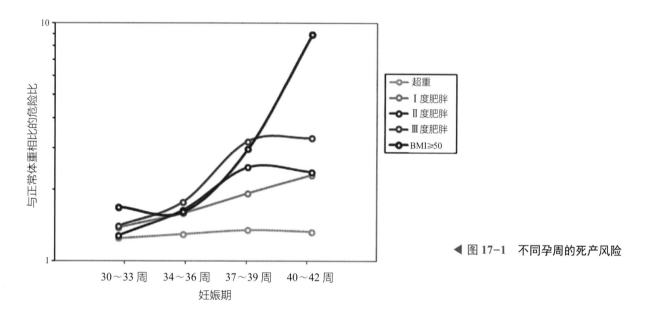

重度，持续性

步骤 6
大剂量吸入性皮质类固醇、LABA 和口服泼尼松

中度，持续性

步骤 5
大剂量吸入性皮质类固醇和 LABA

步骤 4
中等剂量吸入性皮质类固醇和 LABA（替代方案：中剂量吸入性皮质类固醇加 LTRA 或茶碱）

轻度，持续性

步骤 3
中剂量吸入性皮质类固醇（替代方案：低剂量吸入性皮质类固醇和 LABA，LTRA 或茶碱）

步骤 2
低剂量吸入性皮质类固醇（替代方案：LTRA 或茶碱）

轻度，间歇性

步骤 1
SABA，长期备用医嘱（prn）；没有每日药物

哮喘严重程度

LABA——长效 β₂ 受体激动药
LTRA——白三烯受体激动药
茶碱的血清浓度为 5～12μg/ml

修改自 NAEPP 专家组报告：妊娠期哮喘治疗 – 2004 年更新

▲ 图 12-6　妊娠期哮喘的药物治疗

与正常体重相比的危险比

超重
Ⅰ 度肥胖
Ⅱ 度肥胖
Ⅲ 度肥胖
BMI≥50

30～33 周　34～36 周　37～39 周　40～42 周
妊娠期

◀ 图 17-1　不同孕周的死产风险

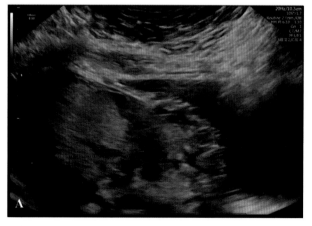

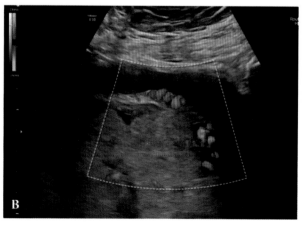

▲ 图 18-1　A. 穿透性胎盘植入的二维超声灰阶图，可见虫蚀征表现，不规则的迂曲的血窦样回声，胎盘向膀胱膨出；在正常妊娠中，子宫下段和膀胱之间应是一条清晰的分界线，但在此图中，膀胱线出现了中断。B. 超声多普勒，注意在膀胱线周围存在胎盘向膀胱界面穿支血管的血流信号）

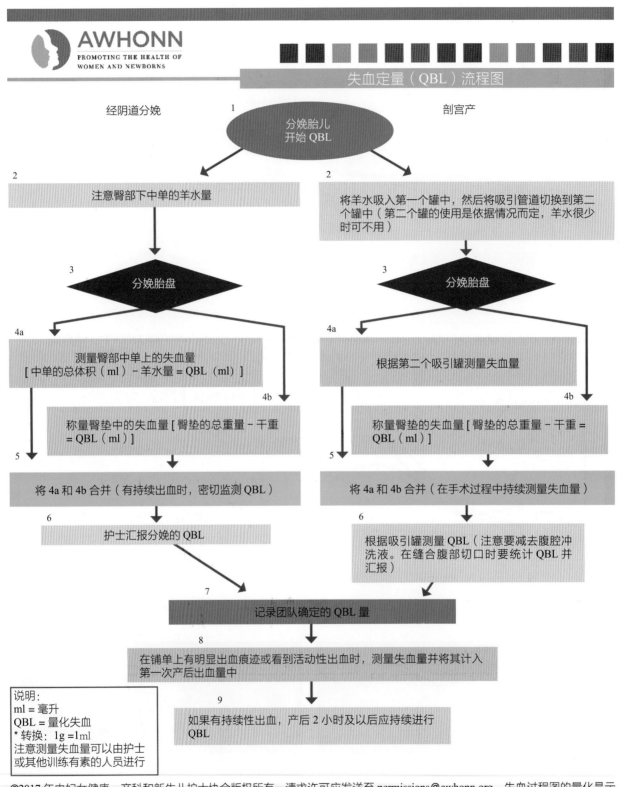

▲ 图 19-2 2017 年 AWHONN 产科失血过程图（AWHONN 产科患者安全教育计划）

经 AWHONN 许可使用

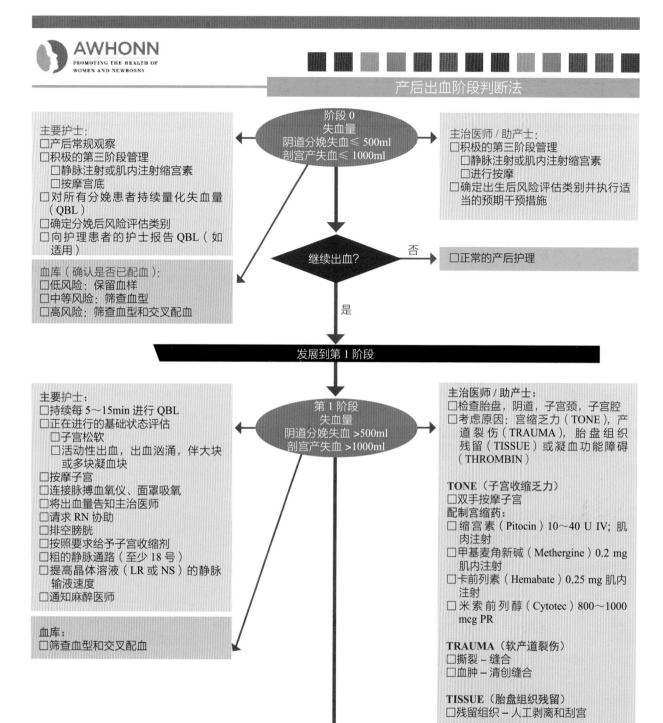

AWHONN
PROMOTING THE HEALTH OF WOMEN AND NEWBORNS

产后出血阶段判断法

阶段 0
失血量
阴道分娩失血 ≤ 500ml
剖宫产失血 ≤ 1000ml

主要护士:
☐ 产后常规观察
☐ 积极的第三阶段管理
　　☐ 静脉注射或肌内注射缩宫素
　　☐ 按摩宫底
☐ 对所有分娩患者持续量化失血量（QBL）
☐ 确定分娩后风险评估类别
☐ 向护理患者的护士报告 QBL（如适用）

血库（确认是否已配血）:
☐ 低风险: 保留血样
☐ 中等风险: 筛查血型
☐ 高风险: 筛查血型和交叉配血

主治医师 / 助产士:
☐ 积极的第三阶段管理
　　☐ 静脉注射或肌内注射缩宫素
　　☐ 进行按摩
☐ 确定出生后风险评估类别并执行适当的预期干预措施

继续出血? —— 否 —— ☐ 正常的产后护理

是

发展到第 1 阶段

第 1 阶段
失血量
阴道分娩失血 >500ml
剖宫产失血 >1000ml

主要护士:
☐ 持续每 5～15min 进行 QBL
☐ 正在进行的基础状态评估
　　☐ 子宫松软
　　☐ 活动性出血, 出血汹涌, 伴大块或多块凝血块
☐ 按摩子宫
☐ 连接脉搏血氧仪、面罩吸氧
☐ 将出血量告知主治医师
☐ 请求 RN 协助
☐ 排空膀胱
☐ 按照要求给予子宫收缩剂
☐ 粗的静脉通路（至少 18 号）
☐ 提高晶体溶液（LR 或 NS）的静脉输液速度
☐ 通知麻醉医师

血库:
☐ 筛查血型和交叉配血

主治医师 / 助产士:
☐ 检查胎盘, 阴道, 子宫颈, 子宫腔
☐ 考虑原因: 宫缩乏之力（TONE）, 产道裂伤（TRAUMA）, 胎盘组织残留（TISSUE）或凝血功能障碍（THROMBIN）

TONE（子宫收缩乏力）
☐ 双手按摩子宫
配制宫缩药:
☐ 缩宫素（Pitocin）10～40 U IV; 肌肉注射
☐ 甲基麦角新碱（Methergine）0.2 mg 肌内注射
☐ 卡前列素（Hemabate）0.25 mg 肌内注射
☐ 米索前列醇（Cytotec）800～1000 mcg PR

TRAUMA（软产道裂伤）
☐ 撕裂 – 缝合
☐ 血肿 – 清创缝合

TISSUE（胎盘组织残留）
☐ 残留组织 – 人工剥离和刮宫

继续出血? —— 否 ——
☐ 通过更严密等生命体征检查来完善产后护理方案
☐ 进行预评估并提供实际支持
☐ 考虑进行 PPH 汇报

是

▲ 图 19-4　产后出血阶段判断法

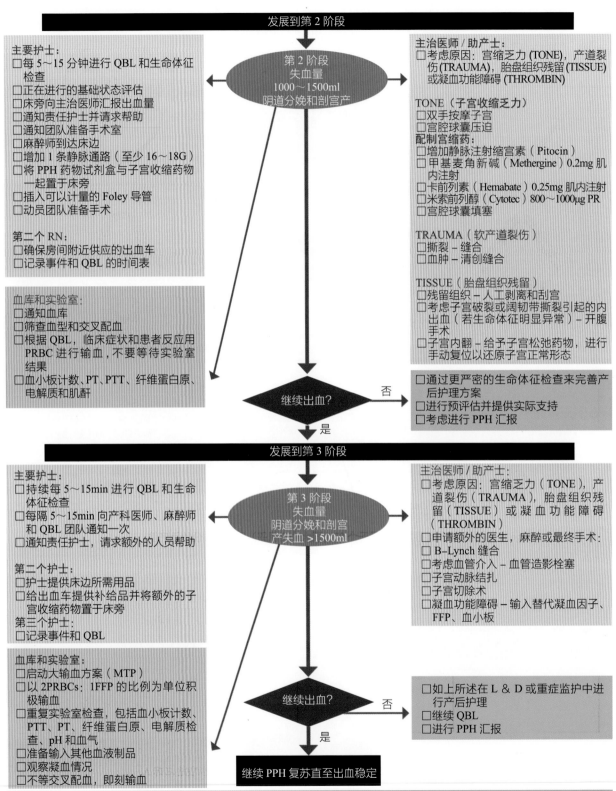

发展到第 2 阶段

主要护士：
- □ 每 5～15 分钟进行 QBL 和生命体征检查
- □ 正在进行的基础状态评估
- □ 床旁向主治医师汇报出血量
- □ 通知责任护士并请求帮助
- □ 通知团队准备手术室
- □ 麻醉师到达床边
- □ 增加 1 条静脉通路（至少 16～18G）
- □ 将 PPH 药物试剂盒与子宫收缩药物一起置于床旁
- □ 插入可以计量的 Foley 导管
- □ 动员团队准备手术

第二个 RN：
- □ 确保房间附近供应的出血车
- □ 记录事件和 QBL 的时间表

血库和实验室：
- □ 通知血库
- □ 筛查血型和交叉配血
- □ 根据 QBL，临床症状和患者反应用 PRBC 进行输血，不要等待实验室结果
- □ 血小板计数、PT、PTT、纤维蛋白原、电解质和肌酐

第 2 阶段
失血量
1000～1500ml
阴道分娩和剖宫产

主治医师 / 助产士：
- □ 考虑原因：宫缩乏力 (TONE)，产道裂伤 (TRAUMA)，胎盘组织残留 (TISSUE) 或凝血功能障碍 (THROMBIN)

TONE（子宫收缩乏力）
- □ 双手按摩子宫
- □ 宫腔球囊压迫
配制宫缩药：
- □ 增加静脉注射缩宫素（Pitocin）
- □ 甲基麦角新碱（Methergine）0.2mg 肌内注射
- □ 卡前列素（Hemabate）0.25mg 肌内注射
- □ 米索前列醇（Cytotec）800～1000μg PR
- □ 宫腔球囊填塞

TRAUMA（软产道裂伤）
- □ 撕裂 – 缝合
- □ 血肿 – 清创缝合

TISSUE（胎盘组织残留）
- □ 残留组织 – 人工剥离和刮宫
- □ 考虑子宫破裂或阔韧带撕裂引起的内出血（若生命体征明显异常）– 开腹手术
- □ 子宫内翻 – 给予子宫松弛药物，进行手动复位以还原子宫正常形态

继续出血？ ——否→
- □ 通过更严密的生命体征检查来完善产后护理方案
- □ 进行预评估并提供实际支持
- □ 考虑进行 PPH 汇报

是

发展到第 3 阶段

主要护士：
- □ 持续每 5～15min 进行 QBL 和生命体征检查
- □ 每隔 5～15min 向产科医师、麻醉师和 QBL 团队通知一次
- □ 通知责任护士，请求额外的人员帮助

第二个护士：
- □ 护士提供床边所需用品
- □ 给出血车提供补给品并将额外的子宫收缩药物置于床旁

第三个护士：
- □ 记录事件和 QBL

血库和实验室：
- □ 启动大输血方案（MTP）
- □ 以 2PRBCs：1FFP 的比例为单位积极输血
- □ 重复实验室检查，包括血小板计数、PTT、PT、纤维蛋白原、电解质检查、pH 和血气
- □ 准备输入其他血液制品
- □ 观察凝血情况
- □ 不等交叉配血，即刻输血

第 3 阶段
失血量
阴道分娩和剖宫产失血 >1500ml

主治医师 / 助产士：
- □ 考虑原因：宫缩乏力（TONE），产道裂伤（TRAUMA），胎盘组织残留（TISSUE）或凝血功能障碍（THROMBIN）
- □ 申请额外的医生，麻醉或最终手术：
- □ B-Lynch 缝合
- □ 考虑血管介入 – 血管造影栓塞
- □ 子宫动脉结扎
- □ 子宫切除术
- □ 凝血功能障碍 – 输入替代凝血因子、FFP、血小板

继续出血？ ——否→
- □ 如上所述在 L & D 或重症监护中进行产后护理
- □ 继续 QBL
- □ 进行 PPH 汇报

是

继续 PPH 复苏直至出血稳定

©2017 年由妇女健康，产科和新生儿护士协会版权所有。请求许可应发送至 permissions@awhonn.org。产后出血（PPII）阶段算法是典型的，并不包括所有可能的患者投诉或情况。PPH 分期算法的目的是指导临床决策，但并不取代临床判断。改编自 David Lag raw, MD, Audrey Lyndon,RN 或 CNS,PhD,Ellrott Main.MD, Larry Shields, MD, Kathryn Melsop, MS, Debra Bingham, RN, DrPH. Obstetric Hemorrhage Toolkit: Improving Health Care Response to Obstetric Hemorrhage.（Celrfomla Maternal Quality Care Collaborathre Toolkit to Transform Maternity Care）Developed under contract #08-fi5012 with the Callfomla Department of Public Health; Maternal, Child and Adolescent Health Division; Published by the CallfarnFa Maternal Quality Care Collaborative,June 2010.

▲ 图 19-4（续） 产后出血阶段判断法
LR. 乳酸林格溶液；NS. 生理盐水